JN165222

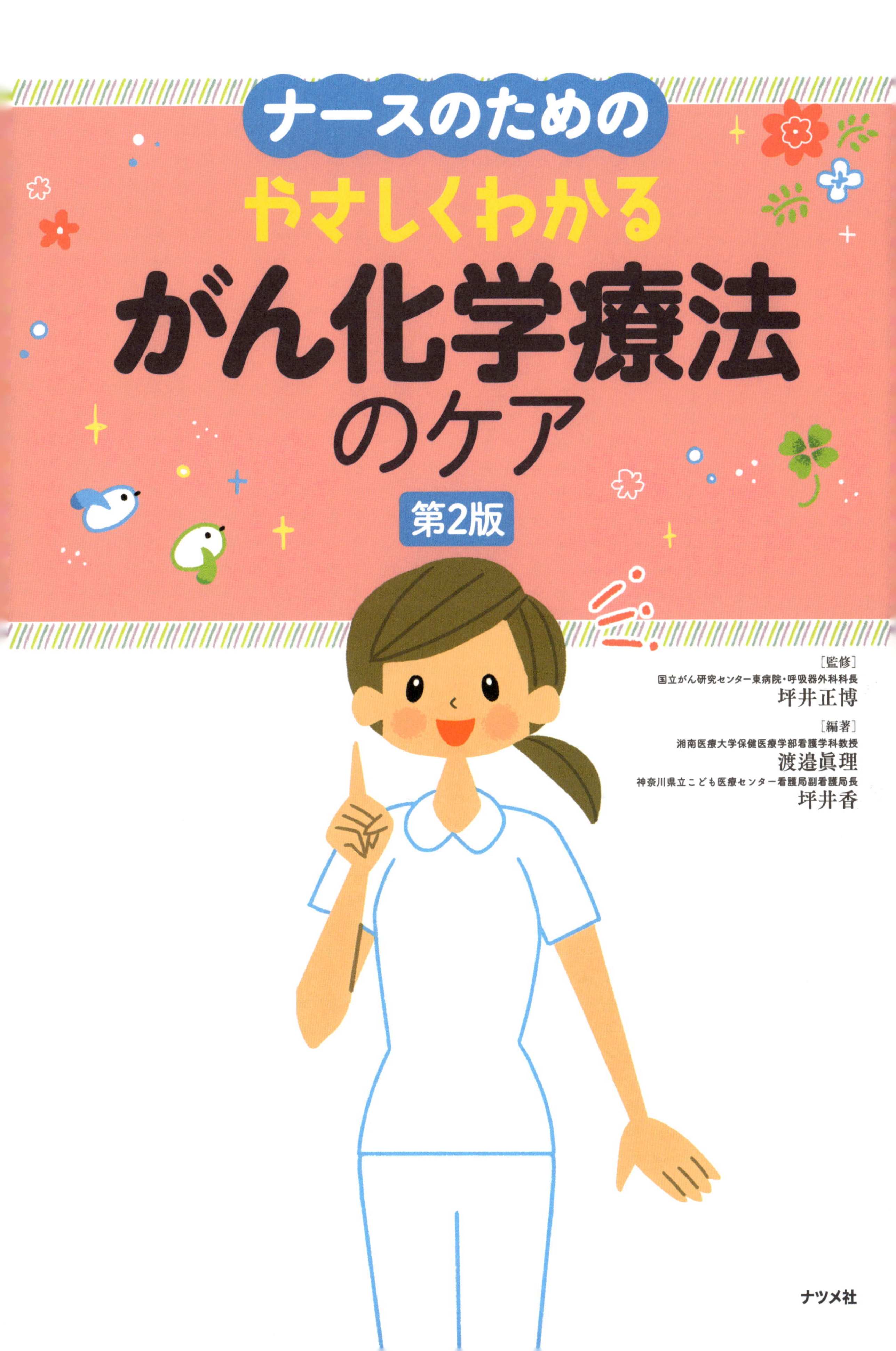

ナースのための やさしくわかる がん化学療法のケア

第2版

［監修］
国立がん研究センター東病院・呼吸器外科科長
坪井正博

［編著］
湘南医療大学保健医療学部看護学科教授
渡邉眞理
神奈川県立こども医療センター看護局副看護局長
坪井香

ナツメ社

はじめに

がんの罹患(りかん)率は年々上昇しており、治療を継続しながら生活をしているがんサバイバーが増えています。なかでもがん化学療法の治療は、通院治療が中心となっています。また分子標的治療薬など、がん化学療法の種類や組み合わせも多様化しています。**がん患者が安全に安心して治療継続する**ためには、患者さんを中心としたさまざまな職種の医療者がチームとなって関わっていくことが求められます。

本書はがん化学療法の看護について**チーム医療の観点から**、看護学生や経験の浅い看護師が**「見やすく」「わかりやすく」**使用できるように構成されています。

内容はがん医療の動向、がん化学療法のチーム医療、化学療法のしくみ、薬の種類、副作用、代表的ながん種のがん化学療法患者の看護ケアのポイントなどについて、イラストを多く用いて記載されています。

がん化学療法を受ける患者さんの看護については、まずは患者さんが、がん化学療法を受ける前の**意思決定支援**が必要とされます。そして患者さんが安全に安心して治療が継続できるためには、医療チームによる、エビデンスに基づいた医療が必要になります。また通院しながら外来でがん化学療法を受ける患者さんの安全の確保のため、重篤(じゅうとく)な副作用症状にならない前に適切な受診行動がとれるよう患者さん自身による、がん化学療法による副作用の出現の予防や、自己観察（**セルフモニタリング**）が必要になります。

そのために本書では、多くみられる副作用の機序や症状の観察ポイント、ケアの方法、患者さん自身が行うセルフケア（セルフモニタリングを含む）、代表的ながんの化学療法を受ける患者さんの看護計画のポイントについて事例を用いて解説しています。

本書が、がん化学療法を受ける患者さんの看護に携わる看護学生や看護師の皆さんにとって、すぐに役立つ書籍になることを願っております。

＊本書は、『ナースのためのやさしくわかる　化学療法のケア』の内容を全面的に見直して改訂しました。オールカラーでページも増え、デザインも一新してあります。抗がん剤曝露(ばくろ)、がんサバイバーシップ、AYA 世代のがん、高齢がん患者についてなどの内容も新たに加え、より充実した内容となっておりますので、第１版をご覧になった方もぜひ読んでみてください。

意思決定支援

意思決定とは、利用できる多くの選択肢の中から１つを選ぶことです。

がん治療の進歩は目覚ましく、さまざまな選択肢から治療を選べるようになってきています。しかし患者さん側にとって、複数の選択肢の中から、そのメリットとデメリットを十分に知識として得て、検討し、選択することは困難なことです。

患者さんの権利を擁護するためにも看護師は、患者さんやご家族の身体・心理・社会的状態をふまえながら、適切な時期に適切な量の情報提供をし、患者さんの質問を促したり、確認したりすることが必要です。患者さんやご家族が納得して治療を受けられるために、意思決定支援は重要な看護です。

［参考文献］
1）稲吉光子：意思決定（making decisions）：近藤まゆみ、嶺岸秀子編著、がんサバイバーシップ　がんとともに生きる人びとへの看護ケア、医歯薬出版株式会社、31 － 33,2009.
2）飯野京子、森　文子編：がん化学療法ナーシングマニュアル , 医学書院 ,2009.

PART 1 がん医療について

PART 2 がんの薬物療法

PART 3　5大がんについて

PART 4　副作用と対処法

PART 5 診療報酬・社会資源

PART 1

がん医療について

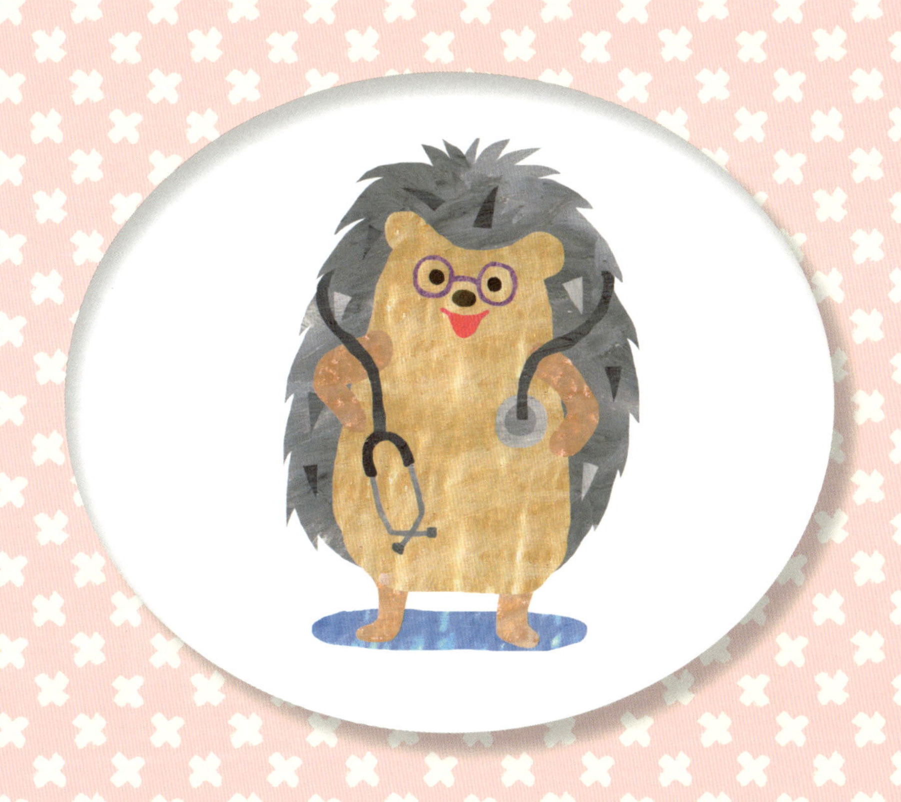

がん医療の動向

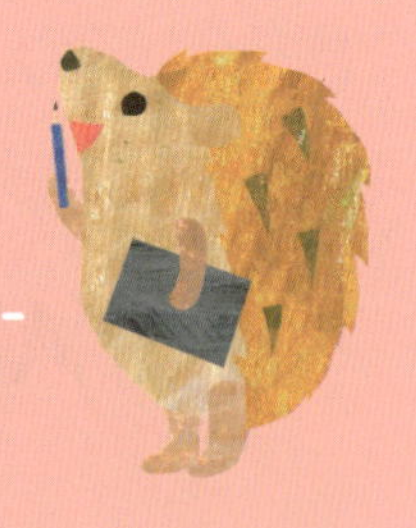

がんは遺伝子の病気である、ということがわかってきたことで新しいカテゴリーの薬の開発や研究が進み、医療は確実に進歩してきています。

がん治療の推移

確実に伸びている生存率

以前は「不治の病」ともいわれていた「がん」ですが、現在ではさまざまな薬の開発や研究などが進み、程度の差こそあれ医療は確実に進歩しています。

がん医療の現状

推計患者数（全国）	入院：144 万人／外来：231 万人 （厚生労働省　2014 年調査）
年間の推計新規患者数	101.4 万人（国立がん研究センター　2017 年調査）
5 年生存率	男性：59.1%　女性：66.0% （国立がん研究センター　2006 ～ 2008 年にがん診断された人）
年間死亡者数	37.2 万人（厚生労働省　2016 年調査）
75 歳未満の年齢調整死亡率 （10 万人当たり）	男性：165.3 人　女性：87.7 人 （厚生労働省　2015 年調査）
死因に占めるがんの割合	28.5%（厚生労働省　2016 年調査）
がん検診の受診率	35.6 ～ 51.0%（厚生労働省　2016 年調査）

がん治療成績の推移（診断年からの5年生存率）

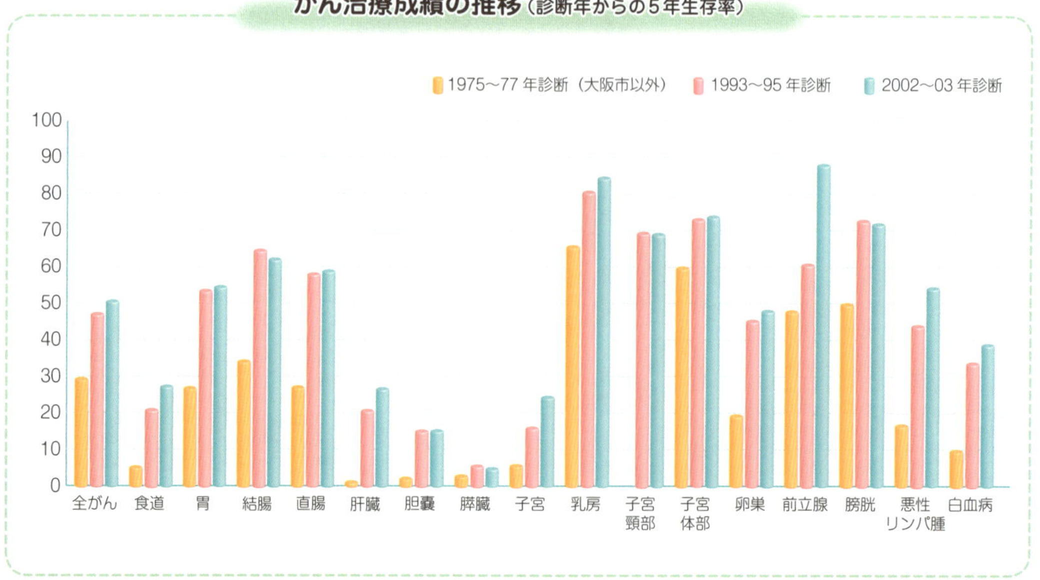

遺伝子の病気

がんは、遺伝子が傷つけられることによって起こる遺伝子の病気

がんは、がん遺伝子の活性化や、がん抑制遺伝子の不活性化の積み重ねによって起こる、つまり遺伝子の病気であるということがわかってきました。こうした概念から、分子標的薬という新しいカテゴリーの薬がどんどん登場してきました。

正常細胞とがん細胞

細胞増殖のアクセル
細胞増殖のブレーキ
正常細胞

がん遺伝子
がん抑制遺伝子
がん細胞

分子標的薬

分子生物学（細胞以下の分子レベルで生命現象を解明しようとする生物学の１つ）という学問が発達して、がんに関わる遺伝子の解析が進んだことで登場した、がんの増殖やがんの発生を食い止める薬です。

がん細胞と免疫

がん免疫：T細胞による細胞性免疫が主役
がん細胞の防御と逃避：がんは生き延びるために防御・逃避機構をもつ
＊免疫チェックポイント阻害剤についてはp42-44を参照。

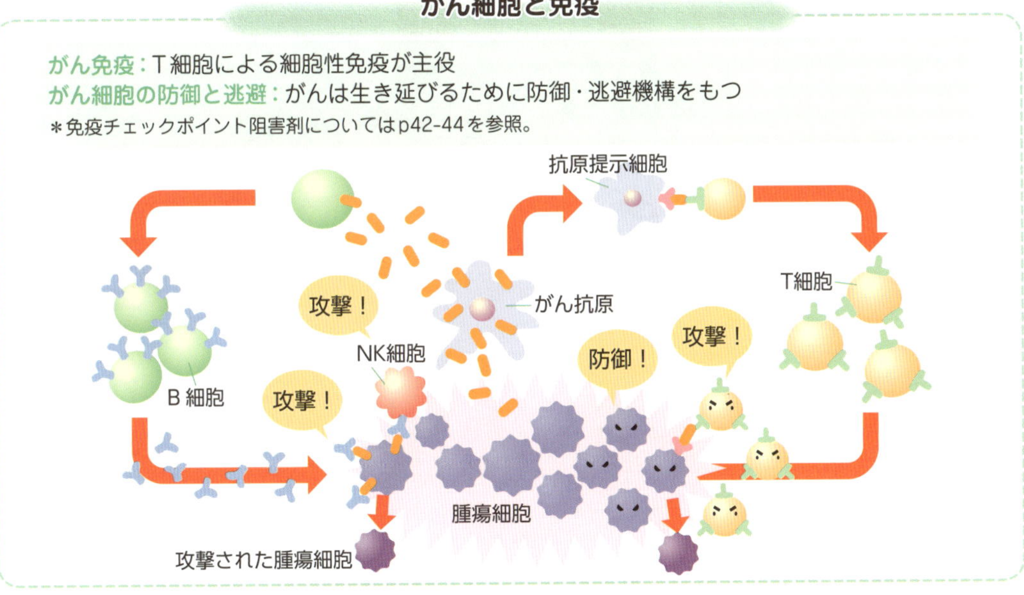

分子標的薬と抗がん剤

分子標的薬の定義：正常細胞との比較において、がん細胞に特異的に変化している遺伝子・遺伝子産物（がんの発生、増殖、転移に密接に関連）に働く薬剤

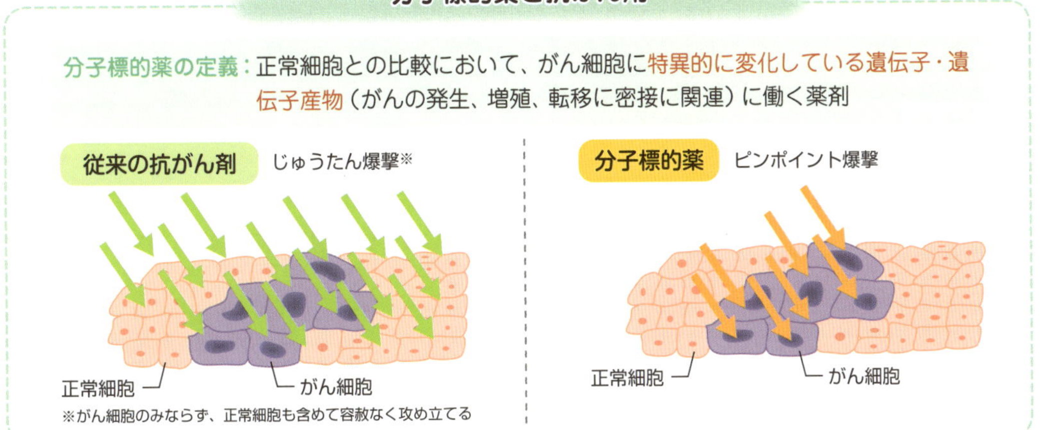

個別化医療

疾患の状態や患者個人の状態にあった治療

いろいろながん種で、細かい患者さんのグループ分けが進み、さまざまながんの病態に応じた治療が行われるようになってきました。これを個別化医療といいます。個別化医療は、分子標的薬の登場に伴って推進してきています。とはいえ、進行がんについては、完全に治るというのにはまだまだ遠い道のりです。

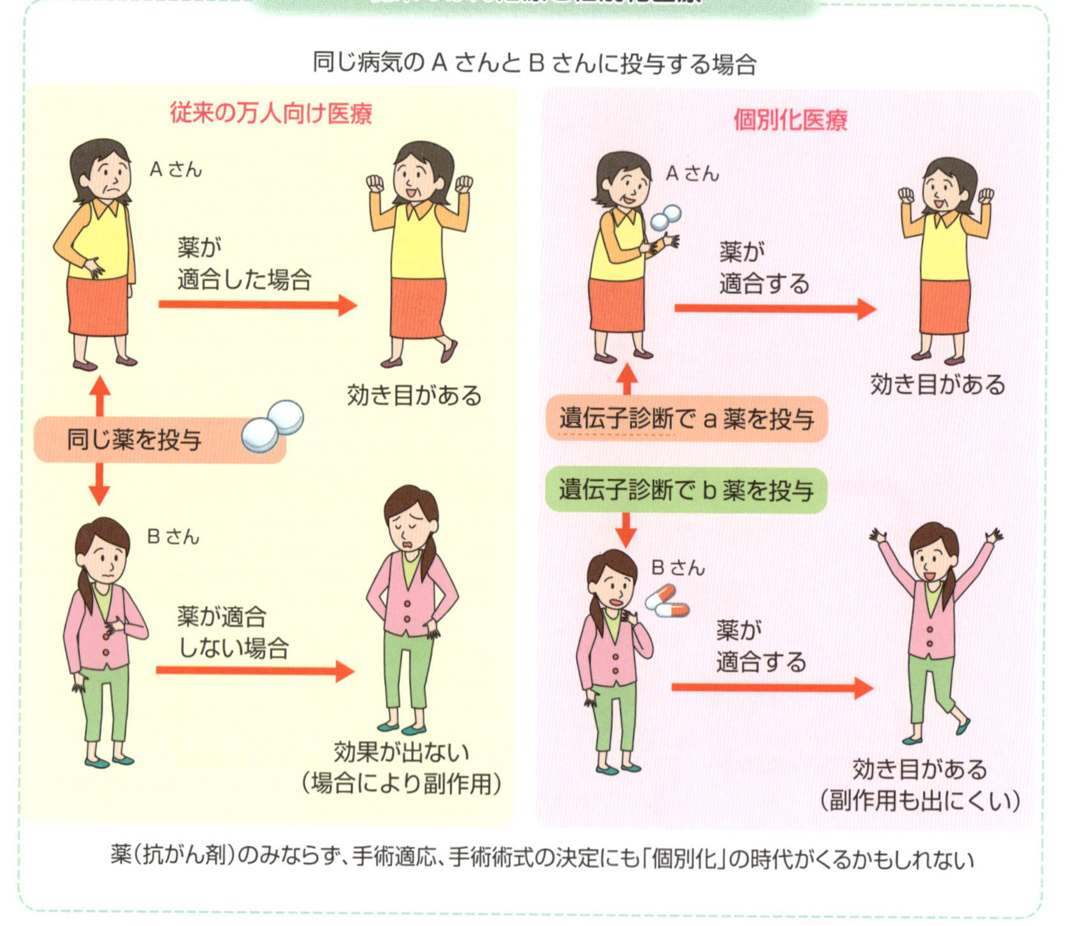

遺伝子診断

遺伝子の中の、アミノ酸配列の位置の変異、欠損、転座の異常、あるいはその状態を調べることです。

緩和医療

治療の早期に介入することで、患者さんのQOLやADLの向上を目指す

制吐剤の開発や麻薬の開発によって、支持療法や緩和に関する概念が出てきています。以前は、緩和医療は末期の患者さんに対する治療という考え方でしたが、現在では治療の早期に介入するようになってきています。

治療の早期に緩和を始めて、症状を上手にコントロールしながら治療介入することで、患者さんのよりよい生活の質が得られるようにという方向を目指しています。

例えば、食事などをとることのできなかった患者さんが、モルヒネを上手に使用することで食事がうまくとれるようになったという例や、寿命自体ものびたという例もあります。

がん予防

生活習慣の改善などでがんを予防することも可能

一次予防

まず一次予防としては、自分で制御できる禁煙や食事内容の改善などがあります。また、できる範囲でアスベストなどの生活環境に気をつけることも大事です。

喫煙率（成人）の推移

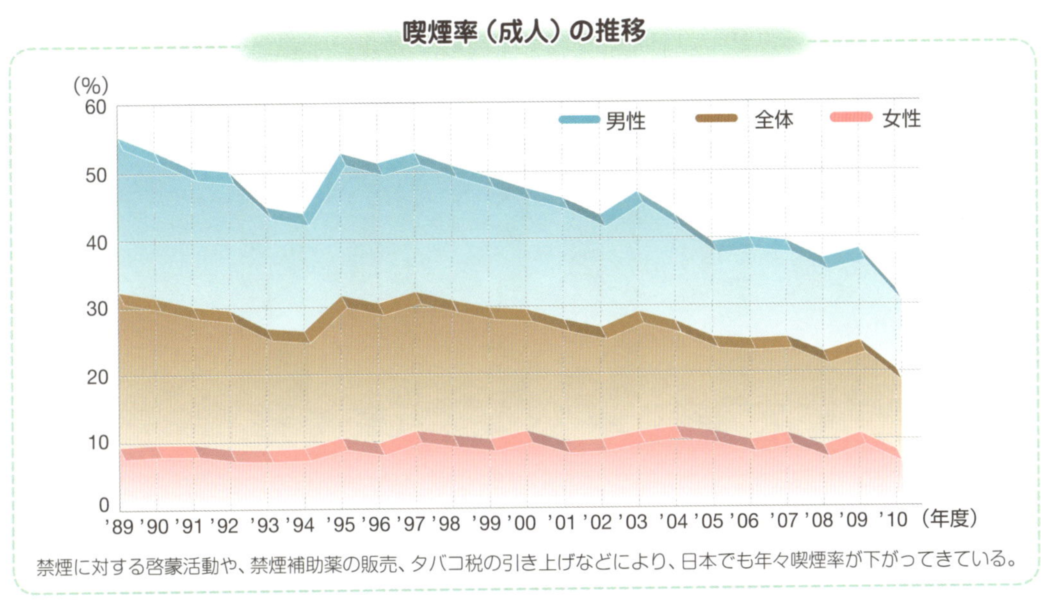

禁煙に対する啓蒙活動や、禁煙補助薬の販売、タバコ税の引き上げなどにより、日本でも年々喫煙率が下がってきている。

男女別の喫煙率（国別）

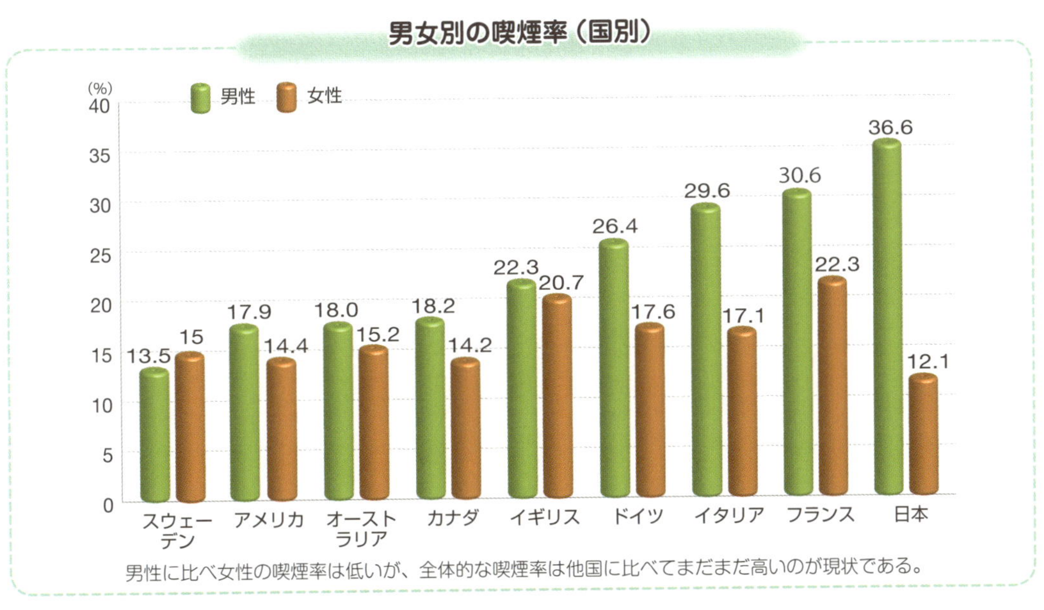

男性に比べ女性の喫煙率は低いが、全体的な喫煙率は他国に比べてまだまだ高いのが現状である。

二次予防

二次予防としては検診があります。例えば肺がんの場合、タバコを吸っている人（ハイリスクの患者さん）に１年に１回のCT検査を行っておけば、死亡のリスクを20%減らせるということが報告されています。このようなことからも、以前にも増して検診が重要となってきています。

また、５年生存率の結果をみても、検診で発見されたがんと、症状を伴って病院を受診してから発見されたがんの場合では、検診で発見された場合のほうが良好な生存率となっています。

主要部位のがんの５年生存率

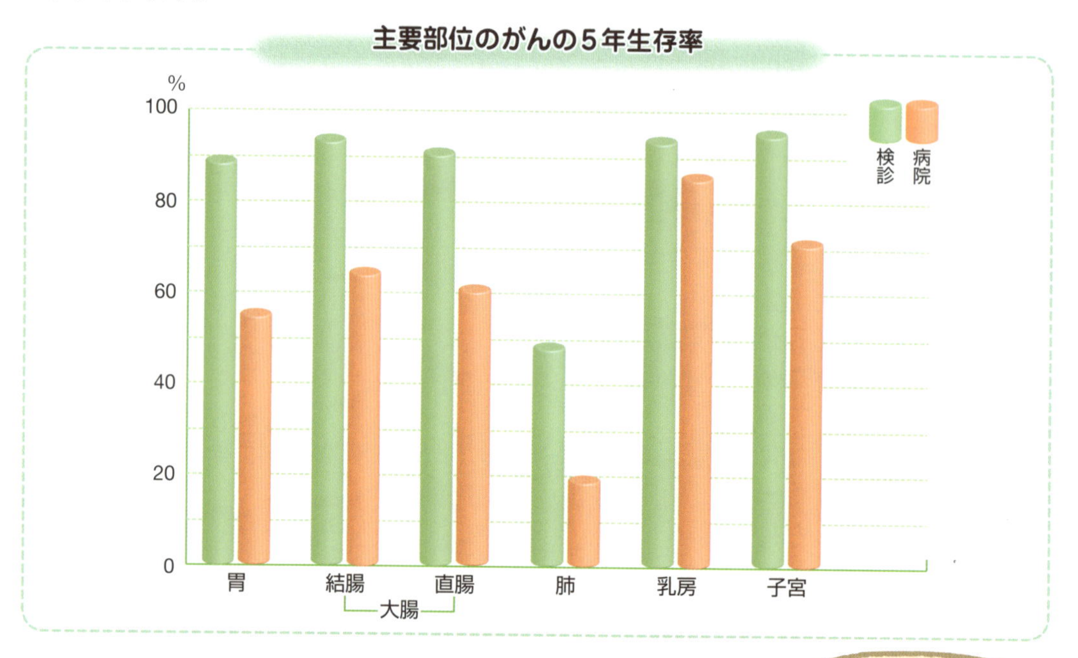

三次予防

発がんのメカニズムやがん増殖のリスクについて解明されてきたので、これを利用して予防するような治療法として、特に最近では免疫療法（ワクチン）などの開発が進んでいます。

HPV（ヒトパピローマウイルス）ワクチンが承認され、このワクチンの接種によって、ある程度の子宮頸がんを予防できるようになりました。

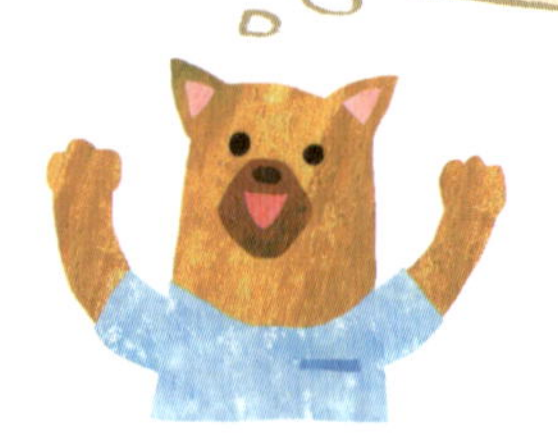

政策・社会的環境

がん対策推進基本計画を策定

国もがん対策の推進をはかるために、「がん対策基本法」を制定するとともに、この基本法に基づき「がん対策推進基本計画」を策定しています。そして、「がん患者を含む国民が、がんを知り、がんと向き合い、がんに負けることのない社会」を目指しています。

さらに、重点的に取り組むべき課題として、次の４点を掲げています。

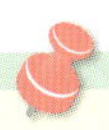

❶ 放射線および化学療法の推進、ならびにこれらを専門的に行う医療従事者の育成

がん医療を専門的に行う医療従事者を育てるとともに、チーム医療も推進していく。

❷ がんと診断された治療初期段階からの緩和ケアの推進

患者さんとその家族が、身体的苦痛、精神的苦痛、社会的苦痛、スピリチュアルな苦痛を含めた全人的な緩和ケアを受けられるように、緩和ケアの体制を充実させる。

❸ がん登録の推進

がん登録は、患者数、治療方法やその後の経過、生存期間などのデータを収集、分析し、がん対策の基礎となるデータを得るためのシステムで、今後のがん治療のためにも重要である。しかし、諸外国に比べ日本ではまだまだ整備が行き届いていないため、法制化も含めたがん登録の推進が検討されている。

❹ 働く世代や小児へのがん対策の実施

働く世代の検診受診率の向上や就労に対する問題への対応、小児がんへの対策は最も早急な対応が期待されている。

全人的苦痛（トータルペイン）

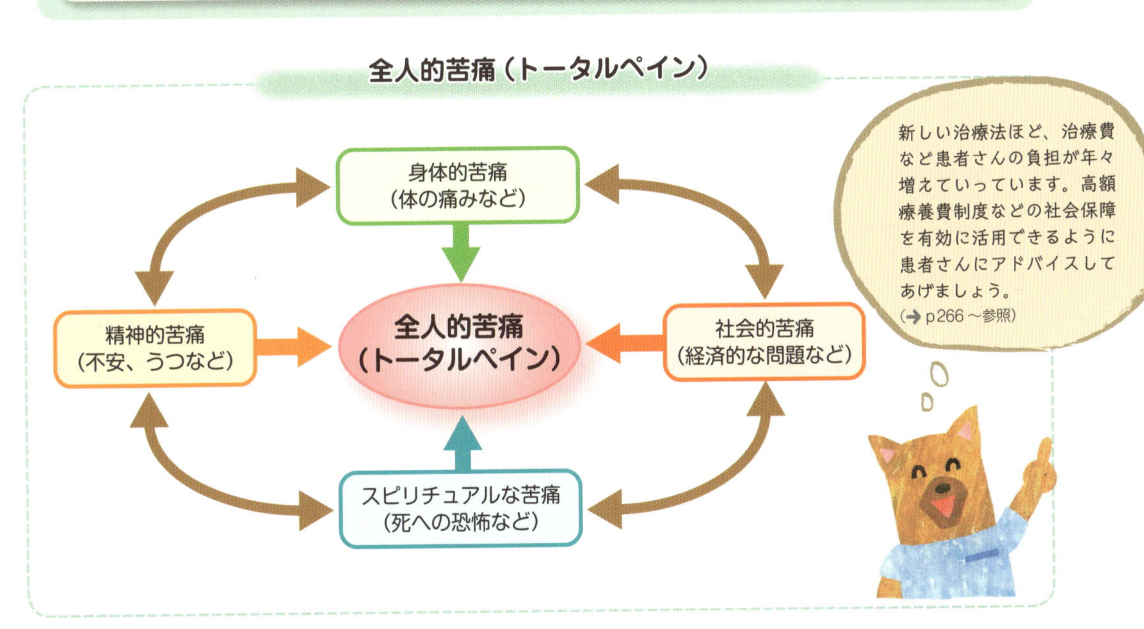

医療の均てん化

これまでにも、がん診療連携拠点病院の整備、緩和ケア提供体制の強化、地域がん登録の充実がはかられてきており、がんの年齢調整死亡率が減少するなど一定の成果を得られてきました。

しかし、いまだ地域格差や施設間格差がみられます。こうした格差をなくすために、外来化学療法やチーム医療を推進し、がん患者さんが、いつでも、どこにいても一定以上の質が保証されたがん医療が受けられるように、医療の均てん化に行政も動いています。また、さらなるがん拠点病院の整備、地域医療連携クリティカルパスの整備、社会福祉制度の充実も目指しています。

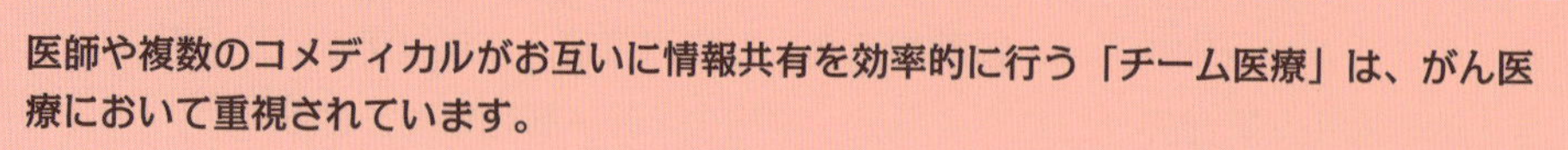

チーム医療

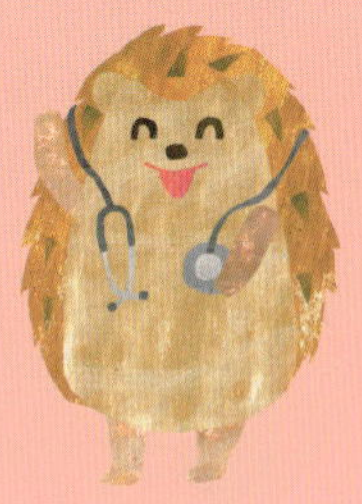

医師や複数のコメディカルがお互いに情報共有を効率的に行う「チーム医療」は、がん医療において重視されています。

チーム医療については、厚生労働省が出した「安心と希望の医療確保ビジョン」の中で、「患者・家族にとって最適の医療を効率的に提供する観点から、今後、職種間の役割分担と協働に基づくチーム医療を推進していくことが求められる」と述べられています。特にがん医療では、「チーム医療」が重視されています。

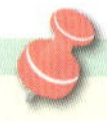

チーム医療の定義

- 異なる「知識」と「情報」をもつもの同士が、その「知識」と「情報」に基づいて自由にコミュニケートしあう中で、最適な医療を見つけていく営為である

※細田満知子：「チーム医療」の理念と現実、日本看護協会出版会　2003より引用

- 患者と医療者側がインフォームドコンセントのもと、立案した共通目標に向かい、各職種が自らの専門能力を責任をもって発揮する医療体制

多職種チーム医療

医師や複数のコメディカルが互いの専門性を尊重しつつ、情報の共有を効率的に行うことで、緊密な連携と協働関係を築く

多職種チーム医療は、それぞれが、自分の役割を自覚して行動し、「その患者さんにとって、何がベストか？」を一緒に考え遂行することが大事です。

特に医師（担当医）と看護師・薬剤師の役割が重要になります。

医師の役割

診療計画の立案と遂行の中心を担い、チーム医療の実現に向けた鍵を握るキャプテンのような存在です。チームを育て、支えていくことが重要な役割となります。

看護師の役割

通常のケアに加えて、総合的なチーム運営が順調に行われているか観察し、必要に応じて介入します。

コメディカルスタッフ

医師、看護師以外に、医療に従事する理学療法士、薬剤師、ケースワーカーなどを指します。

多職種チーム医療のイメージ

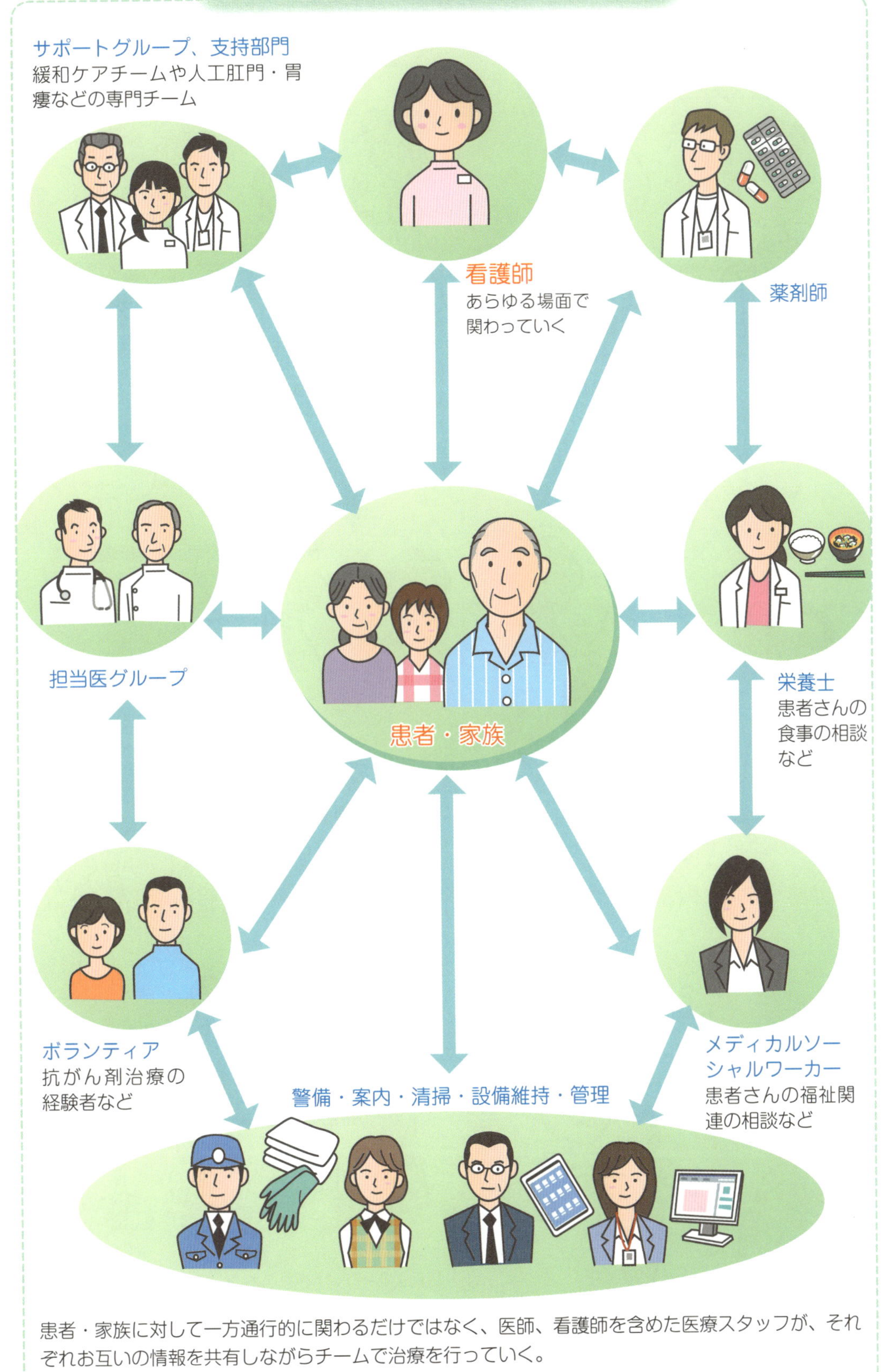

患者・家族に対して一方通行的に関わるだけではなく、医師、看護師を含めた医療スタッフが、それぞれお互いの情報を共有しながらチームで治療を行っていく。

ケース別チーム医療

治療について

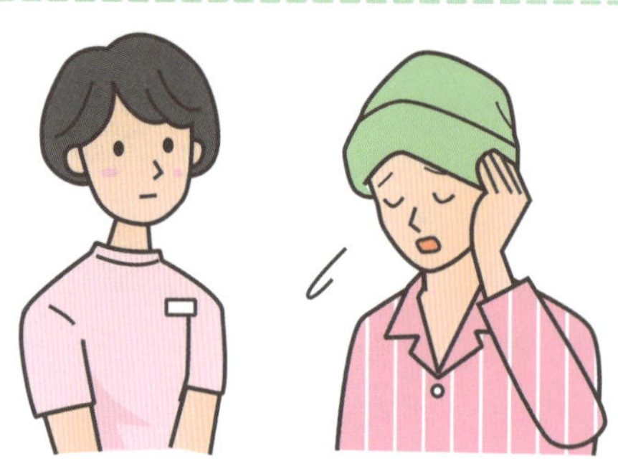

治療法についての不安を看護師に訴える患者さん

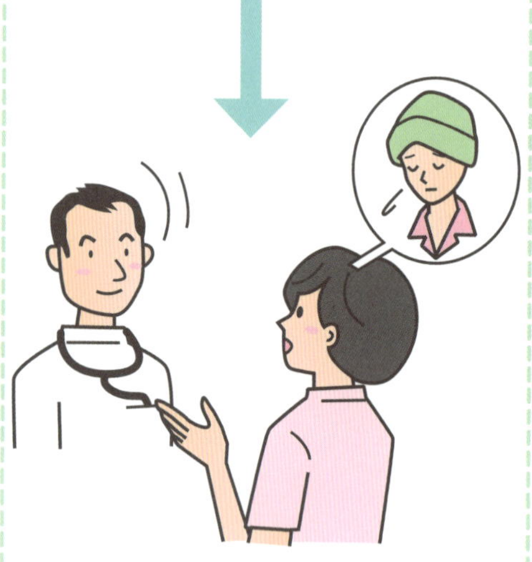

患者さんの不安を医師に伝える看護師

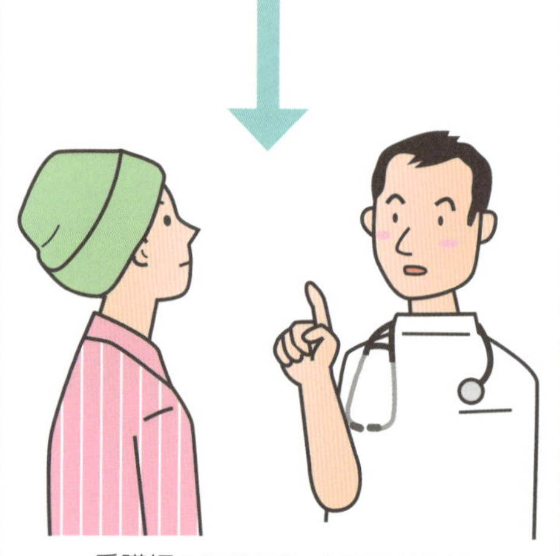

看護師から話を聞いた医師が患者さんに説明する

症状について

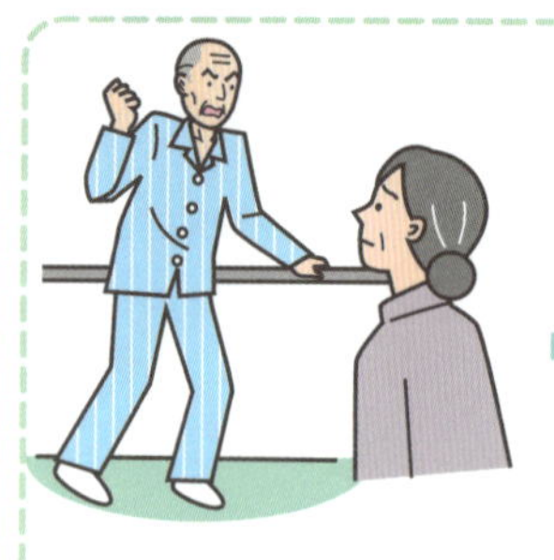

手術後、なかなか歩けるようになれずにイライラを家族にぶつけてしまう患者さん

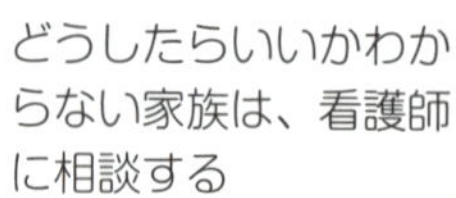

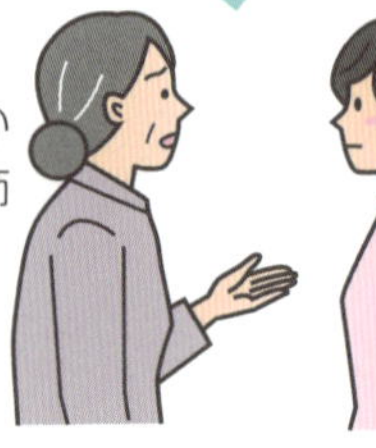

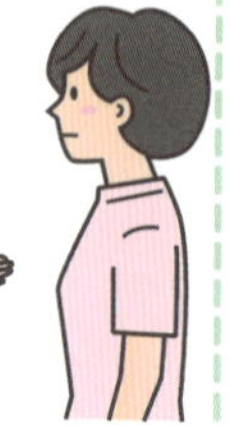

どうしたらいいかわからない家族は、看護師に相談する

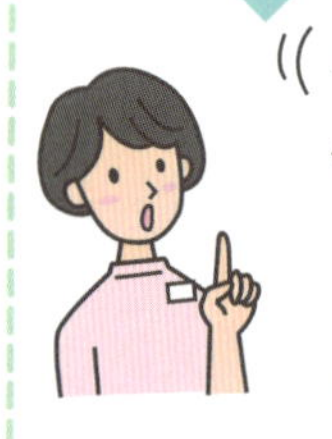

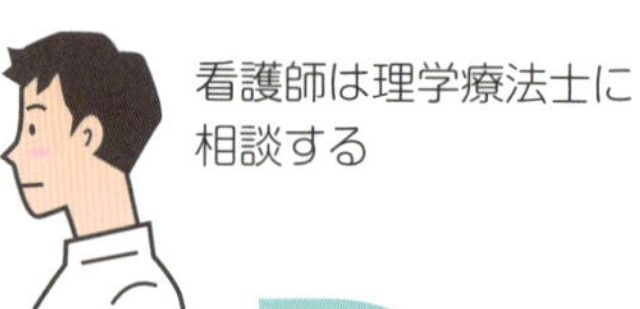

看護師は理学療法士に相談する

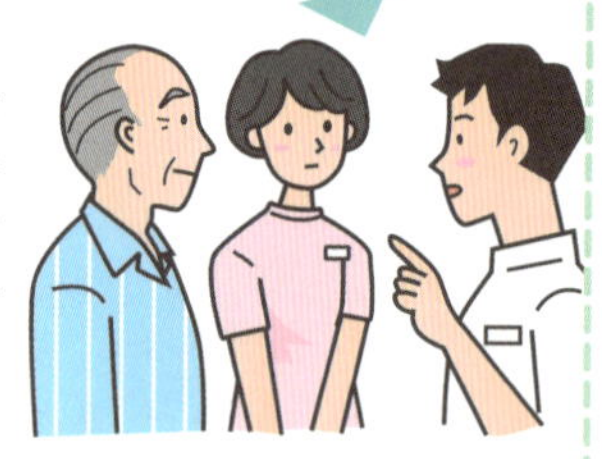

看護師も一緒に立ち会って、理学療法士がリハビリについて患者さんに説明を行う（リハビリ内容を変えるなど）

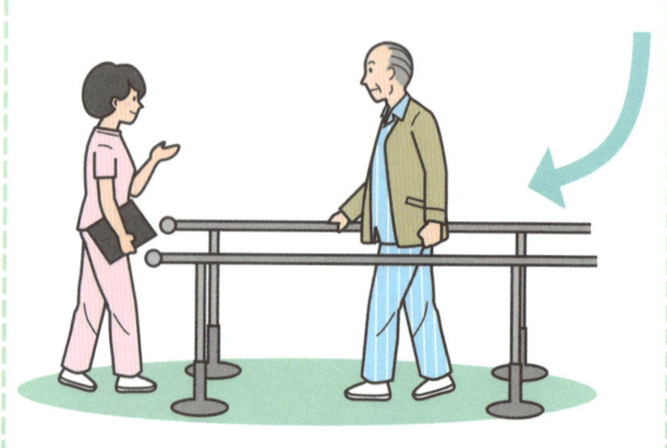

毎日時間をかけてみられない理学療法士のかわりに、看護師がリハビリの状態をチェックして、一緒にリハビリをするなど、患者さんのリハビリをサポートする

精神的ケアについて

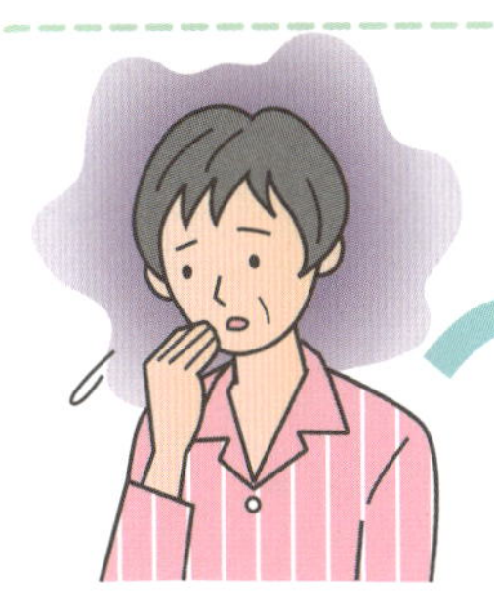

病気のことや将来のこと、家族のことなどを考えて不安になる患者さん

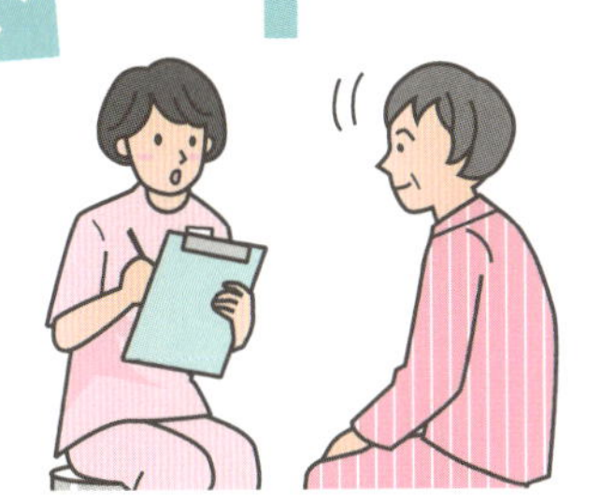

看護師は、継続的に間に入って患者さんのサポートをしていく

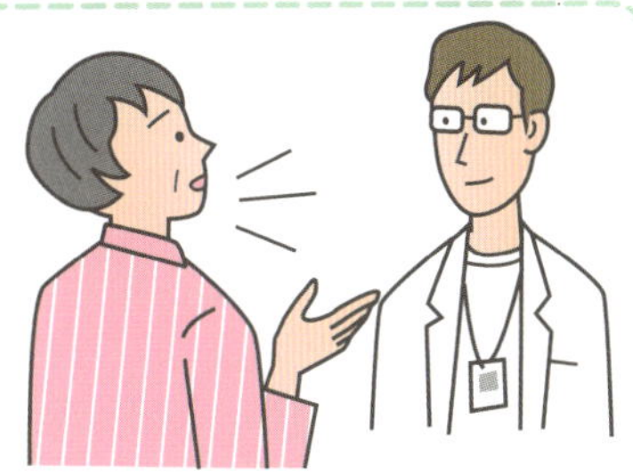

専門医などが患者さんの心のケアにあたる

患者さんの不安なようすに気づいたボランティア（体験者）の人が相談にのる

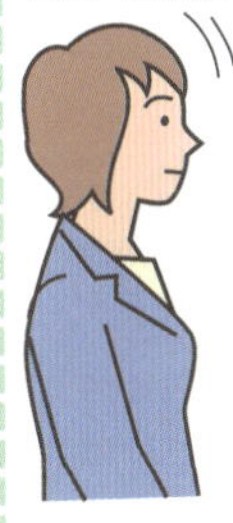

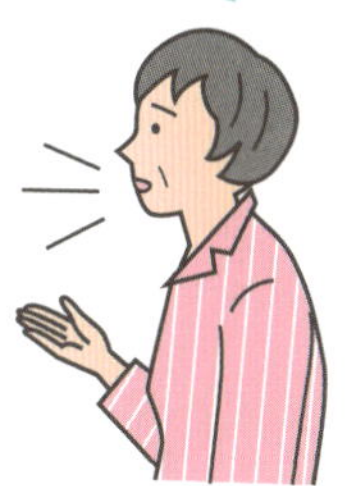

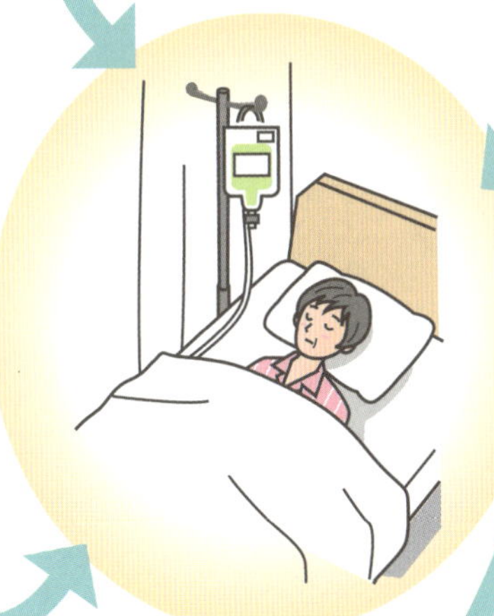

話を聞いてもらえたことで安心し、気持ちが落ち着いてゆっくり休めるようになった患者さん

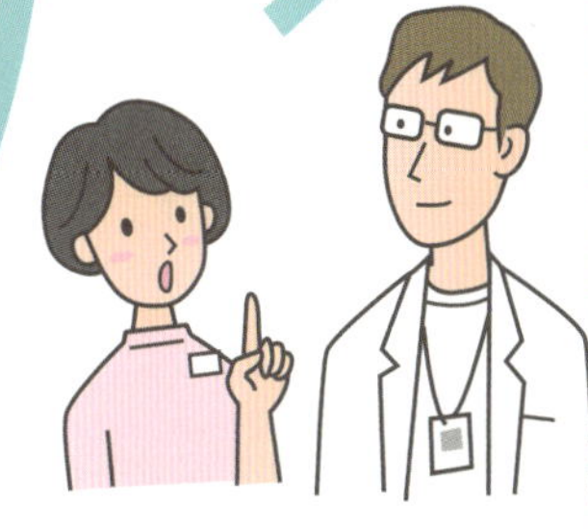

看護師（医師）が専門医に相談する

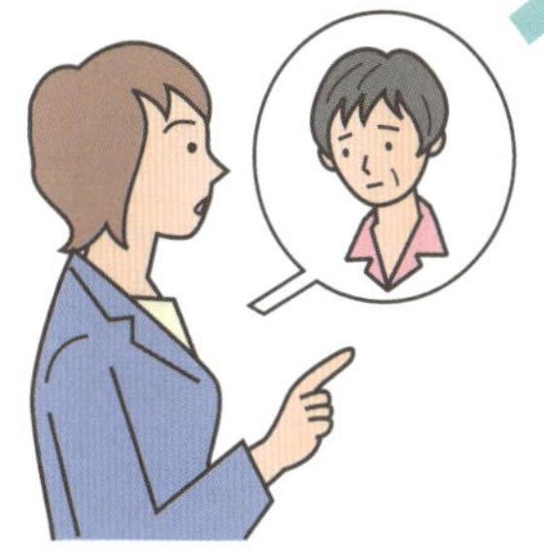

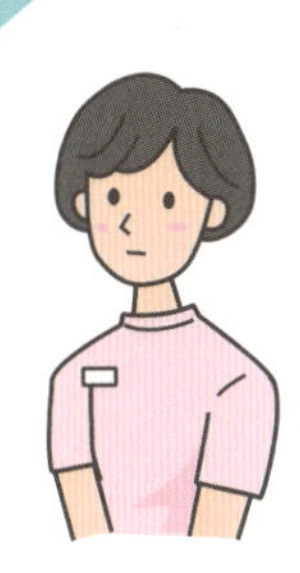

ボランティアの人が、看護師（医師）などに相談する

食事について

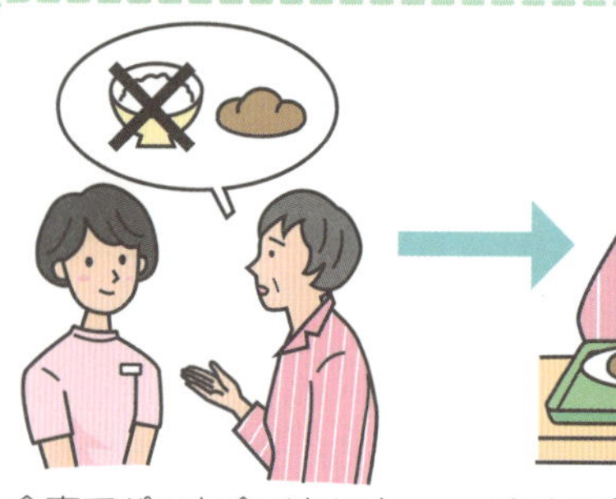

食事でパンも食べたいと看護師にいう患者さん

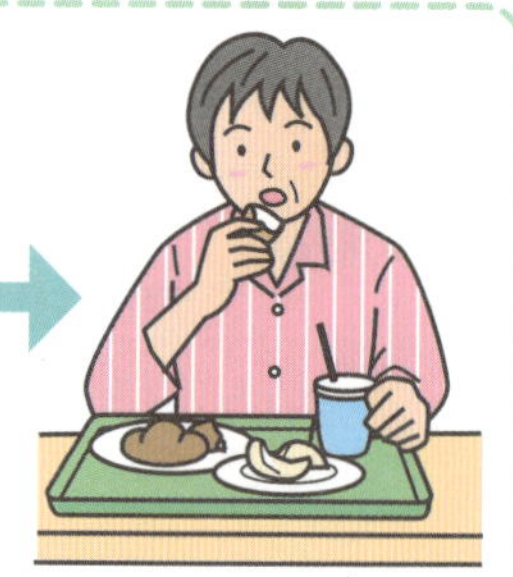

すぐに食事メニューにパンを加えてもらって食べることができた患者さん

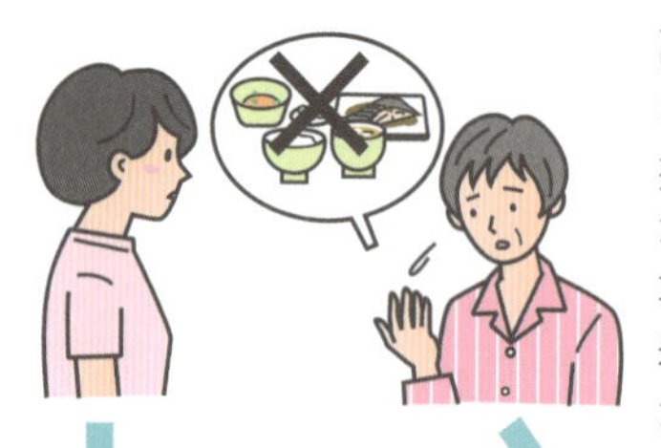

副作用のために食事をとれなかったり、摂取カロリーがたりなかったりなど、食事についての不安を看護師に訴える患者さん

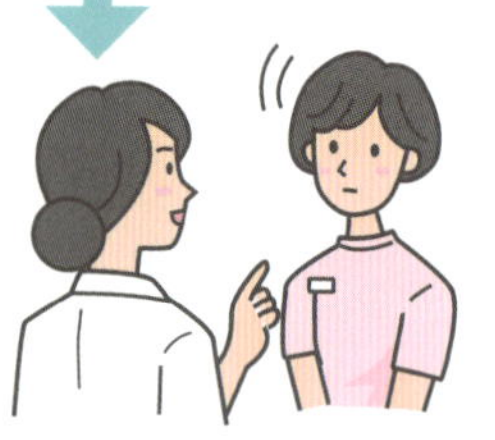

摂取カロリーがたりないなどの場合は、看護師から栄養士に相談する

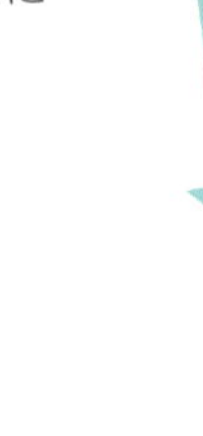

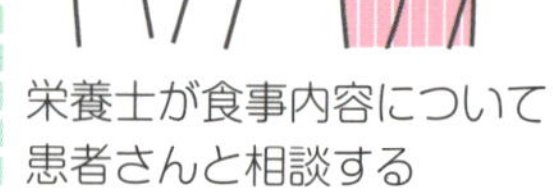

栄養士が食事内容について患者さんと相談する

副作用で食事がとりづらいなどの場合は、看護師から担当医に相談する

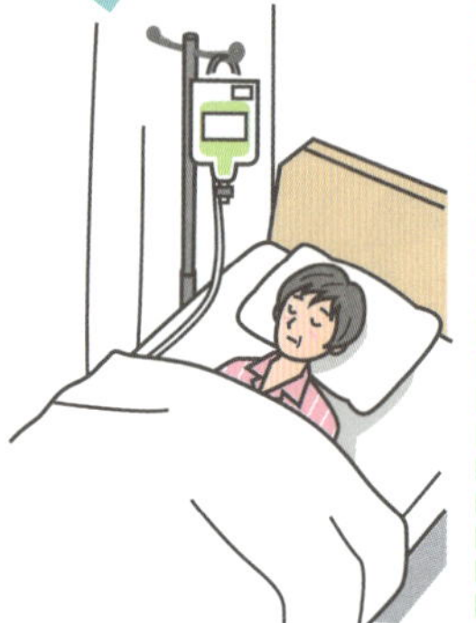

担当医から少し食事をやめて、点滴にするなどの対応をしてもらう患者さん

家族に対するケア

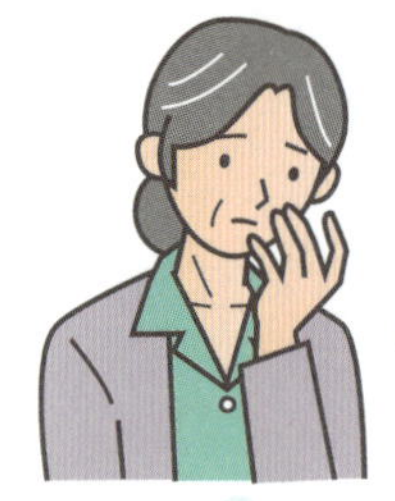

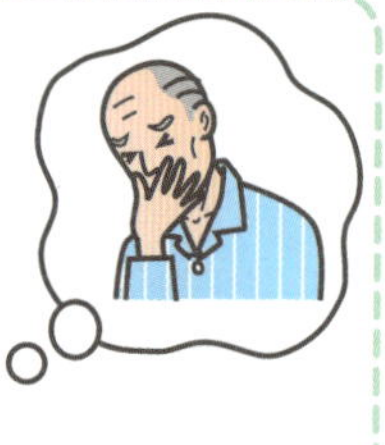

患者さんの病状や看護のことなどで悩んでいる家族

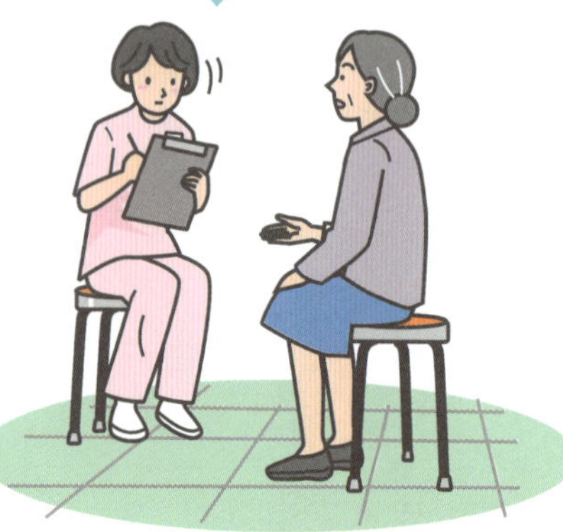

看護師やボランティアスタッフなどが家族の相談にのる

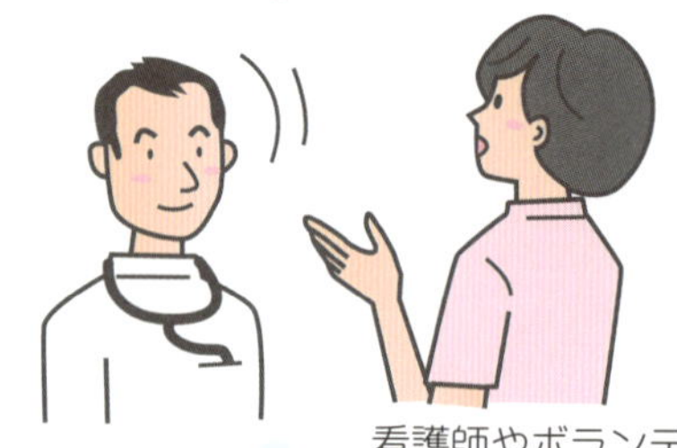

看護師やボランティアスタッフから担当医・心理療法士へ相談する

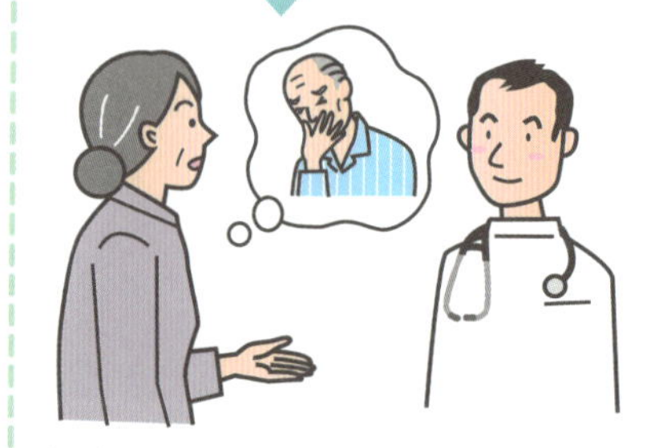

担当医・心理療法士が家族の相談にのる

外来での抗がん剤治療

外来での抗がん剤治療は、患者さんの QOL を向上させる意味でも重要なことです。

外来での抗がん剤治療をサポートする

さまざまな専門家が連携して、外来での抗がん剤治療をサポートしていく

以前は入院して行われることが一般的だったがん化学療法も、最近では外来での抗がん剤治療が積極的に行われるようになりました。それは、医学の進歩や分子標的薬など新薬の開発により、副作用などのコントロールが可能になってきたのも要因です。また、社会環境の変化や患者さん自身の意識が変わってきたこともあります。

外来での抗がん剤治療は、患者さんが日常生活を送りながら化学療法を受けられるため、QOL を向上させるという意味でも重要です。

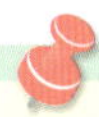

外来抗がん剤治療に関わる数多くの専門家

- がん専門外来看護師
- 外来抗がん剤治療看護師
- 外来抗がん剤専門薬剤師
- サイコオンコロジスト（精神腫瘍（しゅよう）医）：がん患者の心のケアを行う専門医
- メディカルソーシャルワーカー：社会福祉の立場から、患者さんや家族の問題解決の援助をし、社会復帰の促進をはかる専門家
- ファイナンシャルカウンセラー
- ホスピスコーディネーター

サイコオンコロジー

サイコロジー（心理学）とオンコロジー（腫瘍学）を組み合わせた造語で、精神腫瘍学といいます。患者さんやその家族の精神的ストレスを和らげて、QOL の向上を目指します。

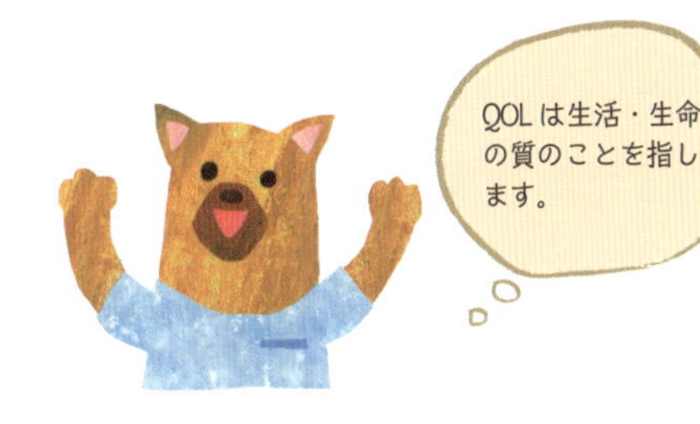

外来化学療法の適応

外来治療の適応については、身体機能や治療内容をチェックする

例えば肺がんの外来化学療法の適応については、次の項目をチェックします。

身体機能	治療内容・その他
＊全身状態 ＊年齢 ＊主要臓器能 骨髄機能／肝機能／腎機能／心機能	＊治療内容・時間・期間、毒性 ＊病状・治療について：患者・家族の理解 セルフケア能力 ＊心理状態 ＊通院事情：自宅と病院との距離 一人暮らしなどの家庭環境

化学療法を受ける患者の苦痛

患者さんが受ける苦痛の種類は、だんだん変化している

化学療法を受ける患者さんが受ける苦痛は、身体的苦痛から心理的、社会・家族・生活面の苦痛へと変化しています。

順位	1983年	1993年	2002年
1	嘔吐	脱毛	家族への影響
2	悪心	悪心	脱毛
3	脱毛	全身倦怠感	全身倦怠感
4	治療への不安	治療への不安	家事・仕事への影響
5	治療期間の長さ	うつ状態	社会活動への影響
6	注射の不快感	家族への影響	性感減退
7	呼吸促迫	不安	立ちくらみ
8	全身倦怠感	家事・仕事への影響	下痢
9	睡眠障害	嘔吐	体重増加
10	家族への影響	多尿	息切れ

Coates A. Eur J Cancer '83, Griffin AM. Oncol. '96, Carelle N. Cancer '02 より引用

外来化学療法にかかる時間は、30分～3, 4時間ほどです。殺細胞性の抗がん剤に分子標的薬を組み合わせるレジメンが増えてきているので、治療にかかる時間は長くなる傾向があります。

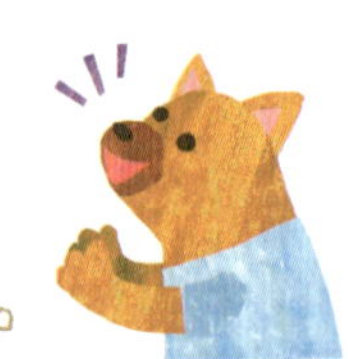

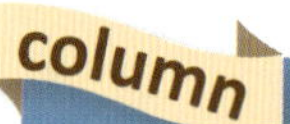

アメリカでの外来化学療法ケア

●24時間テレホンサービスとインターネット

アメリカなどでは、外来での抗がん剤治療をサポートするために、24時間連絡が取れるテレホンサービスがあります。発熱や副作用などわからないことがあれば、患者さんだけでなく患者さんをケアする家族からの電話にもいつでも対応しています。

また、インターネットでカルテを読むことができるシステムがあり、主治医がいつでも確認することができるため患者さんも安心です。これは、チーム内のだれでも状況把握ができるというメリットもあります。

化学療法におけるスタッフそれぞれの役割

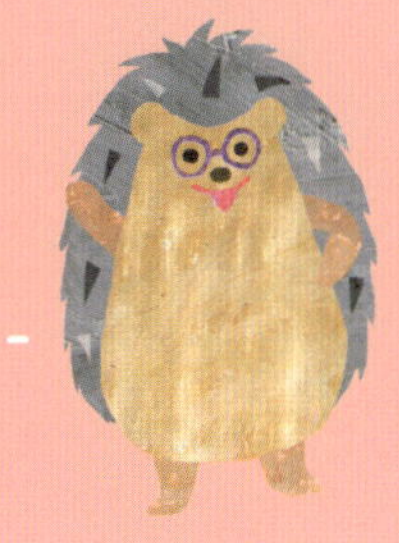

多職種で構成されるチーム医療では、医師、看護師、薬剤師など、スタッフそれぞれの役割をきちんと理解することも大切です。

医師の役割

化学療法における医師の役割としては、次のようなものがある

- 検査・診断結果に基づく**病状説明**
- 治療方針の選択肢を提示
- 治療方針決定後の**治療説明**
- 治療・検査・他科受診オーダー
- **副作用モニタリング**

フィジシャンズアシスタント

アメリカなどでは、医師のアシスタント業務を行うフィジシャンズアシスタントがいます。治療の説明などを行ったりして、医師にだけ負担が集中しないようになっています。患者さんもそのシステムを理解し、受け入れられています。

看護師の役割

化学療法における看護師の役割としては、次のようなものがある

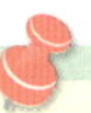

- 標準治療・ガイドラインの把握
- 化学療法導入時オリエンテーション
- 患者指導、セルフケア支援
- 化学療法前の患者評価
- 化学療法の実施
- 副作用モニタリング
- 副作用対策
- 治療継続の支援
- 心理社会的支援
- 家族ケア

認定看護師

日本看護協会の認定看護師認定審査に合格した看護師のことで、約6か月間の認定看護師教育課程を終了していることが必要です。特定の看護分野において、熟練した看護技術と知識を用いて、看護現場における看護ケアの広がりと質の向上をはかります。

専門看護師

日本看護協会の専門看護師認定審査に合格した看護師のことで、看護系大学院修士課程を修了していることも必要です。特定の専門看護分野の知識および技術を深め、保健医療福祉の発展に貢献するとともに、看護学の向上をはかります。

薬剤師の役割

化学療法における薬剤師の役割としては、次のようなものがある

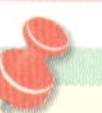

薬剤師も看護師同様専門化が進んでいる

- 標準治療・ガイドラインの把握
- 処方監査
- 化学療法剤の調製
- 薬剤管理指導（薬剤説明）
- 副作用モニタリング
- 副作用対策
- 臨床薬学的知識に基づく処方支援
- 医薬品情報の収集
- 医療スタッフへの情報提供

「多職種チーム医療」の問題点は？

多職種が集まるチーム医療では、次のような問題点もある

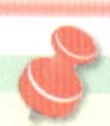

- 時間のゆとりがない
  - → 各職種が参加できない
  - → 勤務時間外になってしまう
  - → 業務の遅れが生じる可能性もある
- 人手が足りない
- 参加者の理解・能力が足りない
  - → 各職種の専門性の維持に課題
- 協調性には個人差がある
  - → 特に鍵を握る医師の問題
- 責任の所在が曖昧（あいまい）になることがある
- カンファの開催場所、ツールが不十分

「多職種チーム医療」に必要なもの

人との会話力や調整力、専門性、環境などが必要となる

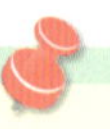

- 人と会話し、調整できる能力
  - → わかりやすく話せる、相手の話をよく聞く
  - → 身だしなみ・身のこなし方・表情の作り方・言葉の発し方・言葉そのものに注意する
- 高い専門性を維持する
- 時間と設備、システム、費用のサポート
  - → ゆっくり話が聞ける静かな環境などの整備
  - → 話し合いの最中に電話がかかってこないように、理想的にはPHSも切っておく

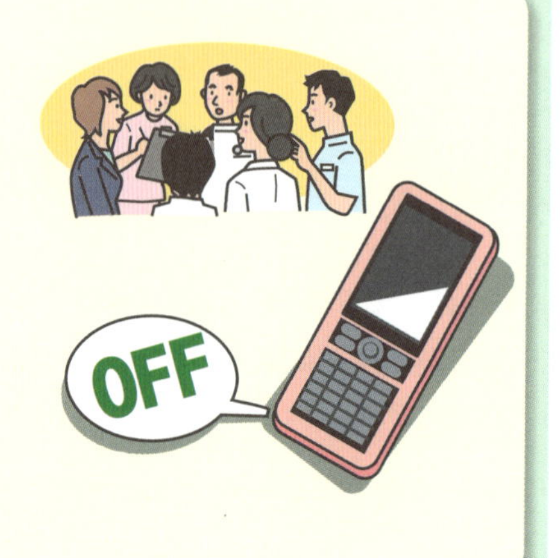

外来化学療法における リスク管理

レジメン登録や緊急時の対応に注意しながら、リスク管理を行う必要があります。

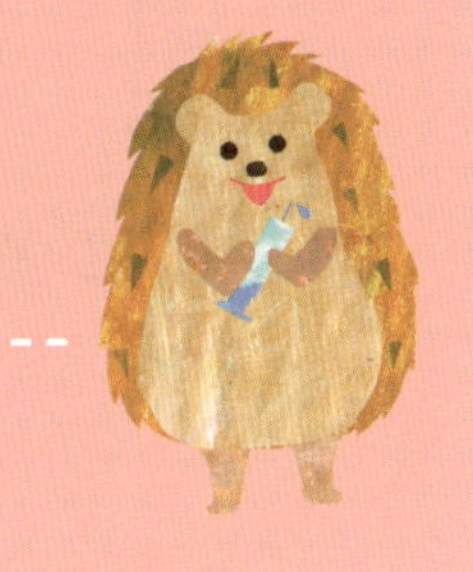

外来化学療法でのリスク管理

エビデンスに沿った治療を行うためにレジメン登録と緊急時の対応に注意が必要

外来化学療法では、次のような点に注意してリスク管理を行う必要があります。

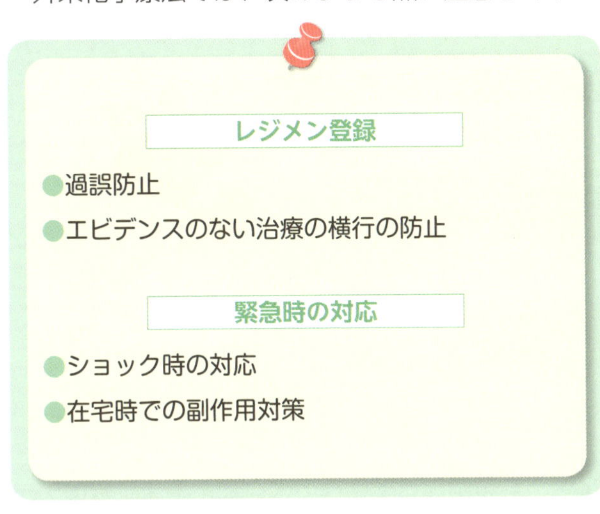

レジメン登録

- 過誤防止
- エビデンスのない治療の横行の防止

緊急時の対応

- ショック時の対応
- 在宅時での副作用対策

レジメン
がん治療で、投与する薬剤の種類や量、期間、方法などを時系列で示した治療計画書のことです。

エビデンス
科学的根拠のことです。医学では臨床結果のことを表します。
「エビデンス（根拠）に基づいた治療」などといいます。

がん治療の「格差」

エビデンスに沿った治療を行うことが、格差をなくすことにつながる

がん治療には特に、次のような格差が存在しています。

1. 医師間格差
2. 病院格差
3. 地域格差

エビデンスと治療
エビデンスがなかったり、エビデンスが出にくい状況があるのも医療です。個々の患者さんのリスクベネフィットを考慮した、個別の医療を考えることもあります。

こうした格差をなくすためには、**エビデンスに沿った治療**を行うことが重要です。

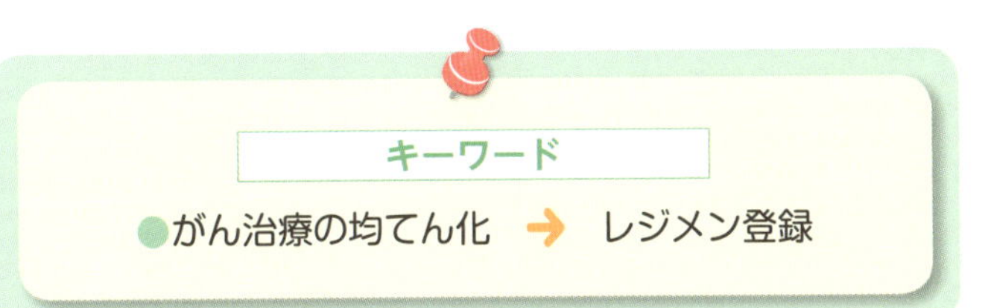

キーワード

- がん治療の均てん化 → レジメン登録

がん治療の均てん化
どこにいても一定の質のがん治療を受けることができる状態のことです。

レジメン登録

リスク低減のためにも、登録レジメンは大切

レジメン登録の目的

エビデンスに基づいた治療の確立と、リスク低減の面から、登録レジメン以外は使用することはできません。レジメン登録の流れは次とおりです。

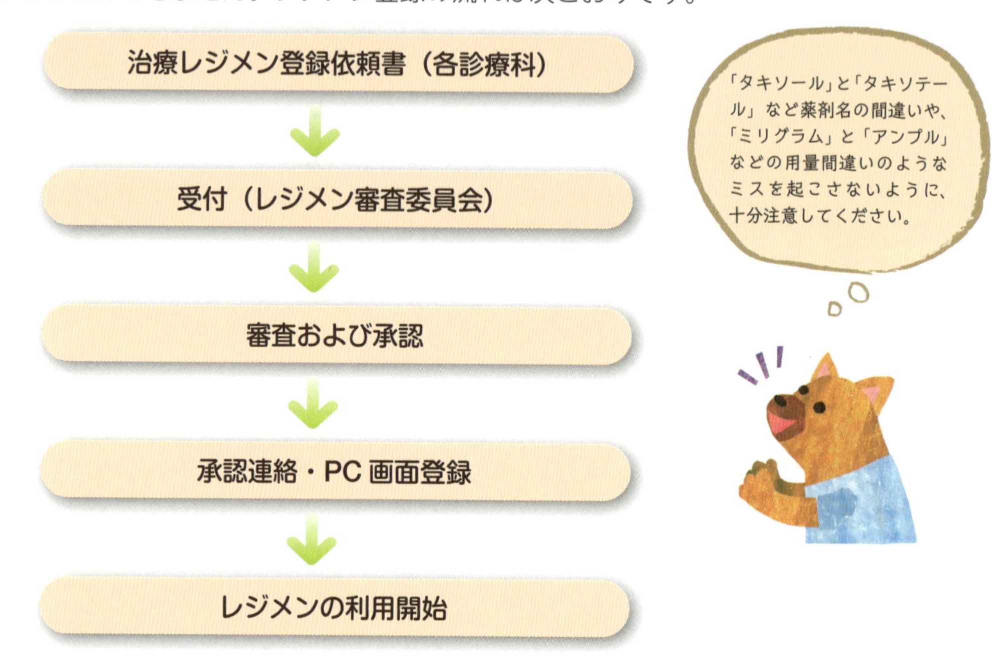

レジメン審査委員会

がん診療医、がん専門治療医、薬剤師、看護師など多職種の人々が、臨床試験のデータやガイドラインをもとに、その施設における抗がん剤治療の内容を決定するシステムです。

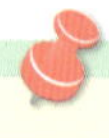

審査のポイント

- ガイドラインや文献に基づく抗がん剤の適正使用
- 具体的な投与方法の標準化（支持療法も含めて）
- 院内（診療科ー薬剤部間、診療科ー診療科間）のコンセンサス
- 臨床研究と明確に区別

コンセンサス
双方の意見の一致や、一般的な合意のことです。

レジメン審査委員会の目的

- 化学療法の標準化
- 医療の質の確保
- 安全性の確保
- 効率化（支持療法の統一など）

レジメン登録のメリット

◆主治医の勝手な治療を防止

エビデンスに沿った治療が遂行可能になります。

◆制吐剤などの統一

治療の流れをシンプルにして、リスクを減らします。

◆投薬ミス、投与量ミスの予防

◆看護師も治療の流れを完全に把握可能に

レジメンオーダーの例

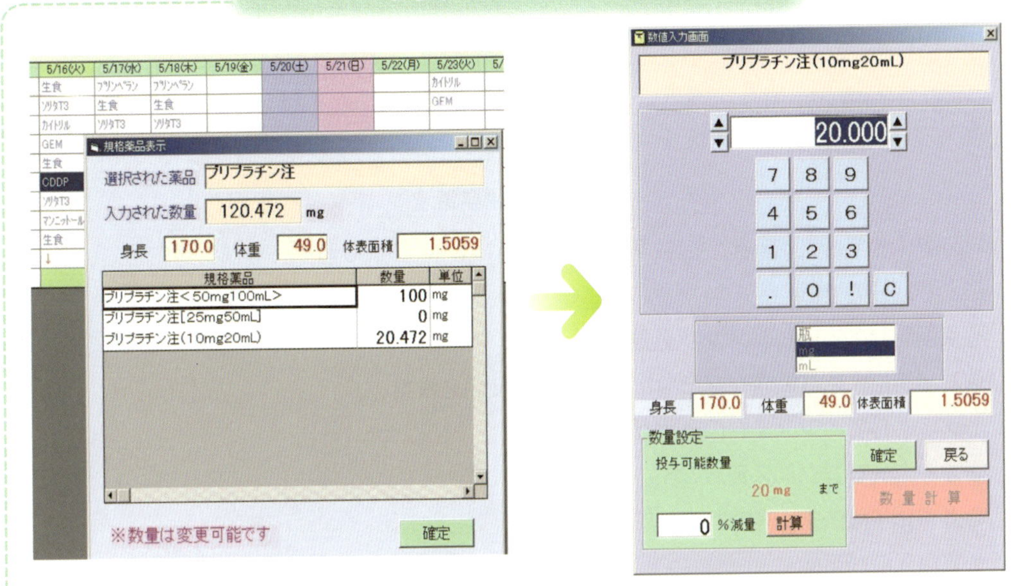

患者さんの体格に応じて、投与量を自動計算できるので、過量投与の回避ができる

緊急時の対応

緊急時には、迅速な対応が必要

治療中（ショックなど）

対応策

- ICU や HCU などとの連携
- 担当医とすぐに連絡可能なシステム作り

在宅中

対応策

- 夜間当直の体制の充実をはかる
- 在宅での副作用対策の教育を行う
- 24 時間連絡体制の強化をする
- 病院への連絡方法の指導・徹底を行う

ICU：Intensive Care Unit

集中治療室。

HCU：High Care Unit

高度治療室（ハイケアユニット）。ICU よりはランクが落ちます。

リスク管理のまとめ

リスク管理をきちんと行うことで、次のような効果が得られる

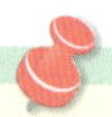

看護目標

- **治療内容**　院内の化学療法が把握可能になる
- **副作用管理**　院内の副作用対策が共通認識になる
- **医療従事者**　抗がん剤曝露（ばくろ）のリスクが減る　など

安全な外来化学療法

外来の化学療法を安全かつ数多く行うためには、次の点に留意しながら対応していくことが必要です。

- **点滴時間の短いレジメンが必要**
- **漏出（ろうしゅつ）時に大きな問題とならない抗がん剤の使用を推奨**
- **病院としてのシステムの充実が必須**
- **オーダーリングシステム**
- **外来化学療法室**：緊急時の対応
- **緊急入院が可能**

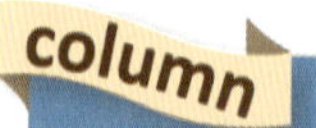

抗がん剤は「毒」なり!!　原則を忘れてはいけない！

抗がん剤はがんを治療するためのものですが、抗がん剤治療で死亡するリスクもあります。

- **抗がん剤治療をやるかやらないかは、最終的には患者さん自身の判断であるべき！**

インフォームド・コンセント（説明・同意）：インフォームド・コンセントでは、医者が判断するのものと思われがちですが、説明をするのが医者で、同意をするのは患者さんです。

- **外来でも入院でも抗がん剤投与は慎重に＝ダブル・チェックの励行！**

連絡体制・急変時対応の確立（充実）が重要です。

- **精神的ケアも含め、効率的かつ効果的“コミュニケーション”を心がけることが肝要！**

精神的ケアは、化学療法において重要なポイントです。

抗がん剤曝露（ばくろ）

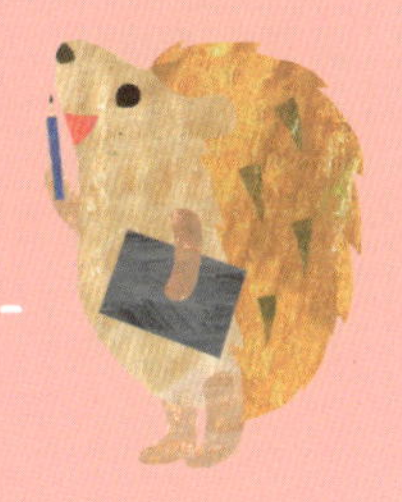

抗がん剤を扱う医療者が、抗がん剤を扱うことで健康障害を起こすことを抗がん剤曝露といいます。

職業性抗がん剤曝露とは

抗がん剤を扱う医療者が、抗がん剤を扱うことにより健康障害が現れること

抗がん剤には人間への発がん性があることが知られています。海外では以前から多くが報告され、抗がん剤による健康への関心が高まっています。そのため、国際的には国家レベル、および学会レベルでガイドラインが公表され、適切な取り扱いを推奨しています。

日本においては、下記に示すハザーダスドラッグ（以下、HD）という概念がこれまで普及していなかったため、明確な基準がないまま、各施設で欧米のガイドラインを参考に曝露対策を実施していました。しかし、2015年、日本がん看護学会、日本臨床腫瘍（しゅよう）学会、日本臨床腫瘍薬学会の3学会が合同で「がん薬物療法における曝露対策合同ガイドライン」（以下、曝露GL）を作成、発刊しています。

抗がん剤の職業性
曝露を理解し、安
全に取り扱うこと
が必要です。

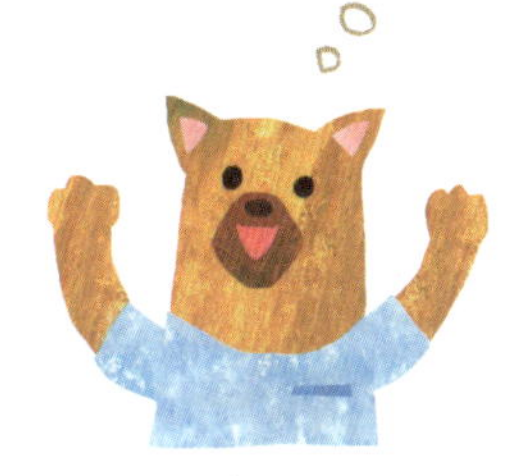

現在、多くの施設では、抗がん剤の調製は薬剤部で行われていますが、投与に関しては看護師が行います。

ハザーダスドラッグ（HD）とは

曝露によって健康障害をもたらすか、または疑われる薬品のこと

曝露GLでは、HDを右図にある❶から❻の項目のうち、1つ以上に該当するものと定義しています。

これらに該当する薬物は、医療従事者への職業性曝露の危険性があり、投与ルート・剤形に関係なく、機械・器具によるコントロー

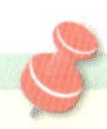

ハザーダスドラッグ（HD）の定義

❶ 発がん性
❷ 催奇形成（さいきけいせい）または発生毒性
❸ 生殖毒性
❹ 低用量での臓器毒性
❺ 遺伝毒性
❻ 上記基準によって有害であることが認定された、既存の薬物に類似した化学構造および毒性プロファイル

ル、個人防護具（PPE：Personal Protective Equipment）を用いることが推奨されています。

HD の職業性曝露（ばくろ）による健康への影響としては、遺伝子損傷、染色体異常、DNA 損傷、尿変異原性があります。HD の多くは抗がん剤ですが、ほかにも抗ウイルス薬、ホルモン誘導体、免疫抑制薬などの医薬品も含まれています。

健康への有害な影響

急性症状	
過敏反応	喘息（ぜんそく）発作、皮疹（ひしん）・眼の刺激など
皮膚・粘膜反応	皮膚刺激、接触性皮膚炎、咽頭（いんとう）痛、脱毛など
消化器症状	食欲不振、悪心（おしん）、嘔吐（おうと）、下痢（げり）、便秘など
循環器症状	息切れ、不整脈、末梢浮腫（まっしょうふしゅ）、胸痛、高血圧など
呼吸器症状	咳嗽（がいそう）、呼吸困難など
神経症状	頭痛、めまい、不眠、意識消失など
長期的な影響	
悪性腫瘍（しゅよう）	白血病、非ホジキンリンパ腫、膀胱（ぼうこう）がん、肝臓がんなど
生殖への影響	不妊症、妊娠までの期間延長、早産、低出生体重、子宮外妊娠、自然流産、流産、死産、子どもの学習障害

column ハザーダスドラッグ（HD）とは違うハイリスク薬

病棟の定数に「ハイリスク薬」と書かれている医薬品があります。これは、平成 20 年度の診療報酬改定により、薬剤管理指導料の「2」に関わる診療報酬算定上、定めることが必要な薬剤です。

「ハイリスク薬」は医療従事者が使い方を誤ると患者さんに被害をもたらすため、医療安全上、特に管理が必要な医薬品の総称で、主に薬剤師の医薬品管理業務において使われます。医薬品の用量、用法、相互作用などの確認が必要となる医薬品のため、HD とは意味が異なります。

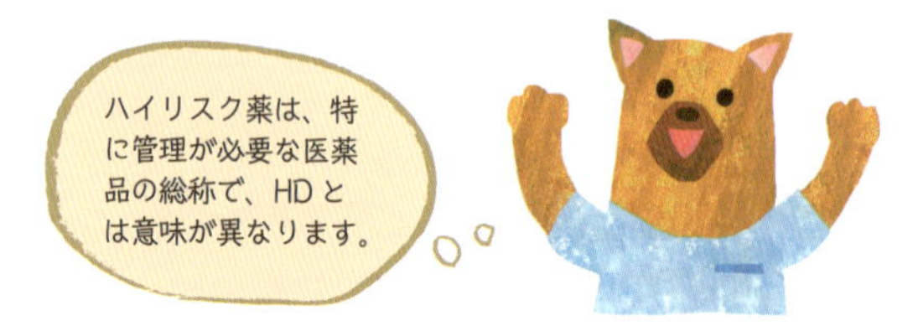

曝露の機会

皮膚からの吸収、経口摂取、吸入、針刺しなどがある

HD が人体に入る経路としては、皮膚からの吸収、経口摂取、吸入、針刺しなどがあります。最も多いのが皮膚からの吸収です。

HD は、HD を調製した輸液ボトルの表面、投与を行う部屋の作業台、HD を投与した患者さんが使用するトイレなど多くのところに付着している可能性があります。

HD が付着した箇所に触れることでの皮膚からの吸収、または触れた手で食事をとることや飲み物を飲むことで、無意識のうちに経口摂取している可能性もあります。このように汚染は、手を介して拡大するため、手袋の適切な着用と手洗いを行うことが重要となります。

また、HD の調製、運搬・保管、投与、患者さんのケアで HD への曝露が起きる可能性もあります。抗がん剤調製が中央薬剤部で行われている施設では、看護師の職業性曝露は投与管理と患者ケアで起こると考えられています。

投与管理に関しては、輸液バッグへのピン針の挿入、輸液ボトルへのエア針の挿入、プライミングや側管の接続などで起こると考えられます。患者ケアに関しては、排泄（はいせつ）物の処理、清拭（せいしき）などさまざまな場面が想定されます。

曝露が考えられるさまざまな場面

アンプルカット

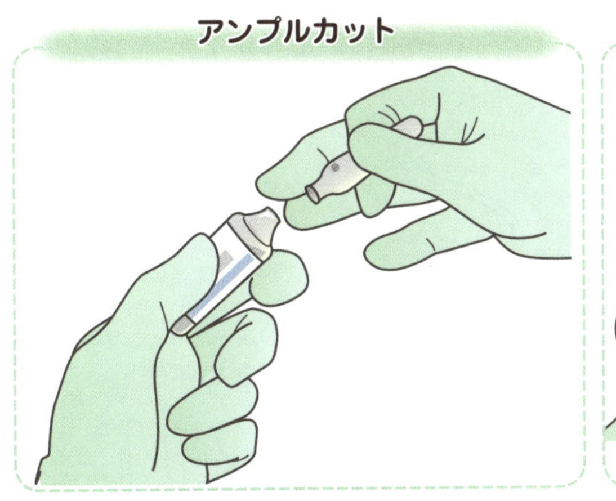

バイアルから針を抜く

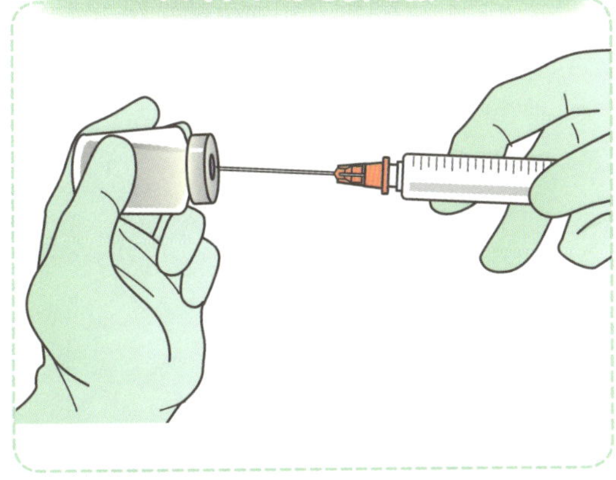

シリンジからエアを抜く

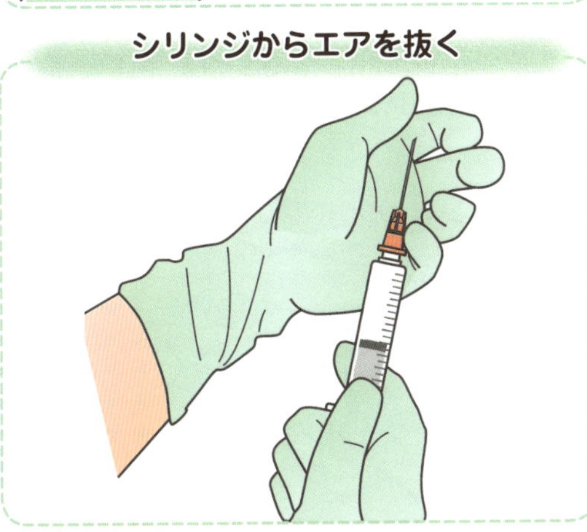

輸液バッグへのピン針の挿入

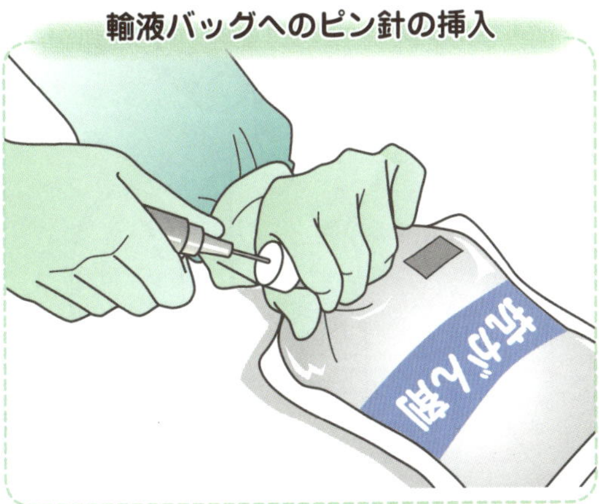

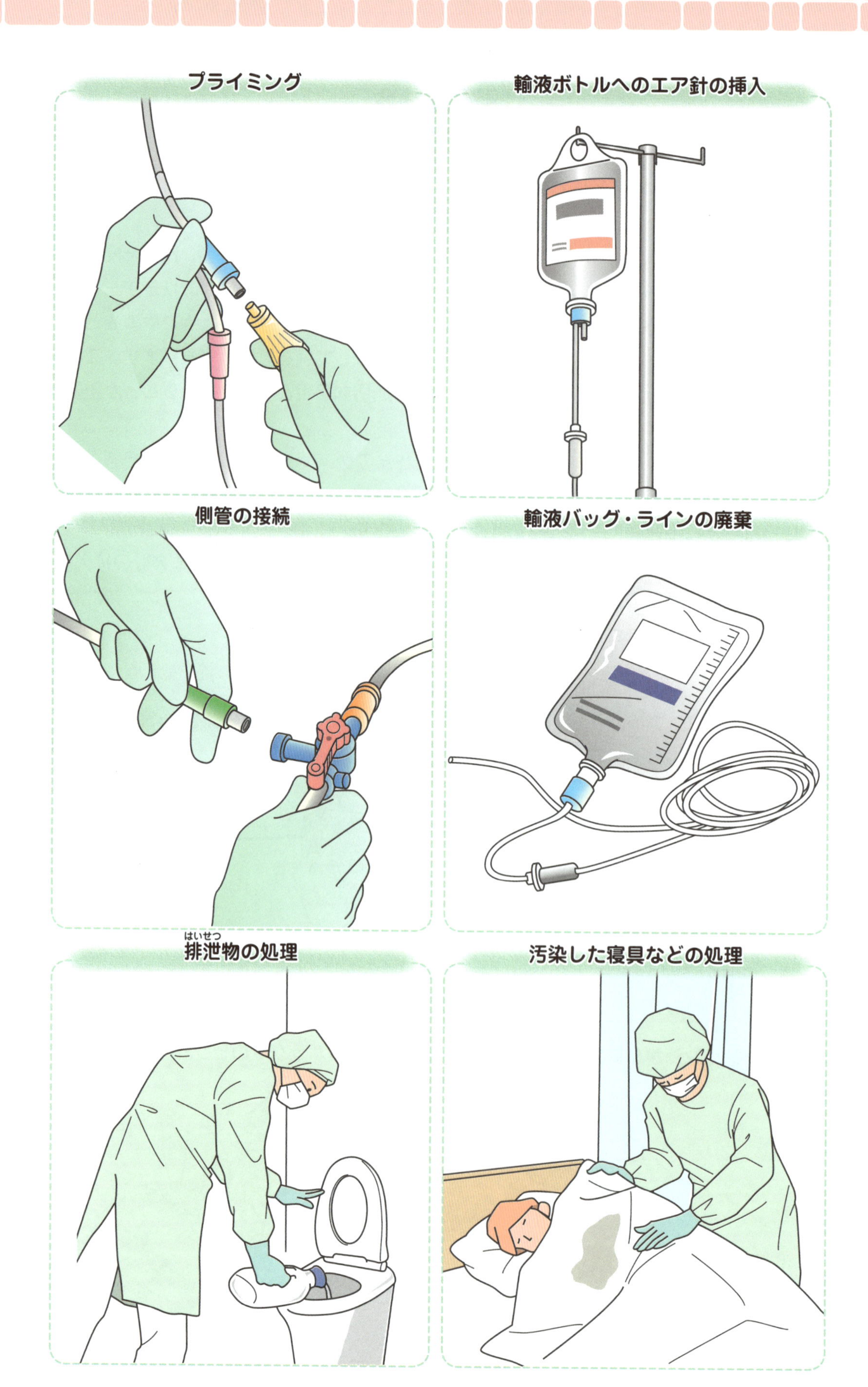
プライミング
輸液ボトルへのエア針の挿入
側管の接続
輸液バッグ・ラインの廃棄
はいせつ
排泄物の処理
汚染した寝具などの処理

抗がん剤曝露(ばくろ)の予防について

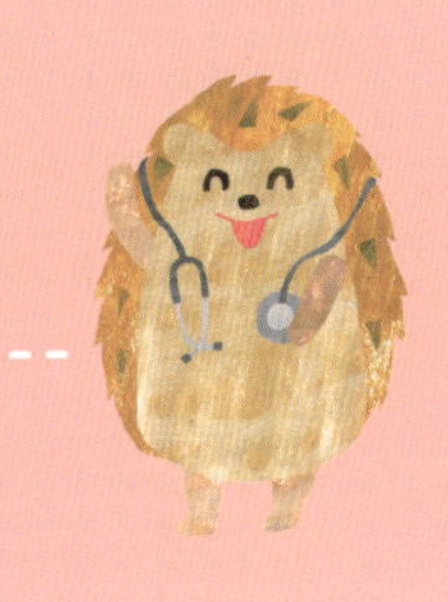

HD を取り扱うすべての医療従事者は、PPE の着用が必要と考えられています。
また清掃員、搬送に携わる職員も同様です。

曝露予防対策のヒエラルキーコントロール

職業性曝露を最小限に抑えるためのリスクマネジメントの概念

ヒエラルキーコントロールとは、リスクマネジメントの概念を図式化したものです。曝露 GL においては、職業性曝露を最小限にするために作成されました。この図では、上層は下層よりも効果的であることを示しています。

ヒエラルキーコントロールの概念図

もっとも効果が高い
除去・置換
(Elimination/
Substition)
エンジニアリングコントロール
(Engineering Controls)
職場に対する
物理的な変更
を求める
従事者、または
雇用者に何かする
よう求める
作業実践を含む組織管理的コントロール
(Administrative Controls including Work Practice)
個人防護具
(Personal Protective Equipement)
従事者が何か
装着すること
を求める
もっとも効果が低い

http://www.osha.gov/dte/grant_materials/fy10/sh-20839-10/hierarchy_of_controls.pdf より作成

ここに書かれてあることを、1つ徹底したからといって曝露対策が十分に行われているわけではありません。すべてが実施され、はじめて効果的な職業性曝露対策が行われます。

個人防護具（PPE：Personal Protective Equipment）：医療者の個人防護具だけでは、非常に効果が低いと考えられています。

作業実践を含む組織管理的コントロール：ヒエラルキーコントロールの上層に位置し、業務手順書やマニュアルの整備など、組織として職業性曝露に取り組むことが重要とされています。

エンジニアリングコントロール：さらに上層に位置し、これは作業している医療者を機械や器具により HD から守るものです。有害物質を外に出さないようにすることや、適切な換気によりHDを外に出して医療者を守る機械・器具のことです。具体的には、調製業務に用いる安全キャビネットやアイソレーター、また調製時や投与時に使われる閉鎖式薬物移送システム（CSTD：Closed system drug transfer devices）のことを示します。

ただし、これらがあれば曝露（ばくろ）対策は完全というわけではありません。安全キャビネット内でのCSTDの使用が推奨されますが、CSTDが安全キャビネットの代用になるわけではなく、また安全キャビネットもCSTDの代用にならないことを留意する必要があります。

除去・置換：最大の曝露対策が危険物質の除去・置換ですが、抗がん剤の代替薬はないので、現実的には選択することはできません。

HD取り扱い作業に必要な個人防護具

HDを取り扱うすべての医療従事者はPPEの着用が必要

PPEには、手袋、マスク、ガウン、保護メガネなどがあり、これらによって作業者を汚染物から一時的に守ることができます。調製業務を行っている薬剤部では、調製時には適切なPPEを用います。

しかし最近は、投与におけるPPEも重要であることが示唆されています。経口薬に関しては、患者さん自身で管理することが基本なので、看護師は患者さんが適切に投与管理できるように指導する必要があります。

HD取り扱い作業に必要な個人防護具（PPE）

剤型		業務	手袋（◎二重 ○一重）	ガウン	保護メガネ	マスク（◎N95 ○サージカルマスク）
注射剤		調整	◎	○	○	◎[*1]
		投与[*2]	◎	○	○	◎[*3]
経口薬	錠剤・カプセル	内服介助	○[*4]	×	×	×
		簡易懸濁	○	×	×	×
		経管注入	◎	○	○	○
	散剤	調剤	◎	○	○	◎
		内服介助	◎	○	○	◎[*5]
吸入剤		調整	◎	○	○	◎
		吸入介助	◎	○	○	◎
軟膏		塗布	◎	○	×	×
坐剤		挿入	◎	×	×	×
すべての剤型		運搬	○	×	×	○

○＝必要　×＝通常は不要

＊1：適切な調整手技を前提に、安全キャビネットやアイソレーター、CSTDを使用して行う場合はサージカルマスクが許容できる可能性がある。
＊2：静脈、皮下、筋肉内注射、腔内注入。
＊3：適切な投与手技を前提に、CSTD投与システムを使用する場合はサージカルマスクが許容できる可能性がある。
＊4：一重手袋をするか、直接手で触れないように扱う。
＊5：やむを得ずサージカルマスクを使用する場合は、吸気による吸引を避けるため、顔に近づけないようにして取り扱う。

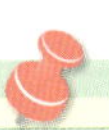

HD取り扱い作業の注意点

- 錠剤を粉砕することやカプセル剤を開けるようなことをしてはいけない
- 介助が必要な患者さんに投薬し、内服薬に触れる場合は、一重手袋を着用する
- 散薬の場合は、飛散しやすいため介助者が行う必要がある
- 散薬の取り扱い時は、院内・在宅ともに二重手袋、ガウン、保護メガネ、マスク着用が必要
- 経口投与が難しい患者さんに経管注入が必要な場合は、錠剤を粉砕するのではなく、簡易懸濁(けんだく)法を用いて行うことが推奨される

スピル時の対応

HDを取り扱う場合、必ず破損やこぼれが起こる可能性がある。こぼれ（スピル）時の対応は事前に決めておく

HDを取り扱う場合、必ず破損やこぼれ（スピル）を生じることが予想されます。スピル時の対応としてのスピルキットを準備したり、スピル時の処理方法の流れを院内文書化したりしておく必要があります。

スピルを発見した場合は、スピルキットの搬送と応援を要請し、スピルキットを用いて、適切なPPEを装着のうえ、適切に対処するようにしてください。

抗がん剤曝露に対する患者教育

患者さんや患者家族に対して、排泄時の注意点や洗濯物の取り扱いなど事前に知らせる

HDに限らず、どんな薬剤も投与した場合は、何らかの形（変化体、未変化体）となり体外へ排出されます。HDも同様ですが、すべてのHDが人体に影響があるわけではありません。

自宅での排泄(はいせつ)時：周囲への飛散を最小限にすることが必要で、男女とも洋式便器を使用し、排尿時は男性も座位で行うことで飛散が少ないとされています。

また水を流す際はふたを閉めて行うように指導しましょう。HD投与患者は、トイレの際は必ず2回流すようにとされていることもありますが、水量や水圧が不十分な場合を除いては2回流すことは必要ないでしょう。

ストーマケアを行う場合：手袋を着用し、排泄物が飛散しないよう注意するように指導してください。ストーマケア後は、石けんと流水で手洗いをし、家族などケア提供者が実施する場合も同様にするよう指導しましょう。

汗や体液：汗や体液に関しても、排泄物と同様で、HDに限らず排泄される場合もあります。リネン類を分けて洗うなど過度な対策は不要で、通常のリネン類と同様に洗濯してもかまいません。HDがこぼれたり、汚物が大量に付着した場合は、ほかのリネン類と別に2度洗いすることが必要です。

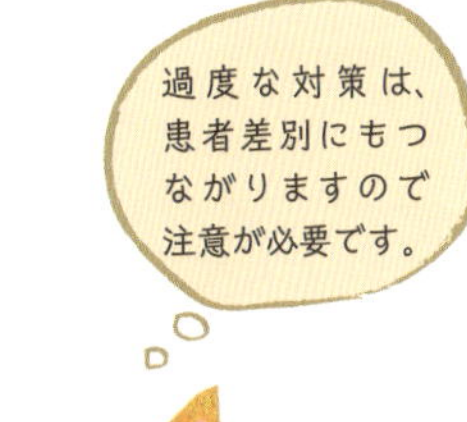

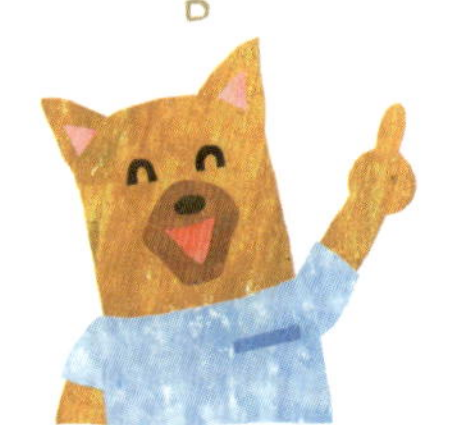

こぼれ（スピル）処理の流れ

1

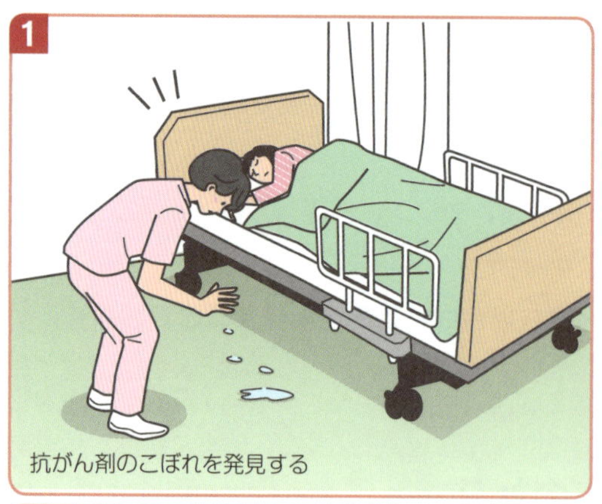

抗がん剤のこぼれを発見する

2

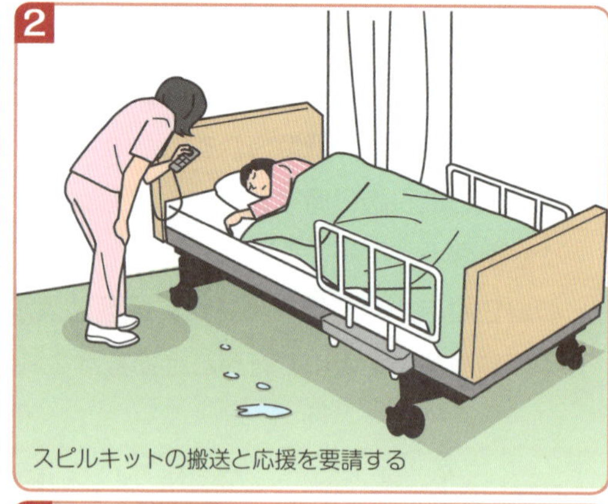

スピルキットの搬送と応援を要請する

3

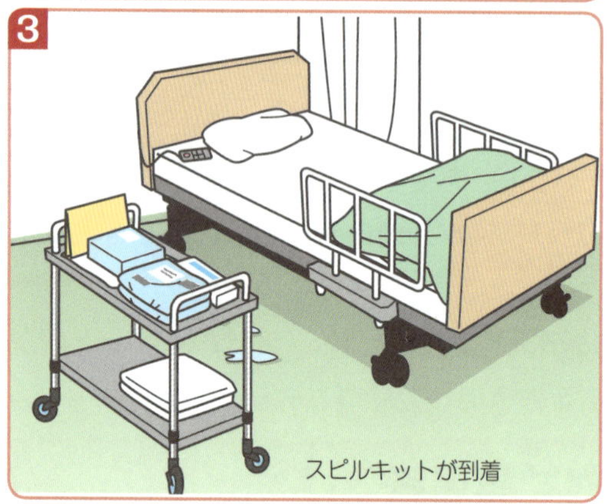

スピルキットが到着

4

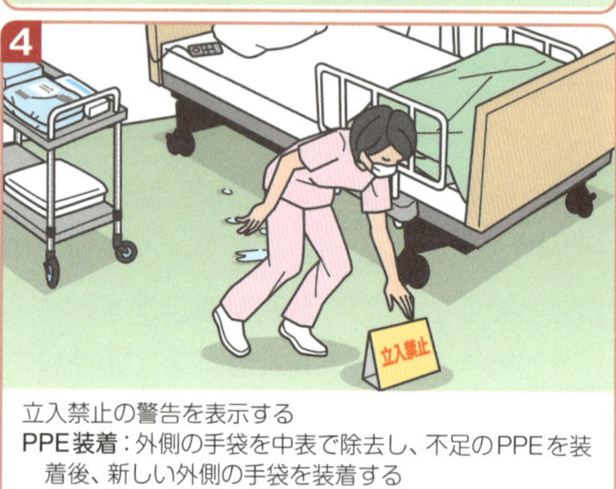

立入禁止の警告を表示する

PPE装着：外側の手袋を中表で除去し、不足のPPEを装着後、新しい外側の手袋を装着する

PPE未装着：PPEを装着する

5

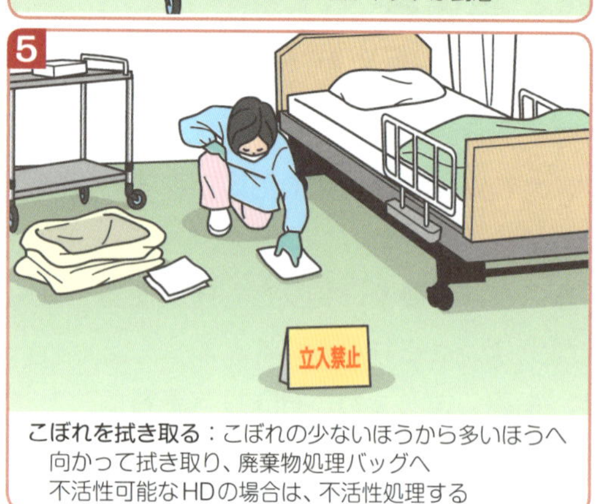

こぼれを拭き取る：こぼれの少ないほうから多いほうへ向かって拭き取り、廃棄物処理バッグへ
不活性可能なHDの場合は、不活性処理する

6

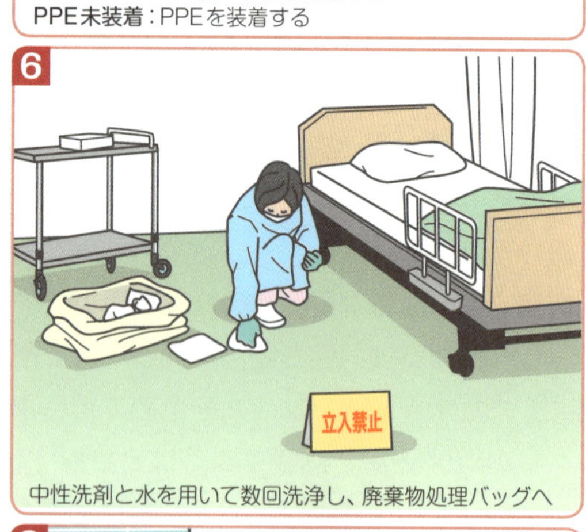

中性洗剤と水を用いて数回洗浄し、廃棄物処理バッグへ

7

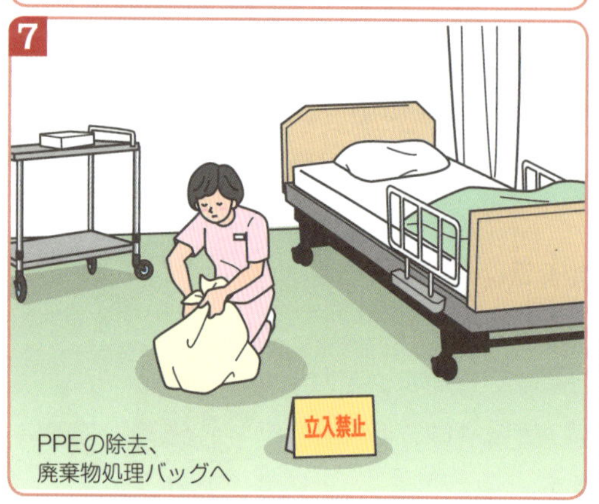

PPEの除去、
廃棄物処理バッグへ

8

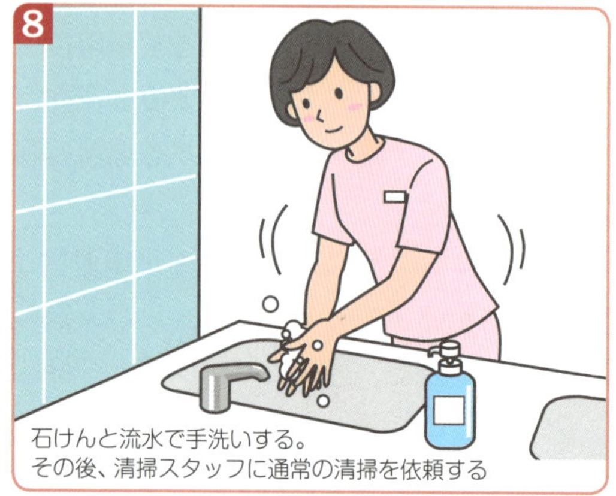

石けんと流水で手洗いする。
その後、清掃スタッフに通常の清掃を依頼する

がんサバイバーシップ

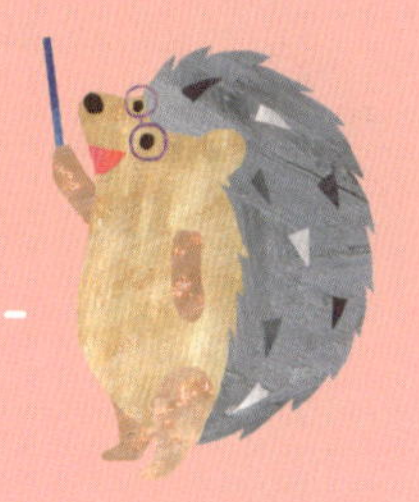

がんの診断を受けた人は、診断されたときから人生の最後までがんサバイバーとなります。

がん罹患（りかん）数の増加

がんの罹患数は、高齢化とともに増加の一途をたどる

日本は他国に例のない少子超高齢社会を迎えようとしています。団塊の世代が75歳以上になる2025年問題に向けて、地域包括ケアシステムの構築を代表として、さまざまな政策が計画されています。高齢化と共にがん罹患数は増加の一途をたどっており、2025年～2029年のがん罹患数予測は925,200人でそのうち、約78%が65歳以上の高齢者です。

またがん治療の進歩、支持療法、緩和医療の質の向上によりがんの有病者数が増加し(下図参照)、がんサバイバーが増加しています。

がん死亡数・罹患数・有病数予測（2010－2029）

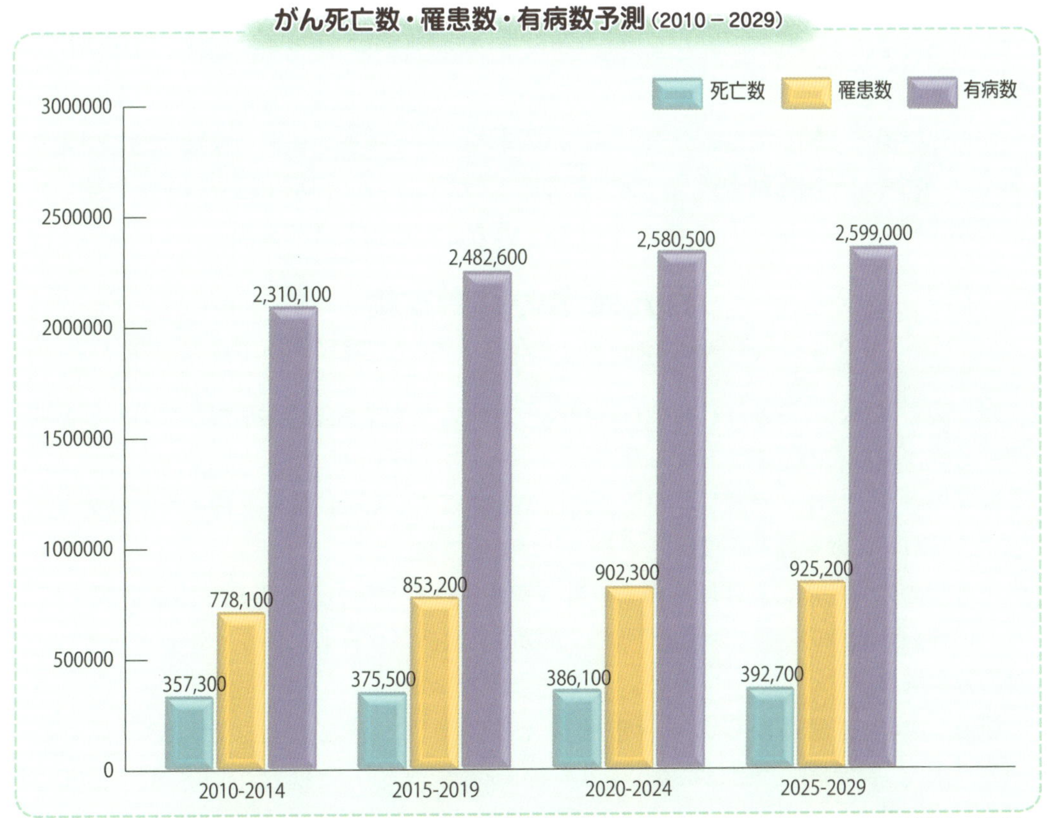

国立がん研究センターがん対策情報センター、がん・統計白書 2012 - データに基づくがん対策のために、篠原出版新社　より作成

がんサバイバーとは

がんと診断されてから死亡するまでの過程にある患者さんのこと

がんと向き合い、自らの意志でがんと共に生きていこうとする人が「がんサバイバー」です。アメリカのNCCS（The National Coalition for Cancer Survivorship; 国立がんサバイバーシップ連合）は、がんサバイバーの広義の概念として「がんの診断を受けたものは、診断のそのときから人生の最後までサバイバーである」と定義しました（1986年）。

がんサバイバーシップのステージ

また、がんサバイバーシップのステージは、下図左の3つに分けるか、4つの季節として❹を加えた下図右になります。

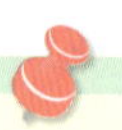

❶ 急性期の生存
❷ 延長された生存
❸ 長期的に安定した生存

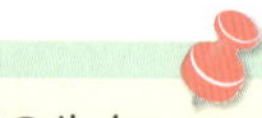

❶ 急性期の生存
❷ 延長された生存
❸ 長期的に安定した生存
❹ 終末期の生存の時期

がんサバイバーは、がんと診断されたときの治療の選択や再発・転移時の治療の選択、どこで療養生活を送るか療養の場の選択などの意思決定が必要です。がんサバイバーができるだけその人らしくがんと共に生き抜くための支援が、私たち医療者には求められています。

がん化学療法に関しては、外来化学療法の増加、分子標的治療薬の種類の増加や免疫チェックポイント阻害剤の普及、経口薬の増加などにより、日常生活や就労を継続しながら副作用対策についてのセルフコントロールがより必要とされます。

がん患者の就労支援

日本ではがん患者の就労支援など、がんサバイバーの対策は始まったばかり

がん患者はがんと診断されたのち、がんの治療のため勤務先に迷惑がかかるからと退職する人が少なくありませんでした。

がん患者が、仕事を継続しながらがん治療を継続するためには、どのような就労支援が受けられるのかを勤務先に確認することが重要です。

そのためにも治療の副作用による影響が考えられる期間の勤務形態や療養休暇など、がんの種類や治療の内容による個別的な支援や社会的サポートに関する知識が看護師には必要となります。

現在、厚生労働省からの「疾患を抱える従業員（がん患者など）の就業継続（2014）」等の指針が出されています。都道府県でもがんと就労支援について広まりつつあります。

第３期がん対策推進基本計画

がん患者を含めた国民が、がんを知り、がんの克服を目指す

2017 年 10 月に公表された第３期がん対策推進基本計画（下図）では「がん患者を含めた国民が、がんを知り、がんの克服を目指す。」を全体目標に置き、次の３つの目標を掲げています。

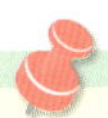

❶ 科学的根拠に基づくがん予防・がん検診の充実
❷ 患者本位のがん医療の実現
❸ 尊厳をもって安心して暮らせる社会の構築

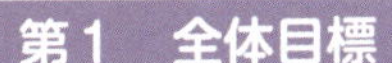

第３期がん対策推進基本計画（概要）

第１　全体目標

「がん患者を含めた国民が、がんを知り、がんの克服を目指す。」
1 科学的根拠に基づくがん予防・がん検診の充実
2 患者本位のがん医療の実現
3 尊厳を持って安心して暮らせる社会の構築

第２　分野別施策

1 がん予防
❶がんの１次予防*1
❷がんの早期発見、がん検診（２次予防）

*1：平成 30 年３月、受動喫煙対策の徹底について、がん対策推進基本計画が一部改定された。

2 がん医療の充実
❶がんゲノム医療
❷がんの手術療法、放射線療法、薬物療法、免疫療法
❸チーム医療
❹がんのリハビリテーション
❺支持療法
❻希少がん、難治性がん（それぞれのがんの特性に応じた対策）
❼小児がん、AYA 世代*2 のがん、高齢者のがん
❽病理診断
❾がん登録
❿医薬品・医療機器の早期開発・承認等に向けた取り組み

3 がんとの共生
❶がんと診断されたときからの緩和ケア
❷相談支援、情報提供
❸社会連携に基づくがん対策・がん患者支援
❹がん患者等の就労を含めた社会的な問題
❺ライフステージに応じたがん対策

*2：Adolescent and Young Adult：思春期と若年成人

4 これからを支える基盤の整備
❶がん研究　❷人材育成　❸がん教育、普及啓発

第３　がん対策を総合的かつ計画的に推進するために必要な事項

1 関係者等の連携協力のさらなる強化
2 都道府県による計画の策定
3 がん患者を含めた国民の努力
4 患者団体等との協力
5 必要な財政措置の実施と予算の効率化・重点化
6 目標の達成状況の把握
7 基本計画の見直し

がん医療の充実

❶がんゲノム医療、❷がんの手術療法、放射線療法、薬物療法、免疫療法、❸チーム医療、❹がんのリハビリテーション、❺支持療法、❻希少がん、難治性がん（それぞれのがんの特性に応じた対策）、❼小児がん、AYA（Adolescent and Young Adult）世代のがん、高齢者のがん、❽病理診断、❾がん登録、❿医薬品・医療機器の早期開発・承認等に向けた取り組み、があげられました。

がんとの共生

❶がんと診断されたときからの緩和ケア、❷相談支援、情報提供、❸社会連携に基づくがん対策･がん患者支援、❹がん患者等の就労を含めた社会的な問題、❺ライフステージに応じたがん対策、が示されました。

このようにがんサバイバーの支援が政策に盛り込まれました。

増えている外来治療

平均在院日数の短縮や外来治療の拡大で、がん治療の多くが外来で実施されるようになっている

近年の医療の特徴として、**❶医療費の増大、❷独居、要介護、認知症の増加、❸平均在院日数の減少（通院治療、在宅療養へ）、❹外来治療の拡大（侵襲（しんしゅう）性の高い治療も外来で行う）❺家族や自宅のあり方の変化**、があげられます。 このような背景により外来機能・医療連携の充実がより必要となってきました。

がん医療も同様で、平均在院日数の短縮や外来治療の拡大により、がんの治療の多くが外来で実施されるようになり、以前よりがん患者のセルフモニタリングが必要になってきています。特に外来化学療法の増加や経口抗がん剤の種類の増加により、患者指導など看護師の役割への期待も高まってきています。

近年の外来がん看護の特徴として、がん医療における重要な場面［診断や再発、BSC (Best Supportive Care) となった場合のインフォームド・コンセントなど］のほとんどは外来で行われます。また、化学療法や放射線療法などの治療は、主に外来で行われることがあげらます。

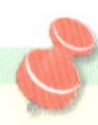

外来通院するがん患者の特徴

❶ 診断期、治療期、慢性期、終末期にかけてすべての時期に全人的苦痛の緩和が必要
❷ 医療依存度が高い状態で在宅移行となる
❸ 高齢独居や高齢夫婦などの世帯が増加し、セルフケアに不安があるケースが増加している
❹ 病状の進行により、急速に ADL が落ち、生活に支障をきたすようになる

上記の特徴から、外来に勤務する看護師は、限られた時間の中で患者さんの病状や症状のアセスメントと、患者支援が求められる。

AYA 世代のがん

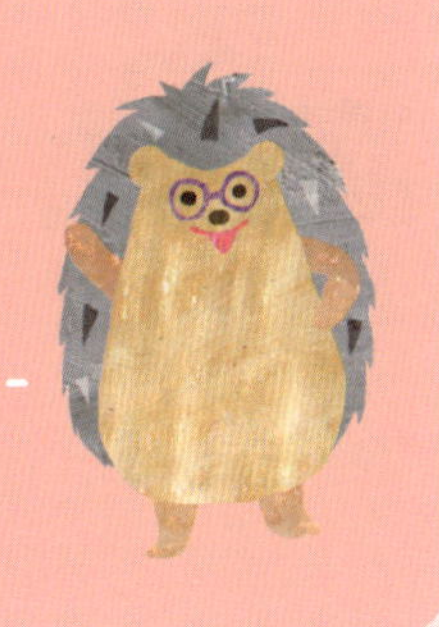

AYA 世代（小児期と成人期の間）のがん患者は、成人期のがん患者とはまた違う、将来への不安や精神的ストレスなど、さまざまな問題を抱えています。

AYA 世代のがん患者

小児期と成人期の間にあたるAYA世代では、小児腫瘍科と成人診療科の密な連携が重要

AYA 世代とは Adolescent and Young Adult の略であり、思春期と若年成人期のがん患者を指します。AYA 世代に発生するがんは、15 歳未満の小児に発生する場合に比較して、一般的に予後不良とされています。

AYA 世代に発症するがんは、15 歳未満の小児に多く発生するがんと、成人に多く発生するがんのいずれも発生し得るため、小児腫瘍科と成人診療科の密な連携が必須です。

がんサバイバーの中でも小児期と成人期の間にあたる AYA 世代のがん患者が抱える問題や対策は、病気の治療が生殖機能におよぼす影響や晩期合併症、通勤や通学におよぼす影響、思春期という多感な時期に病気に罹患することによるさまざまな精神的ストレス、将来への不安など、さまざまな問題を抱えています。そのため、入院期間を可能な限り短縮し、通勤・通学への影響を最低限とする支援や妊孕性の温存・生殖サポート、家族を含めた精神的サポートが必要になります。

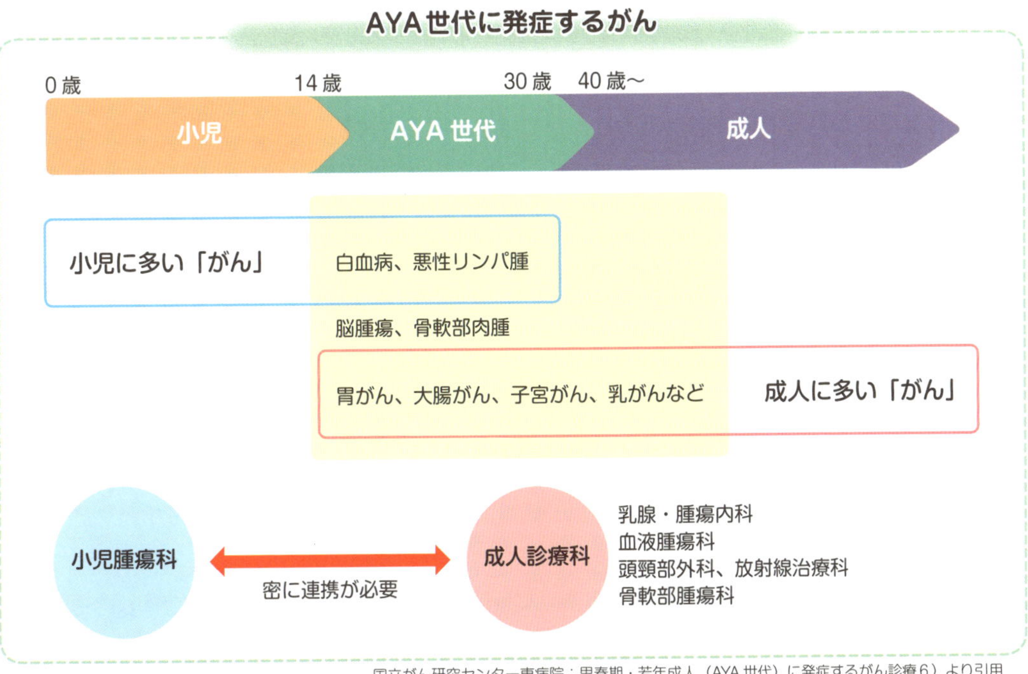

国立がん研究センター東病院：思春期・若年成人（AYA 世代）に発症するがん診療6）より引用
https://www.ncc.go.jp/jp/ncce/clinic/pediatric_oncology/050/index.htm

高齢がん患者

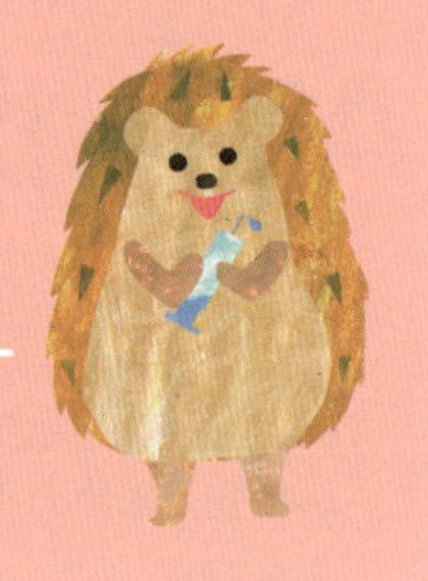

高齢化が進むにつれて、高齢のがん患者も増えていくことが予想されます。今後は、高齢がん患者に対するガイドラインも必要となるでしょう。

前述したようにがん罹患(りかん)数予測数に占める高齢がん患者数は約78%です。日本の超高齢社会とがん患者の高齢化は大きな課題です。

第3期がん対策基本計画においても、次のように述べています。

「我が国においては、人口の高齢化が急速に進んでおり、2025年には、65歳以上の高齢者の数が3,657万人（全人口の30.3%）に達すると推計されている。また、今後、がん患者に占める高齢者の割合が増えることから、高齢のがん患者へのケアの必要性が増すとの指摘がある。」

「特に、75歳以上の高齢者が対象となるような臨床研究は限られているため、こうしたがん患者に提供すべき医療のあり方についての検討が求められている。（取り組むべき施策）」

このように高齢者のがんについては、現状のガイドライン等において、明確な判断基準が示されていないのが現状です。

高齢がん患者の治療方針決定プロセスの特徴はNCCNのガイドラインによると以下の点があげられます。

❶ 腫瘍(しゅよう)による予後・苦痛への影響の評価
❷ 患者さんが自分で治療を決めることができるかどうかの判断
❸ 治療のゴール設定が患者さんの希望と一致しているかを確認し、リスク評価を行ったうえで治療を決定・実地すること

NCCN Clinical Practice Guidelines in Oncology (NCCN Guidelines®) (2015) より引用

高齢がん患者の意思決定

治療の意思決定については患者本人が決定することが原則

治療の意思決定については患者本人が決定することが原則ですが、高齢がん患者の場合には次のような課題があります。

- 高齢者の認知機能障害は、軽度のものから重度なものまであり、特に軽度のものは診療時に見過ごされていることも少なくない。意思能力があるかどうかの判断が難しい。

- 近年は治療法の進歩により、高齢者であっても体力の続く限り抗がん剤を継続するケースが増え、抗がん治療と症状コントロール治療が並行して行われることも珍しいことではなくなってきた。
- このような複雑な状況において、患者さんと家族が自分の価値観や希望を踏まえたうえで意思決定を行うには、サポートする側の知識や技術も重要となる。

日本の高齢がん患者の治療の意思決定では、医師のすすめる治療を受け入れる、家族に負担の少ない（できるだけ迷惑をかけない）治療を選ぶ、家族が望む治療を受ける、医師からの病名・病状の説明などを家族のみが聞き、家族が治療の意思決定をするなどが傾向としてあります。

高齢がん患者がどのような人生を送ってきた人で、どのような価値観をもっているのか、治療に対する本音は何か、がん治療を受けることで（受けないことで）起こりうる問題は何かを見極めて、必要な看護を実施する必要があります。

高齢がんサバイバー

がんのチーム医療がより強く求められる

高齢がん患者に対する看護の視点としては、下記のことがあげられます。

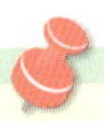

- **老いて生きる高齢者の「生活の視点」の重要性**
- **退院後の生活を見越した支援の重要性**
- **高齢者の強みを見て QOL 向上を目指す**
- **高齢者の痛みを想像してケアする**

  不動の痛み、点滴のルート、酸素カニューレのチューブ、心電図モニターなどの装着、などの高齢者が体験している痛みを想像する

  ❶ 急に動かさず少しずつ動かしていく
  ❷ 高齢者自身のもっている機能を生かす
  ❸ 必ず本人に説明する
- **高齢者を理解しようとする姿勢**
- **病院、施設、地域の多職種チームによる連携**

高齢がんサバイバーの看護は、対象患者さんを理解し、患者さんにあったケアをすることが基本です。

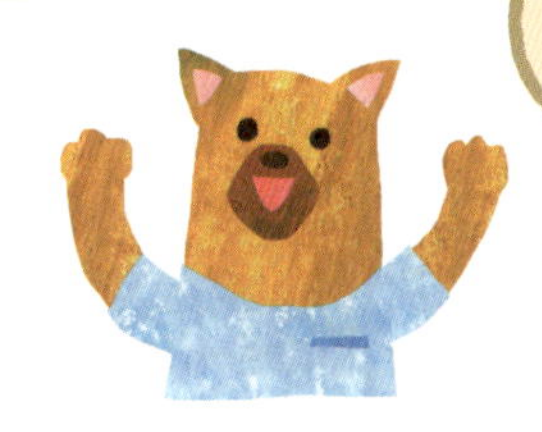

高齢がんサバイバーの場合は、次のようなことが特徴としてあげられます。

- 個人差はあるものの治療の意思決定の困難さ
- 全身状態の低下
- 合併症の併存
- 感覚機能の低下
- 副作用症状の現れにくさや表現のしにくさ

入院することで環境が変化するだけでも認知機能に影響することもあるため、より個別的な看護が求められます。

意思決定支援

意思決定支援では、できるだけ本人の意思を支援できるよう家族間の調整や、医師への調整などが必要とされます。

副作用のセルフモニタリングも家族の協力を得る、高齢独居の場合は訪問看護や訪問介護を利用する等、社会資源を活用して、安全にがん化学療法が受けられるように支援する必要があります。

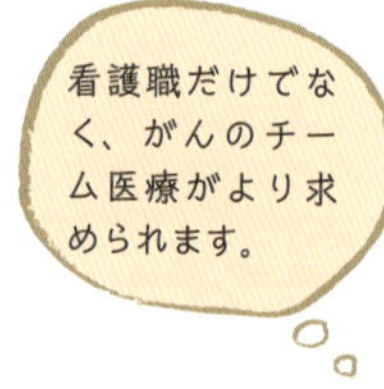

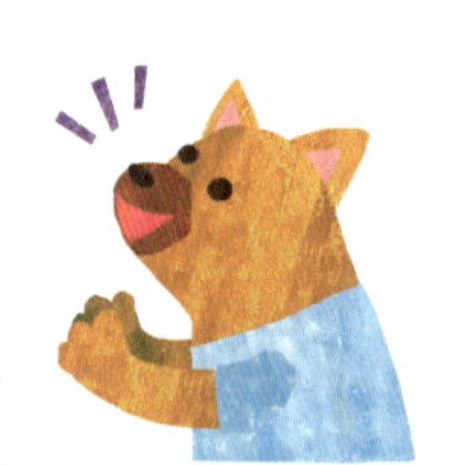

PART1　参考文献・引用文献

1）細田満智子：「チーム医療」の理念と現実、日本看護協会出版会、2003
2）笠原善郎ほか：明日から役立つ乳がんチーム医療ガイド、金原出版
3）厚生労働省：がん対策推進基本計画
4）日本経済新聞
5）水本清久、岡本牧人、石井邦雄、土本寛二編著：実践チーム医療論、医歯薬出版株式会社、2011
6）Falck K、et al. Mutagenicity in urine of nurses handing cytostatic drugs. Lancet. 1979；1（8128）：1250-1
7）Sorsa M.et al. Occupational exposure to anticancer drugs-potential and real hazards. Mutation Res. 1985；154（2）：135-49.
8）McDiarmid MA、et al. Chromosome 5 and 7 abnormalities in oncology personnel handing anticancer drugs. J Occup Environ Med. 2010；52（10）：1028-34.
9）NIOSH（National Institution of Occupational Safety and Health）：NIOSH Alert. 2004
10）ONS（Oncology Nursing Society）：Safe Handling of Hazardous Drug 2nd. Edition (2011)
11）ASHP（American Society of Health-System Pharmacists）：ASHP guidelines on hazardous drugs (2007)
12）ISOPP（International Society of Oncology Pharmacy Practitioners）：Standards of Practice：Safe handling of cytotoxics (2007)
13）日本がん看護学会、日本臨床腫瘍学会、日本臨床腫瘍薬学会編集：がん薬物療法における曝露対策合同ガイドライン 2015年版、金原出版株式会社 (2015)
14）Roth S、et al. Analysis of chromosomal aberrations、sister-chromatid exchanges and micronuclei in peripheral lymphocytes of pharmacists before and after working with cytostatic drug. Mutat Res. 1994；325（4）：157-62.
15）Kopjar N. et al. Application of the alkaline comet assay in human biomonitoring for genotoxicity：a study on Croatian medical personnel handing antineoplastic drugs. Mutagenesis 2001；16（1）：71-8.
16）Jakab MG. et al. Follow-up genotoxicological monitoring of nurses handling antineoplastic drugs. J Toxicol Environ Health 2001；62（5）：307-18.
17）国立がん研究センターがん対策情報センター：がん・統計白書 2012－データに基づくがん対策のために、篠原出版新社
18）The National Coalition for Cancer Survivorship：〈https://www.canceradvocacy.org/about-us/our-mission〉
19）近藤まゆみ、嶺岸秀子編著：がんサバイバーシップ　がんと共に生きる人々への看護ケア、医歯薬出版株式会社、2009
20）小松浩子他：系統別看護学講座 別巻 がん看護学、医学書院、2016
21）厚生労働省HP, がん対策推進基本計画案（第3期）：http://www.mhlw.go.jp/file/04-Houdouhappyou-10901000-Kenkoukyoku-Soumuka/0000181862.pdf
22）国立がん研究センター東病院：思春期・若年成人（AYA世代）に発症するがん診療 https://www.ncc.go.jp/jp/ncce/clinic/pediatric_oncology/050/index.html
23）NCCN Clinical Practice Guidelines in Oncology（NCCN Guidelines®）、2015
24）岡本充子他編：エンド・オブ・ライフを見据えた"高齢者看護の基本"100、日本看護協会出版会、30.2015

PART 2

がんの薬物療法

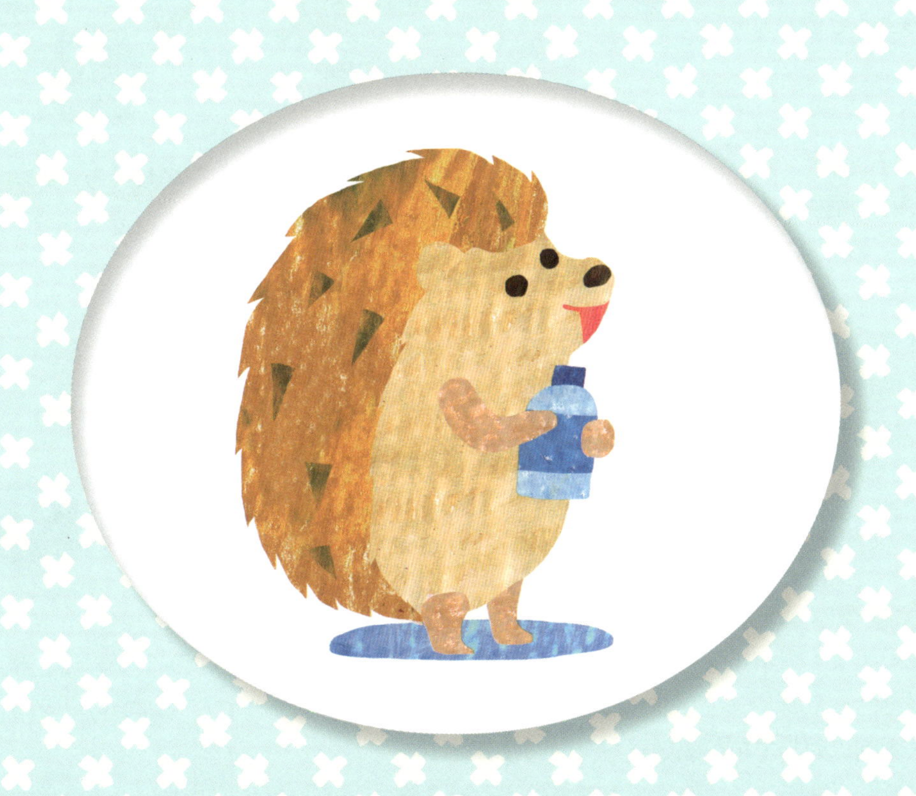

免疫チェックポイント阻害剤

免疫チェックポイント阻害剤は、薬が直接がん細胞に作用するわけではなく、患者さんの免疫を利用して抗腫瘍（しゅよう）効果を発揮します。

「免疫」のしくみと免疫チェックポイント阻害剤

細菌やウイルスなどを異物として認識するのと同様にがん細胞から身を守ろうとする

健常人

細菌やウィルスなどが体に侵入してくると、異物として認識し、異物から身を守ろうとします。

このしくみを「免疫」といいます。がん免疫では主にT細胞が関与し、がん細胞も異物と認識され体内から排除しようと働きます。

健常人の免疫のしくみ

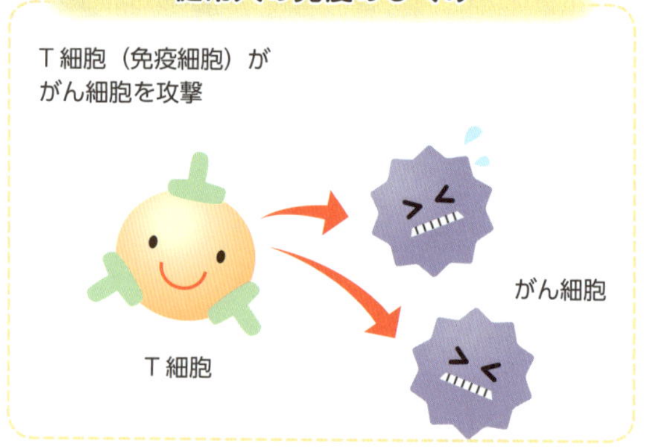

がん患者

がん細胞は、T細胞からの攻撃をかわすため、PD-L1という物質を作り出します。このPD-L1という物質が、T細胞のPD-1受容体と結合すると免疫の働きにブレーキがかかり、がん細胞の排除ができなくなります。

がん患者の免疫のしくみ

がん細胞が攻撃をかわすためPD-L1をT細胞のPD-1受容体に結合させる

がん細胞
PD-L1
PD-1受容体
免疫機能が働かなくなって攻撃にブレーキがかかる
T細胞

免疫チェックポイント阻害剤の働き

免疫チェックポイント阻害剤（ニボルマブなど）は、T細胞のPD-1受容体とがん細胞が結合してブレーキがかかった状態を解除します。すると、再びT細胞が活性化され、がん細胞に対して抗腫瘍効果を発揮します。

また、T細胞には、自らの攻撃を中止させる機能があります。T細胞表面にCTLA-4という物質を発現させ、このCTLA-4と抗原提示細胞である樹状細胞が結合すると、T

細胞の働きにブレーキがかかり、がん細胞への攻撃ができなくなります。このブレーキを解除し、T細胞を活性化して攻撃を持続させる薬が、免疫チェックポイント阻害剤（抗CTLA-4抗体）です。

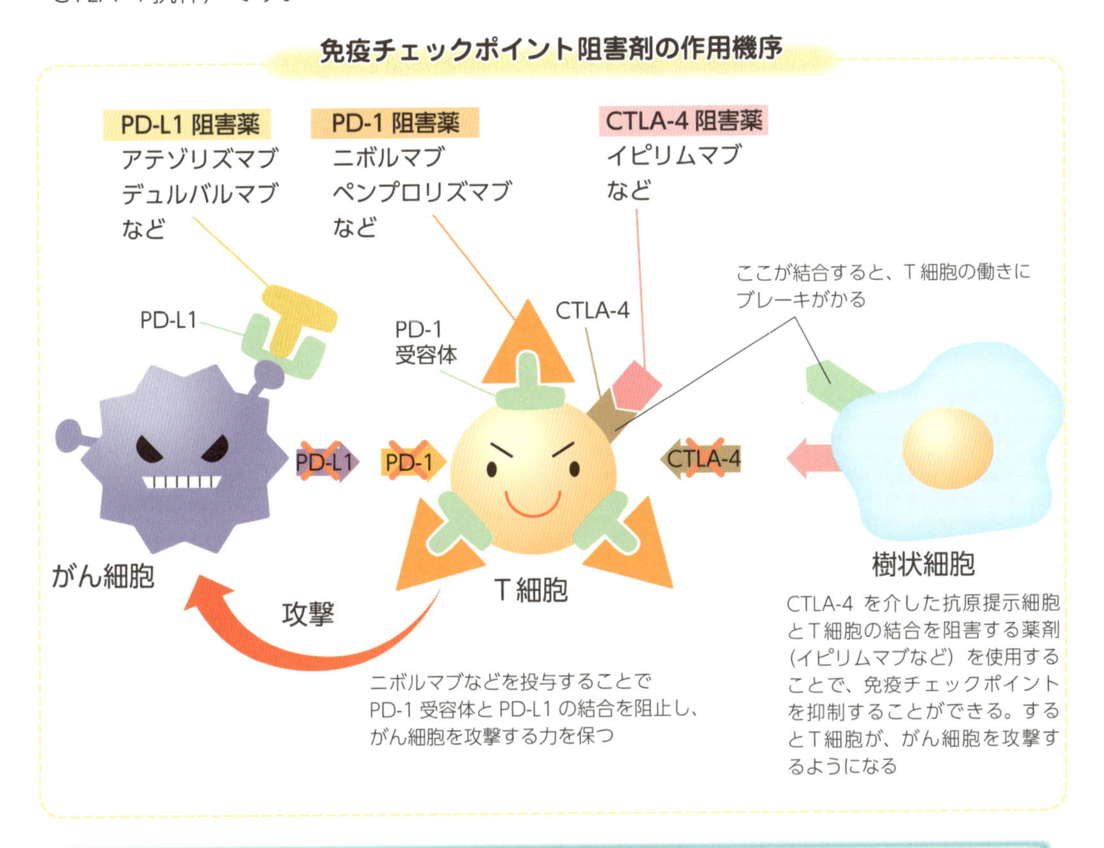

バイオマーカー

血液や組織などから抽出された生体分子から得られる遺伝情報のことで、がん治療に用いられる

バイオマーカーを特定することで、治療の選択、治療効果の判断、副作用の可能性など個別化医療への応用が期待されています。

また、バイオマーカーを治療前に調べることで治療効果の高い人に薬物を投与することができるため、無駄な治療の回避、必要のない医療費の支出を抑えることができます。代表的なバイオマーカーを以下に示します。

代表的なバイオマーカー

がんの種類	添付文書に記載されている代表的なバイオマーカー
肺がん	EGFR、ALK、ROS、PD-L1、BRAF
乳がん	HER2、ER、PgR
胃がん	HER2、PD-L1
大腸がん	RAS
悪性リンパ腫	CD20、CD30
悪性黒色腫	BRAF、PD-L1

免疫チェックポイント阻害剤で起こる副作用

副作用の種類も時期もさまざまあるので、早期の対応が重要

免疫チェックポイント阻害剤の副作用は、従来の抗がん剤と異なり、免疫に関連する多種多様な副作用が発現します。また、副作用の発現時期もさまざまなため、早期に対応する必要があり患者教育が重要となります。

免疫チェックポイント阻害剤（オプジーボ®、キイトルーダ®）における代表的な副作用としては、間質性肺疾患、大腸炎・重度の下痢、肝機能障害、腎機能障害、内分泌障害、１型糖尿病、神経障害、皮膚障害、infusion reaction などがあげられます。

副作用の対処方法も、従来の抗がん剤と異なる点もあるため、適切な対応が必要です。

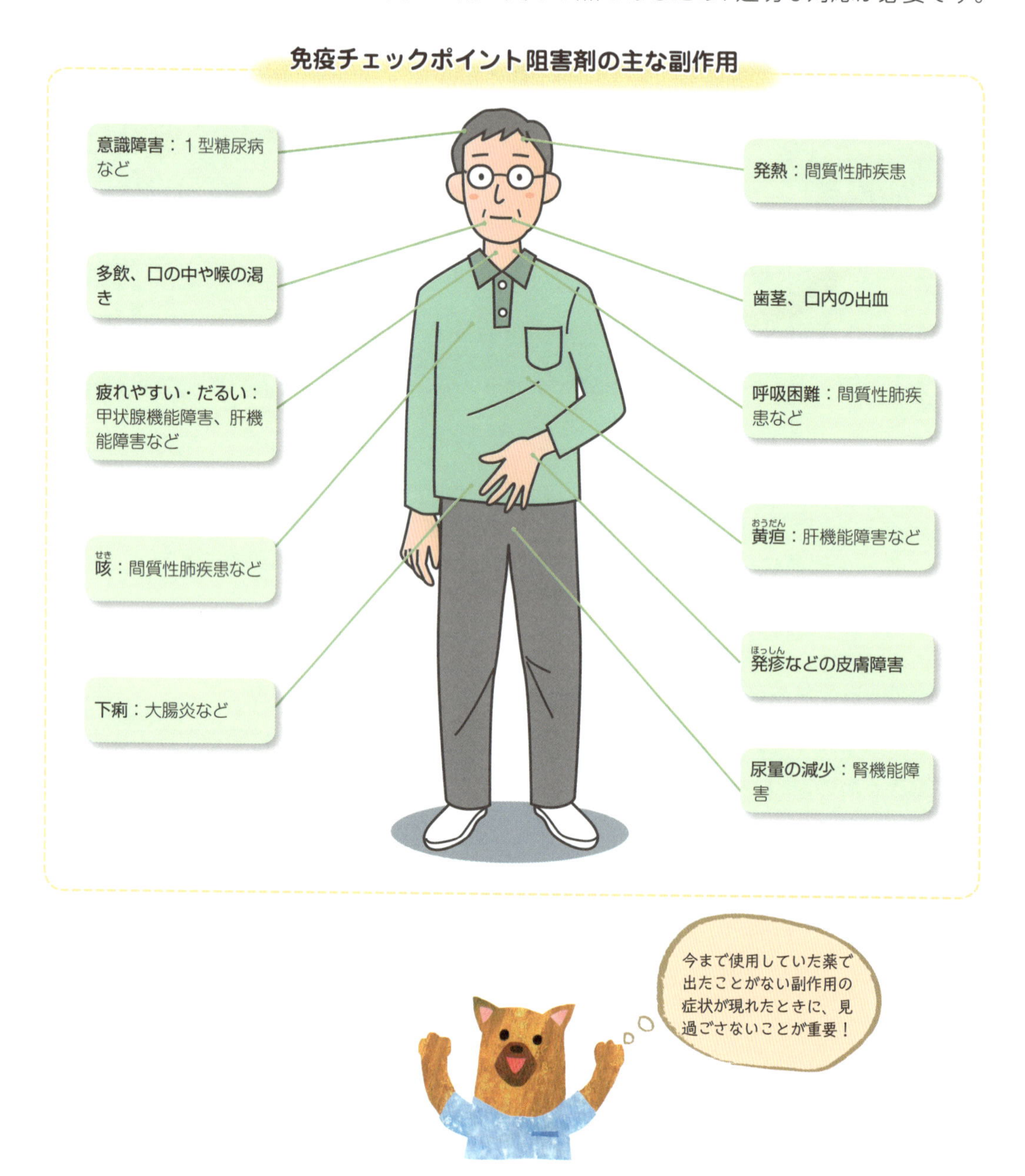

分子標的治療薬

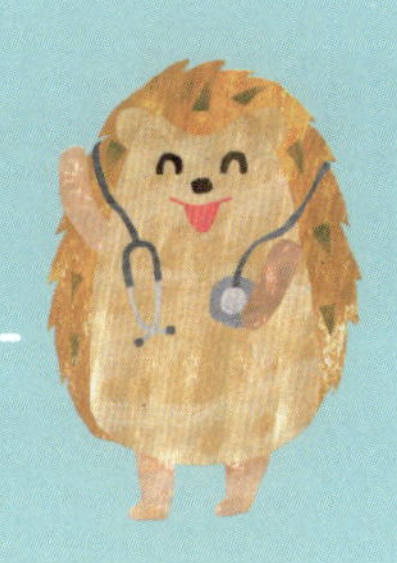

分子標的薬は、がん細胞の増殖や転移に関する標的に対し、選択的に結合し抗腫瘍（しゅよう）効果を発揮するように設計されています。

分子標的薬の作用機序

標的に対して選択的に結合して抗腫瘍効果を発揮する

抗体薬と低分子薬

分子標的薬は、抗体薬と低分子薬に大きく分けられます。

抗体薬 分子量が500,000～700,000と大きく、細胞内に入れないため細胞表面に存在する受容体などに結合して作用を発現します。

低分子薬 分子量が300～500くらいと小さく、細胞内の標的に作用します。

分子標的薬の作用機序

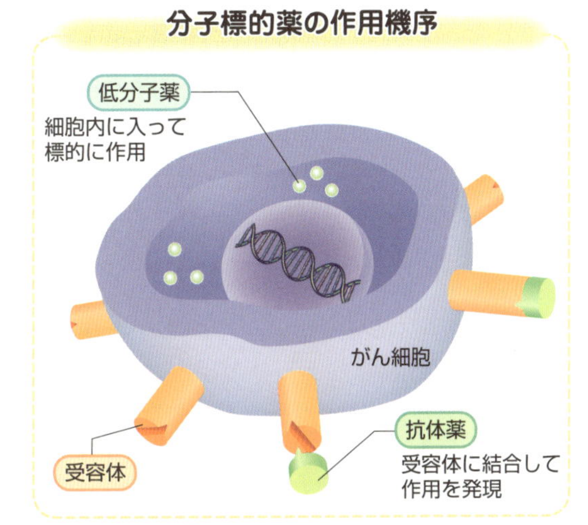

代表的な分子標的薬

	一般名	商品名	投与経路	標的	適応
低分子薬	ラパチニブ	タイケブル®	経口	EGFR,HER2	乳がん
低分子薬	ゲフィチニブ	イレッサ®	経口	EGFR	肺がん
低分子薬	エルロチニブ	タルセバ®	経口	EGFR	肺がん、膵がん
低分子薬	ソラフェニブ	ネクサバール®	経口	Raf/VEGFR	肝がん、腎がん
低分子薬	クリゾチニブ	ザーコリ®	経口	(EML4) ALK	肺がん
低分子薬	アレクチニブ	アレセンサ®	経口	(EML4) ALK	肺がん
低分子薬	アファチニブ	ジオトリフ®	経口	EGFR	肺がん
低分子薬	オシメルチニブ	タグリッソ®	経口	EGFR	肺がん
抗体薬	トラスツズマブ	ハーセプチン®	静注	HER2	乳がん、胃がん
抗体薬	パニツムマブ	ベクティビックス®	静注	EGFR	大腸がん
抗体薬	セツキシマブ	アービタックス®	静注	EGFR	大腸がん
抗体薬	ベバシズマブ	アバスチン®	静注	VEGF	大腸がん、肺がん、乳がん
抗体薬	ラムシルマブ	サイラムザ®	静注	VEGF2	肺がん、大腸がん、胃がん
抗体薬	アフリベルセプト ベータ	ザルトラップ®	静注	VEGF 標的融合蛋白質	大腸がん
抗体薬	ペルツズマブ	パージェタ®	静注	HER2	乳がん
抗体薬	トラスツズマブ エムタンシン	カドサイラ®	静注	HER2	乳がん
抗体薬	ニボルマブ	オプジーボ®	静注	PD-1	悪性黒色腫、肺がん、胃がん、腎がん、頭頸部がん、古典的ホジキンリンパ腫
抗体薬	ペムブロリズマブ	キイトルーダ®	静注	PD-1	悪性黒色腫、肺がん、古典的ホジキンリンパ腫、尿路上皮症
抗体薬	アテゾリズマブ	テセントリク®	静注	PD-L1	肺がん

代謝拮抗剤

がん細胞の増殖に必要な核酸の合成を阻害する効果があります。

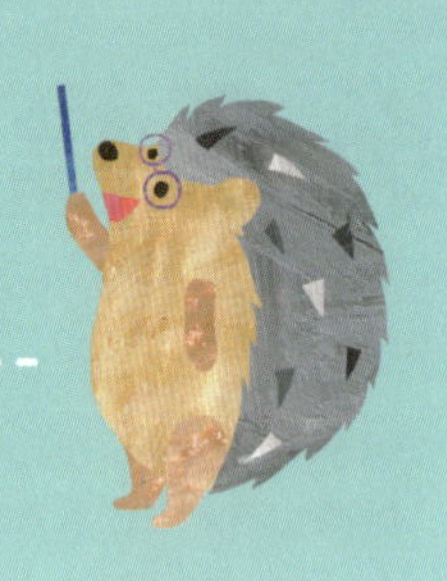

代謝拮抗剤の作用機序

核酸合成の過程を阻害することで抗腫瘍効果を発揮する

がん細胞が増殖するためには、核酸の合成が必要です。代謝拮抗剤は、その核酸合成の過程を阻害することで、抗腫瘍効果を示します。核酸とは、DNA や RNA の総称で、塩基と糖とリン酸で構成されています。核酸塩基には、アデニン（A）、グアニン（G）、シトシン（C）、チミン（T）、ウラシル（U）があります。

胃がんや大腸がんでよく使用されるフルオロウラシル系代謝拮抗剤：TS-1® の作用機序は下図のとおりです。

通常、核酸合成には、ウラシル（U）がチミジル酸合成酵素（TS）によりチミン（T）に変換される必要があります。しかし、5 − FU とウラシル (U) の構造が似ているため、誤って TS と結合してしまい、核酸合成が阻害され、抗腫瘍効果を示します。

フルオロウラシル系代謝拮抗剤の作用機序

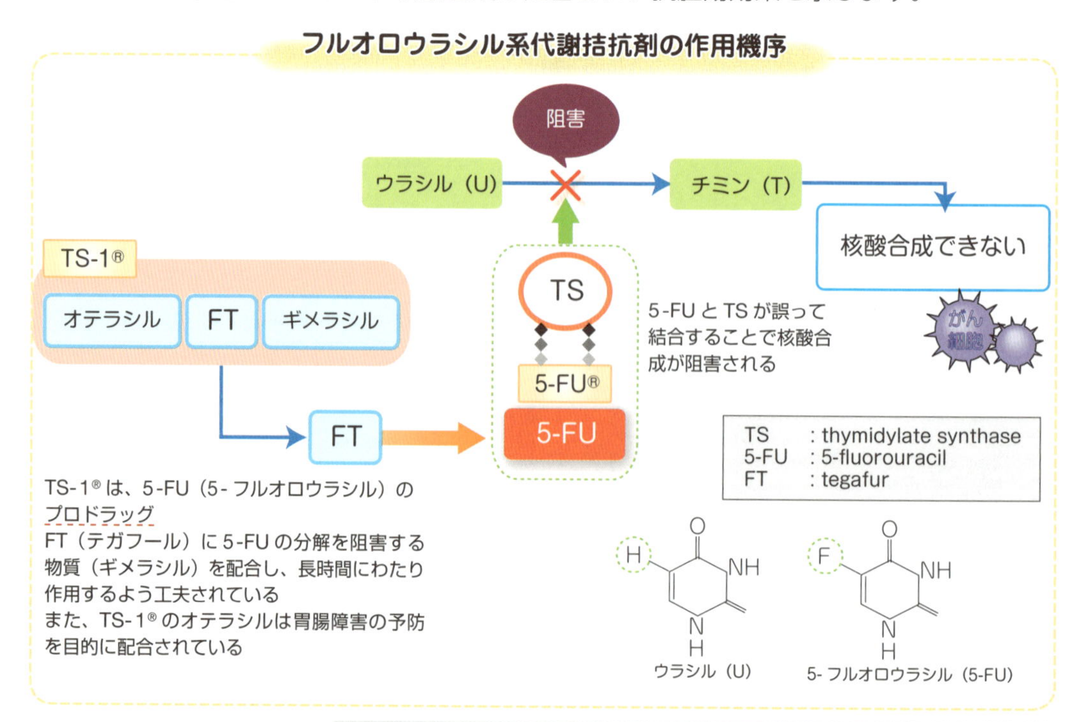

プロドラッグ

それ自体では活性がなく、体内で代謝されてはじめて薬効を示します。

アルキル化剤

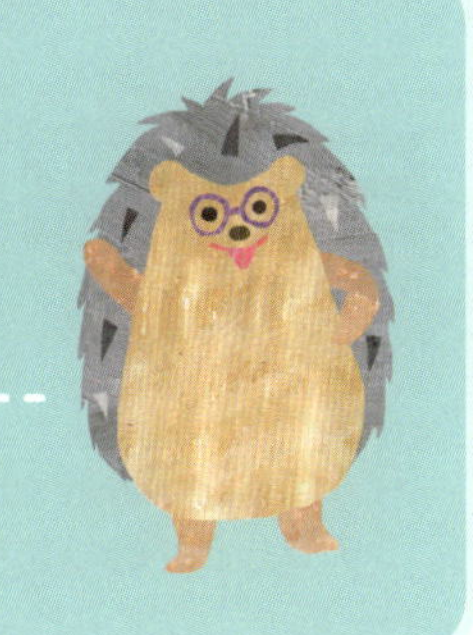

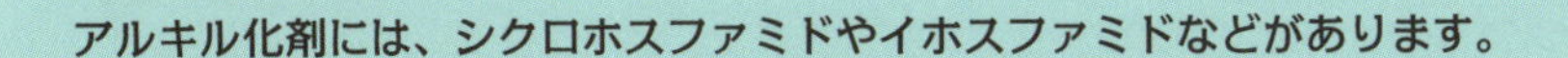

アルキル化剤には、シクロホスファミドやイホスファミドなどがあります。

アルキル化剤の作用機序

肝臓で、活性化されたホスファミドマスタードが、DNAと結合して抗腫瘍(しゅよう)効果を示す

シクロホスファミドやイホスファミドを代表とするアルキル化剤は、肝臓においてチトクロームP-450によって、生体内で活性化された活性型ホスファミドマスタードとアクロレインとなります。

活性型ホスファミドマスタードは、DNAのグアニン（G）に結合して、DNA複製を阻害することで抗腫瘍(しゅよう)効果を示します。

チトクロームP-450

肝臓において薬物を代謝する酵素で、CYP3A4やCYP2C9などの亜種があります。

シクロホスファミドの作用機序

白金製剤

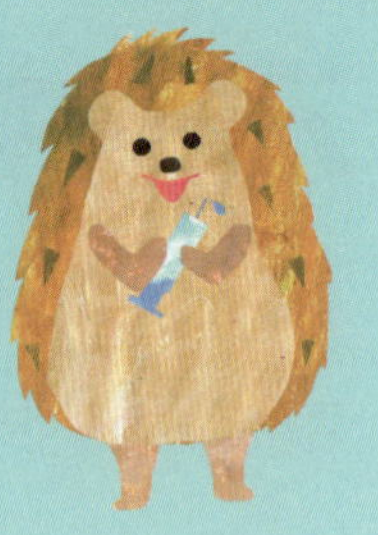

代表的な白金製剤としては、シスプラチン、カルボプラチン、ネダプラチン、オキサリプラチンなどがあります。

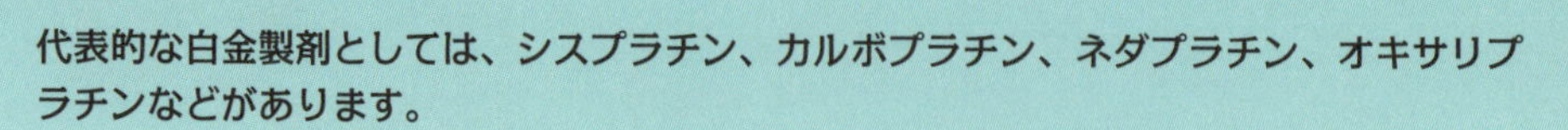

白金製剤の作用機序

細胞内に取り込まれて形成された架橋(かきょう)によって細胞増殖抑制作用を発現する

日本で承認されている白金製剤には、シスプラチン、カルボプラチン、ネダプラチン、オキサリプラチンなどがあります。

白金製剤は、細胞内に取り込まれると、腫瘍(しゅよう)細胞内のDNAと鎖間、および鎖内に白金―DNA架橋(かきょう)を形成します。

これらの架橋がDNAの複製および転写を阻害し、抗腫瘍効果を示します。

> **架橋**
> 高分子化合物と高分子化合物の間に、橋を架けたような結合を作ることをいいます。

シスプラチンの構造式と結合様式

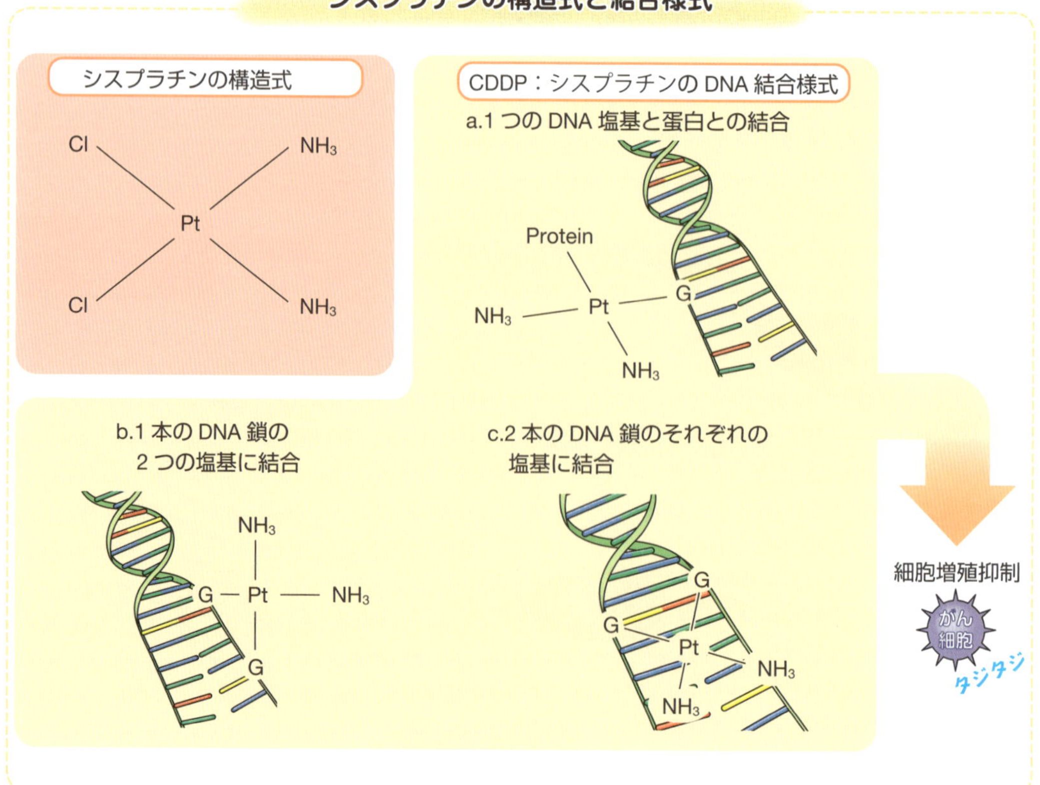

微小管抑制薬

微小管抑制薬の代表的なものには、パクリタキセルなどがあります。

微小管抑制薬の作用機序

チュブリンの重合と脱重合に作用することで、抗腫瘍(しゅよう)効果を発揮する

細胞分裂において重要な役割がある微小管は、チュブリンによって構成されています。チュブリンには、α、βの２つのサブユニットがあり、重合と脱重合により動的平衡状態にあります。この平衡状態がくずれると、細胞分裂が停止します。

微小管抑制薬は、これらの重合、脱重合の過程に作用することで、抗腫瘍効果を発揮します。

パクリタキセルの場合

微小管抑制薬であるパクリタキセル（タキソール®）はチュブリンの重合を促進し、微小管を安定化・過剰形成させます。その結果、この平衡状態がくずれ、細胞の分裂を阻害します。

重合

低分子の化合物が、複数個化学結合して大きな化合物となることをいいます。

脱重合

大きな化合物から、低分子の化合物に戻ることをいいます。

パクリタキセル（タキソール®）の作用機序

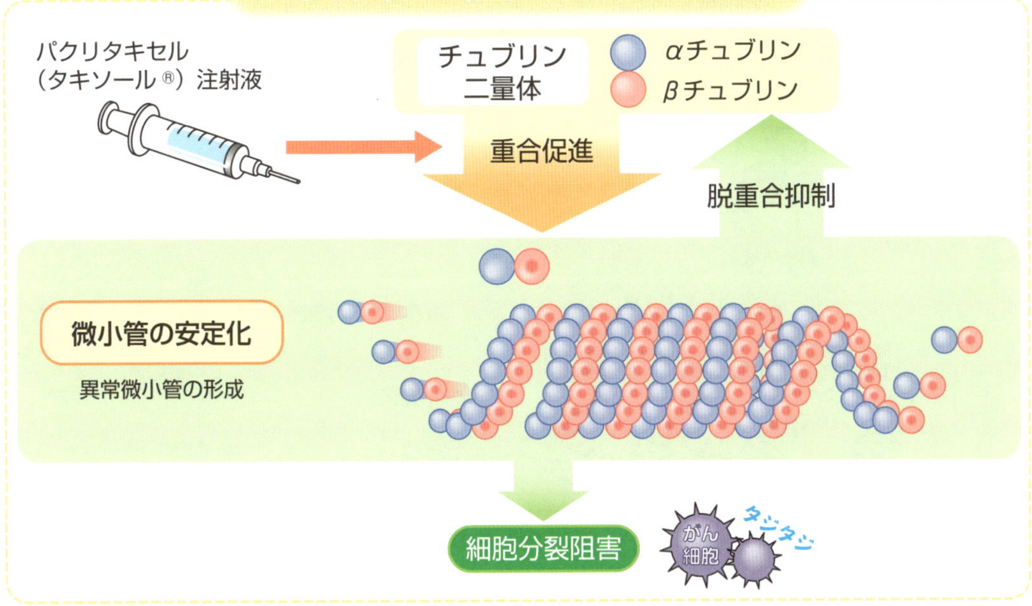

トポイソメラーゼ阻害薬

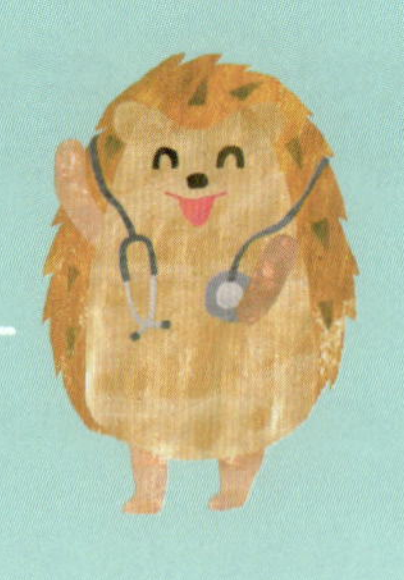

トポイソメラーゼⅠと結合したSN-38が細胞分裂を停止させ抗腫瘍効果を発現します。

トポイソメラーゼ

細胞核内にある酵素で、Ⅰ型とⅡ型がある

トポイソメラーゼは細胞核内にある酵素で、DNAの立体構造のゆがみを是正するためにDNAの切断・再結合を行う酵素です。トポイソメラーゼには、Ⅰ型とⅡ型があります。

トポイソメラーゼⅠ（トポⅠ）はDNA二重らせんの一方を切断し、トポイソメラーゼⅡはDNA二重らせんの両方を切断した後、再結合するといわれています。

イリノテカン（カンプト®）の場合

トポイソメラーゼⅠ阻害剤であるイリノテカン（カンプト®）の活性代謝物SN-38が、トポⅠと結合して細胞分裂を停止させてアポトーシスを誘導し、抗腫瘍効果を発現します。

アポトーシス
細胞死のことです。あらかじめ決められた、細胞内部のプログラム化された死です。

イリノテカン（カンプト®）の作用機序

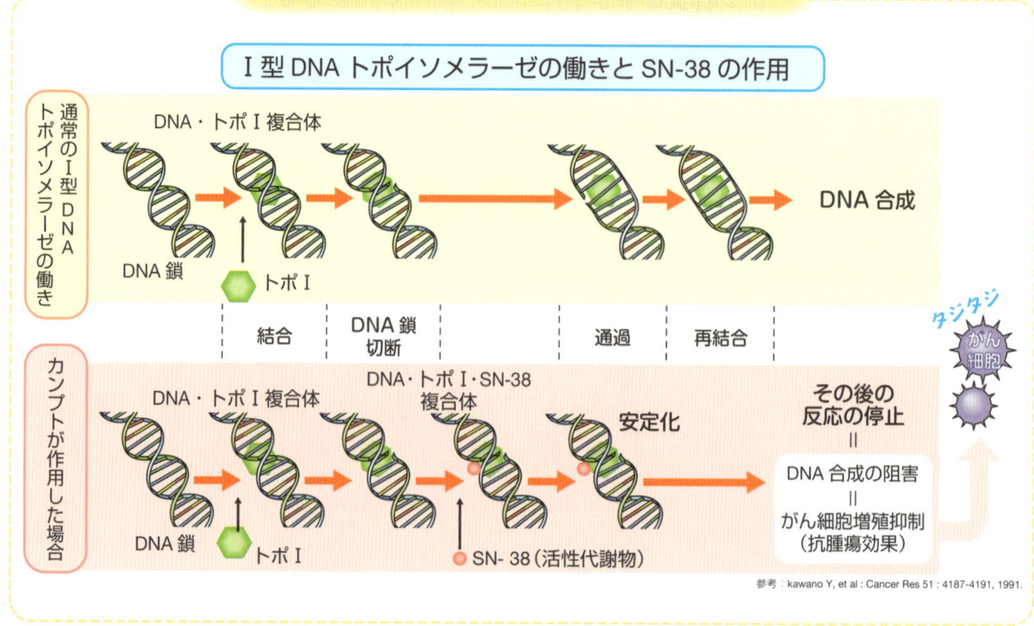

参考：kawano Y, et al : Cancer Res 51 : 4187-4191, 1991.

抗がん性抗生物質

抗生物質のうち、がん細胞に比較的選択的に作用し、その発育・増殖を抑制するものを抗がん性抗生物質といいます。

抗がん性抗生物質の作用機序

DNA 鎖切断などさまざまな抗腫瘍（しゅよう）効果がある

抗がん性抗生物質の作用機序は、DNA 鎖切断、RNA 合成と蛋白（たんぱく）合成の阻害、トポイソメラーゼⅡ阻害などで、さまざま抗腫瘍効果があります。

ドキソルビシン（アドリアシン®）の場合

抗がん性抗生物質のドキソルビシン（アドリアシン®）は、腫瘍細胞のDNA の塩基対間に挿入し、DNA ポリメラーゼ、RNA ポリメラーゼ、およびトポイソメラーゼⅡ反応を阻害し、DNA、RNA の生合成を抑制することで抗腫瘍効果を示します。

RNA
リボ核酸のことです。蛋白質の合成に関与しています。

ドキソルビシン（アドリアシン®）の作用機序

column ドキソルビシン（アドリアシン®）の投与で、尿が赤くなるのはなぜ？

●ドキソルビシン（アドリアシン®）投与で尿が赤くなる

赤色はドキソルビシンのアグリコンの部分によるものです。未変化体とアグリコンを含む代謝物に起因しており、これらが尿中に排泄（はいせつ）されるために尿が赤くなるのです。

●赤色尿は、いつまで続くの？

赤色尿は、PDR（米国医薬品情報集）によると、ドキソルビシン投与後１～２日間に消失するとされています。

乳がんのホルモン療法

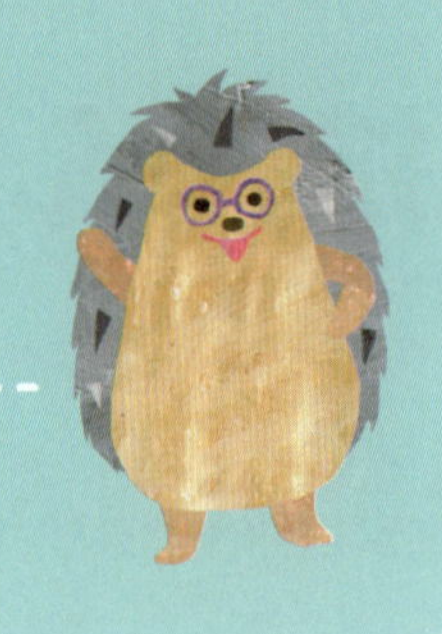

女性ホルモンの作用を抑制して、がんの増殖を抑える治療法です。

ホルモン療法とは

エストロゲンの作用を抑制することでがんの増殖を抑える治療

乳がんでは、エストロゲン（女性ホルモン）の働きによってがん細胞が増えることがあります。そこで、エストロゲンの作用を抑制し、がんの増殖を抑える治療が有効となります。これをホルモン療法（内分泌療法）といいます。

> **エストロゲン**
> 卵胞（らんぽう）ホルモンとも呼ばれる女性ホルモンの１つです。

閉経とホルモン

閉経前と閉経後ではホルモン療法で使われる薬剤が違う

閉経前と閉経後では、エストロゲンの作られる場所が異なります。

閉経前では、主に脳からの刺激によって卵巣機能が高まり、エストロゲンが作られます。一方、閉経後は、副腎（ふくじん）で作られるアンドロゲンというホルモンが脂肪組織や乳がん組織に存在すると、エストロゲン合成酵素のアロマターゼの働きによってエストロゲンが作られます。

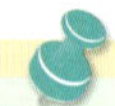

代表的な製剤

●**閉経前：LH-RH アナログ製剤**
リュープロレリン（リュープリン®）／ゴセレリン（ゾラデックス®）

●**閉経後：アロマターゼ阻害剤**
アナストロゾール（アリミデックス®）／エキセメスタン（アロマシン®）／
レトロゾール（フェマーラ®）

製剤	適応症
[フルベストラント（フェソロデックス®）]	乳がん。閉経前において、LH-RH アナログ製剤、CDK4/6 阻害剤との３剤併用療法が行われている
[メドロキシプロゲステロン（ヒスロン H®）]	乳がん。進行・再発乳がんで、ほかのホルモン療法が効かなくなった場合に使用される
[タモキシフェンクエン（ノルバデックス®）]	乳がん。閉経状況に関わらず使用可能。
[トレミフェンクエン（フェアストン®）]	閉経後乳がん

このため、閉経前の人と閉経後の人では、ホルモン療法で使われる薬剤が違います。主に、閉経前の人にはLH-RHアナログ製剤を、閉経後の人には、アロマターゼ阻害剤を使用します。

アンドロゲン
男性ホルモンとも呼ばれます。

LH-RH：luteinizing hormone-releasing hormone
性線刺激ホルモン放出ホルモン。

ホルモン療法剤の作用機序

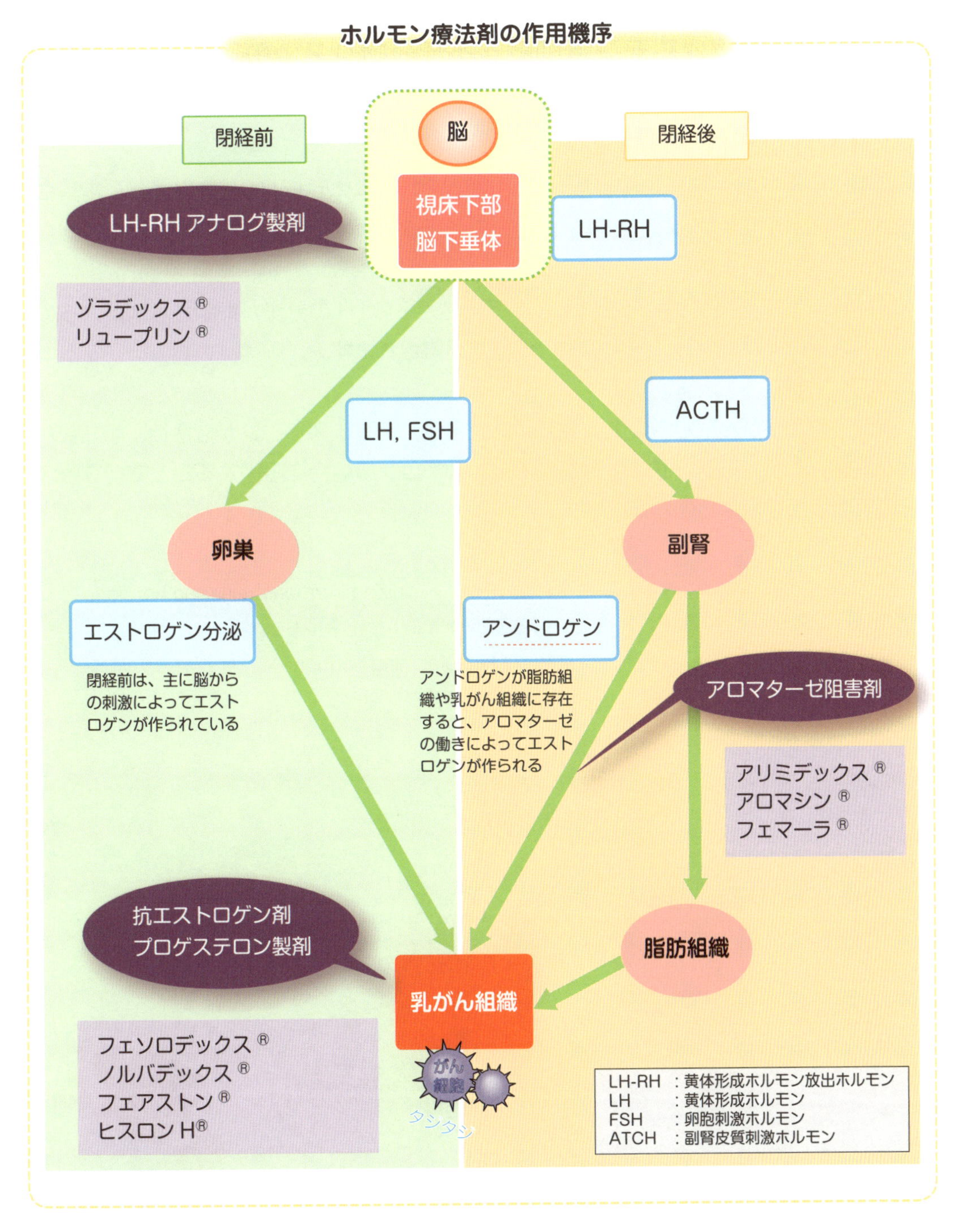

前立腺(ぜんりつせん)がんのホルモン療法

前立腺がんは、精巣と副腎から分泌される男性ホルモンにより増殖します。
そこで、男性ホルモンを抑えることで前立腺がんの増殖を抑えることができます。

男性ホルモンを抑制する代表的な２つの薬剤

男性ホルモンを抑制する薬剤として、LH-RH アナログ製剤と抗アンドロゲン剤がある

LH-RH アナログ製剤

通常、視床下部(ししょうかぶ)から分泌される LH-RH によって下垂体(かすいたい)から LH が分泌され、精巣において男性ホルモン（テストステロン）の分泌を促進します。男性ホルモンの約 95％ が、精巣から分泌されます。

LH-RH アナログ製剤が投与されると、下垂体からの LH の分泌が抑制され精巣からのテストステロンが減少し、がん細胞の増殖が阻害されます。

抗アンドロゲン剤

通常、前立腺がん細胞内のアンドロゲン受容体にテストステロンが結合し、前立腺がんが増殖します。抗アンドロゲン剤がテストステロンの結合を阻害することで前立腺がんの細胞増殖を抑えることができます。

LH-RH：luteinizing hormone-releasing hormone
性線刺激ホルモン放出ホルモン。

LH：luteinizing hormone
黄体形成ホルモン。

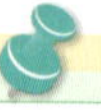

代表的なホルモン療法剤

● LH-RH アナログ製剤

リュープロレリン（リュープリン®）

ゴセレリン（ゾラデックス®）

●抗アンドロゲン薬

ビカタミド（カソデックス®）

男性ホルモンを抑制することで、前立腺がんの増殖を抑えます。

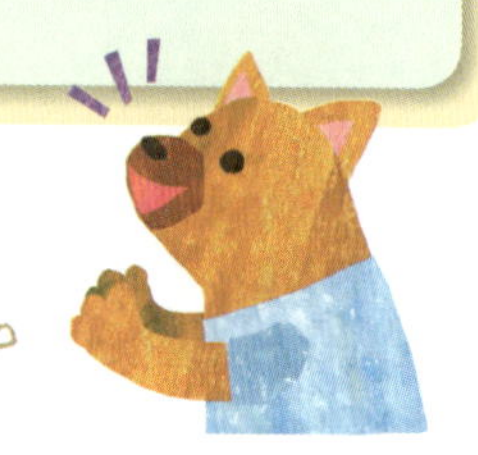

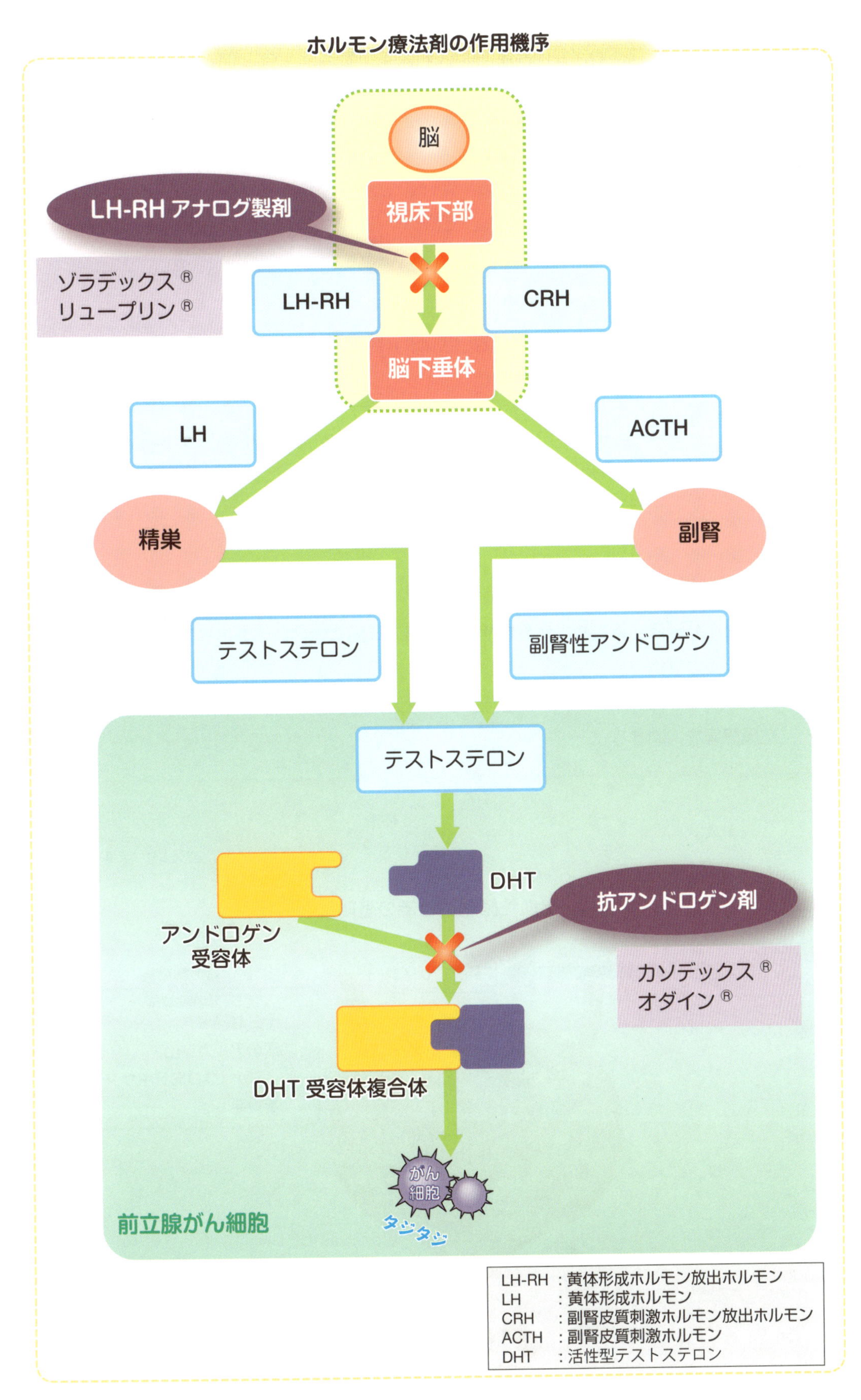
ホルモン療法剤の作用機序
脳
視床下部
LH-RHアナログ製剤
ゾラデックス®
リュープリン®
LH-RH
CRH
脳下垂体
LH
ACTH
精巣
副腎
テストステロン
副腎性アンドロゲン
テストステロン
DHT
抗アンドロゲン剤
アンドロゲン
受容体
カソデックス®
オダイン®
DHT受容体複合体
がん
細胞
タジタジ
前立腺がん細胞
LH-RH ：黄体形成ホルモン放出ホルモン
LH ：黄体形成ホルモン
CRH ：副腎皮質刺激ホルモン放出ホルモン
ACTH ：副腎皮質刺激ホルモン
DHT ：活性型テストステロン

〈化学療法剤による特徴的な副作用〉

出血性膀胱炎

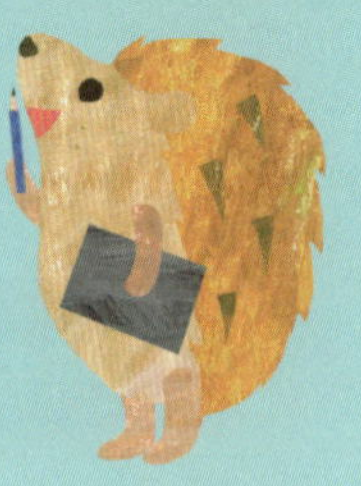

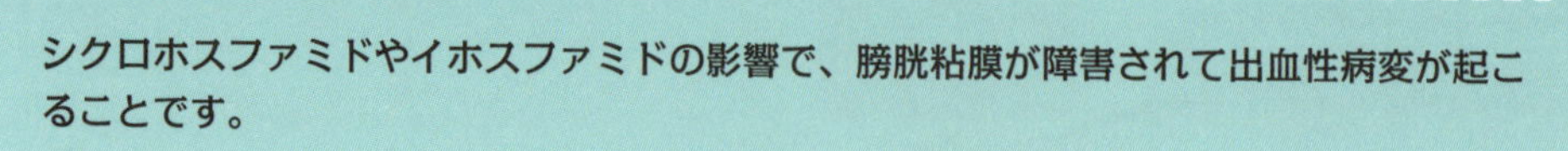

シクロホスファミドやイホスファミドの影響で、膀胱粘膜が障害されて出血性病変が起こることです。

出血性膀胱炎とは

アクロレインが尿中に排泄され、膀胱粘膜を障害して出血性病変を生じさせること

シクロホスファミド（エンドキサン®）やイホスファミド（イホマイド®）の代謝産物であるアクロレインが尿中に排泄され、膀胱粘膜を障害して出血性病変を生じさせることがあります。これを出血性膀胱炎といいます。

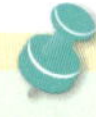

出血性膀胱炎の予防策

1. 尿量を十分確保するため、十分な補液を行って代謝産物の尿中濃度を下げること
2. 尿のアルカリ化
3. メスナ（ウロミテキサン®）を投与する。メスナにより、アクロレインが無毒化され粘膜障害を抑制する

補液

点滴などで、水分を補給することをいいます。

出血性膀胱炎とその予防策

シクロホスファミド
イホスファミド
→ アクロレイン

膀胱

予防策
①十分な補液
②尿のアルカリ化
③メスナ（ウロミテキサン®）を投与

アクロレインが膀胱粘膜を障害して出血性病変を起こすことがある

〈化学療法剤による特徴的な副作用〉

心毒性

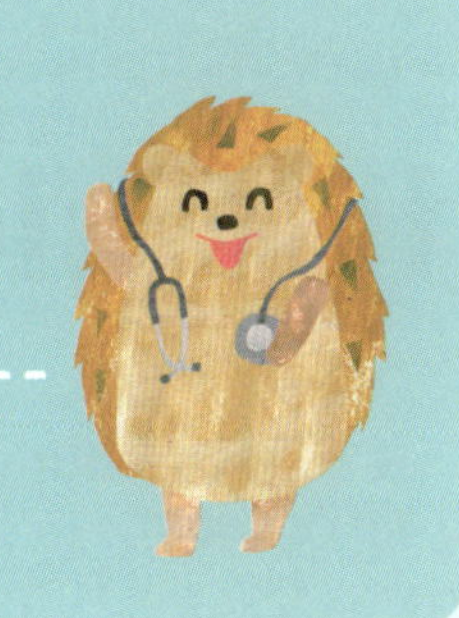

心臓に悪影響をおよぼす薬物の有害作用のことをいいます。

心毒性の副作用がある薬剤

＊［アントラサイクリン系抗がん剤］　ドキソルビシンやエピルビシンなど
＊トラスツズマブ

ドキソルビシンやエピルビシンなどのアントラサイクリン系抗がん剤や、トラスツズマブには、心毒性の副作用があることが知られています。

アントラサイクリン系抗がん剤の心毒性の発現機序

この薬剤の心毒性の発現機序の１つは、フリーラジカル生成による心筋細胞障害と考えられています。副作用は、不可逆性であり蓄積により悪化する傾向があるので、総投与量には注意が必要です。

トラスツズマブの心毒性の発現機序

トラスツズマブの心毒性の発現機序は、現在のところ不明です。

トラスツズマブの添付文書では、アントラサイクリン系薬剤を投与中の患者さんは禁忌（きんき）です。

心毒性のある薬剤（一般名：商品名）

＊ドキソルビシン　：アドリアシン®
＊エピルビシン　：ファルモルビシン®
＊トラスツズマブ　：ハーセプチン®

アントラサイクリン系抗がん剤と心毒性

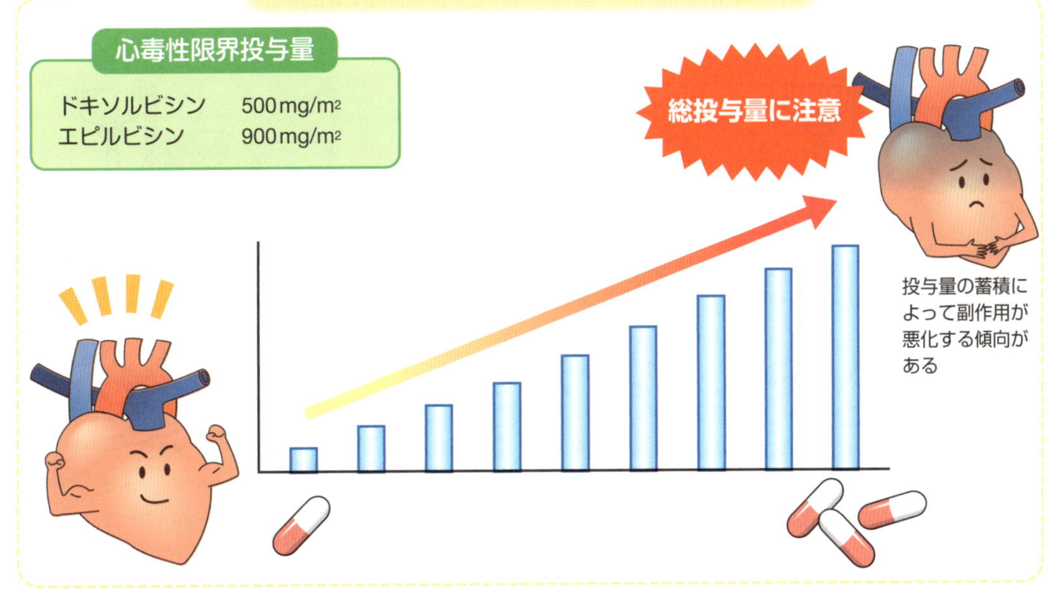

〈化学療法剤による特徴的な副作用〉

Infusion reaction

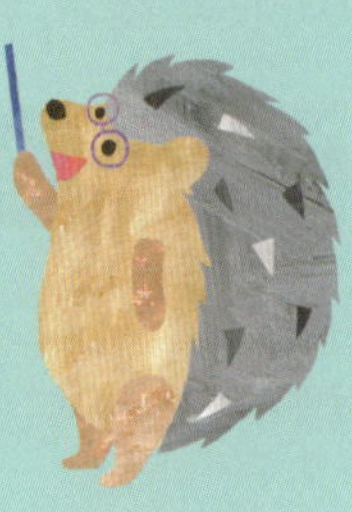

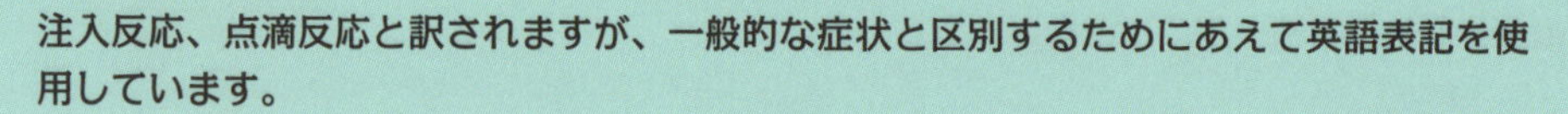

注入反応、点滴反応と訳されますが、一般的な症状と区別するためにあえて英語表記を使用しています。

Infusion reaction の発現

初回の投与時に、発現することが多い

トラスツズマブ（ハーセプチン®）やリツキシマブなどの一部の分子標的薬では、Infusion reaction （➔p237）が発現することが知られています。

Infusion reaction の発現時期

Infusion reaction は、投与中または投与後 24 時間以内に起こる発熱、悪寒、頭痛、疼痛、発疹、嘔吐、咳、めまいなどの症状をいいます。重篤な場合は、アナフィラキシー様症状や肺障害となることもあります。

初回投与時に出現することが多いですが、2 回目以降に発現した症例もあるので、注意が必要です。作用機序は、現在のところ不明です。

リツキシマブ

商品名：リツキサン®

CD20 陽性の B 細胞性非ホジキンリンパ腫に対して効果を示します。ヒト・マウスキメラ抗体からなるモノクローナル抗体医薬品です。

Infusion reaction の主な症状

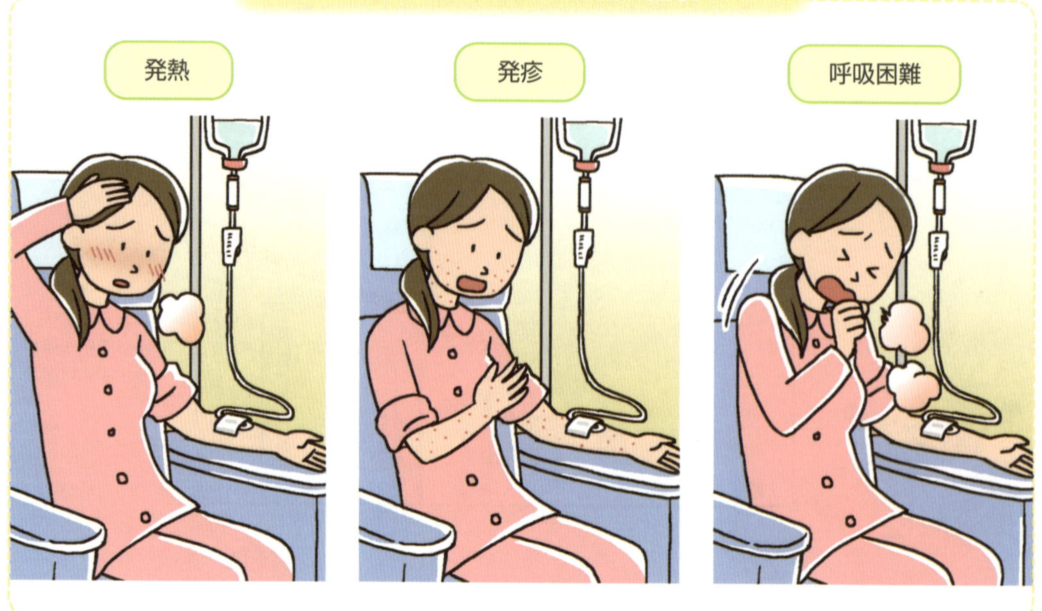

イリノテカンによる下痢（げり）

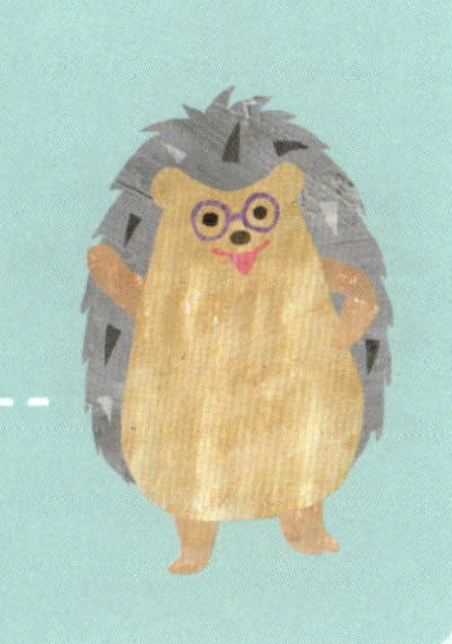

イリノテカンの投与によって起こる副作用の１つに下痢があります。

イリノテカン（カンプト®）で起こる下痢

急性の下痢と遅発性の下痢の２種類がある

急性の下痢

急性の下痢は、投与当日に起こり、コリン作動性によるものと推定されます。そのため、抗コリン剤（ブスコパン®）などが処方されることがあります。

遅発性の下痢

遅発性の下痢は、投与開始から１週間～10日後に起こります。これは、イリノテカンの活性代謝物であるSN-38が腸管粘膜を刺激し、傷害を与えるためと考えられています。ロペラミド（ロペミン®）などが処方されることがあります。

コリン作動性
アセチルコリンが受容体に結合し、消化管運動が活性化されることです。

イリノテカンの遅発性下痢

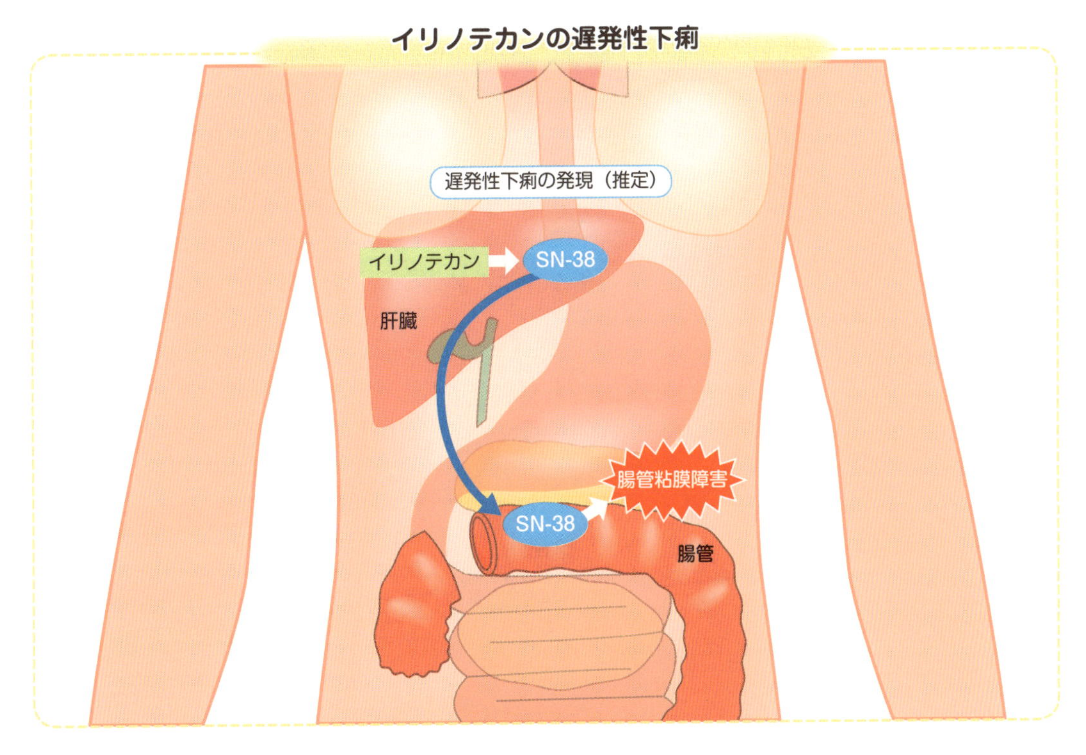

〈化学療法剤による特徴的な副作用〉

上皮増殖因子受容体（EGFR）チロシンキナーゼ阻害剤による皮膚障害

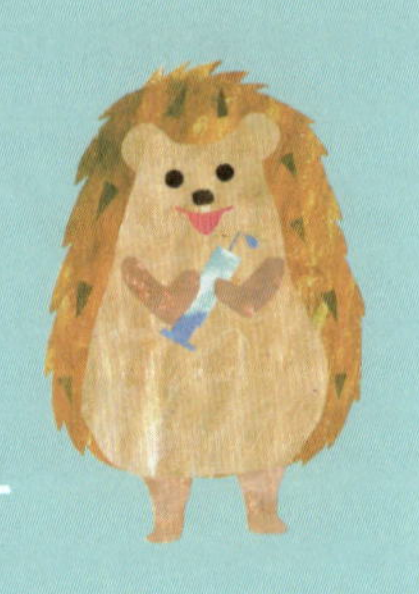

抗 EGFR モノクローナル抗体製剤には、ざ瘡（そう）様皮膚炎、皮膚乾燥、瘙痒（そうよう）、爪囲炎（そういえん）などの皮膚障害が副作用として現れます。

皮膚障害

低分子抗EGFR阻害薬や抗EGFRモノクローナル抗体製剤では、皮膚障害が起こる

ゲフィチニブ（イレッサ®）やエルロチニブ（タルセバ®）のような低分子抗 EGFR 阻害薬や、セツキシマブ（アービタックス®）やパニツムマブ（ベクティビックス®）などの抗 EGFR モノクローナル抗体製剤には、ざ瘡様皮膚炎、皮膚乾燥、瘙痒、爪囲炎などの皮膚障害が現れることが知られています。

皮膚障害の発現時期

皮膚症状の発現時期については、下図のように報告されています。皮膚症状の発現機序は、すべてが解明されているわけではありませんが、EGFR を介するシグナル阻害作用により角化異常や不全角化などが起こり、さらに毛包の炎症が起こることが原因の 1 つとされています。

これらの薬剤による皮膚障害 （➔p187）が強く出現する場合、抗腫瘍（しゅよう）効果が高いとの報告もあります。皮膚障害が起こる前からスキンケアを行い、重篤（じゅうとく）化させないことが重要です。

EGFR：Epidermal Growth Factor Receptor	上皮成長因子受容体。
角化異常	皮膚の角質層に異常がみられる状態のことです。

投与経過における皮膚症状発現の可能性

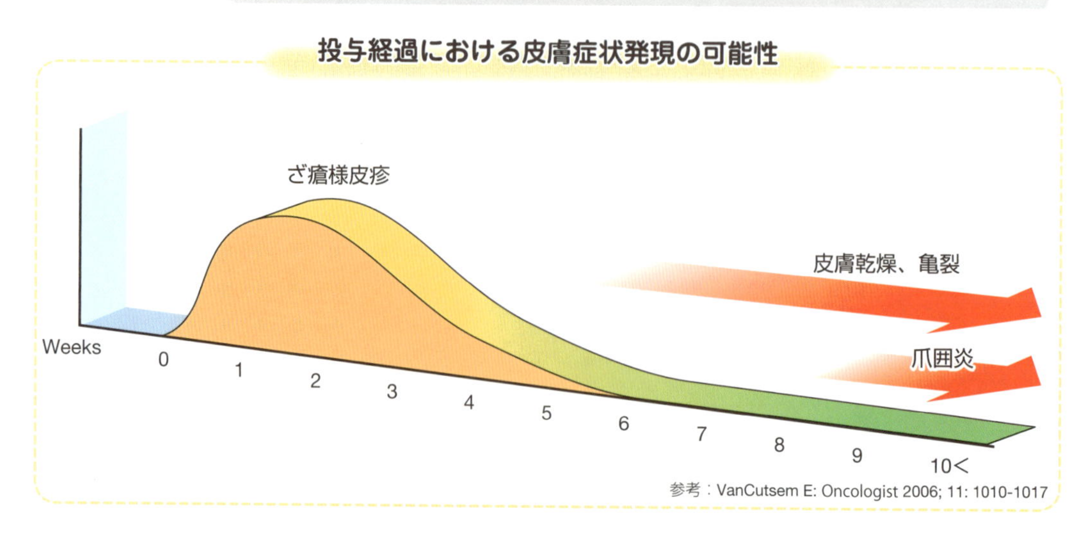

参考：VanCutsem E: Oncologist 2006; 11: 1010-1017

〈化学療法剤による特徴的な副作用〉

オキサリプラチンによる末梢神経障害

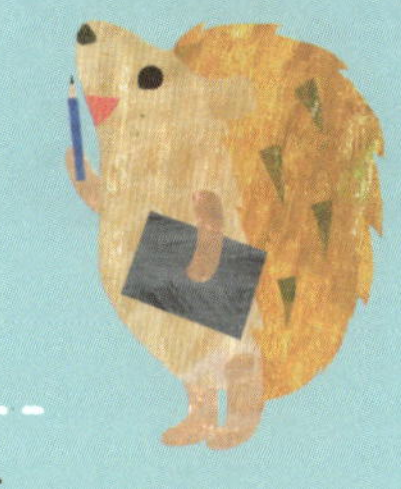

オキサリプラチン（エルプラット®）の副作用には、末梢神経障害があることが知られています。

末梢神経障害の発現時期

投与後すぐに生じる急性期の症状と、14日以上持続する持続性の症状がある

急性期の末梢神経障害

投与直後から１～２日以内に症状が起こります。

持続性の末梢神経障害

症状は、投与から14 日間以上持続し、進行性の感覚障害、感覚鈍麻、体性知覚の消失などを伴い、日常生活に支障をきたす持続性の症状です。

急性の末梢神経障害の予防法

低温や冷たいものへの曝露や誘発をできるだけ避けることが大切

予防法としては、低温または冷たいものへの曝露により誘発または悪化するため、冷たい飲み物や氷の使用を避け、低温時には皮膚を露出しないようにすることが大切になります。

鈍麻
感覚が鈍くなることをいいます。

曝露
細菌やウイルス、化学物質などに生体がさらされることをいいます。

末梢神経障害の主な予防法

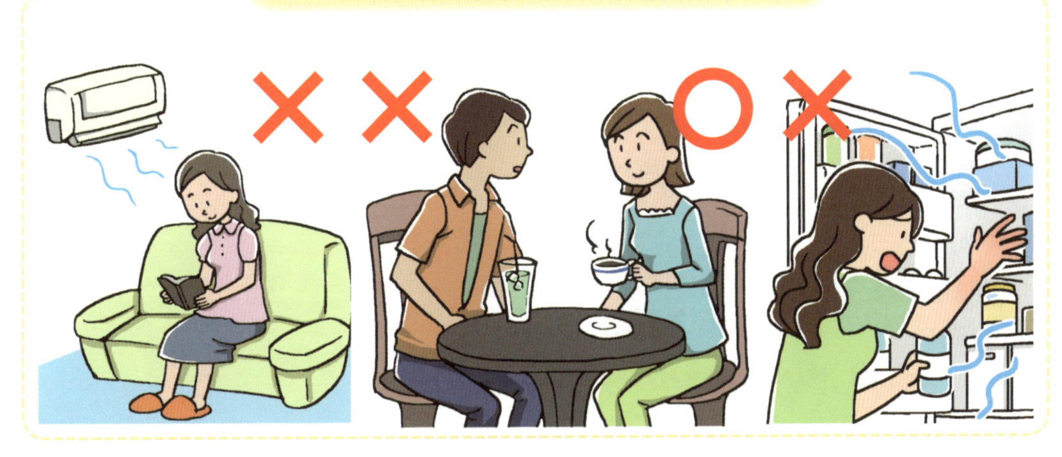

化学療法によく使用される抗がん剤一覧

○：添付文書上に適応がある
2018年7月現在

アルキル化剤

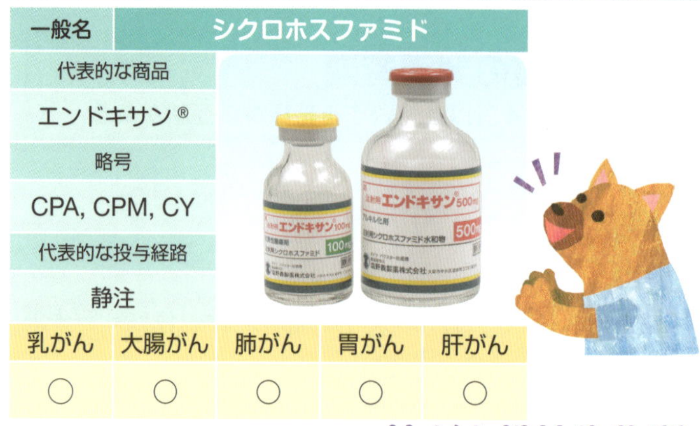

一般名	シクロホスファミド			
代表的な商品	エンドキサン®			
略号	CPA, CPM, CY			
代表的な投与経路	静注			
乳がん	大腸がん	肺がん	胃がん	肝がん
○	○	○	○	○

抗がん性抗生物質

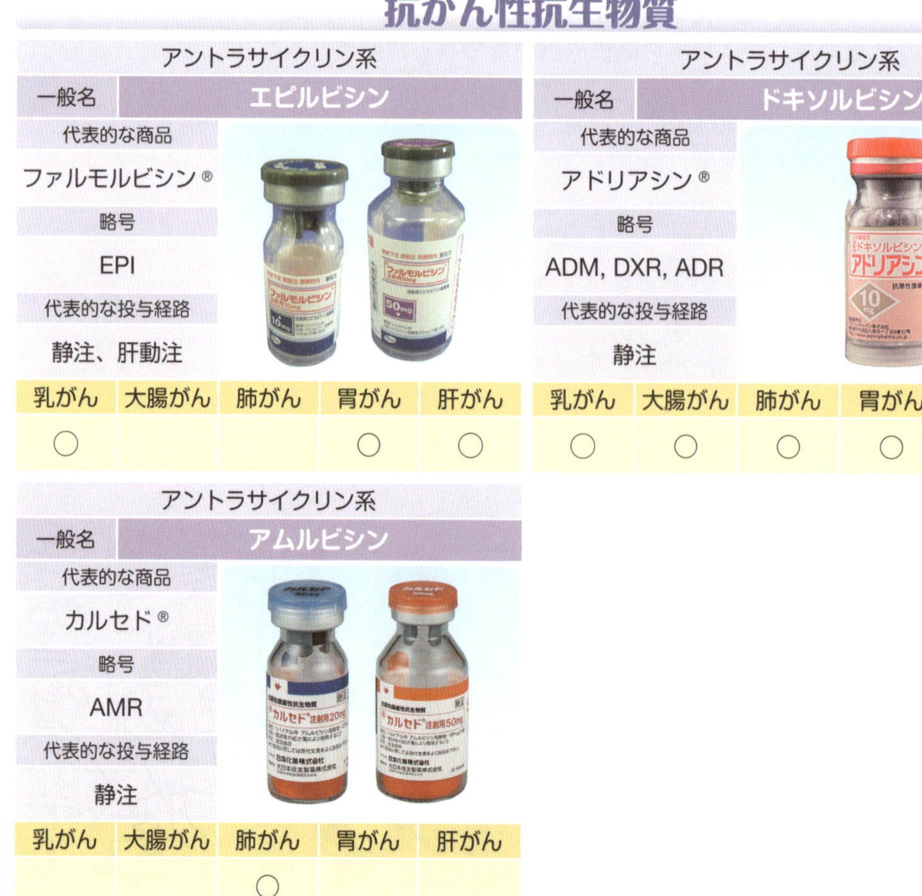

アントラサイクリン系

一般名	エピルビシン			
代表的な商品	ファルモルビシン®			
略号	EPI			
代表的な投与経路	静注、肝動注			
乳がん	大腸がん	肺がん	胃がん	肝がん
○			○	○

アントラサイクリン系

一般名	ドキソルビシン			
代表的な商品	アドリアシン®			
略号	ADM, DXR, ADR			
代表的な投与経路	静注			
乳がん	大腸がん	肺がん	胃がん	肝がん
○	○	○	○	○

アントラサイクリン系

一般名	アムルビシン			
代表的な商品	カルセド®			
略号	AMR			
代表的な投与経路	静注			
乳がん	大腸がん	肺がん	胃がん	肝がん
		○		

天然物由来抗がん剤

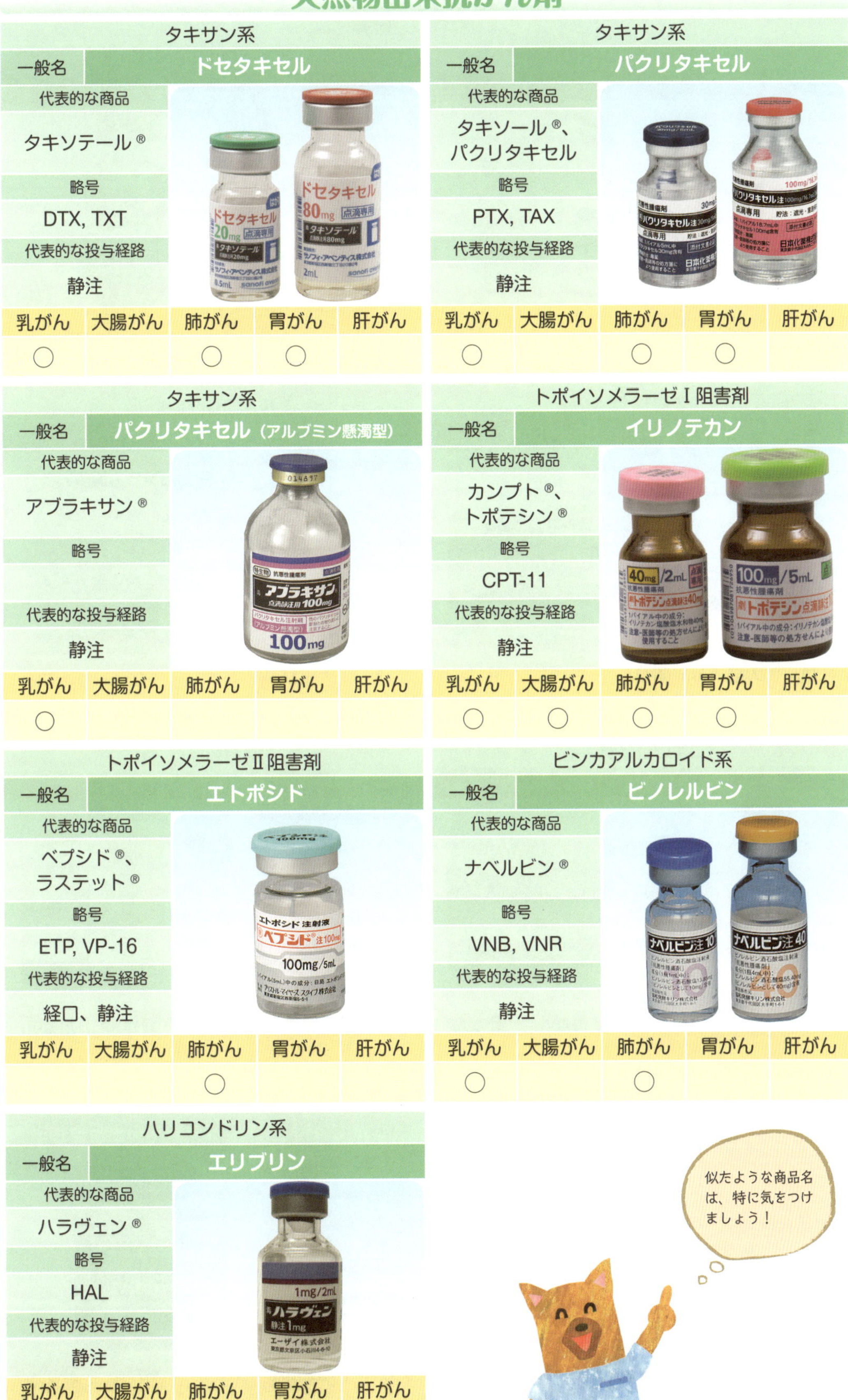

タキサン系				
一般名	ドセタキセル			
代表的な商品	タキソテール®			
略号	DTX, TXT			
代表的な投与経路	静注			
乳がん	大腸がん	肺がん	胃がん	肝がん
○		○	○	

タキサン系				
一般名	パクリタキセル			
代表的な商品	タキソール®、パクリタキセル			
略号	PTX, TAX			
代表的な投与経路	静注			
乳がん	大腸がん	肺がん	胃がん	肝がん
○		○	○	

タキサン系				
一般名	パクリタキセル（アルブミン懸濁型）			
代表的な商品	アブラキサン®			
略号				
代表的な投与経路	静注			
乳がん	大腸がん	肺がん	胃がん	肝がん
○				

トポイソメラーゼⅠ阻害剤				
一般名	イリノテカン			
代表的な商品	カンプト®、トポテシン®			
略号	CPT-11			
代表的な投与経路	静注			
乳がん	大腸がん	肺がん	胃がん	肝がん
○	○	○	○	

トポイソメラーゼⅡ阻害剤				
一般名	エトポシド			
代表的な商品	ベプシド®、ラステット®			
略号	ETP, VP-16			
代表的な投与経路	経口、静注			
乳がん	大腸がん	肺がん	胃がん	肝がん
		○		

ビンカアルカロイド系				
一般名	ビノレルビン			
代表的な商品	ナベルビン®			
略号	VNB, VNR			
代表的な投与経路	静注			
乳がん	大腸がん	肺がん	胃がん	肝がん
○		○		

ハリコンドリン系				
一般名	エリブリン			
代表的な商品	ハラヴェン®			
略号	HAL			
代表的な投与経路	静注			
乳がん	大腸がん	肺がん	胃がん	肝がん
○				

代謝拮抗剤

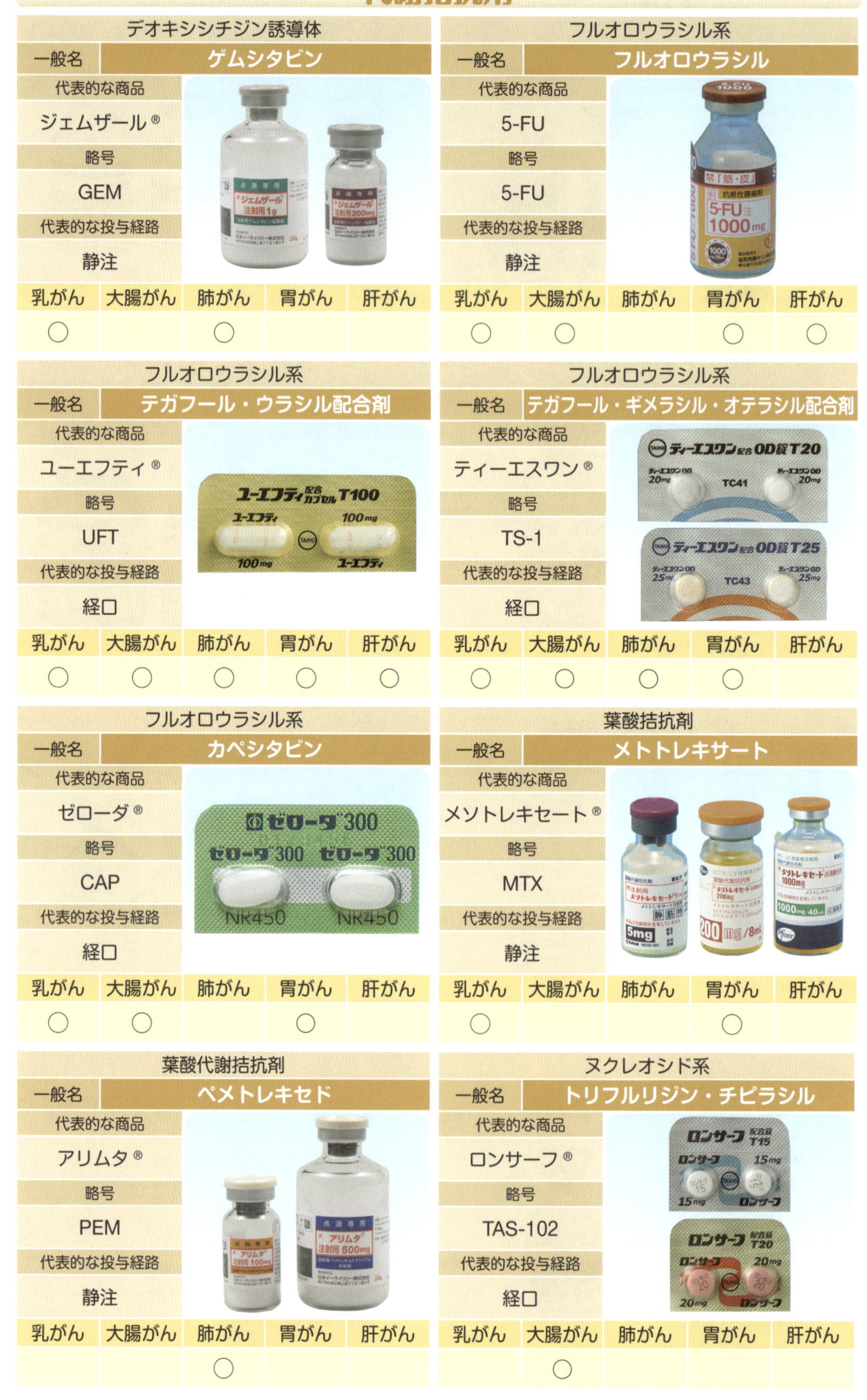

デオキシシチジン誘導体

一般名	ゲムシタビン			
代表的な商品	ジェムザール®			
略号	GEM			
代表的な投与経路	静注			
乳がん	大腸がん	肺がん	胃がん	肝がん
○		○		

フルオロウラシル系

一般名	フルオロウラシル			
代表的な商品	5-FU			
略号	5-FU			
代表的な投与経路	静注			
乳がん	大腸がん	肺がん	胃がん	肝がん
○	○		○	○

フルオロウラシル系

一般名	テガフール・ウラシル配合剤			
代表的な商品	ユーエフティ®			
略号	UFT			
代表的な投与経路	経口			
乳がん	大腸がん	肺がん	胃がん	肝がん
○	○	○	○	○

フルオロウラシル系

一般名	テガフール・ギメラシル・オテラシル配合剤			
代表的な商品	ティーエスワン®			
略号	TS-1			
代表的な投与経路	経口			
乳がん	大腸がん	肺がん	胃がん	肝がん
○	○	○	○	

フルオロウラシル系

一般名	カペシタビン			
代表的な商品	ゼローダ®			
略号	CAP			
代表的な投与経路	経口			
乳がん	大腸がん	肺がん	胃がん	肝がん
○	○		○	

葉酸拮抗剤

一般名	メトトレキサート			
代表的な商品	メソトレキセート®			
略号	MTX			
代表的な投与経路	静注			
乳がん	大腸がん	肺がん	胃がん	肝がん
○			○	

葉酸代謝拮抗剤

一般名	ペメトレキセド			
代表的な商品	アリムタ®			
略号	PEM			
代表的な投与経路	静注			
乳がん	大腸がん	肺がん	胃がん	肝がん
		○		

ヌクレオシド系

一般名	トリフルリジン・チピラシル			
代表的な商品	ロンサーフ®			
略号	TAS-102			
代表的な投与経路	経口			
乳がん	大腸がん	肺がん	胃がん	肝がん
	○			

白金製剤

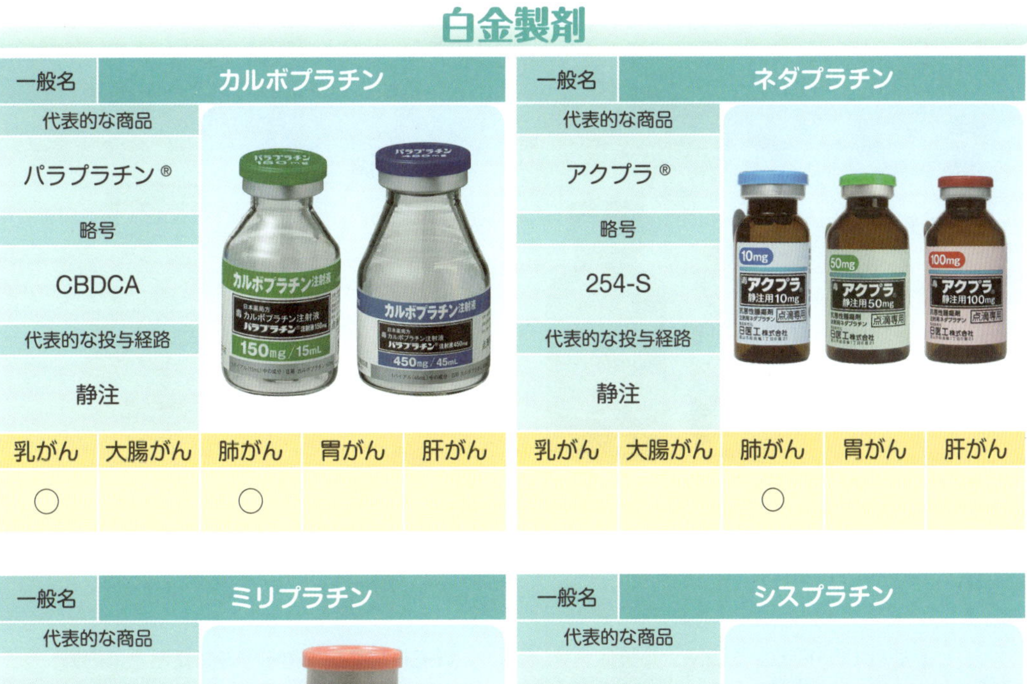

一般名	カルボプラチン
代表的な商品	パラプラチン®
略号	CBDCA
代表的な投与経路	静注

乳がん	大腸がん	肺がん	胃がん	肝がん
○		○		

一般名	ネダプラチン
代表的な商品	アクプラ®
略号	254-S
代表的な投与経路	静注

乳がん	大腸がん	肺がん	胃がん	肝がん
		○		

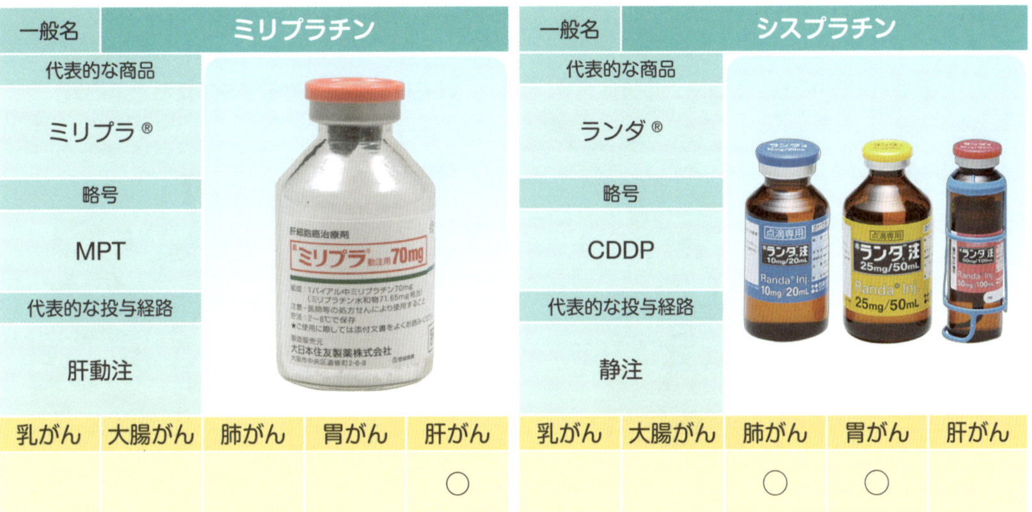

一般名	ミリプラチン
代表的な商品	ミリプラ®
略号	MPT
代表的な投与経路	肝動注

乳がん	大腸がん	肺がん	胃がん	肝がん
				○

一般名	シスプラチン
代表的な商品	ランダ®
略号	CDDP
代表的な投与経路	静注

乳がん	大腸がん	肺がん	胃がん	肝がん
		○	○	

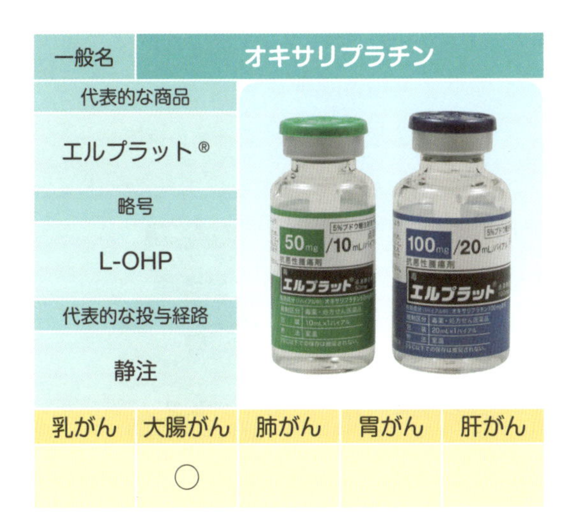

一般名	オキサリプラチン
代表的な商品	エルプラット®
略号	L-OHP
代表的な投与経路	静注

乳がん	大腸がん	肺がん	胃がん	肝がん
	○			

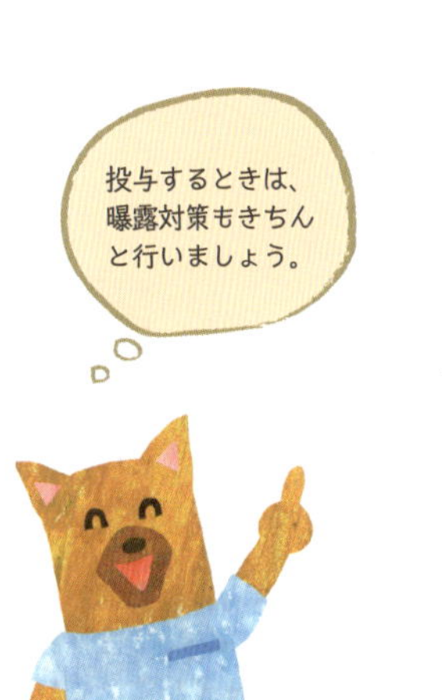

分子標的薬

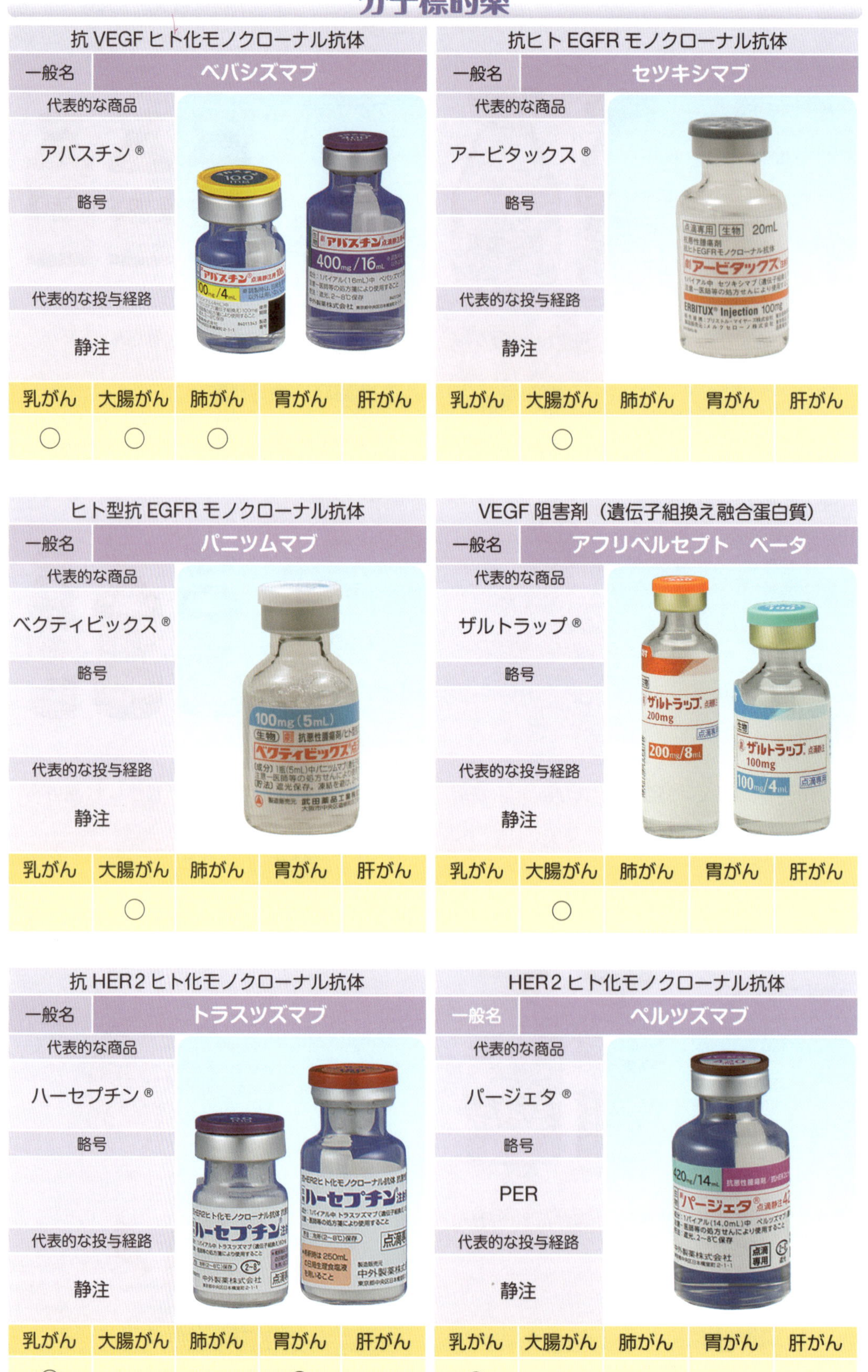

抗VEGFヒト化モノクローナル抗体				
一般名	ベバシズマブ			
代表的な商品	アバスチン®			
略号				
代表的な投与経路	静注			
乳がん	大腸がん	肺がん	胃がん	肝がん
○	○	○		

抗ヒトEGFRモノクローナル抗体				
一般名	セツキシマブ			
代表的な商品	アービタックス®			
略号				
代表的な投与経路	静注			
乳がん	大腸がん	肺がん	胃がん	肝がん
	○			

ヒト型抗EGFRモノクローナル抗体				
一般名	パニツムマブ			
代表的な商品	ベクティビックス®			
略号				
代表的な投与経路	静注			
乳がん	大腸がん	肺がん	胃がん	肝がん
	○			

VEGF阻害剤（遺伝子組換え融合蛋白質）				
一般名	アフリベルセプト　ベータ			
代表的な商品	ザルトラップ®			
略号				
代表的な投与経路	静注			
乳がん	大腸がん	肺がん	胃がん	肝がん
	○			

抗HER2ヒト化モノクローナル抗体				
一般名	トラスツズマブ			
代表的な商品	ハーセプチン®			
略号				
代表的な投与経路	静注			
乳がん	大腸がん	肺がん	胃がん	肝がん
○			○	

HER2ヒト化モノクローナル抗体				
一般名	ペルツズマブ			
代表的な商品	パージェタ®			
略号	PER			
代表的な投与経路	静注			
乳がん	大腸がん	肺がん	胃がん	肝がん
○				

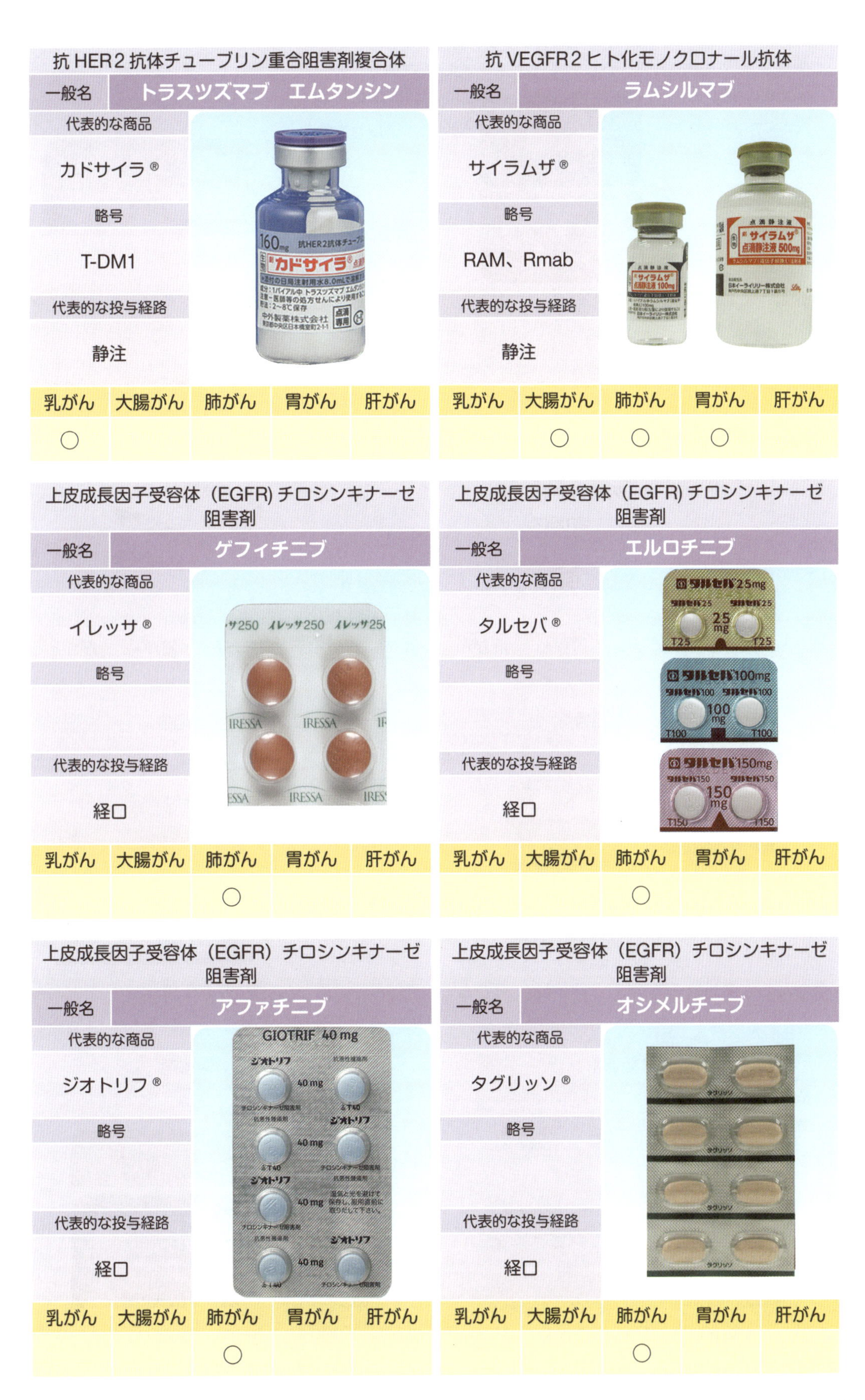

抗HER2抗体チューブリン重合阻害剤複合体	
一般名	トラスツズマブ　エムタンシン
代表的な商品	カドサイラ®
略号	T-DM1
代表的な投与経路	静注

乳がん	大腸がん	肺がん	胃がん	肝がん
○				

抗VEGFR2ヒト化モノクロナール抗体	
一般名	ラムシルマブ
代表的な商品	サイラムザ®
略号	RAM、Rmab
代表的な投与経路	静注

乳がん	大腸がん	肺がん	胃がん	肝がん
	○	○	○	

上皮成長因子受容体（EGFR）チロシンキナーゼ阻害剤	
一般名	ゲフィチニブ
代表的な商品	イレッサ®
略号	
代表的な投与経路	経口

乳がん	大腸がん	肺がん	胃がん	肝がん
		○		

上皮成長因子受容体（EGFR）チロシンキナーゼ阻害剤	
一般名	エルロチニブ
代表的な商品	タルセバ®
略号	
代表的な投与経路	経口

乳がん	大腸がん	肺がん	胃がん	肝がん
		○		

上皮成長因子受容体（EGFR）チロシンキナーゼ阻害剤	
一般名	アファチニブ
代表的な商品	ジオトリフ®
略号	
代表的な投与経路	経口

乳がん	大腸がん	肺がん	胃がん	肝がん
		○		

上皮成長因子受容体（EGFR）チロシンキナーゼ阻害剤	
一般名	オシメルチニブ
代表的な商品	タグリッソ®
略号	
代表的な投与経路	経口

乳がん	大腸がん	肺がん	胃がん	肝がん
		○		

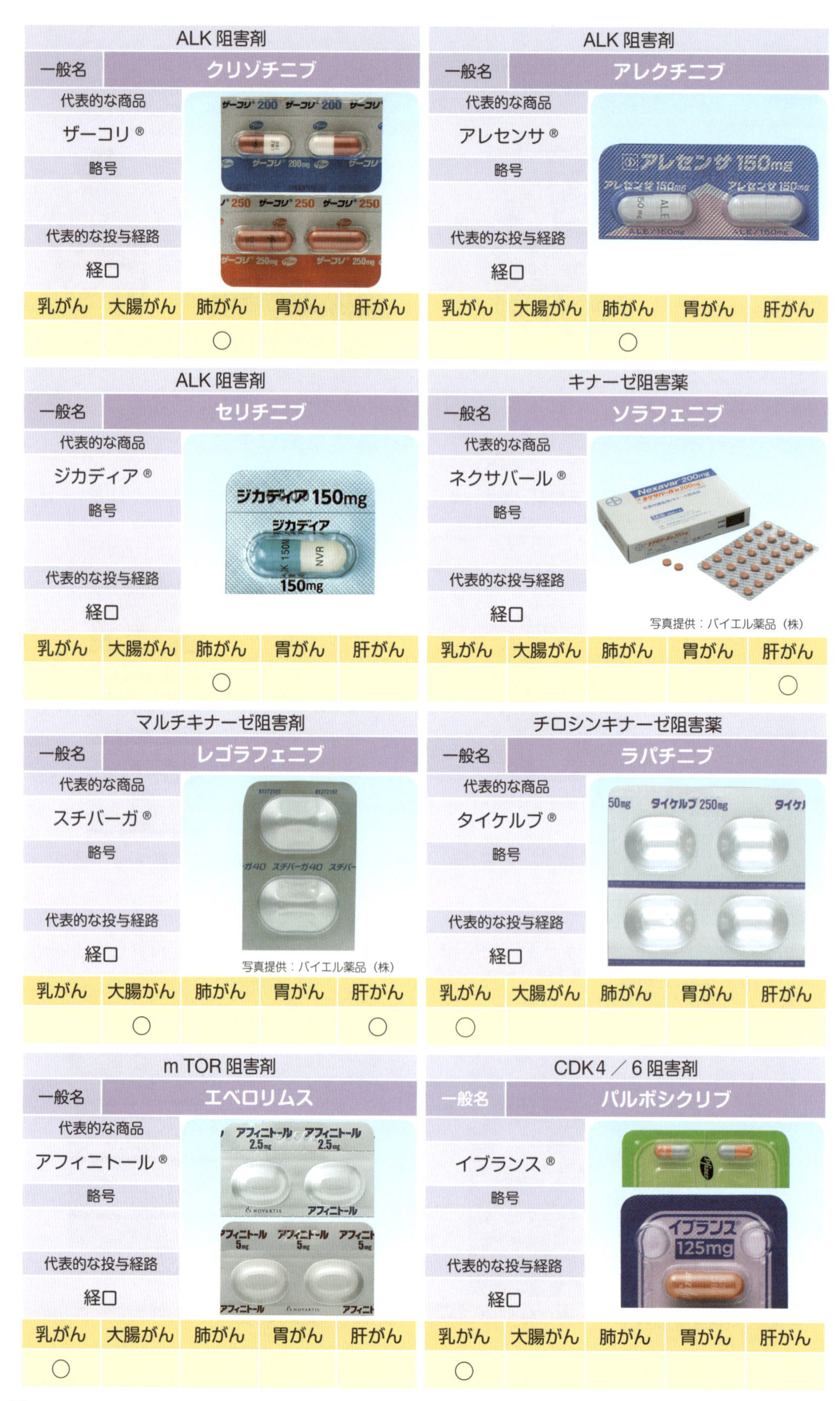

ALK 阻害剤

一般名	クリゾチニブ
代表的な商品	ザーコリ®
略号	
代表的な投与経路	経口

乳がん	大腸がん	肺がん	胃がん	肝がん
		○		

ALK 阻害剤

一般名	アレクチニブ
代表的な商品	アレセンサ®
略号	
代表的な投与経路	経口

乳がん	大腸がん	肺がん	胃がん	肝がん
		○		

ALK 阻害剤

一般名	セリチニブ
代表的な商品	ジカディア®
略号	
代表的な投与経路	経口

乳がん	大腸がん	肺がん	胃がん	肝がん
		○		

キナーゼ阻害薬

一般名	ソラフェニブ
代表的な商品	ネクサバール®
略号	
代表的な投与経路	経口

写真提供：バイエル薬品（株）

乳がん	大腸がん	肺がん	胃がん	肝がん
				○

マルチキナーゼ阻害剤

一般名	レゴラフェニブ
代表的な商品	スチバーガ®
略号	
代表的な投与経路	経口

写真提供：バイエル薬品（株）

乳がん	大腸がん	肺がん	胃がん	肝がん
	○			○

チロシンキナーゼ阻害薬

一般名	ラパチニブ
代表的な商品	タイケルブ®
略号	
代表的な投与経路	経口

乳がん	大腸がん	肺がん	胃がん	肝がん
○				

m TOR 阻害剤

一般名	エベロリムス
代表的な商品	アフィニトール®
略号	
代表的な投与経路	経口

乳がん	大腸がん	肺がん	胃がん	肝がん
○				

CDK4／6 阻害剤

一般名	パルボシクリブ
	イブランス®
略号	
代表的な投与経路	経口

乳がん	大腸がん	肺がん	胃がん	肝がん
○				

免疫チェックポイント阻害剤

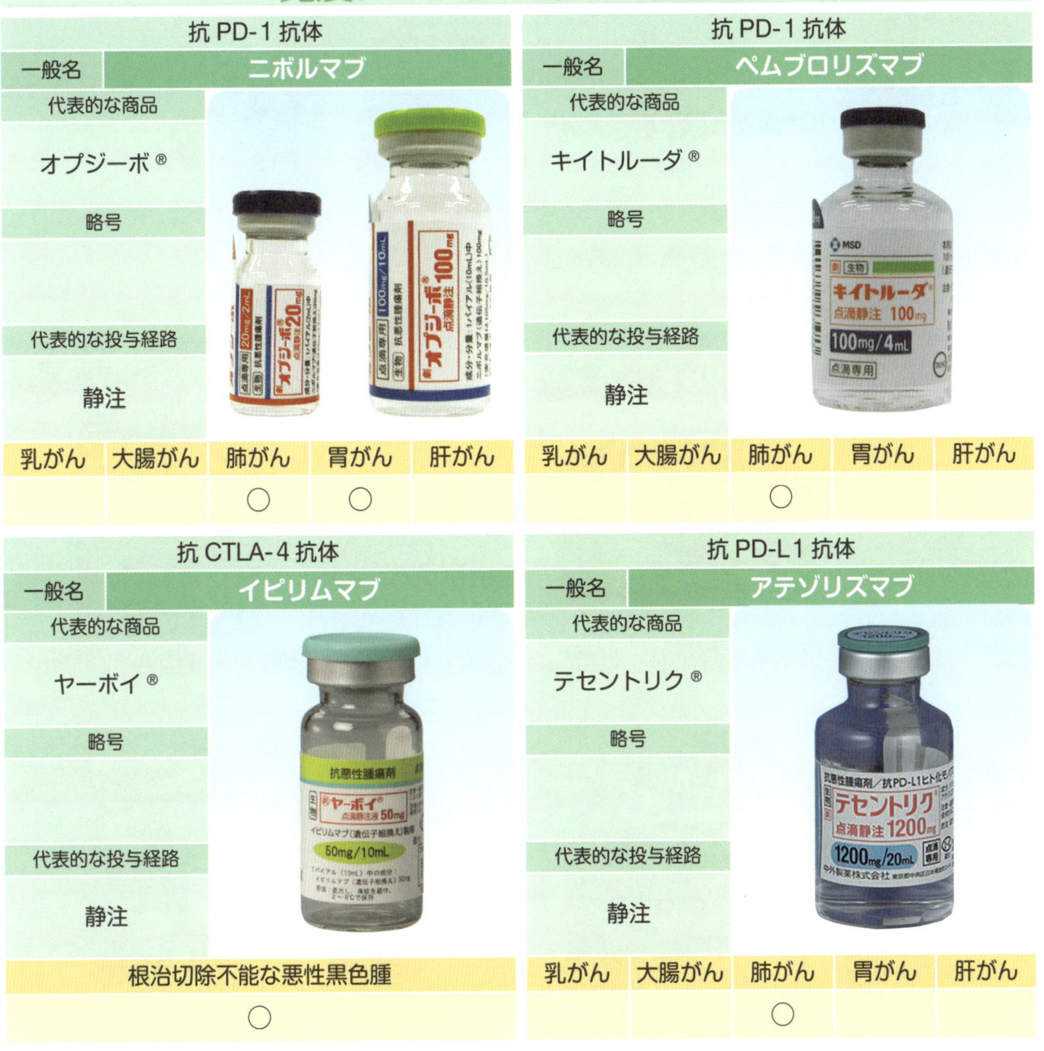

抗 PD-1 抗体	
一般名	ニボルマブ
代表的な商品	オプジーボ®
略号	
代表的な投与経路	静注

乳がん	大腸がん	肺がん	胃がん	肝がん
		○	○	

抗 PD-1 抗体	
一般名	ペムブロリズマブ
代表的な商品	キイトルーダ®
略号	
代表的な投与経路	静注

乳がん	大腸がん	肺がん	胃がん	肝がん
		○		

抗 CTLA-4 抗体	
一般名	イピリムマブ
代表的な商品	ヤーボイ®
略号	
代表的な投与経路	静注

根治切除不能な悪性黒色腫
○

抗 PD-L1 抗体	
一般名	アテゾリズマブ
代表的な商品	テセントリク®
略号	
代表的な投与経路	静注

乳がん	大腸がん	肺がん	胃がん	肝がん
		○		

ホルモン剤

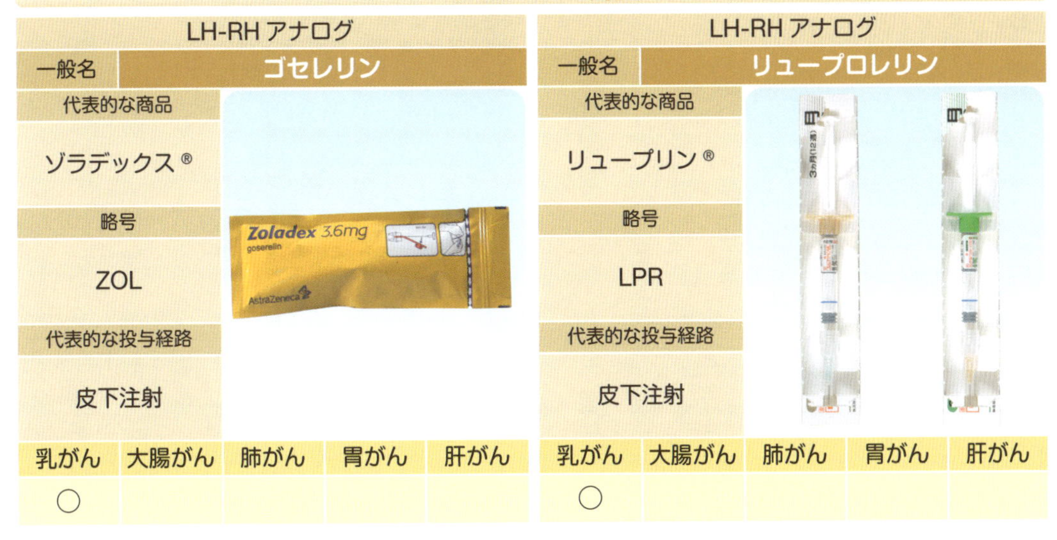

LH-RH アナログ	
一般名	ゴセレリン
代表的な商品	ゾラデックス®
略号	ZOL
代表的な投与経路	皮下注射

乳がん	大腸がん	肺がん	胃がん	肝がん
○				

LH-RH アナログ	
一般名	リュープロレリン
代表的な商品	リュープリン®
略号	LPR
代表的な投与経路	皮下注射

乳がん	大腸がん	肺がん	胃がん	肝がん
○				

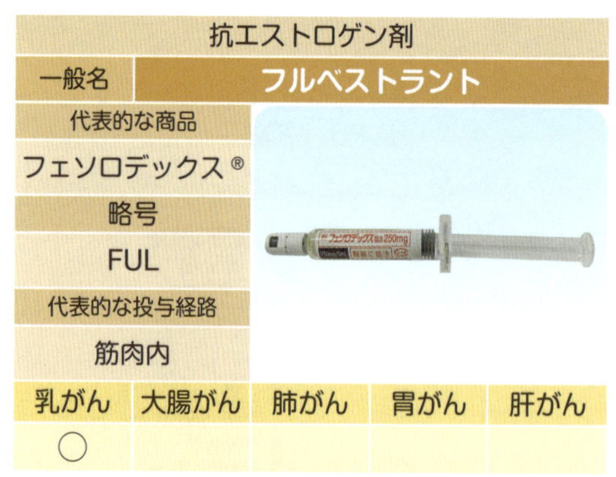

抗エストロゲン剤	
一般名	フルベストラント
代表的な商品	フェソロデックス®
略号	FUL
代表的な投与経路	筋肉内

乳がん	大腸がん	肺がん	胃がん	肝がん
○				

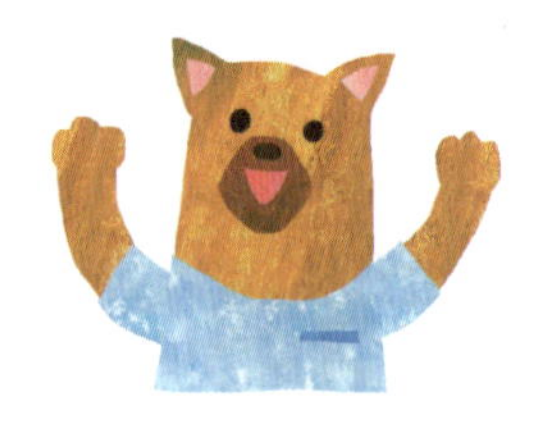

アロマターゼ阻害剤	
一般名	エキセメスタン
代表的な商品	アロマシン®
略号	EXE
代表的な投与経路	経口

乳がん	大腸がん	肺がん	胃がん	肝がん
○				

アロマターゼ阻害剤	
一般名	アナストロゾール
代表的な商品	アリミデックス®
略号	ANZ
代表的な投与経路	経口

乳がん	大腸がん	肺がん	胃がん	肝がん
○				

アロマターゼ阻害剤	
一般名	レトロゾール
代表的な商品	フェマーラ®
略号	LET
代表的な投与経路	経口

乳がん	大腸がん	肺がん	胃がん	肝がん
○				

抗エストロゲン製剤	
一般名	タモキシフェン
代表的な商品	ノルバデックス®
略号	TAM
代表的な投与経路	経口

乳がん	大腸がん	肺がん	胃がん	肝がん
○				

PAR2　参考文献・引用文献

1）医学大辞典、 南山堂、1999
2）新臨床腫瘍学　改訂第２版、南江堂、2009
3）がん薬物療法学　日本臨床　67巻増刊号１、2009
4）イラストレイテッド　薬理学　原書４版、 丸善、2009
5）がん専門・認定薬剤師のためのがん必須ポイント、じほう、2007
6）乳癌診療ガイドライン2010年版、金原出版、2010
7）大腸癌治療ガイドライン2009年版、金原出版、2009
8）肝癌診療ガイドライン2009年版、金原出版、2009
9）胃癌治療ガイドライン2010年版、金原出版、2010
10）肺癌診療ガイドライン2010年版、日本肺癌学会HP
11）カンプト®　総合製品情報概要
12）エルプラット®　適正使用ガイドライン
13）アービタックス®　注意すべき皮膚症状とその対策　第３版
14）アドリアシン®　製品情報概要
15）ランダ®　インタビューフォーム
16）タキソール®　製品情報概要
17）各薬品　添付文書、インタビューフォーム
18）各社HP

資料提供

アストラゼネカ(株)：イレッサ®／ゾラデックス®／アリミデックス®／ノルバデックス®／タグリッソ®／フェソロデックス®
エーザイ(株)：ハラヴェン®
MSD（株）：キイトルーダ®
小野薬品工業（株）：オプジーボ®
協和発酵キリン(株)：アドリアシン®／ナベルビン®／5-FU
サノフィ（株）：ザルトラップ®/タキソテール®
塩野義製薬(株)：エンドキサン®
第一三共（株）：トポテシン®
大日本住友製薬(株)：ミリプラ®
大鵬薬品工業(株)：アブラキサン®／ユーエフティ®／ティーエスワン®／ロンサーフ®
武田薬品工業(株)：ベクティビックス®／リュープリン®
中外製薬(株)：ゼローダ®／アバスチン®／ハーセプチン®／タルセバ®／アレセンサ®／カドサイラ®／パージェタ®／テセントリク®
日医工株式会社：アクプラ®
日本イーライリリー(株)：ジェムザール®／アリムタ®／サイラムザ®
日本ベーリンガーインゲルハイム（株）：ジオトリフ®
ノバルティスファーマ(株)：タイケルブ®／フェマーラ®／アフィニトール®／ジカディア®
バイエル薬品（株）：ネクサバール®／スチバーガ®
ファイザー(株)：ファルモルビシン®／メソトレキセート®／アロマシン®／ザーコリ®／イブランス®
ブリストル・マイヤーズ(株)：ベプシド®／パラプラチン®／ブリプラチン®／ヤーボイ®
メルクセローノ(株)：アービタックス®
(株)ヤクルト：エルプラット®

PART 3

5大がんについて

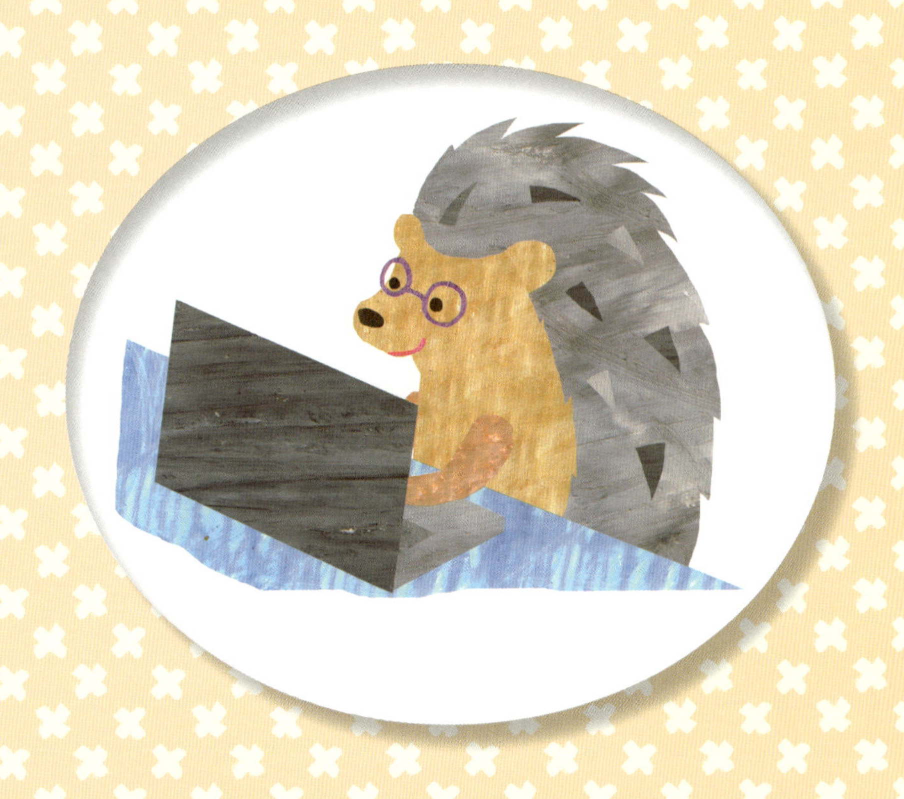

5大がんの疫学

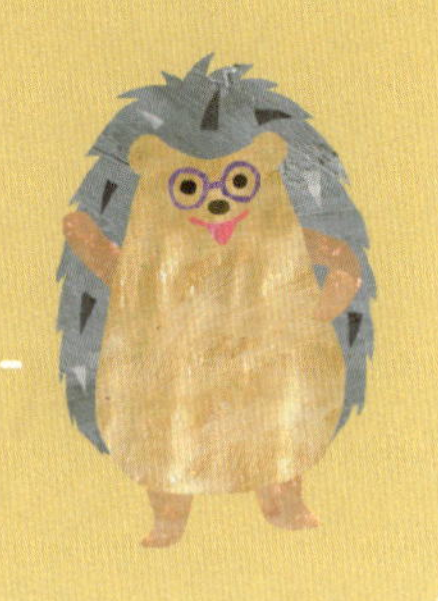

日本人のがん罹患率・死亡率が高い「肺がん」「肝臓がん」「大腸がん」「胃がん」「乳がん」の5つのがんを5大がんといいます。

がんの罹患数は、多いほうから順に 1. 胃がん、2. 大腸がん、3. 肺がん、4. 乳がん、5. 前立腺がんと続き、死亡数は、1. 肺がん、2. 胃がん、3. 大腸がん、4. 肝臓がん、5. 膵臓がんの順です。これらの現状から、「肺がん」「肝臓がん」「大腸がん」「胃がん」「乳がん」は「5大がん」と称され予防から終末医療までさまざまな取り組みがなされています。

がん種別の罹患数

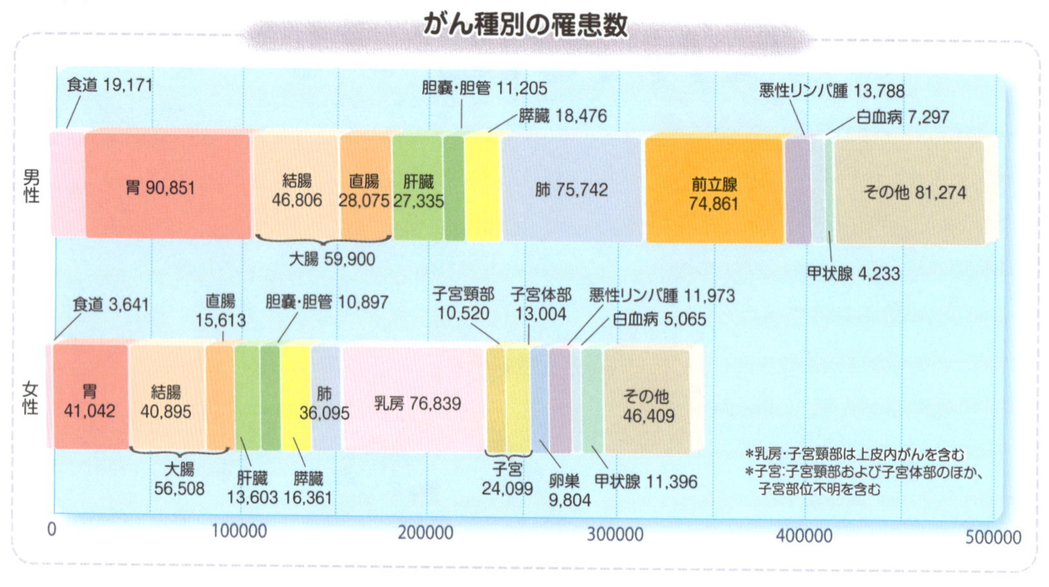

がん種別の死亡数

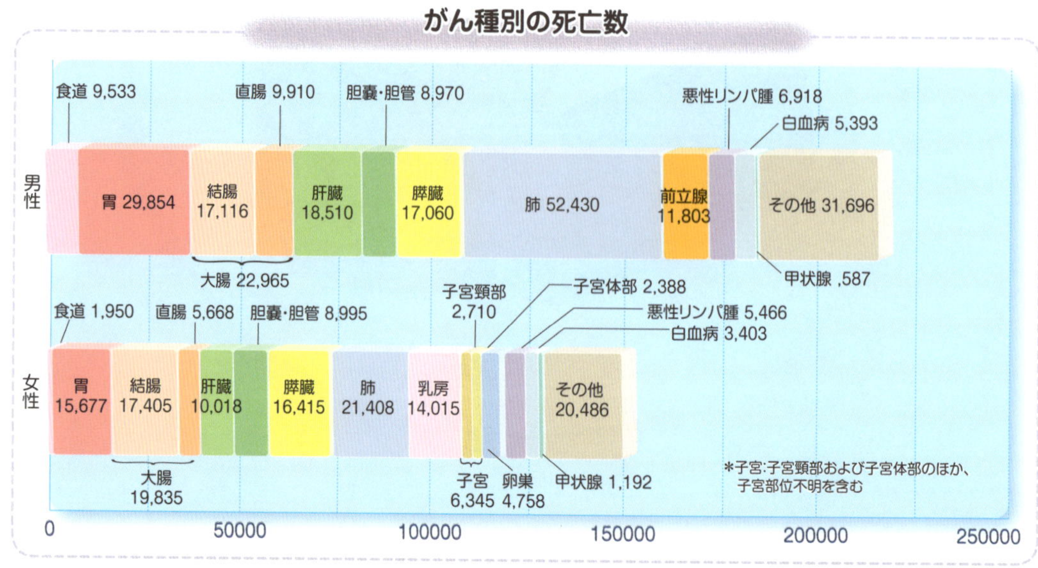

国立がん研究センターがん対策情報センター資料より引用

肺がん

肺がんとは、肺の一部の細胞が、何らかの原因でがん化したもので、血液やリンパの流れに乗って広がります。

肺がんの特徴

肺に発生する、上皮細胞由来の悪性腫瘍（しゅよう）

肺の働き

肺は、呼吸することによって肺に吸い込まれた空気が、ガス交換をする臓器です。

口や鼻から吸った空気は、気管、さらに気管支を通って肺に入ります。

肺は、気管支が分岐を繰り返し、肺胞（はいほう）という小さな袋で血液中の二酸化炭素と空気中の酸素を交換しています。

肺がんは、肺の気管、気管支、肺胞の一部の細胞が、何らかの原因でがん化したものです。肺がんは進行するにつれて、周りの組織を破壊しながら増殖し、血液やリンパの流れに乗って広がっていきます。

ガス交換
血液中の二酸化炭素と、空気中の酸素を交換することを「ガス交換」といいます。

肺のガス交換

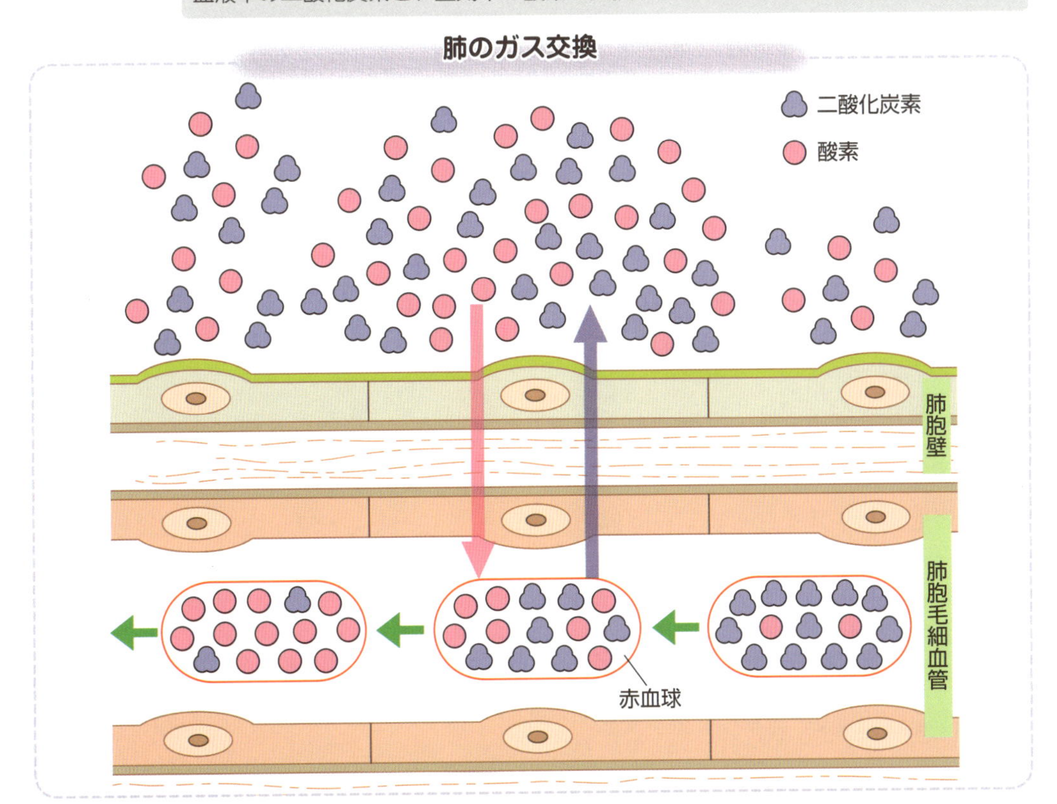

肺の構造

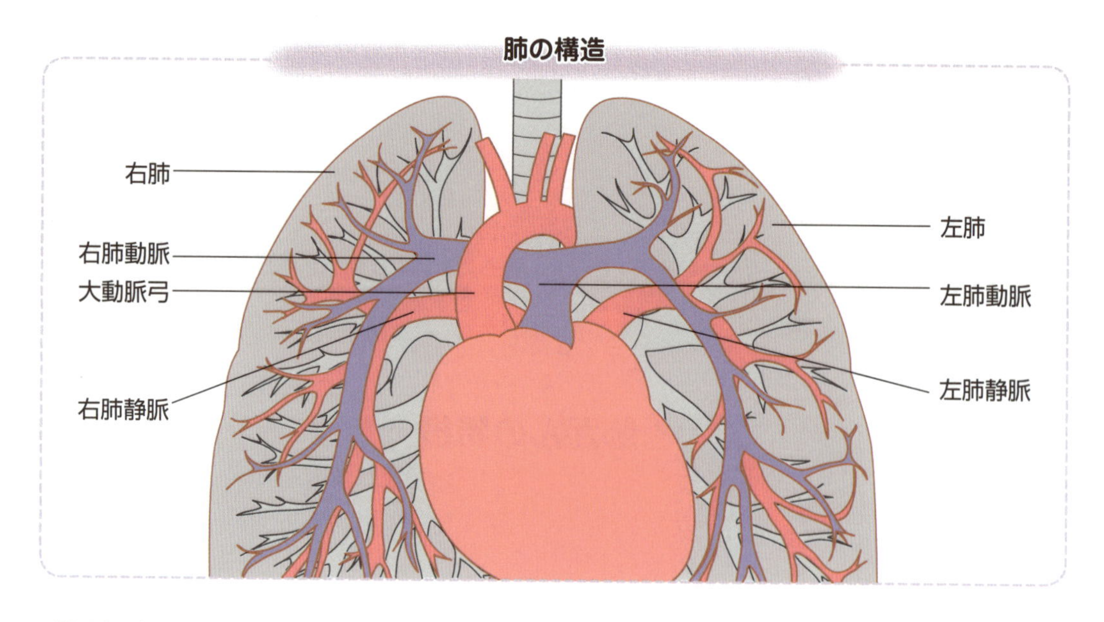

肺がんとは

肺がんは、がんの中でも日本人の死亡率が最も高い悪性腫瘍です。この肺がんでの死亡率は、男性、女性ともに第 1 位となっています (➔p72)。

喫煙と肺がん

肺がんは、喫煙歴がある 40 ～ 50 歳代に最も多く発症します。肺内の気道粘膜の上皮は、たばこの成分などの発がん性物質に曝露されると、遺伝子の変異を生じます。こうした曝露が長期間繰り返し起こると、小さな遺伝子の変異が積み重なって大きな傷害となり、がん化します。

曝露
細菌やウイルス、化学物質などに生体がさらされることをいいます。

肺がんの主な症状

基本的には無症状だが、がんの進行などによってはいくつかの症状が現れる

臨床症状としては、多くの場合無症状です。ただし、がんの進行やがんができた部位によっては、血痰、慢性的な咳、喘鳴、胸痛、体重減少、食欲不振、息切れなどが起こることがあります。

腫瘍が気管支腔内へ向かって成長すれば、気道は閉塞・狭窄し、場所と程度によっては呼吸困難を起こします。気道が閉塞すれば、末梢が無気肺となり、細菌の排出が阻害され肺炎を生じやすくなります。腫瘍の血管はもろく出血しやすいため、血痰を喀出するようになります。

喘鳴
呼吸とともに出る、「ゼイゼイ」「ヒューヒュー」という口笛のような高い音のことをいいます。

末梢
先端や末端のことです。

肺がんの種類

大きくは、小細胞肺がんと非小細胞肺がんに分類される

肺がんは、次の表のように小細胞肺がんと、非小細胞肺がんの２種類に大きく分類されます。

肺がんの種類と特徴

肺がんの種類		特徴	頻度
小細胞肺がん	限局型	＊喫煙との関係が大きく、男性に多い ＊中枢側の気管支から生じることが多い ＊悪性度が高く、急速に増大・進展し、リンパ節、他臓器に転移しやすい ＊放射線療法、化学療法の効果がある ＊予後不良	10～15%
非小細胞肺がん	腺がん	＊非喫煙者の女性に発生することが多い ＊発生部位は肺末梢側に多い	85～90%
	扁平上皮がん	＊喫煙との関係が大きく、男性に多い ＊中枢側の気管支から生じることが多い ＊咳、血痰などの症状が出やすい	
	大細胞がん	＊大細胞がんは、扁平上皮がんにも腺がんにも分化が証明されない ＊急速に増大・進展し、多くは末梢気道から発生 ＊症状が出にくい	

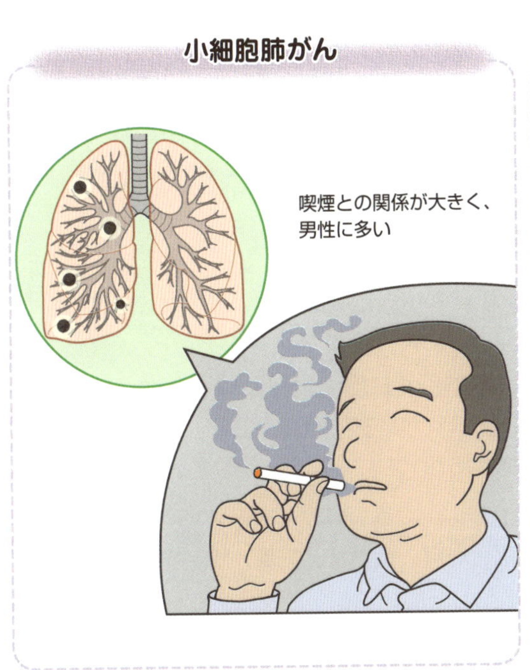

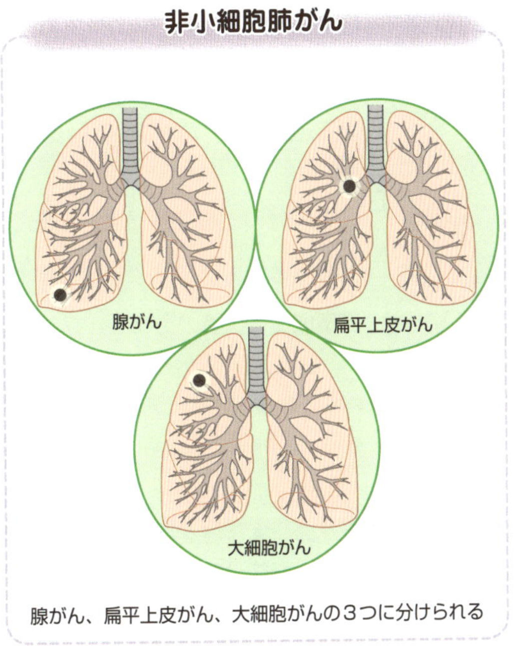

腺がん、扁平上皮がん、大細胞がんの３つに分けられる

肺がんの組織分類・病期分類

UICC-TNM分類を用いて、Stage（ステージ：病期）0期～Ⅳ期に分類される

肺がんは、以下の3項目によって病期が決められています。

肺がんの組織分類

- T(原発腫瘍)：原発巣の大きさや周囲の組織との関係
- N(所属リンパ節)：胸部のリンパ節転移の程度
- M(遠隔転移)：原発巣以外の肺転移や胸水、その他の臓器への遠隔転移の有無

これらのT、N、M因子による表記のしかたをTNM分類といいます。

TNM分類

Tis	上皮内がん、肺野に腫瘍がある場合は充実成分の大きさが0cm、かつ病変の大きさが3cm以下
T1	充実成分の大きさが3cm以下、かつ肺または臓側胸膜におおわれ、葉気管支より中枢への浸潤が気管支鏡上認められない（すなわち主気管支におよんでいない）
T1mi	微少浸潤性腺がんで充実成分の大きさが0.5cm以下、かつ病変の大きさが3cm以下
T1a	充実成分の大きさが1cm以下で、TisやT1miには相当しない
T1b	充実成分の大きさが1cmを超え2cm以下
T1c	充実成分の大きさが2cmを超え3cm以下
T2	充実成分の大きさが3cmを超え5cm以下 または、充実成分の大きさが3cm以下でも以下のいずれかであるもの ●主気管支におよぶが気管分岐部にはおよばない ●臓側胸膜に浸潤がある ●肺門まで連続する部分的、または片側全体の無気肺か閉塞性肺炎がある
T2a	充実成分の大きさが3cmを超え4cm以下
T2b	充実成分の大きさが4cmを超え5cm以下
T3	充実成分の大きさが5cmを超え7cm以下 または、充実成分の大きさが5cm以下でも以下のいずれかであるもの ●臓側胸膜、胸壁、横隔神経、心膜のいずれかに直接浸潤がある ●同一の肺葉内で離れたところに腫瘍がある
T4	充実成分の大きさが7cmを超える または、大きさを問わず横隔膜、縦隔、心臓、大血管、気管、反回神経、食道、椎体、気管分岐部への浸潤がある または、同側の異なった肺葉内で離れたところに腫瘍がある

N0	所属リンパ節への転移がない
N1	同側の気管支周囲かつ／または同側肺門、肺内リンパ節への転移で原発腫瘍の直接浸潤を含める
N2	同側縦隔かつ／または気管分岐下リンパ節への転移がある
N3	対側縦隔、対側肺門、同側あるいは対側の鎖骨の上あたりにあるリンパ節への転移がある
M0	遠隔転移がない
M1	遠隔転移がある
M1a	対側肺内の離れたところに腫瘍がある 胸膜または心膜への転移、悪性胸水がある 悪性心嚢（しんのう）水がある
M1b	肺以外の一臓器への単発遠隔転移がある
M1c	肺以外の一臓器または多臓器への多発遠隔転移がある

充実成分

CT検査などによって、病変内部の肺血管の形がわからない程度の高い吸収値を示す部分のことです。これに対し、病変内部の肺血管の形がわかる程度の淡い吸収値を示す部分を、すりガラス成分といいます。

病変の大きさ

充実成分、およびすりガラス成分を含めた腫瘍全体の最大径のことです。

肺がんの病期分類

	N0	N1	N2	N3	M1a	M1b	M1c
T1mi	ⅠA1						
T1a	ⅠA1	ⅡB	ⅢA	ⅢB	ⅣA	ⅣA	ⅣB
T1b	ⅠA2	ⅡB	ⅢA	ⅢB	ⅣA	ⅣA	ⅣB
T1c	ⅠA3	ⅡB	ⅢA	ⅢB	ⅣA	ⅣA	ⅣB
T2a	ⅠB	ⅡB	ⅢA	ⅢB	ⅣA	ⅣA	ⅣB
T2b	ⅡA	ⅡB	ⅢA	ⅢB	ⅣA	ⅣA	ⅣB
T3	ⅡB	ⅢA	ⅢB	ⅢC	ⅣA	ⅣA	ⅣB
T4	ⅢA	ⅢA	ⅢB	ⅢC	ⅣA	ⅣA	ⅣB

日本肺癌学会編：臨床・病理　肺癌取扱い規約第8版、2017年1月より作成

肺がんの診断

肺がんの検査には次のようなものがある

胸部レントゲン： 胸部全体をX線撮影し、異常があるかどうかを調べます。

腫瘍（しゅよう）マーカー： 肺がんが疑われるときに調べる腫瘍マーカーには、以下のものがあります。

- 腺がん→ SLX、CEA
- 扁平上皮（へんぺいじょうひ）がん→ SCC、CYFRA（シフラ）
- 小細胞肺がん→ NSE、ProGRP

CEA、SCC、CYFRA、ProGRP、NSEなどの高値は、がんが存在する可能性を示唆します。また、治療後の効果を推定する補助ともなります。

腫瘍マーカーの検査基準値

SLX	38U/mL以下
CEA	5ng/mL以下
SCC	1.5ng/mL以下
CYFRA	2ng/mL以下
NSE	10ng/mL以下
ProGRP	81pg/mL未満

検査方法によって基準値が変わることがありますので、受診機関で確認してください。

喀痰（かくたん）検査： 喀痰細胞診でがん細胞が検出されれば、肺がんの可能性が非常に高くなります。しかし一方で、肺がんであっても、細胞診検体にがん細胞が出現しないことも多くあります。

CT： 肺門・縦隔（じゅうかく）リンパ節腫（しゅ）大の有無、胸水の有無は、肺がんの病期確定に関与します。

気管支鏡検査： 気管支に内視鏡を挿入することで、中枢気管支を観察し、細胞を採取する生検を行います。末梢（まっしょう）の病変については、レントゲン透視下あるいは超音波などを用いて細胞および組織を採取します。

経皮肺針生検： レントゲン透視下あるいはCTを撮影しながら、針を経皮的に肺腫瘤（しゅりゅう）に直接突き刺して生検を行い、病理学的に確定診断を行います。

> **生検（バイオプシー）**
> 組織検査で、病変部の組織を少量採取して、腫瘍や潰瘍（かいよう）の良性・悪性の判定を行います。

胸水細胞診： 原因不明の胸水がある場合、胸腔穿刺（きょうくうせんし）にて胸水検体を採取し、細胞診が行われることがあります。

PET/CT： 核種で標識したブドウ糖を点滴静注し（18FDG-PET）、その集積をみることで、肺腫瘤ががんかどうか、リンパ節および全身に転移がないかどうか推定できます。病期診断に用います。

> **PET：Positron Emission Tomography**
> 陽電子放射断層撮影のこと。従来の検査に比べて早期がん細胞の発見が可能です。

MRI、骨シンチグラフィー： 脳転移や骨転移の有無をみます。病期診断に用います。

バイオマーカー検査：薬物療法を行う場合に、採取した組織を用いて、治療による効果を予測するための検査を行います。組織分類が非小細胞肺がんの非扁平上皮がん（腺がん、大細胞がん）の場合、EGFR（上皮成長因子受容体）遺伝子変異などの、がん細胞の増殖に関わる遺伝子の有無を調べることにより、分子標的薬の使用を検討します。また、がん細胞上に発現したPD-L1と呼ばれる物質の有無により、免疫チェックポイント阻害剤の使用を検討します。

肺がんの治療

小細胞肺がんと非小細胞肺がんの２つに大別して治療法が選択される

肺がんの中でも小細胞肺がんは、ほかの組織型と生物学的な性格が大きく異なるため、小細胞肺がんとそれ以外の組織型をあわせた非小細胞肺がんの２つに大別して治療方法が選択されます。

非小細胞肺がんの治療

非小細胞肺がんの中心となる治療は手術です。病期によっては再発予防のために手術後に化学療法がすすめられています。

また、全身症状、年齢、合併するほかの病気などにより、手術が難しいと判断した場合は、放射線治療を行います。さらに進化した状態では、薬物療法を中心に行います。

非小細胞肺がんの治療の選択

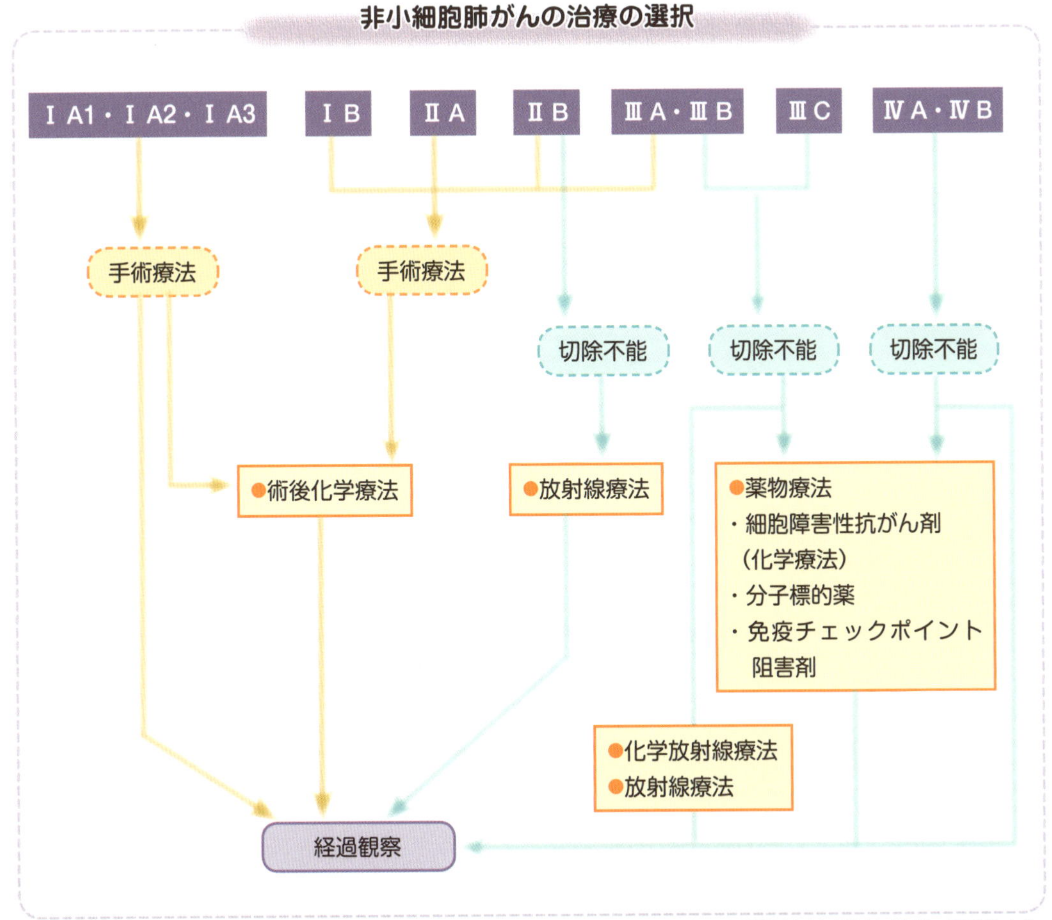

日本肺癌学会編：EBMの手法による肺癌診療ガイドライン　悪性胸膜中皮腫・胸腺腫瘍含む2016年版より一部参照し作成

小細胞肺がんの病期分類

小細胞肺がんは手術が可能な早期に発見されることは少なく、中心となる治療は化学療法です。放射線治療を併用することもあります。

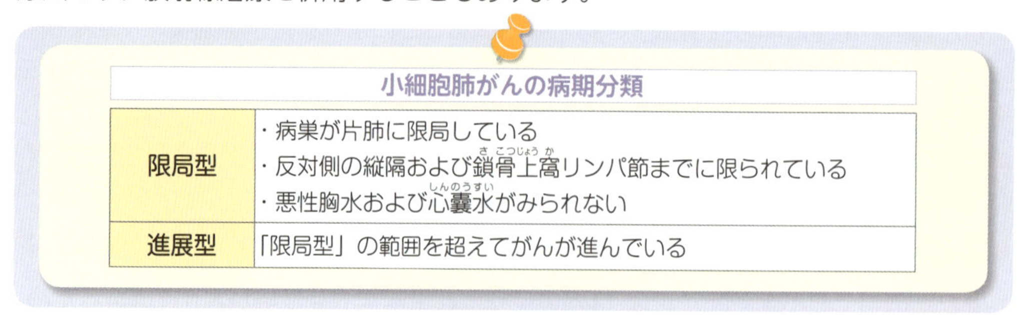

小細胞肺がんの病期分類	
限局型	・病巣が片肺に限局している ・反対側の縦隔および鎖骨上窩(さこつじょうか)リンパ節までに限られている ・悪性胸水および心嚢水(しんのうすい)がみられない
進展型	「限局型」の範囲を超えてがんが進んでいる

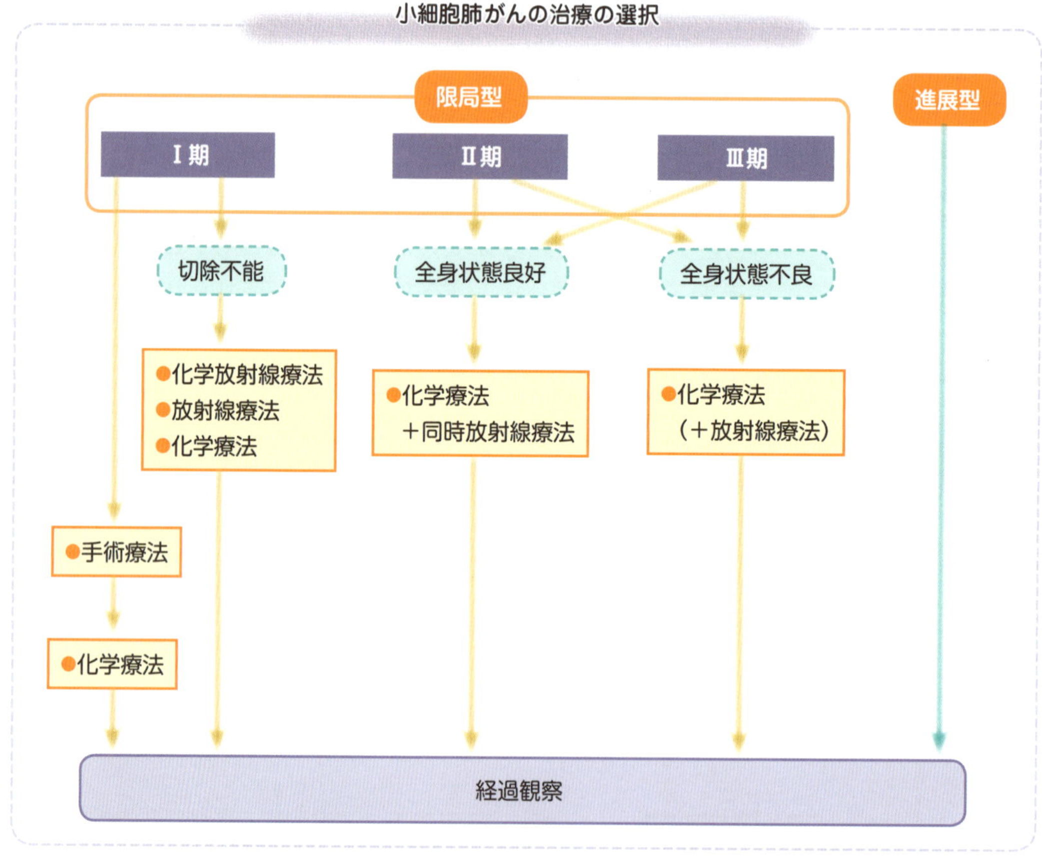

日本肺癌学会編：EBMの手法による肺癌診療ガイドライン　悪性胸膜中皮腫・胸腺腫瘍含む 2016年版より作成

治療の選び方

肺がんの転移の可能性が、極めて低い局所にとどまったがんである場合には、手術や放射線療法による治療だけを行います。抗がん剤治療は、次のような場合に行われます。

1. リンパ節に転移がある、あるいは鎖骨上窩までおよび、手術で取りきれない場合
2. 転移はなくとも再発・転移の危険が高いと判断された場合
3. 遠隔転移があり手術で取りきれない場合
4. 手術後の補助療法を行う場合

細胞障害性抗がん剤（化学療法）：細胞障害性抗がん剤（以下、抗がん剤）は、細胞増殖を制御しているDNAに作用したり、がん細胞の分裂を阻害したりすることで、がん細胞の増殖を抑える薬です。

非小細胞肺がんの化学療法術前化学療法：病期Ⅰ～ⅢA期に対して、手術前にプラチナ製剤（白金を含む抗がん剤）との組み合わせで、プラチナ併用療法を考慮する場合もあります。

化学放射線療法：手術が難しいⅢA期・ⅢB期では、胸部への放射線治療と抗がん剤（プラチナ併用療法）の併用療法が治療の第一選択となります。使用する抗がん剤の組み合わせは、CP療法（カルボプラチン＋パクリタキセル）、CD療法（シスプラチン＋ドセタキセル）、CV療法（シスプラチン＋ビノレルビン）です。

小細胞肺がんの化学療法限局型：限局型で病期がⅠ期で手術が可能な場合は術後化学療法が、手術が難しい場合は胸部への放射線治療と化学療法を併用する化学放射線療法が行われます。

進展型：進展型は、化学療法単独で治療を行います。使用する抗がん剤の組み合わせは、PI療法（シスプラチン＋イリノテカン）が標準治療ですが、副作用が強い場合はPE療法（シスプラチン＋エトポシド）を、高齢の場合はCE療法（カルボプラチン＋エトポシド）など状況によって使用する抗がん剤を検討します。

分子標的薬（➔p45）**：**分子標的薬は、がんの増殖に関わっている分子を標的にしてその働きを阻害する薬です。切除不能な進行・再発の非小細胞肺がんで非扁平上皮がん（腺がん、大細胞がん）の治療として使用します。

免疫チェックポイント阻害剤（➔p42）**：**免疫の機能には、発生したがん細胞を異物として排除する働きがあります。しかし、がん細胞はその免疫にブレーキをかけ、排除されないようにすることがあります。免疫チェックポイント阻害剤は、がん細胞にブレーキをかけられてしまう免疫の場所（免疫チェックポイント）で、ブレーキをかけられないように阻害する薬です。切除不能な進行・再発の非小細胞肺がんの治療として使用します。

肺がんの種類、病期や症状に合わせて、治療法や抗がん剤を選ぶのですね。

肺がんの化学療法

プラチナ製剤とそれ以外の抗がん剤を組み合わせた治療が主流

非小細胞肺がんに用いられる主な抗がん剤

プラチナ製剤	シスプラチン（CDDP）	カルボプラチン（CBDCA）
併用される抗がん剤	イリノテカン（CPT-11）	パクリタキセル（PAC、TXL）
	ドセタキセル（DOC、TXT）	ビノレルビン（VNR）
	ゲムシタビン（GEM）	マイトマイシンC（MMC）
	ビンデシン（VDS）	アムルビシン
	ペメトレキセド	テガフール･ウラシル配合剤（UFT）
分子標的薬	ゲフィチニブ、エルロチニブ、ベバシズマブ、クリゾチニブ	

小細胞肺がんに用いられる主な抗がん剤

プラチナ製剤	シスプラチン（CDDP）	カルボプラチン（CBDCA）
併用される抗がん剤	イリノテカン（CPT-11）	エトポシド（ETP、VP-16）
	シクロホスファミド（CPA、CPM）	ドキソルビシン（DXR、ADR）
	ビンクリスチン（VCR）	アムルビシン

治療前に見ておきたいPS

抗がん剤治療には、副作用がついてまわるため、これを受ける患者さんにはある程度の体力が必要になってきます。一般的には抗がん剤治療を行うことができるかどうかを、患者さんの全身状態やPS（パフォーマンス・ステータス）によって決めます。

PSの指標

グレード0	**無症状**：社会活動ができ、制限なく発症前と同様に振る舞える
グレード1	**軽度の症状**：肉体労働の制限はあるが、歩行、軽労働、座ったままの作業はできる
グレード2	**ときに少しの介助が必要**：軽労働はできないが、歩行や身の回りのことはでき、日中の50％以上は起居している
グレード3	**しばしば介助が必要**：ある程度の身の回りのことはできるが、日中の50％以上は寝ている
グレード4	**常に介助が必要**：身の回りのこともできず、終日就床が必要

column

肺がんに対する分子標的薬

肺がんに対する化学療法の第一選択として、分子標的薬が使われます。
どの薬剤を用いるかは、遺伝子検査の結果から決定されます。

［例］ EGFR遺伝子変異がある場合：ゲフィチニブ、エルロチニブ、アファチニブ
ALK遺伝子転座がある場合　：クリゾチニブなど

進展型小細胞肺がんの初回の抗がん剤治療の場合

進展性小細胞肺がん、初回の抗がん剤治療は次のように行います。

レジメン

抗がん剤	1日目	8日目	15日目
シスプラチン（CDDP）	○		
イリノテカン（CPT-11）	○	○	○

レジメンとは、がん治療で、投与する薬剤の種類や量、期間、方法などを時系列で示した治療計画書のことです。（➔p21）

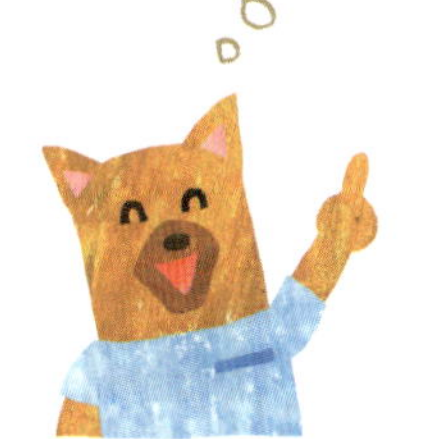

投与法

［シスプラチン］　非小細胞肺がんでは80mg/m^2
　　　　　　　　　小細胞肺がんでは60mg/m^2
［イリノテカン］　60mg/m^2
＊4週を1サイクルとして、2～4クール繰り返し行う方法が標準的です。

副作用対策

1 シスプラチンに伴う悪心・嘔吐はPart4の「悪心・嘔吐」（➔p133）、腎障害については「腎障害」（➔p218）の項目を参照してください。

❶ 腎障害を軽減するために、抗がん剤投与後も連日大量の輸液を行っていく。
❷ 尿量や体重の増加、浮腫などに注意して観察していく。

2 イリノテカンに伴う「下痢」は、Part4の「下痢」（➔p174）の項目を参照してください。「便秘」は、Part4の「便秘」（➔p167）の項目を参照してください。

❶ イリノテカン投与後に、「下痢 ➔ 増悪 ➔ 電解質異常や脱水」となり、循環不全にいたり、亡くなる症例が報告されている。
❷ イリノテカンによる胃腸障害に感受性のある患者さんを確認する手段として、UGT1A1遺伝子多型性のスクリーニングが臨床的に有効であるとされ、イリノテカン使用前に採血を行っている。
❸ 腸管麻痺や腸閉塞、腹水などのある患者さんでは、腸管からのイリノテカンの排泄が遅れ、毒性が強く生じる可能性があるため、観察が重要である。

3 併用するにあたって「骨髄抑制」は、Part4の「骨髄抑制」（➔p152～166）の項目を参照してください。

肺がん患者60歳代の男性Aさんの事例

□職　業：会社員（管理職）

□家族構成：妻（専業主婦）と2人暮らし。近くに長男夫婦、長女夫婦が住んでいる

[キーパーソン] 妻

□既往歴：50歳代に腸閉塞（へいそく）で入院治療

□現在の病歴：ときどき咳（せき）と痰（たん）が出る症状はあったが、風邪（かぜ）だと思って仕事をしていた。しかし、咳が落ち着かず右胸の痛みも出現してきた。何度も妻に病院に行ったほうがよいとすすめられ、近医を受診。肺のレントゲンで陰影を指摘され、がん専門病院を紹介された。入院後、CT撮影、気管支鏡の検査を行い、肺腺がんと診断される

□症　状：ときどき出る咳、痰、右胸の痛み

□病　状：右小細胞がん、縦隔（じゅうかく）リンパ節転移、胸壁浸潤（しんじゅん）　ステージⅢA期

□治　療：抗がん剤治療：シスプラチン（CDDP）＋イリノテカン（CPT-11）

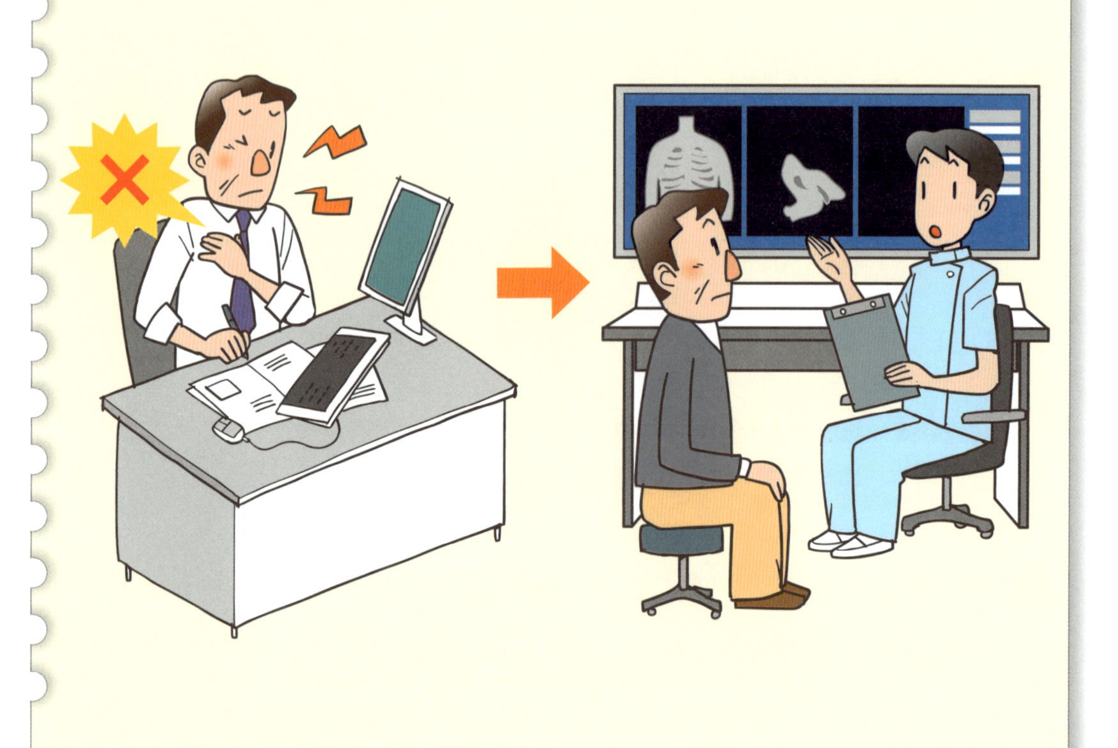

患者自身が認識している病状

あまり症状がなくて、ときどき咳とかが出ていたけど、軽い風邪だと思っていたため、仕事も続けていた。

妻には病院に行ったほうがよいといわれたが、今まで入院したことも１回しかないくらいで体には自信があったから、病院にも行かなかった。

だから今回、肺がんと聞いてショックだった。タバコをずっと吸っていたからタバコも肺がんの原因だと先生にいわれた。

今の状況だと手術はできないので、抗がん剤治療をしていくと聞いた。

初めての抗がん剤の治療だから、どんな副作用が出るか心配だ。

右胸に痛みもあるから、どうにかしてほしい。この先どうなるのか見えない不安がある。

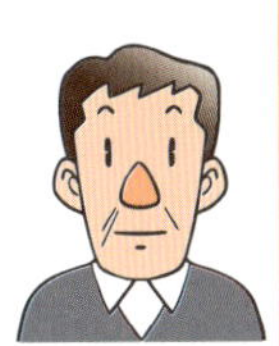

家族（妻）が認識している病状

ずっと咳をしているから変だと思って、何度も病院に行くようにいっていたのに、聞かなかったから……。肺がんだとは思っていなかったから、もっと早く病院に連れて行けばよかったのかな……。

抗がん剤治療は初めてで、この先どうなるのかが心配だけど、治療を頑張ってほしいと思います。

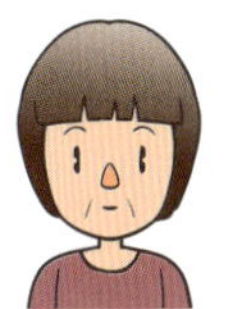

看護アセスメント

Ａさんは、肺がんと診断された時期には縦隔リンパ節転移も認められ、手術で取りきれないステージⅢ期でした。今後、抗がん剤治療を行う予定です。

また、自覚症状として咳や痰、右胸の痛みを訴えられています。

■精神面への支援も必要

まずは、がん告知の衝撃を受けながらの治療となります。Ａさんおよび家族が葛藤する思いを表出して治療を受けられるように、精神面への支援もしていく必要があります。

■ ADL や QOL に配慮する

Ａさんは右胸の痛みを訴えており、右肺がん、胸壁浸潤による神経障害性疼痛（とうつう）が生じていると考えられます。医師やがん性疼痛看護認定看護師とも連携をとりながら疼痛コントロールを図り、ADL に支障がなく、QOL が低下しないように関わっていく必要があります。Ａさんは初回の抗がん剤治療への不安を訴えているため、オリエンテーションを行って治療のイメージができるように関わっていく必要があります。またわからないこと、心配なことを表出できる環境づくりが重要になってきます。

■セルフモニタリングとセルフケア

また、治療継続に向けたセルフモニタリング、およびセルフケアに向けた援助を行っていく必要があります。

今回行う「シスプラチン＋イリノテカン」の治療で予測される副作用は、「悪（お）

心・嘔吐」「便秘」「下痢」などがあります。

Aさんの既往歴には腸閉塞があることから、排便状況に注意して観察を行い、排便コントロールをはかっていく必要があります。

認定看護師

日本看護協会の認定看護師認定審査に合格した看護師のことで、約6か月間の認定看護師教育課程を終了していることが必要です。特定の看護分野において、熟練した看護技術と知識を用いて、看護現場における看護ケアの広がりと質の向上をはかります。

ADL：Activities of Daily Living

日常生活動作のことです。

QOL：Quality of Life

生活・生命の質のことを指します。

看護目標

- 治療や疾患、今後の不安に対する思いを表出することができる。
- 右胸の疼痛が緩和され、安全･安楽に過ごすことができる。
- 「シスプラチン+イリノテカン」に伴う副作用症状を理解し、対処法をいうことができる。

副作用の早期発見や早期治療のためには、セルフモニタリングが重要となります。

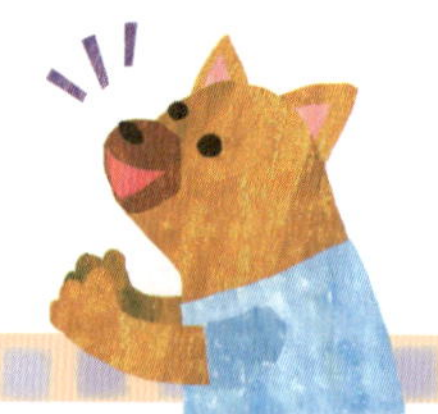

column 分子標的薬ゲフィチニブ（イレッサ®）－非小細胞肺がんの化学療法

手術ができない場合や、再発した非小細胞肺がんに使われている

非小細胞肺がんの治療では、「ゲフィチニブ（イレッサ®）」という分子標的薬が使われるようになりました。ゲフィチニブは手術で取りきれない、あるいは再発した非小細胞肺がんのうち、EGFR（上皮成長因子受容体）遺伝子変異のある患者さんの治療薬として承認されています。

比較的副作用は出にくいが、肝機能障害や間質性肺炎が起こることがある

ゲフィチニブは、吐き気や嘔吐、食欲不振、脱毛、骨髄抑制（白血球減少など）といった副作用は比較的出にくいのですが、皮疹、下痢、肝機能障害や間質性肺炎などの副作用が出る傾向があります。

特に間質性肺炎は、肺が線維化して硬くなり、肺活量減少や酸素不足になるため、呼吸困難や咳、発熱などの症状から、悪化すると呼吸不全という予後不良の状態になることがあります。

ゲフィチニブだけが怖い薬ではない

一時期、ゲフィチニブによる間質性肺炎で死亡者が多く出たため社会問題化したことがありましたが、ほかの抗がん剤でも死亡する可能性が2%程度あり、決してゲフィチニブだけが怖い薬ではありません。

肝臓がん

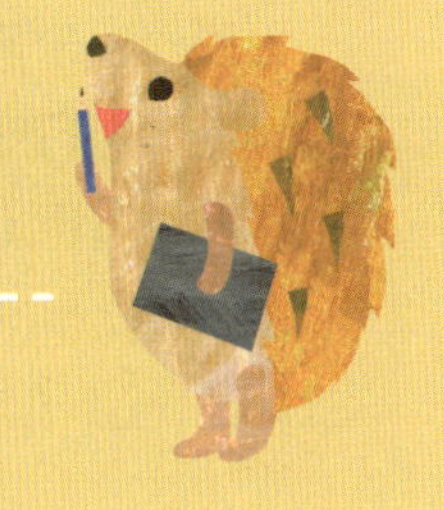

肝臓にできるがんで、発症の危険因子としては、B 型または C 型慢性肝炎、常習飲酒などがあげられます。

肝臓がんの特徴

日本人の悪性腫瘍による死亡原因の第４位

肝臓の機能

肝臓は、3 大栄養素である「糖質」「蛋白質」「脂質」の代謝や解毒を担当しています。また、生体防御機能もあり、免疫に関与する蛋白質（サイトカイン）を産生しています。

肝臓がんとは

肝臓がんとは肝臓にできるがんで、日本人の悪性腫瘍による死亡原因の第 4 位です。発症の危険因子として、B 型または C 型慢性肝炎、常習飲酒があるといわれています。

肝臓の構造

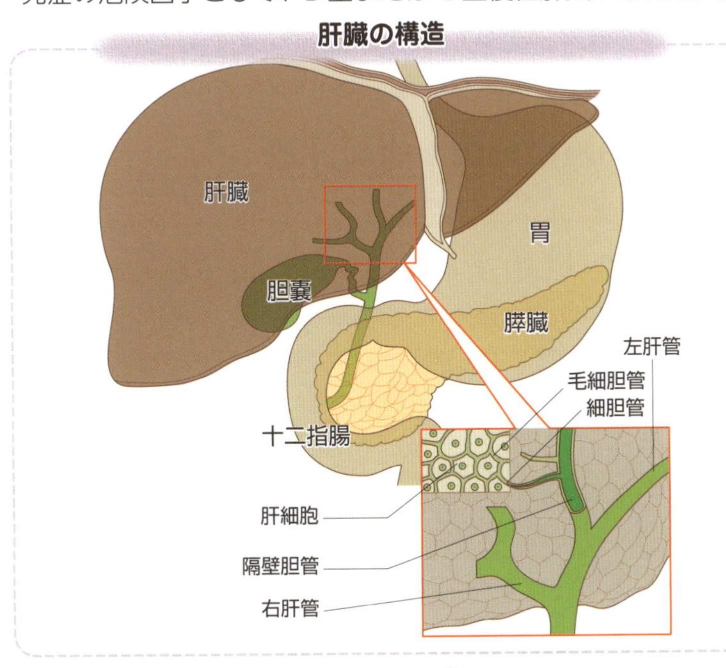

肝臓がんは、男性は 45 歳ごろから増加し始め、女性は 55 歳ごろから増加し始めます。

年齢別にみた肝臓がんの罹患率は、男性のほうが高く、女性の約 3 倍にもなります。

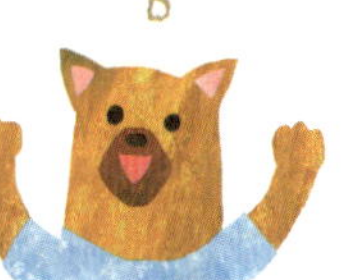

各種がんの、「罹患率」「死亡数」については、p72 を参照してください。

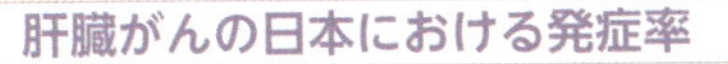

肝臓がんの日本における発症率

●肝細胞がん（hepatocellular carcinoma［HCC］） →94.2％
●肝内胆管がん（intrahepatic cholangiocarcinoma） → 4.1％
＊その他：胆管のう胞腺がん、混合型肝がん、肝芽腫、未分化型がんなど

肝臓がんの予後

肝臓がんの多くは、慢性肝炎や肝硬変などによって障害を受けた肝臓に発生し、予後は腫瘍の進行度だけではなく肝臓の予備能力が大きく影響します。そのため、治療方針は腫瘍の進行度とあわせて肝臓の予備能力をみて決定されます。近年、治療法は進歩し多岐にわたっています。肝臓がんの切除術や局所療法を行った場合の5年生存率は50%を超え、全身化学療法も分子標的治療薬(➔p45)の登場によって開発が進んでいます。

主な症状

ほとんどが無症状だが、がんの進行によっては右季肋部痛などが現れることもある

臨床症状としては、無症状であることがほとんどです。ただし、がんの進行により右季肋部痛、食欲不振、全身倦怠感、黄疸、腹水などを認めることもあります。

肝臓がんの種類

肝細胞がん、肝内胆管がん、その他に分類される

肝臓がんは、原発性と転移性の 2 つに分けられます。さらに原発性肝臓がんは、肝細胞がんと肝内胆管がん（胆管細胞がん）、その他に分類されます。日本では、肝細胞がんと肝内胆管がん（胆管細胞がん）がほとんどです。

肝臓には、肝動脈以外にも門脈が流入しており、血管が豊富であるため、ほかの臓器（特に大腸）にできたがんが転移しやすく、転移性肝臓がんの頻度が高くなります。

肝臓がんの組織分類・病期分類

UICC-TNM分類を用いて、Stage（ステージ：病期）0期～Ⅳ期に分類される

がんの進行度をみる際には、腫瘍の「大きさ」「数」「血管への浸潤（周囲の血管への

肝臓細胞がんの病期分類

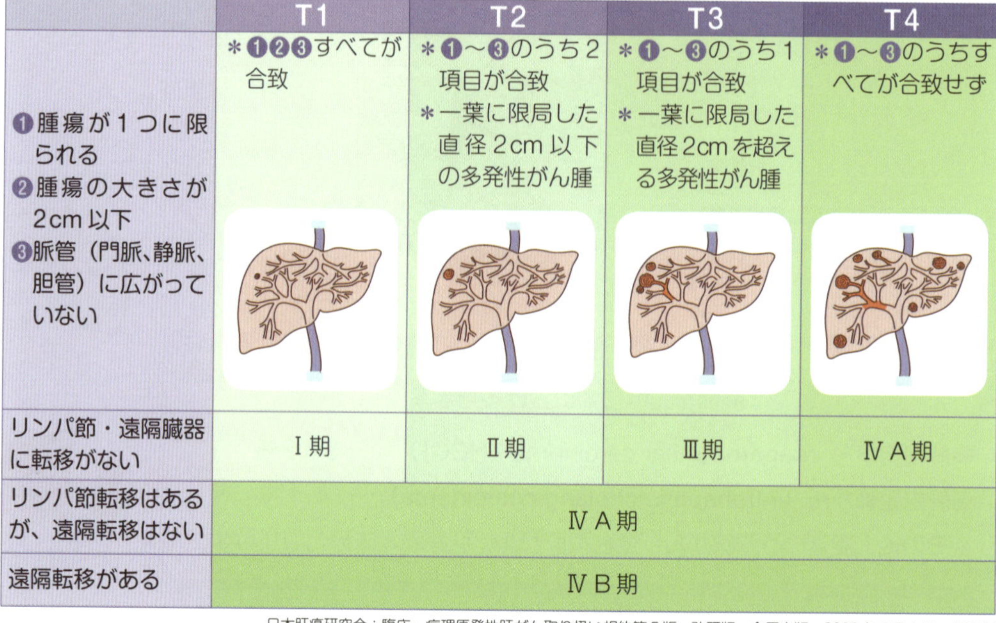

	T1	T2	T3	T4
❶腫瘍が1つに限られる ❷腫瘍の大きさが2cm以下 ❸脈管（門脈、静脈、胆管）に広がっていない	＊❶❷❸すべてが合致	＊❶～❸のうち2項目が合致 ＊一葉に限局した直径2cm以下の多発性がん腫	＊❶～❸のうち1項目が合致 ＊一葉に限局した直径2cmを超える多発性がん腫	＊❶～❸のうちすべてが合致せず
リンパ節・遠隔臓器に転移がない	Ⅰ期	Ⅱ期	Ⅲ期	ⅣA期
リンパ節転移はあるが、遠隔転移はない	ⅣA期			
遠隔転移がある	ⅣB期			

日本肝癌研究会：臨床・病理原発性肝がん取り扱い規約第5版　改訂版、金原出版、2009年6月より一部改編

進み具合)」が三大要素となります。

肝がんの病期分類としては、広くUICC-TNM分類（➔p88表参照）が用いられ、1から4までの4段階に分けられています。

肝臓がんの診断

検査方法には超音波、CT、血管造影、MRIや腫瘍生検がある

肝臓がんの診断には、超音波やCT、血管造影、MRIなどの画像診断や腫瘍生検が行われます。

ただし、腫瘍生検はがんが周辺の臓器にちらばってしまったり（播種（はしゅ））、出血のリスクを伴うので、必ずしも行われるとは限りません。

腫瘍マーカー

腫瘍マーカーは、画像診断と組み合わせて行われます。

肝細胞がんの場合は、前述の画像診断と組み合わせて、AFP（アルファ型胎児性蛋白（たいじせいたんぱく））とAFP-L3、PIVKA-Ⅱなどの腫瘍マーカーも検査します。

ただし、肝内胆管がんの早期発見に有用な腫瘍マーカーはありません。

一般的に腫瘍マーカーは、がんが存在していると検出されます（陽性となる）。がんが大きくなるにつれて、腫瘍マーカー値が上昇し、がんの診断や治療の効果判定、再発の有無の診断に役立ちます。

しかし、肝臓がんの腫瘍マーカーは、肝臓がんであっても陰性のことがあったり、肝臓がん以外の肝炎・肝硬変だけでも陽性のこともあります。

CT

X線画像を用いた、コンピュータ断層撮影検査のことです。

MRI

強力な磁気や電波を利用した、磁気共鳴断層撮影検査のことです。

腫瘍マーカーの検査基準値

腫瘍マーカー	基準値
AFP	10ng/mL以下
AFP-L3	L3分画　10.0%未満
PIVKA-Ⅱ	40mAU/mL未満

検査方法によって基準値が変わることがありますので、受診機関で確認してください。

腫瘍マーカーは肝臓がんでも陰性だったり、肝臓がんでなくても陽性だったりするので、腫瘍マーカーの検査だけではなく、画像診断が同時に行われています。

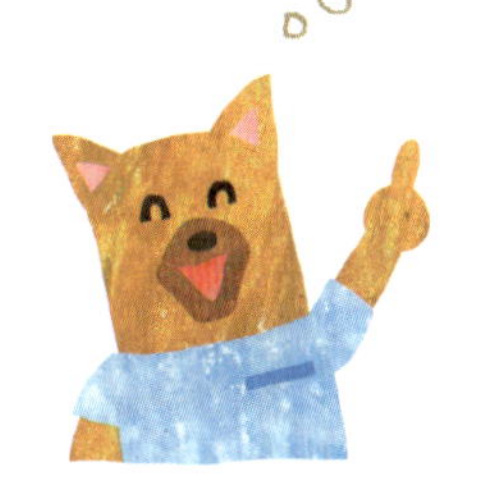

肝障害の評価

肝障害の評価には、Child-Pugh の分類（下の表）が用いられています。

がんに対する治療方針は、腫瘍の大きさと腫瘍の数、肝障害の程度によって決定されます。

肝障害の評価（Child-Pughの分類）

項目	1点	2点	3点
肝性脳症	なし	軽度	ときどき昏睡
腹水	なし	少量	中等量
血清ビリルビン値（mg/dL）	2.0未満	2.0～3.0	3.0超
血清アルブミン値（g/dL）	3.5超	2.8～3.5	2.8未満
プロトロンビン活性値（%）	70超	40～70	40未満

Child-Pugh 分類	
	A：5～6点
	B：7～9点
	C：10～15点

日本肝癌研究会：臨床・病理原発性肝がん取り扱い規約第5版　改訂版、金原出版、2009年6月より一部改編

- A：肝障害の自覚症状がない
- B：症状をたまに自覚する
- C：いつも症状がある

本来は上の表のように
細かな数字で規定され
ていますが、およそ左
カコミ内のような状態
に相当します。

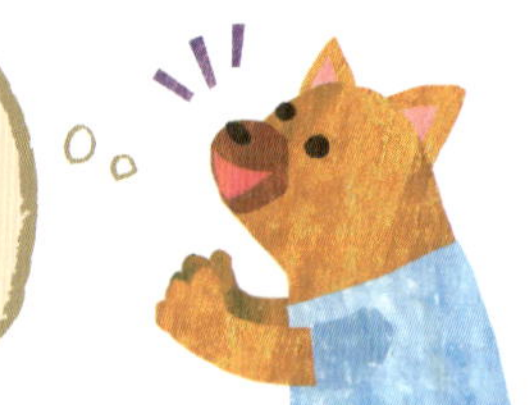

column　インドシアニン・グリーン（ICG）とはどのような検査か

ICGとは、インドシアニン・グリーン（ICG）試験のことです。肝機能や肝予備能を知るための検査として広く行われています。

循環血漿量に比例した一定量のICGを注射すると、ICGは血中のリポ蛋白に結合して肝臓に輸送され、胆汁に排泄されます。経時的に血中のICG濃度を測定し、肝臓の色素排泄機能を観察するのがICG試験の原理です。

［基準値］ 15分値　10％以下

［異常値で疑われる主な疾患］ 肝炎、肝臓がん、脂肪肝、中毒性肝障害、鬱血性心不全など

肝臓がんの３大治療

1 切除（手術療法）、2 局所療法（穿刺療法）、3 塞栓療法（肝動脈塞栓術）

肝臓がんの３大治療として、「切除（手術療法）」「局所療法（穿刺療法）」「塞栓療法（肝動脈塞栓術）」があります。

これらの治療法は、がんの状態と肝障害の程度などの条件を十分考慮したうえで選択されます。

肝臓がんの化学療法

塞栓療法と全身化学療法がある

抗がん剤を用いた肝臓がん治療としては、塞栓療法と全身化学療法があります。

塞栓療法	一般的に、腫瘍の数が多く切除や局所療法が難しい患者さんに対して行われる
全身化学療法	塞栓療法で効果が期待できない患者さんに対して行われている

塞栓療法

塞栓療法とは、がんに酸素を供給している血管を人工的に塞ぎ、がんを兵糧攻めの状態にする治療法です。

肝臓がんの塞栓療法

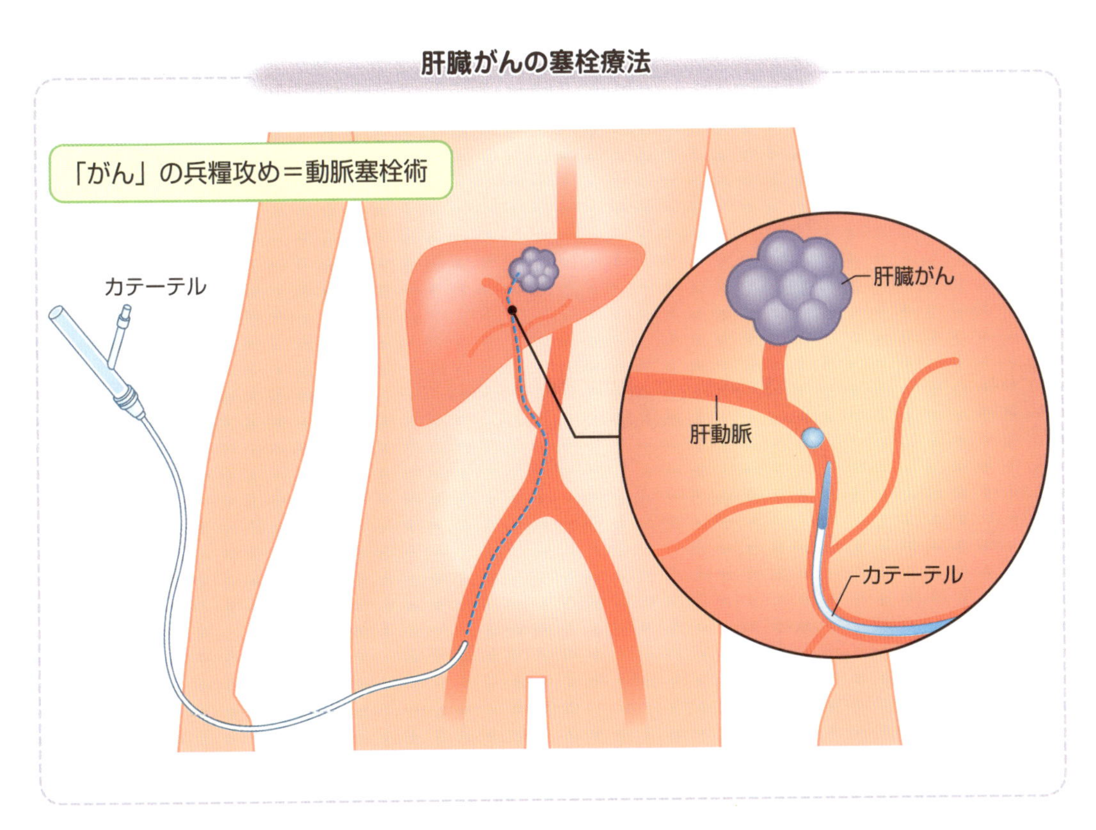

がんに酸素が供給されないことから、がんは壊死して小さくなります。

具体的には、大腿動脈からカテーテルを挿入し、腫瘍の栄養血管をめがけて、抗がん剤や肝臓がんに取りこまれやすいリピオドールという油性造影剤を注入し、人工的に塞栓物質（ゼラチンスポンジ、血管塞栓用ビーズなど）を用いて塞ぎます。

塞栓療法で多く用いられる抗がん薬

商品名	一般名
塩酸エピルビシン EPI	エピルビシン
マイトマイシン MMC	マイトマイシンC
5-FU	フルオロウラシル

全身化学療法

全身化学療法では分子標的治療薬 （➔p45）が用いられるようになり、生存期間の延長がみられるようになりました。

> **分子標的治療薬**
> 腫瘍細胞の増殖、浸潤、転移に関わる分子を標的として、腫瘍細胞の増殖と転移を抑制することを目的に開発された薬剤です。

肝臓がんの患者さんは、肝障害をもっていることが多いことから、抗がん剤を投与する際には細心の注意が必要です。

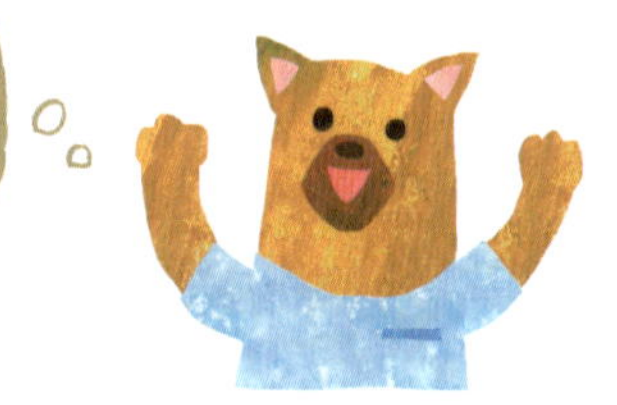

column 肝臓がんの局所療法（穿刺療法）

局所療法には、次の2種類があります。

●ラジオ波焼灼療法（RFA）

直径約1.5mmの針をがんに刺し込み、その先端部分の電極から460KHzの電磁波を出して周囲に熱を発生させ、病巣を凝固・壊死に陥らせる治療法です。

●経皮的エタノール注入療法（PEIT）

肝細胞がんに穿刺した針からエタノールを注入し、がん組織を破壊する治療法です。

肝臓がんの状態・肝障害と治療

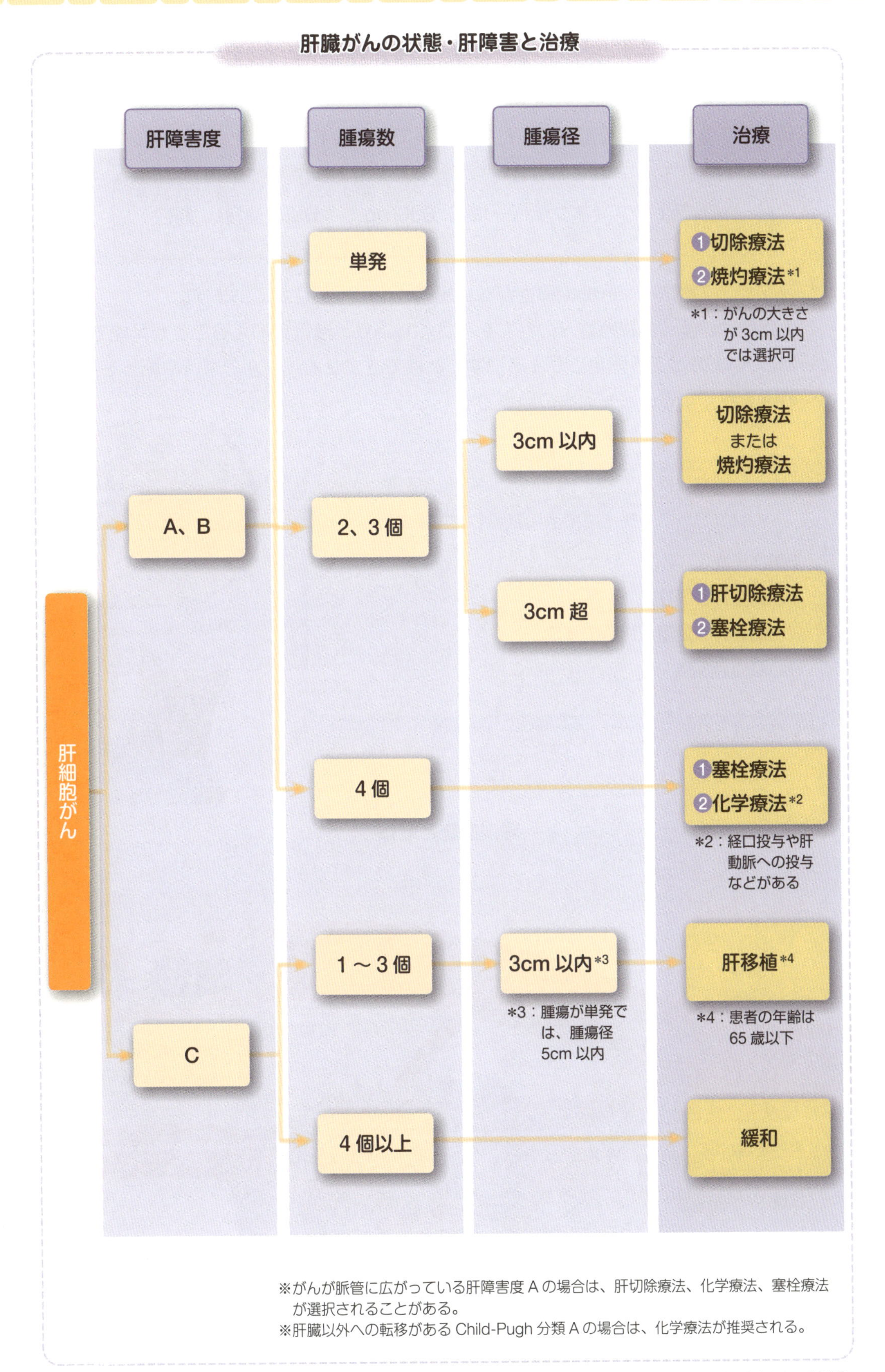

日本肝臓学会：化学的根拠に基づく肝癌診療ガイドライン2013年版、金原出版より一部改編

ソラフェニブ療法

ソラフェニブは、腫瘍(しゅよう)細胞の増殖と腫瘍血管の新生における指令系統を、分子レベルでブロックする経口投与可能な分子標的治療薬です。投与方法は次のとおりです。

ソラフェニブ（ネクサバール®）800mg　分 2（連日）経口

ソラフェニブ療法は、肝機能障害がない患者さんに推奨されています。

この薬剤は、多くの患者さんのがんを小さくしたり、進行を抑えることが可能です。

しかし､いまのところ完全にがんを消すことはできません。がんの進行や転移を抑え、生存期間を長くすることが治療の目標です。

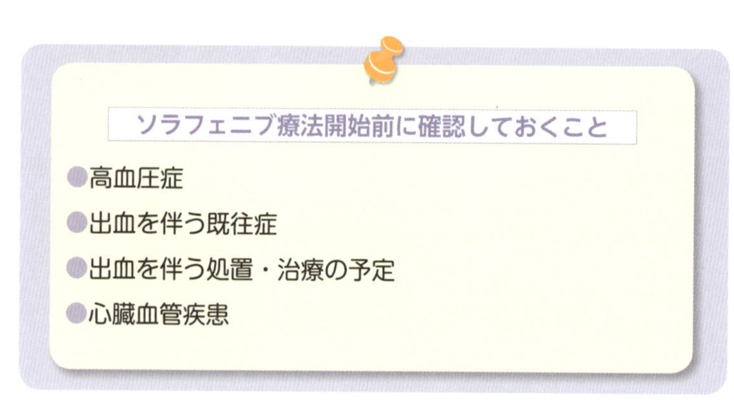

ソラフェニブ療法開始前に確認しておくこと

- 高血圧症
- 出血を伴う既往症
- 出血を伴う処置・治療の予定
- 心臓血管疾患

ソラフェニブなどの分子標的薬は、高額な薬剤です。高額療養費制度を活用できることを患者さんに伝え、金銭面での不安にも対応しましょう。

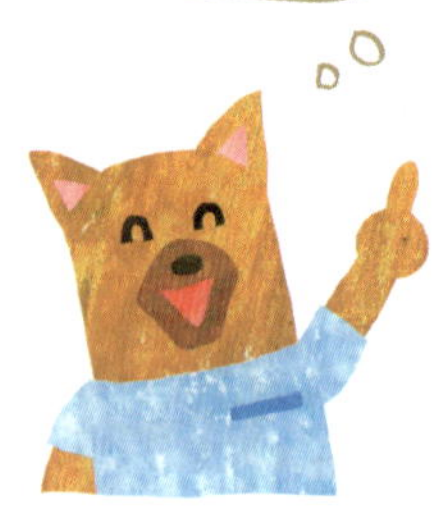

腫瘍血管と転移

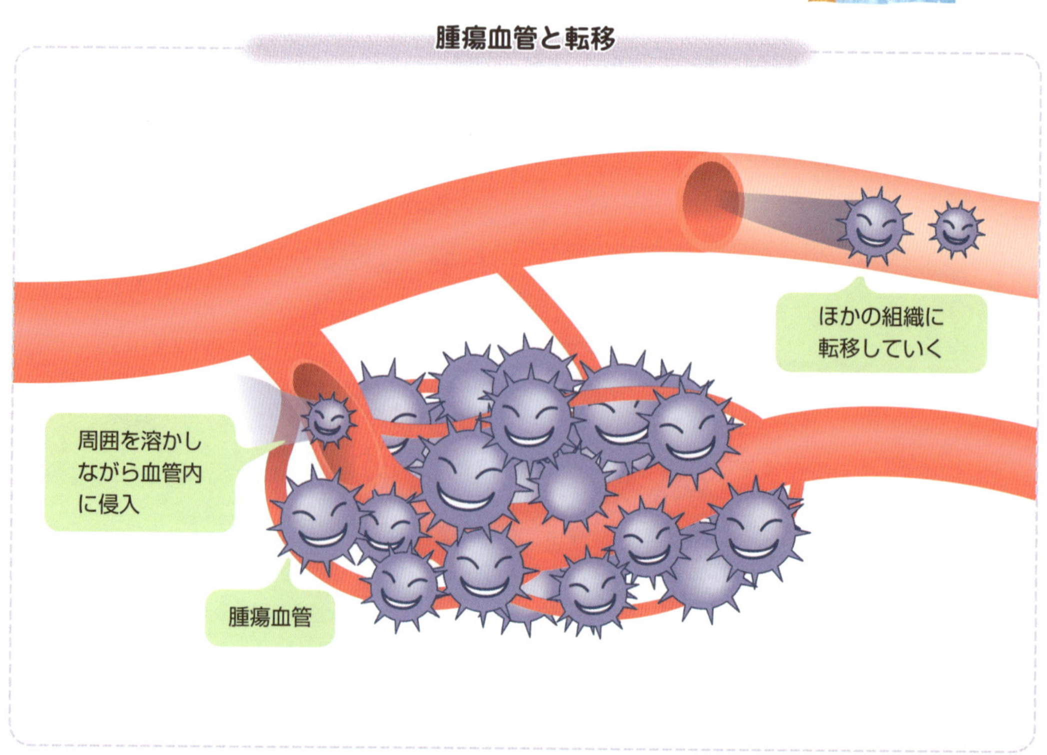

ソラフェニブの働き

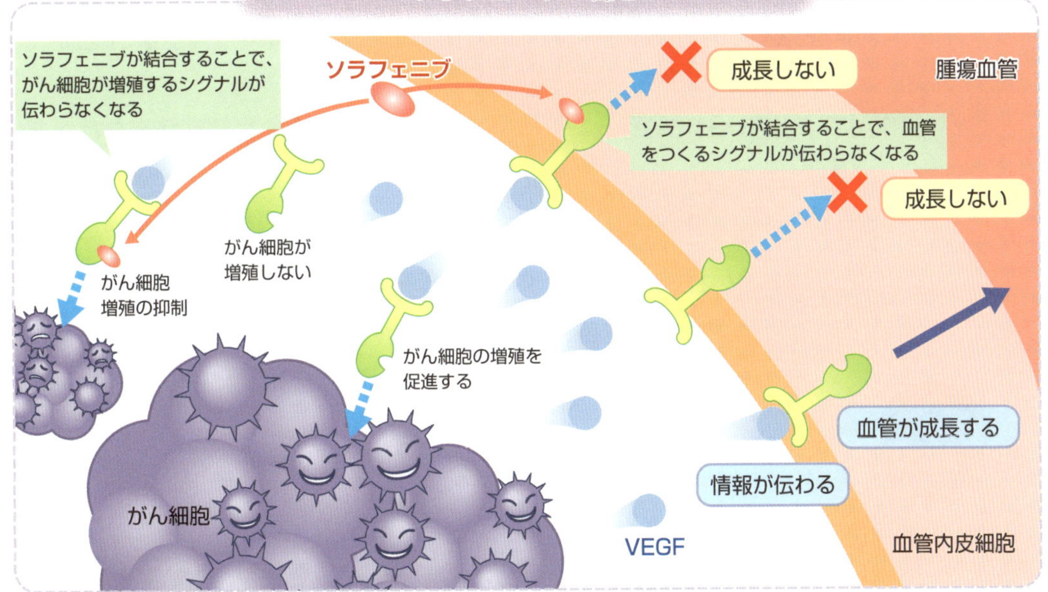

がんは、腫瘍血管をつくるために血管内皮成長因子（VEGF）という蛋白質を指令として出して、自らの栄養を得るために新しい血管（腫瘍血管）をつくりながら増殖しています。ソラフェニブは、このVEGFの指令が伝わらなくなるように働きかけます。

column 手足症候群には早めの対処と予防策を

手足症候群とは、抗がん剤によって手や足の皮膚の細胞が障害されることで起こる副作用（➔ PART4「皮膚障害」p187も参照）のことです。

手足症候群は、手掌（しゅしょう）や足底の圧力がかかる部分に紅斑（こうはん）・角化が出現し、しだいに疼痛（とうつう）を伴うようになります。重症化すると、歩行困難になったり、物がつかめなくなったりして患者さんのQOLが著しく低下します。予防と早めの対処により、苦痛の軽減をはかる必要があります。

手足症候群の症状を抑えるための予防策

① 物理的刺激を避ける	手足に圧力がかかる運動を避ける
	軟らかい靴底の靴をはく
	木綿の靴下・手袋を着用する
	炊事、水仕事のときにはゴム手袋を用いる
② 保湿する	尿素含有製剤、ヘパリン類似物質、ビタミン含有軟膏（ビタミンA、ビタミンE）、白色ワセリンなど、保湿クリームを塗り、皮膚の乾燥を避ける。保湿クリームは、入浴後に角質がふやけた状態で塗り、水分を閉じ込める
③ 熱刺激を避ける	熱い風呂やシャワーを避ける

ソラフェニブ療法に伴う副作用

ソラフェニブ療法を行うとき高頻度にみられるのは、手足症候群や皮膚症状、高血圧、疲労、下痢（げり）、悪心（おしん）・嘔吐（おうと）などです。

重篤（じゅうとく）な副作用には出血、消化管穿孔（せんこう）、肝機能障害、腎機能障害、間質性肺炎などがあります。

これらの症状の多くは、適切な対処や治療薬の減量によって対応が可能です。

ソラフェニブ治療で起こる主な副作用

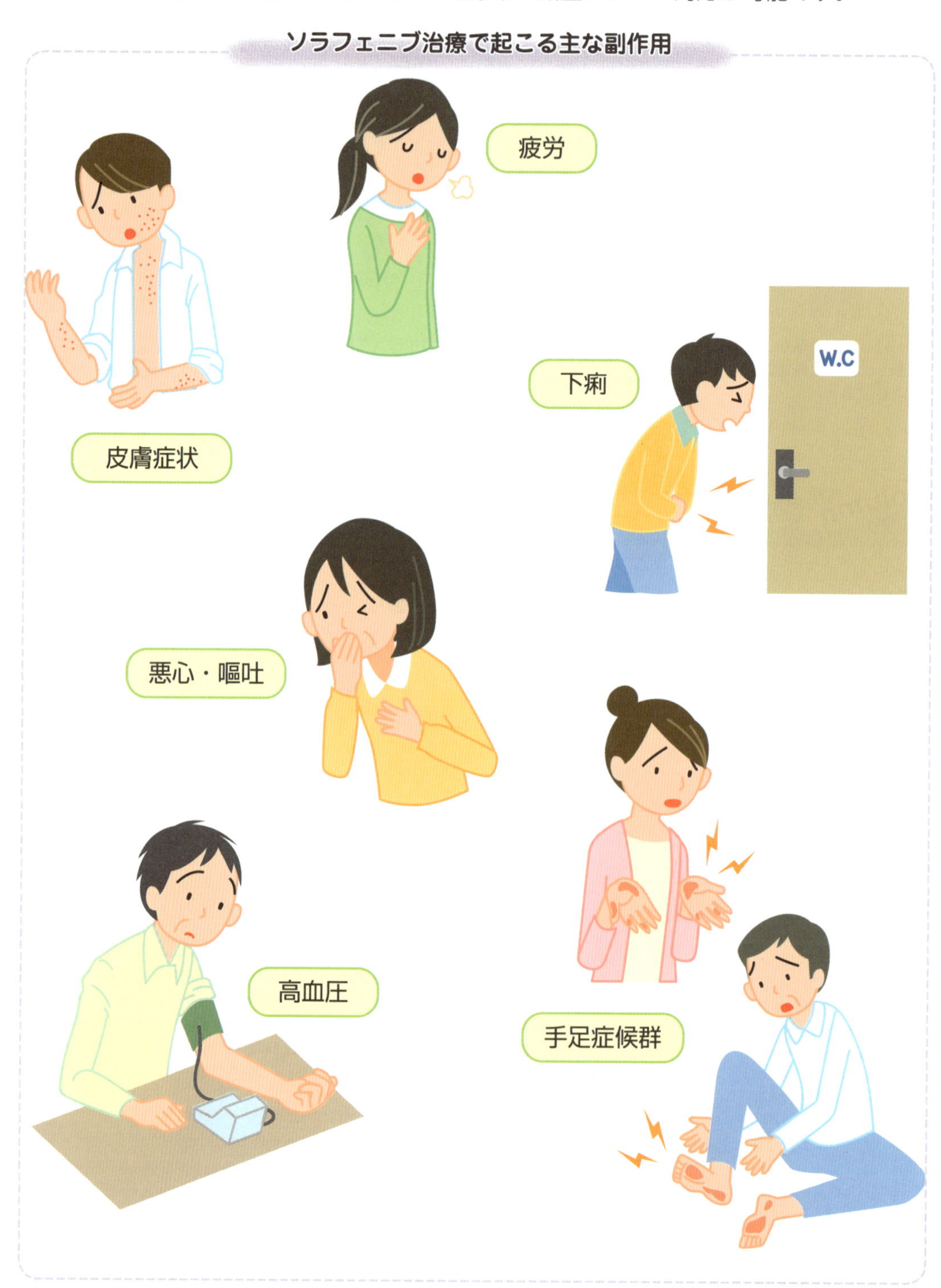

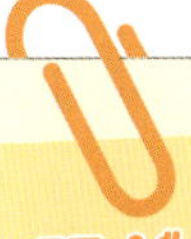

肝がん患者50歳代の男性Bさんの事例

- □職　業：塗装工
- □家族構成：妻（専業主婦）と2人暮らし
- □既往歴：20歳代にB型肝炎、2年前に急性出血性胃潰瘍（かいよう）のため入院治療
- □現在の病歴：胃部不快と黒色便があり近医を受診。胃静脈瘤（りゅう）と診断され、内視鏡的静脈瘤結紮（けっさつ）術を実施。その際に撮ったCTにて肝細胞がんと診断された
- □症　状：左腰痛と左足の感覚異常がある
- □病　状：多数の肝内転移、C型肝炎、骨転移がある。肝細胞がんのステージC、肝機能Child-pugh A
- □治　療：ソラフィニブによる全身化学療法

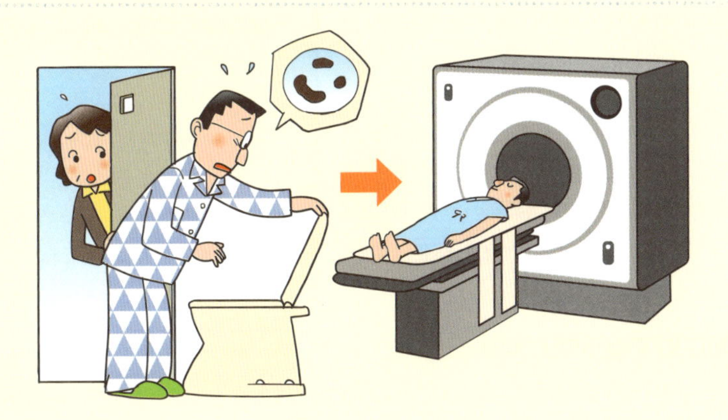

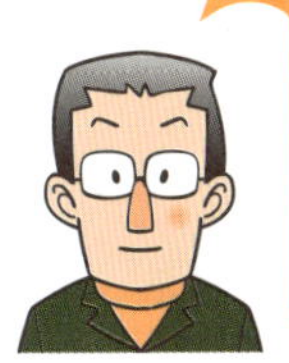

患者自身が認識している病状

肝臓がんで、それが骨にまで転移しているらしい。見つかった時点で、手術や塞栓（そくせん）術などの対象ではなく、唯一できる治療は内服の抗がん剤治療と聞いた。信じられないけど、それにかけるしかない。治療してどんなふうになるかイメージがつかないけど、なんとかなると思っている。

家族（妻）が認識している病状

信じられない。これから、どうなるのか心配だけど、唯一の治療にかけるしかない。頑張ってほしい。

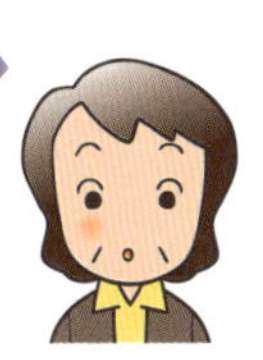

看護アセスメント

Bさんは、肝臓がんの骨転移による痛みを抱えながら、ソラフェニブによる全身化学療法を行うことになります。

まずは疼痛緩和に向けた援助を優先して行い、治療に伴って生じる症状の観察と、患者さんのセルフモニタリングおよびセルフケアに向けた支援が必要です。

■セルフモニタリングとセルフケア

ソラフェニブによって起こりやすい副作用には、出血と高血圧、消化器症状、手足症候群があります。

Bさんには、出血性胃潰瘍の既応があることから胃潰瘍の悪化、それに伴う出血の観察が重要となります。

また、この治療は外来で継続して行われることから、Bさんが自ら率先して副作用症状を観察し、異常があった場合には速やかに対処できることが求められます。

■患者教育

消化器症状の観察と出血時の対処、血圧値の定期的な測定（1日1回、一定時刻での測定）・記録、血圧上昇時の対処方法について教育し、Bさんと妻が不安・疑問を解決しながら在宅療養に移行できるように関わる必要があります。また、肝臓に負担をかけない日常生活についても確認しておくとよいでしょう。

肝臓に負担をかけない日常生活

* 食べ物は、バランスよくとること
* お酒はなるべく控える
* ストレスをためない
* 食後は、しばらく横になる
* 運動は控えなくてもよいが、負担になり過ぎないように行う

■皮膚障害に対する予防と対処法要

また、手足症候群の出現によって、Bさんは塗装工という職業継続に支障をきたすことが予想されます。物理的刺激を避ける、保湿する、熱刺激を避けるなど皮膚障害（➔p187）の予防的ケアと症状出現時の対処法などに関する情報をていねいに提供する必要があります。がん告知に動揺しながらも、唯一の治療法に期待し立ち向かおうとしているBさんと妻が、治療に関する知識を得て外来通院での治療に移行できるよう、教育的・支持的に看護する必要があります。

看護目標

- 左腰の痛みが緩和され、安全・安楽に過ごすことができる。
- ソラフェニブの副作用の発現時期を知り、予防ケアが実施できる。
- ソラフェニブによる重篤な副作用について知り、緊急対応すべき症状がわかる。

大腸がん

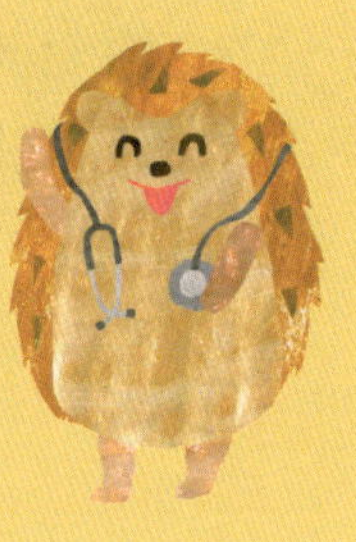

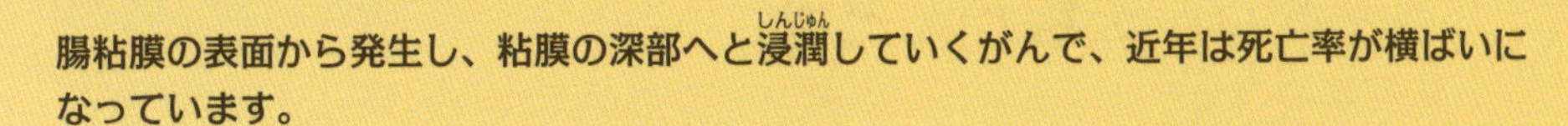

腸粘膜の表面から発生し、粘膜の深部へと浸潤(しんじゅん)していくがんで、近年は死亡率が横ばいになっています。

大腸の構造と機能

水・電解質の吸収や、糞便の形成が行われる

大腸は盲腸、結腸、直腸から構成されています。大腸壁は粘膜、粘膜下層、筋層と漿膜(しょうまく)から構成され、粘膜には絨毛(じゅうもう)がなく、腸腺が開いています。

大腸では、水と電解質の吸収、糞便の形成が行われています。

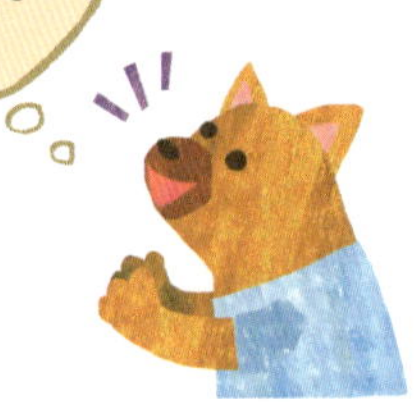

各種がんの、「罹患率」「死亡数」については、p72も参照してください。

大腸がんの統計

大腸がんの死亡率は、上昇傾向が続いていましたが、近年は横ばいになっています。

大腸の構造

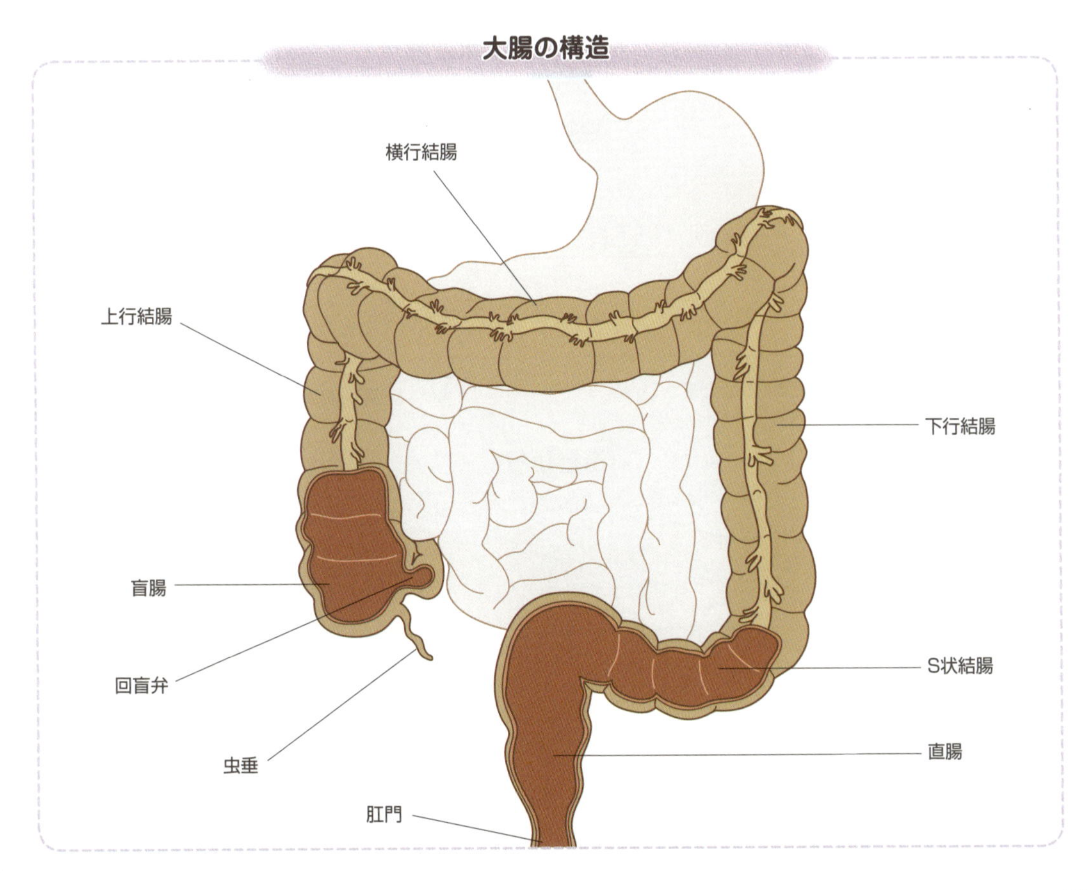

平成 27 年度（2015 年）、がんの部位別死亡数割合で大腸がんは、男性は 12.3％で 3 位、女性は 15.1％で 1 位でした（結腸と直腸、S 状結腸移行部および直腸の悪性新生物を合わせたもの）。

大腸がんとは

腸粘膜の表面から発生し、粘膜深部へ浸潤していく

大腸がんは腸粘膜の表面から発生し、最も多い組織型は腺がんです。進行すると粘膜下層から筋層と深部へ浸潤（しんじゅん）していきます。

この進行状況（深達度）によって早期がんと進行がんに分けられます。

大腸がんの症状

血便、便通障害などがあるが、がんが進行しないと現れないこともある

大腸がんの症状としては、血便のほか、便が細くなったり、便が残った感じなどの便通障害、便秘、貧血やおなかの張り感や腹痛などがあります。

これらの症状は、がんが進行しないと現れないことがあります。大腸がんの早期発見には、便に血液が混ざっているかを調べる便潜血（せんけつ）検査が有効で、大腸がんのがん検診では便潜血反応が実施されています。

大腸がんの進行度（深達度）

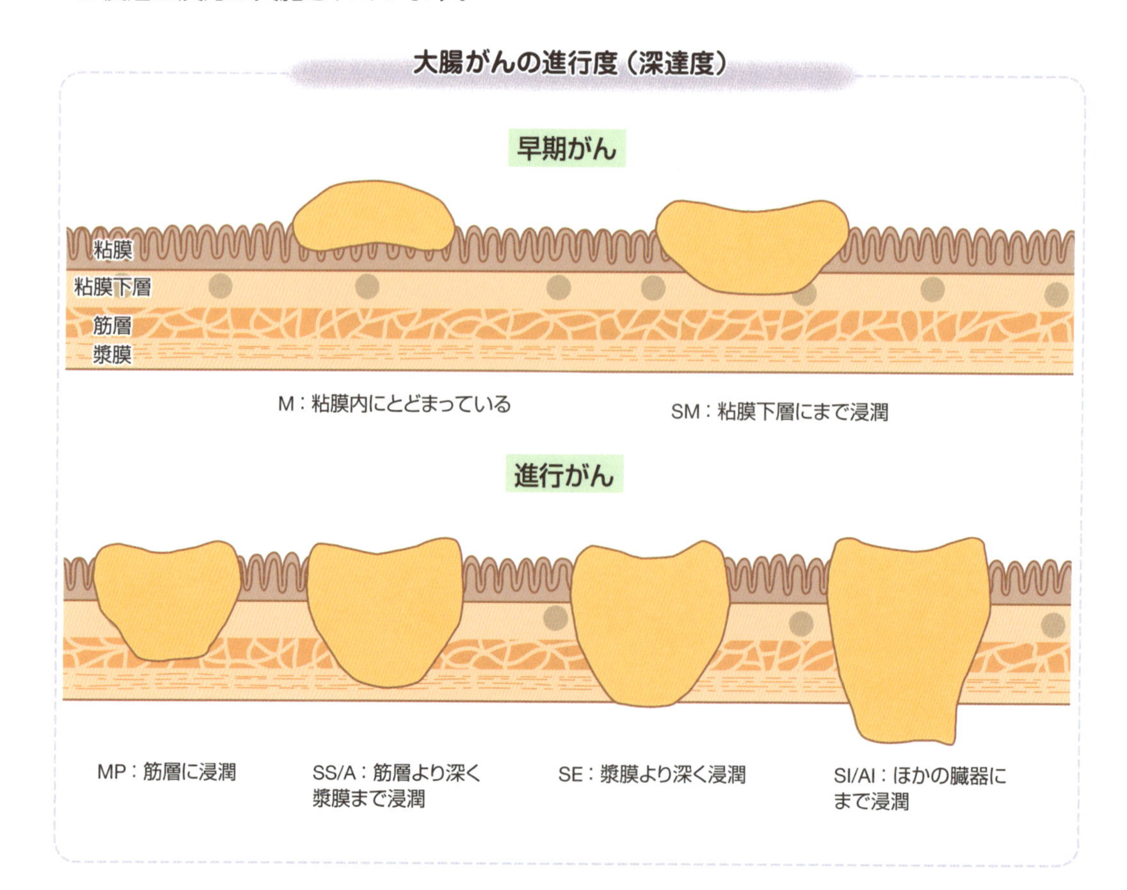

大腸がんの診断

がんの発生部位、深さ、転移などによる広がり、がん細胞の特徴などを調べる

がんがある部位や深さ（局所）と転移などのがんの広がり（全身）、がん細胞の特徴を調べます。

大腸内視鏡検査と注腸造影検査では、がんの部位、大きさ、深さ、腸の狭窄（きょうさく）の有無、がん細胞（組織）などを調べます。さらに、CT、MRI、超音波検査やPET検査で、がんの転移や周囲の臓器への広がり（浸潤）を調べます。

CEAとCA19-9の腫瘍（しゅよう）マーカーは、画像診断とあわせてみていきます。

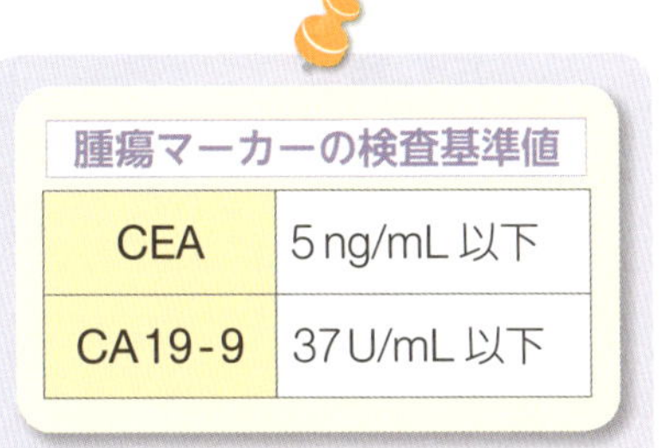

腫瘍マーカーの検査基準値

CEA	5 ng/mL 以下
CA19-9	37 U/mL 以下

検査方法によって基準値が変わることがありますので、受診機関で確認してください。

大腸がんの病期分類

UICC-TNM分類を用いて、Stage（ステージ：病期）0期～Ⅳ期に分類される

大腸がんの進行の程度は、がん（原発層）の深さ(T)、リンパ節への転移(N)、遠隔転移(M)に分けた「UICC-TNM分類」（下の表1）を用いて、Stage(ステージ：病期)0期からⅣ期に分類（次ページの表2）されます。

UICC-TNM分類（表1）

T-原発腫瘍	TX	原発腫瘍の評価が不可能
	T0	原発腫瘍を認めない
	Tis	上皮内がん
	T1	粘膜下層に浸潤する
	T2	固有筋層に浸潤する
	T3	漿膜（しょうまく）下層または腹膜被膜のない傍結腸あるいは、傍直腸組織に浸潤
	T4a	腹膜への浸潤
	T4b	直接他臓器または他組織に浸潤
N-所属リンパ節	NX	所属リンパ節転移の評価が不可能
	N0	所属リンパ節転移なし
	N1a	1個の所属リンパ節転移
	N1b	2～3個の所属リンパ節転移
	N1c	所属リンパ節転移はないが、漿膜下層、腸間膜、腹膜に覆われていない周囲組織に腫瘍を認める
	N2a	4～6個の所属リンパ節転移
	N2b	7個以上の所属リンパ節転移
M-遠隔転移	MX	遠隔転移の評価が不可能
	M0	遠隔転移なし
	M1a	1臓器に遠隔転移あり
	M1b	2臓器以上の遠隔転移または腹膜播種

国立がん研究センター内科レジデント編集：がん診療レジデントマニュアル第7版、2016年発行より引用

Stage分類（表2）

0期	Tis	N0	M0
Ⅰ期	T1 / T2	N0	M0
ⅡA期	T3	N0	M0
ⅡB期	T4a	N0	M0
ⅡC期	T4b	N0	M0
ⅢA期	T1 / T2	N1	M0
ⅢB期	T3 / T4a	N1	M0
	T2 / T3	N2a	M0
	T1 / T2	N2b	M0
ⅢC期	T4a	N2a	M0
	T3 / T4a	N2b	M0
	T4b	N1 / N2	M0
Ⅳa期	anyT	anyN	M1a
Ⅳb期	anyT	anyN	M1b

国立がん研究センター内科レジデント編集：がん診療レジデントマニュアル第7版、2016年発行より引用

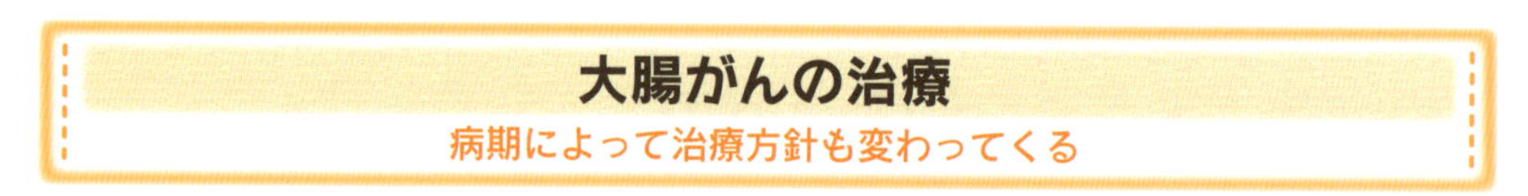

大腸がんの治療

病期によって治療方針も変わってくる

Stage 0 期からⅢ期の治療には、内視鏡的治療、手術療法、手術療法と術後補助化学

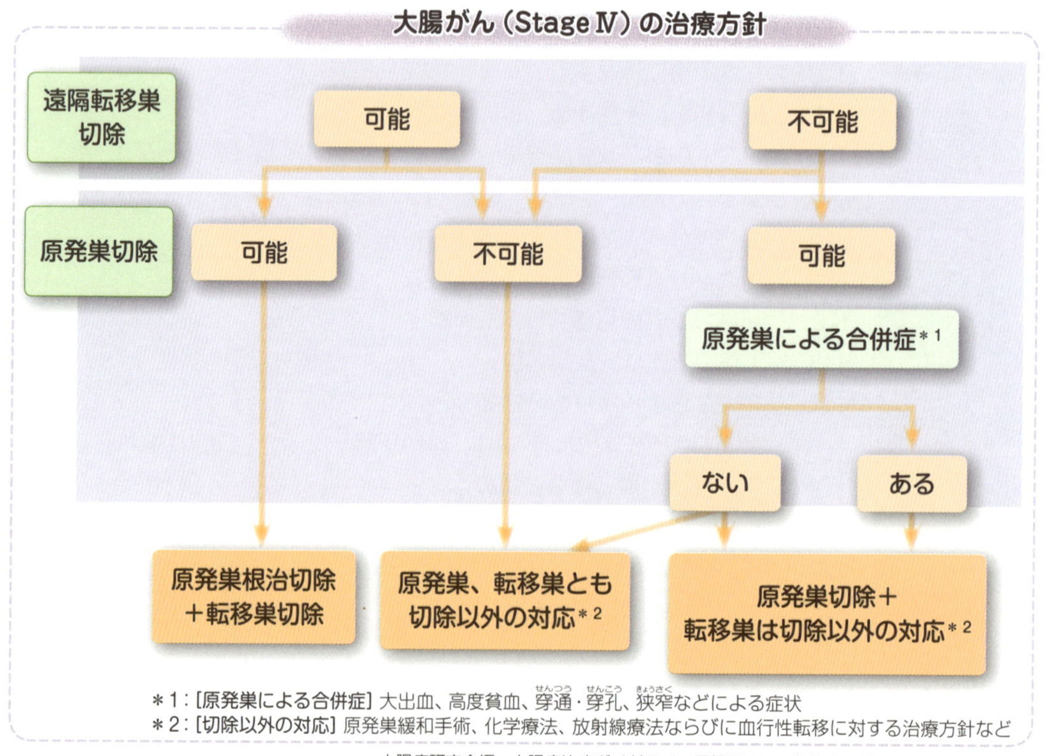

大腸癌研究会編：大腸癌治療ガイドライン医師用2016年版より引用、および一部改編

療法を組み合わせた治療があります。術後補助化学療法は、Stage Ⅲ期の結腸がんの術後に行われ、再発を抑えることを目的としています。

Stage Ⅳ期と再発の治療は、がんの全身への広がりや、原発巣や転移巣の切除が可能か不可能かで変わります。

切除不能進行再発大腸がんの化学療法

切除不能進行再発大腸がんには化学療法を行う

分子標的治療薬のベバシズマブ（アバスチン®）、セツキシマブ（アービタックス®）、パニツムマブ(ベクティビックス®)や、ラムシルマブ（サイラムザ®）の登場などにより、生存期間の延長など治療効果がみられるようになりました。

はじめに選択する一次治療には、薬の組み合わせによって複数のパターンがあります。一次治療で効果がみられなくなったときは、二次治療としてほかの組み合わせの治療が選択されます。

大腸がんで選択される治療法

- FOLFOX療法(5-FU＋レボホリナート＋オキサリプラチン）±分子標的治療薬
- CapeOX療法（カペシタビン＋レボホリナート＋オキサリプラチン）±分子標的治療薬
- FOLFIRI療法(5-FU＋レボホリナート＋イリノテカン）±分子標的治療薬
- 5-FU＋レボホリナート療法±分子標的治療薬

＊セツキシマブとパニツムマブの薬は、大腸がんの組織検査でKRAS野生型という遺伝子変異がない場合に使用される。

以前に比べると、化学療法薬はかなり進歩しました。

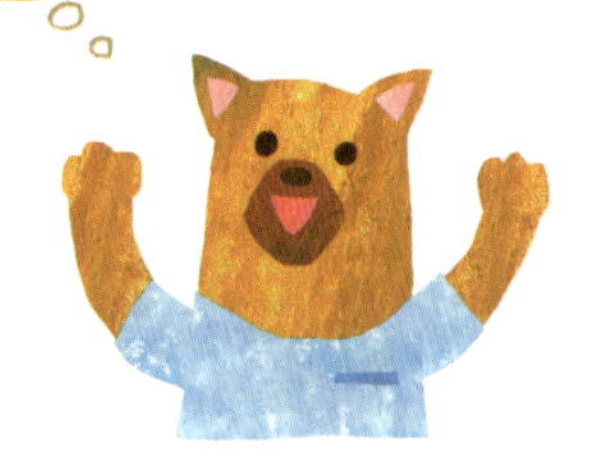

大腸がん患者 40 歳代の女性 C さんの事例

□**職　業**：ピアノ講師

□**家族構成**：夫（40 歳代）と 2 人暮らし

［キーパーソン］夫

□**既往歴**：なし

□**現在の病歴**：大腸がん、転移性肝臓がん

□**症　状**：市販の緩下剤(かんげ)を服用しても排便がうまく出ないことが気になり、市で行っているがん検診をはじめて受けた。その結果、便潜血(せんけつ)陽性と返事があってクリニックを受診した

クリニックでは、大腸内視鏡検査で組織をとって調べた結果、大腸がんで手術が必要と診断された。家から近い病院を紹介してもらい、注腸造影検査、CT、PET-CT などの検査を行い、リンパ節転移と肝臓への複数個の転移が発見された

□**病　状**：切除不能な進行大腸がん（Stage Ⅳ期）。組織型は腺がん。がんは漿膜(しょうまく)を越えて浸潤(しんじゅん)している SE。リンパ節転移と、肝臓に 5 か所の転移がある。自覚症状は便秘があり、緩下剤でコントロールできている

□**治　療**：転移巣の切除ができないため全身治療の化学療法が適応となる

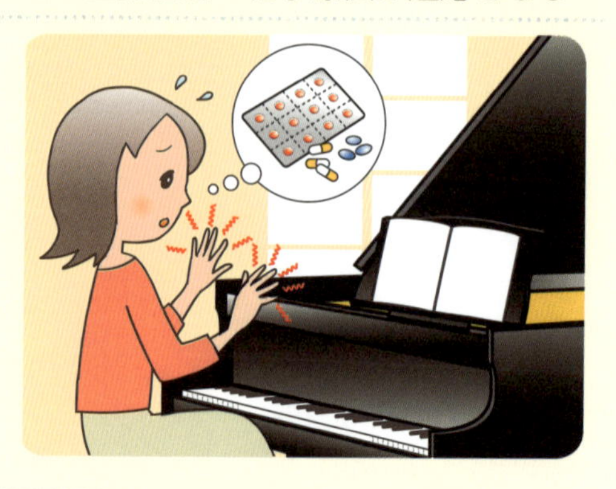

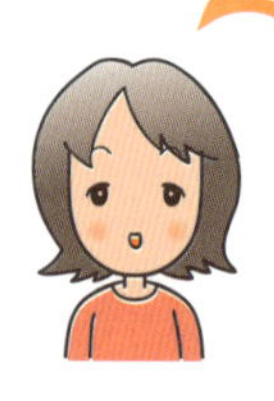

患者自身が認識している病状

　大腸がんで、リンパ節と肝臓に転移をしているといわれた。転移は、肝臓に 1 つではなく 5 つあるので手術で取れないこと、また、抗がん剤の点滴を継続し続けることを聞いた。副作用で、手先のしびれが出る抗がん剤があるらしい。ピアノを教えることは続けたいので、手先がしびれるのは困る。次の外来日までに、点滴の方法を決めることになっている。

家族（夫）が認識している病状

ほとんど病気をしたことがなかった妻なので、こんな大きな病気で、治らないことに驚いている。できる限りの治療をさせたい。

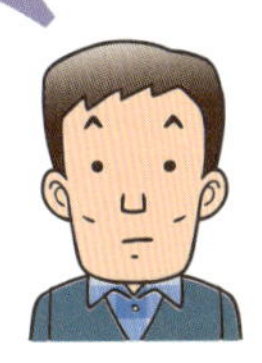

看護アセスメント

Cさんの病状はStage Ⅳ期で、手術では肝臓の転移巣を切除できないため、全身化学療法の適応です。

切除不能の進行再発大腸がんの患者さんで、化学療法を受けた患者さんの生存期間中央値は、約2年といわれています。分子標的薬や抗がん剤の組み合わせを変えた治療法（レジメン）を繰り返し受けることで、生存期間の延長がみられています。

■セルフケアとADL

Cさんは、手のしびれ（末梢（まっしょう）神経障害）はピアノの教師を続けるうえで困るなど、副作用を生活の中の問題として考えています。

ほかの治療法についても説明を受けたうえで、自分で治療を決めることは、大きな出来事や問題に直面したときに乗り越える力となり、Cさん自身が行う副作用のセルフケアや、日常生活や社会生活の変更や工夫にとつながります。

ADL：Activities of Daily Living
日常生活動作のことです。

■意思決定への支援

看護師は、Cさんが正しい情報をもって治療の意思決定ができるように支援することが大切です。Cさんが判断をできる状況であるかをアセスメントしながら情報を伝えるタイミング・内容・量を考えて提供していきましょう。

看護目標

- Cさんが自分で治療方法の意思決定ができる。
- Cさんと夫が、医療者に不安や疑問などを表出できるようなコミュニケーションがとれる。
- Cさんと夫が、治療方法の予測される副作用と、副作用に対するケアを理解できる。
- Cさんと夫が、治療による日常生活と社会生活への影響や不安、疑問などについて、具体的に考えられる。

胃がん

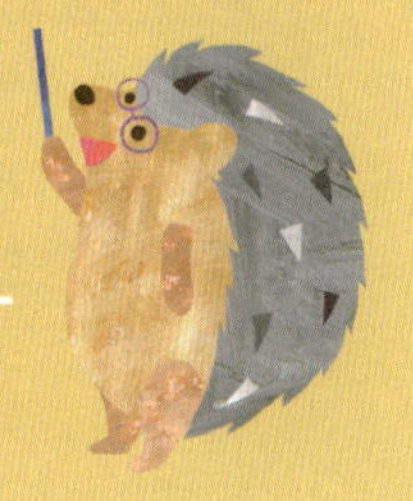

胃粘膜で発生し、漿膜に向かって進行するがんです。早期胃がん、進行胃がんに大きく分けられます。

胃の構造と機能

食べた物を消化し、栄養素の分解・吸収を行って十二指腸に送り出す

胃は横隔膜のすぐ下にあり、胃壁は粘膜、粘膜下層、固有筋層と漿膜の４層からなっています。その固有筋層には３層（縦走筋層､輪状筋層､斜走筋層）の平滑筋があります。

胃では、食べた物を貯蔵して消化するとともに、撹拌した物を十二指腸に送り出すこと、胃液の分泌によって蛋白質などを分解すること、ビタミンB12を吸収することなどを行っています。

胃がんとは

胃の粘膜で発生し、漿膜に向かって進行するがん

胃がんは胃粘膜から発生し、胃壁の粘膜から漿膜に向かって進行します。最も多い組織型は腺がんです。がんの進行によって、がんが粘膜層にとどまっているものを早期胃がん、固有筋層に達しているものを進行胃がんと呼びます。筋層まで達していると転移しやすくなるために、分けて表現しています。

胃の構造

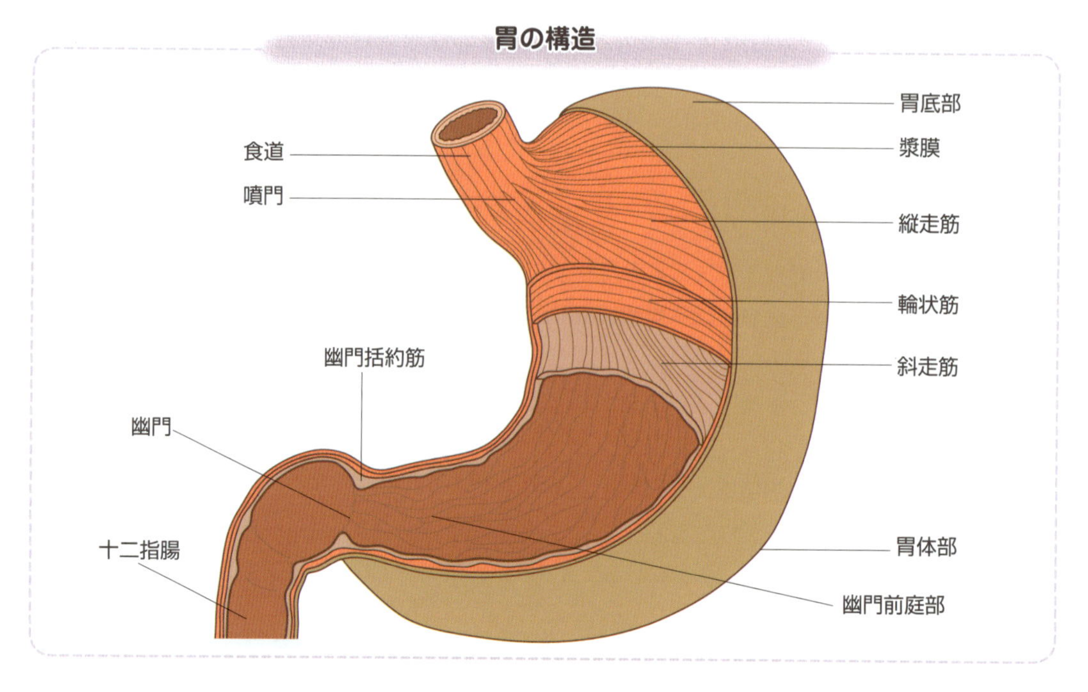

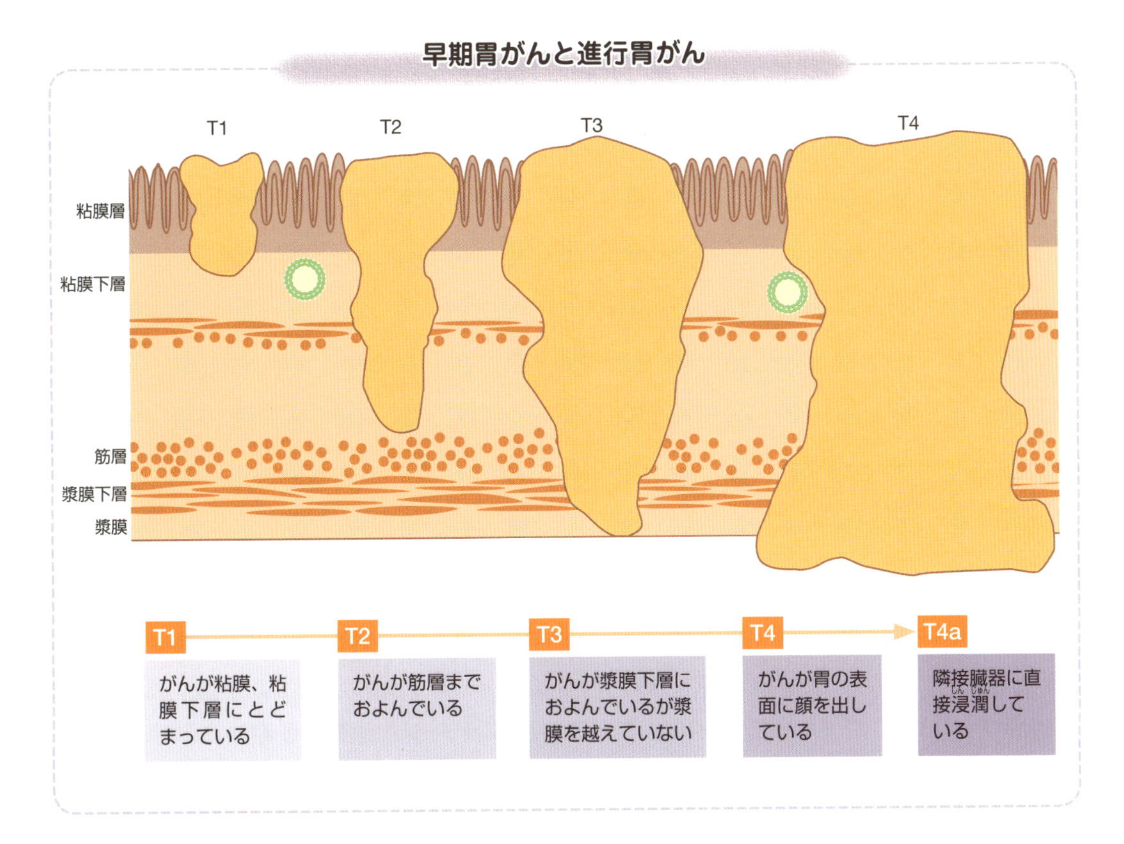

胃がんの統計

胃がんの死亡率は、食生活の変化、検査による早期発見などによって低下傾向が続いています。

平成 27 年 (2015 年)、がんの部位別死亡数割合で胃がんは、男性は 13.6% で 2 位、女性は 10.2% で 4 位でした（各種がんの「罹患率」「死亡数」についてはp72も参照）。

胃がんの症状

早期では、ほとんど症状が現れない

胃がんの症状には腹部の不快感、心窩部痛、腹部膨満感、食欲不振、胸やけ、吐き気などがあります。しかし、早期胃がんでは症状のないことが多いです。

がんの進行に伴い、体重減少、倦怠感や背部痛などが現れることがあります。胃がんで潰瘍を形成している場合は、胃潰瘍の症状も現れます。

胃がんの進行に伴い現れる症状
上腹部の
不快感や痛み
体重減少
食欲不振
吐き気

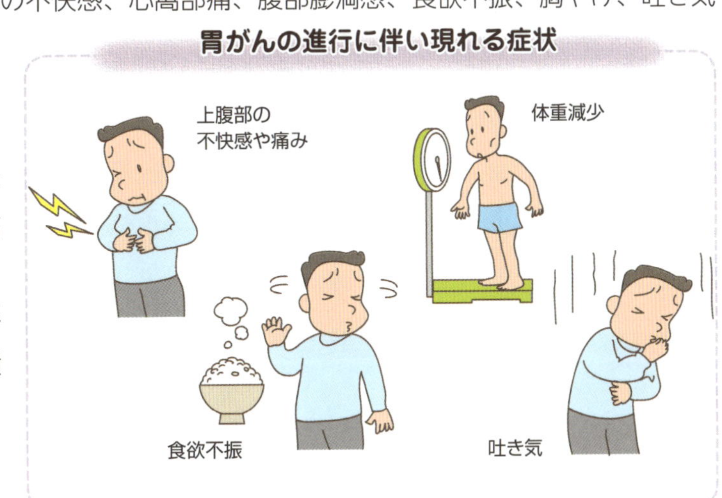

胃がんの診断

上部消化管内視鏡、X線造影検査などによって診断される

診断に必要な検査は、病理診断などを行う上部消化管内視鏡とX線造影検査、また転移、浸潤などがんの広がりを調べるためにCT検査などを行います。

腫瘍マーカーはCEAとCA19-9の上昇を指標とします。

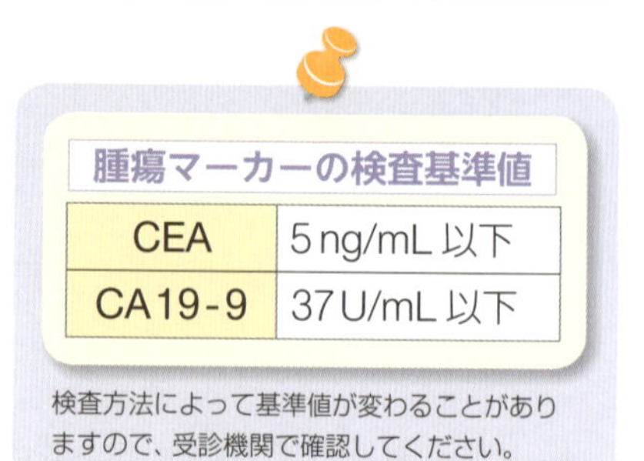

腫瘍マーカーの検査基準値

CEA	5 ng/mL 以下
CA19-9	37 U/mL 以下

検査方法によって基準値が変わることがありますので、受診機関で確認してください。

胃がんの病期分類

UICC-TNM分類を用いて、Stage（ステージ：病期）0期～Ⅳ期に分類される

胃がんの進行の程度は、がん（原発巣）が胃の内側の粘膜層から外側の漿膜にどのくらい達しているのかの深さ(T)、胃の周囲の所属リンパ節の転移状況(N)と遠隔転移(M)に分けた「UICC-TNM分類」を用いて、Stage(ステージ：病期）0期からⅣ期に分類されます。

UICC-TNM分類（表1）

T-原発腫瘍	TX		原発腫瘍の評価が不可能
	T0		原発腫瘍を認めない
	Tis		上皮内がん：粘膜固有層に浸潤していない
	T1		粘膜固有層または粘膜下層に浸潤する
	T2	T2	固有筋層または漿膜下層に浸潤する
		T2a	固有筋層に浸潤する
		T2b	漿膜下層に浸潤する
	T3		漿膜（臓側腹膜）に浸潤しているが、隣接臓器にまで浸潤していない
	T4		隣接臓器にまで直接浸潤している
N-所属リンパ節	NX		所属リンパ節転移の評価が不可能
	N0		所属リンパ節転移なし
	N1		1～6個の所属リンパ節転移
	N2		7～15個の所属リンパ節転移
	N3		16個以上の所属リンパ節転移
M-遠隔転移	MX		遠隔転移の評価が不可能
	M0		遠隔転移なし
	M1		遠隔転移あり

国立がん研究センター内科レジデント編：がん診療レジデントマニュアル第5版、医学書院、より引用

Stage分類（表2）

	N0	N1	N2	N3	M1
T1a（M）,T1b（SM）	ⅠA	ⅠB	ⅡA	ⅡB	Ⅳ
T2（MP）	ⅠB	ⅡA	ⅡB	ⅢA	
T3（SS）	ⅡA	ⅡB	ⅢA	ⅢB	
T4a（SE）	ⅡB	ⅢA	ⅢB	ⅢC	
T4b（SI）	ⅢB	ⅢB	ⅢC	ⅢC	

N1：領域リンパ節（No.1〜12,14v）の転移個数が、1〜2個、N2：3〜6個、N3：7個以上
M1：領域リンパ節以外の転移がある（CY1も含む）

日本胃癌学会編：胃癌治療ガイドライン医師用第4版、2014年5月改訂　http://www.igca.ip/g-uideline.html より引用

胃がんの治療

胃がんの治療は、Stage分類の病期によって決めていく

治療の選択は、がんの進行の程度（病期）によって行われます。

内視鏡的治療

がんの大きさが2㎝以下で粘膜にとどまっている場合や、転移の可能性がない場合には、内視鏡的粘膜切除術などの適応となります。

日常治療で推奨される進行度別治療法の適応

	N0	N1（1〜2個）	N2（3〜6個）	N3（7個以上）
T1a（M）	ⅠA ESD/EMR 縮小手術	ⅠB 定型手術	ⅡA 定型手術	ⅡB 定型手術
T1b（SM）	ⅠA 縮小手術			
T2（MP）	ⅠB 定型手術	ⅡB 定型手術 補助化学療法	ⅡB 定型手術 補助化学療法	ⅢB 定型手術＋合併切除 補助化学療法
T3（SS）	ⅡA 定型手術	ⅡB 定型手術 補助化学療法	ⅡB 定型手術 補助化学療法	ⅢB 定型手術＋合併切除 補助化学療法
T4a（SE）	ⅡB 定型手術 補助化学療法	ⅡB 定型手術 補助化学療法	ⅡB 定型手術 補助化学療法	ⅢB 定型手術＋合併切除 補助化学療法
T4b（SI）	ⅢB 定型手術＋合併切除 補助化学療法	ⅢB 定型手術＋合併切除 補助化学療法	ⅢB 定型手術＋合併切除 補助化学療法	ⅢB 定型手術＋合併切除 補助化学療法
AnyT/N M1	Ⅳ 化学療法　放射線治療　緩和手術　対症療法			

N：転移個数をカウントする領域リンパ節は、No.1〜12,14vであり、それ以外のリンパ節転移はM1とする

日本胃癌学会編：胃癌治療ガイドライン医師用第4版、2014年5月改訂　http://www.igca.ip/g-uideline.html より引用

外科的治療

がんのある場所や進行の程度から、胃を切除（部分・全部）する範囲と周辺のリンパ節切除の範囲が決まります。

胃がんの治療では、外科的治療が最も有効です。最近は、開腹術だけでなく、腹腔鏡を用いた手術も増加しています。

胃がんの化学療法

化学療法での完全治癒は困難とされている

胃がんに対する化学療法は治癒の期待は難しく、延命や症状緩和の目的で行われます。

術後補助化学療法 (adjuvant chemotheray)

根治目的の手術を受けたStage ⅡAで所属リンパ節の転移がある患者さんからStage ⅢCの患者さんに対して、S-1の術後補助化学療法が推奨されています。

StageⅣ、切除不能進行・再発に対する化学療法

胃がんが進行すると、体重減少や栄養状態の低下から全身状態がよくない患者さんがいます。化学療法は有害反応（副作用）を伴うため、全身状態のよい患者さんに行うことがすすめられています。

StageⅣ、切除不能進行・再発で選択される治療法

●**一次治療**

S-1（またはカペシタビン）＋シスプラチン±トラスツズマブ*（ハーセプチン®）療法

●**効果が得られないときの二次治療**

ドセタキセル（タキソール®）、イリノテカン（トポテシン®）、パクリタキセル（タキソテール®）が推奨されている

*トラスツズマブは、分子標的治療薬で胃がんの組織からHER2蛋白が、陽性になったときに使用する

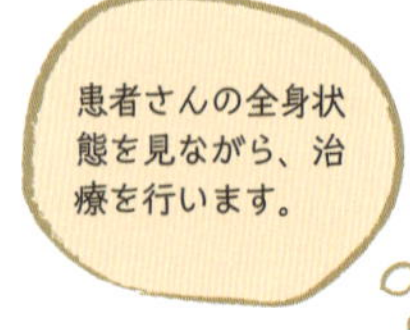

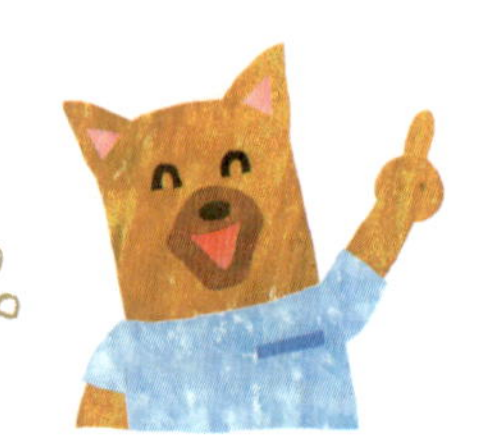

胃がん患者60歳代の男性Dさんの事例

□職　業：自営業

□家族構成：妻（60歳代）と独身の息子2人（30歳代）との4人暮らし

[キーパーソン] 妻

□既往歴：2年前に会社での健康診断（胃X線造影検査）で異常がわかり、病理検査の結果、胃がんと診断された。自覚症状はなかった。治療は手術で胃の1/3切除、リンパ節郭清（かくせい）術を受けた。そのときの病期はStage Ⅱ（T1N2M0）で、S-1を約1年間内服した

□現在の病歴：胃がんの再発、肝臓とリンパ節転移

抗がん剤S-1治療を終えた後、3か月おきに定期診察を受けていた。手術後2年が経つので、上部消化管内視鏡検査とCT検査を行った。その結果、残っている胃にがんが再発し、肝臓に3つ、腹部リンパ節に転移があることがわかった

□症　状：最近になって食欲低下、上腹部の不快感が出始めていた

□病　状：胃がんの再発。肝臓に3つ、腹部リンパ節に転移があり、がんが胃にとどまらず全身に散らばっている、Stage Ⅳである

□治　療：がんを摘出する手術は適応ではなく、治ることは難しい。抗がん剤の点滴で治療を行う

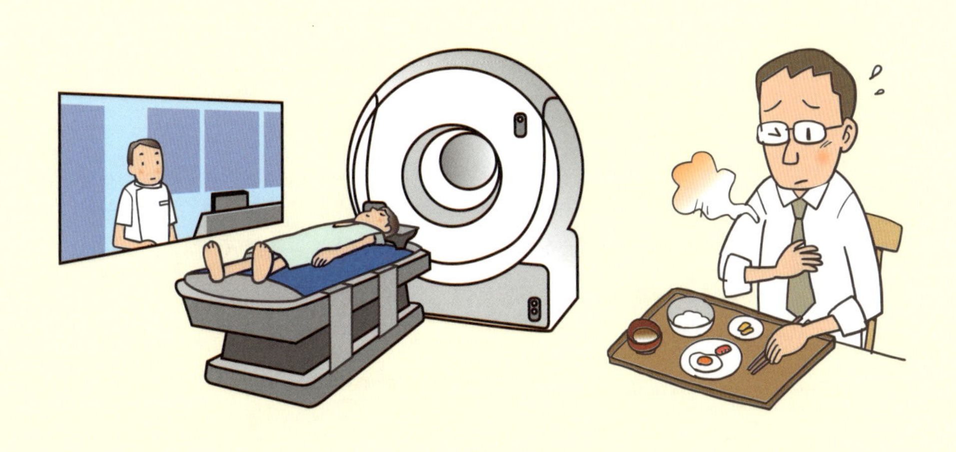

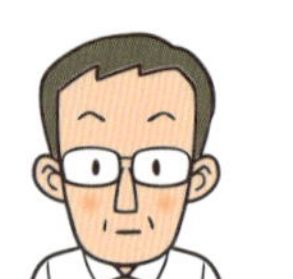

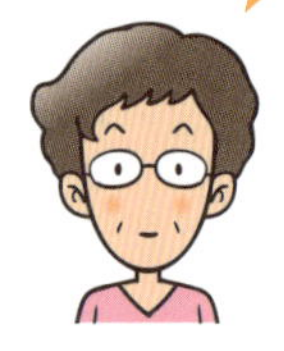

患者・家族（妻）が認識している病状

胃がんが再発して転移もしているので手術ができない。抗がん剤の点滴をしていく。手術をして２年が経つので大丈夫かと思っていたのに、ショックだ。

看護アセスメント

疾患の特徴は、肝転移がありStage Ⅳです。治療は、TS-1 ＋ CDDP（シスプラチン）療法になります。

奏功率54％、生存期間中央値は13.0か月です。抗がん剤の副作用は、消化管毒性と血液毒性の出現が高いです。

■セルフモニタリングとADL

症状は、食欲不振、口内炎、悪心・嘔吐、好中球減少、貧血です。また、CDDPの腎毒性もあります。

こうした副作用が強く出ることで、日常生活に支障をきたすことがあります。それらの副作用症状の予防と対処のセルフケア支援（肺がんにあわせる）が大切になります。

また原疾患（胃がん）と副作用の消化管毒性から低栄養になりやすく、栄養管理への看護も必要です

■精神的支援

Dさんと家族は、手術をして２年経ち、治ったかもしれないと思っていただけにショックが大きいのです。Dさんが、病状と治療を自分のこととして受け止められるように、看護師は支援します。

治療目的は生存期間の延長であるため、その人らしい日常生活・社会生活が送ることができるように、患者さんの生活状況を知って看護していきます。

ADL：Activities of Daily Living
日常生活動作のことです。

看護目標

- 患者さんが病状と治療を自分自身のことと受け入れることができる。
- 予測される副作用に対する予防対策と対処法がわかり、実施できる。
  ［例］悪心、口内炎、腎障害、感染予防、体力低下、血管外漏出
- 緊急時の対応がわかる。
- 治療を継続しながら、その人らしい生活を送ることができる。

乳がん

女性のがんにおける罹患（りかん）率第1位の乳がん。いくつかの治療法を組み合わせた集学的治療を行います。

乳がんの特徴

女性がかかるがんでは第1位

乳房のしくみ

乳房は、皮膚、皮下脂肪の層、その内側の乳腺領域、さらに脂肪組織からなり、それぞれ浅在筋膜浅層（せんざいきんまくせんそう）、浅在筋膜深層（しんそう）とで境界されています。乳腺は、10数個の腺小葉（せんしょうよう）に分かれます。乳管の末端は腺房と合わせて小葉（しょうよう）と呼ばれ、乳汁（にゅうじゅう）が作られます。

乳房がんとは

日本では、乳がんは女性のがん罹患率の第1位です。1970年代から増加し続け、30歳代後半から急激に上昇し、発症のピークは40歳代後半です。

検診受診率の低さが問題となっていて、現在、年間8万人を超える女性が乳がんに

乳房の構造

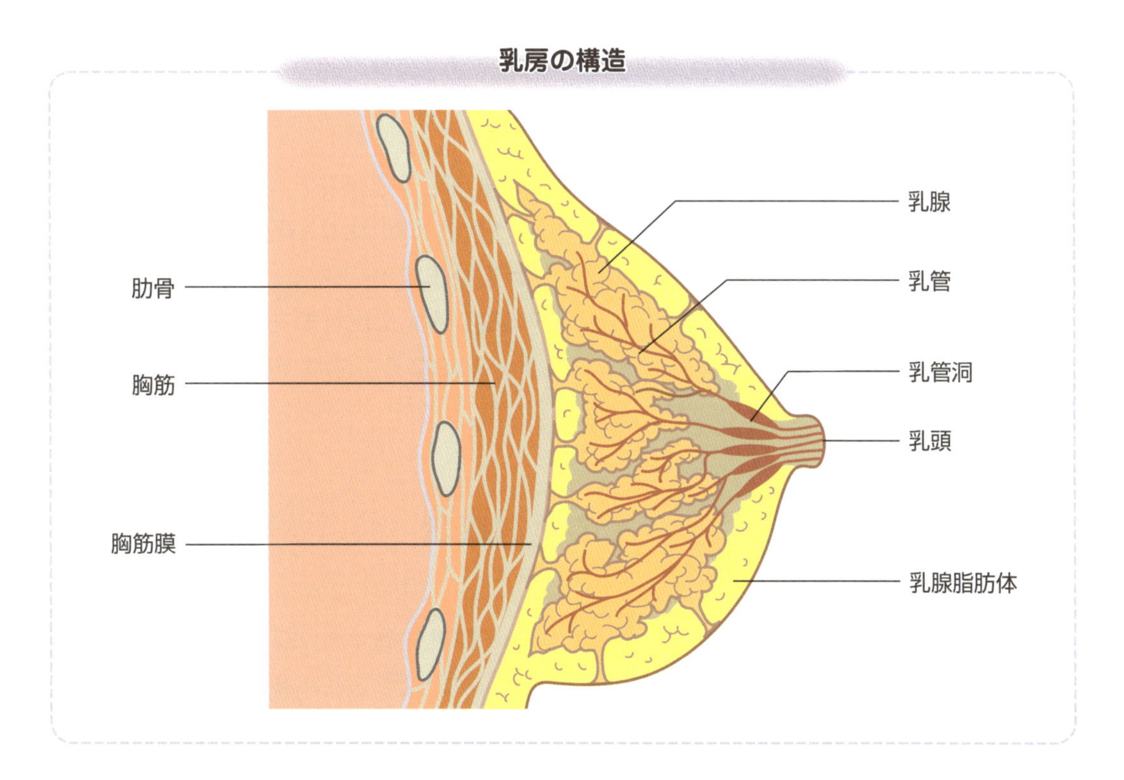

乳がんの主な発生部位と乳腺の構造

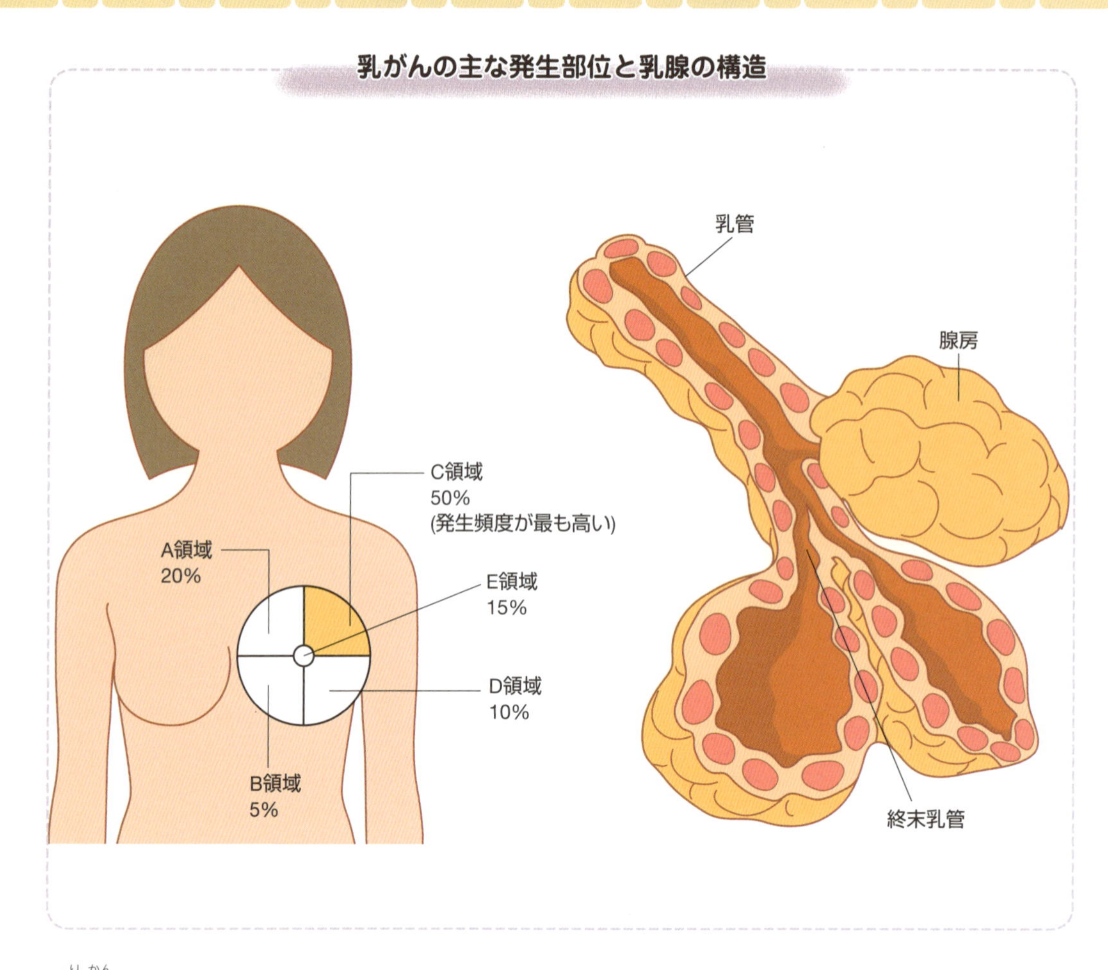

罹患（りかん）し、1万3000人が死亡しています（各種がんの「罹患率」「死亡数」についてはp72も参照）。

この年代の女性は、家事・育児、仕事や介護など、役割が多い時期であるため、個々のライフスタイルにさまざまな影響をおよぼします。

乳がんの危険因子

乳がんの危険因子とは、乳がんを発症しやすい要因という意味で、初潮年齢が早い・閉経年齢が遅い・未婚・出産経験が少ない・授乳歴がない・肥満・高脂肪食・アルコール摂取・長期の女性ホルモン補充療法などがあげられます。

家族性乳がんは、遺伝的に乳がん発症リスクの高い家系に現れます。特徴は、若年性の発症（40歳以下で発症）、左右両側ともに乳がんになる可能性が高いことです。全乳がんの5～10%存在するとされています。

乳がんの主な症状

自覚的な症状としてはしこりが代表的

自覚的には、腫瘤（しゅりゅう）（しこり）が代表的です。多くは乳房痛がありますが、その他、異常乳頭分泌、乳頭・乳輪の掻痒（そうよう）、乳房の違和感、乳房の変形などがあります。

乳がんの危険因子と主な症状

乳がんの危険因子	主な症状
●早い初潮・遅い閉経	●乳房腫瘤(しゅりゅう)
●未婚	●疼痛(とうつう)
●出産経験が少ない	●異常乳頭分泌物
●授乳歴がない	●浮腫(ふしゅ)
●肥満	●発赤(ほっせき)
●高脂肪食	●乳房の変形
●アルコール摂取	
●長期の女性ホルモン補充療法など	

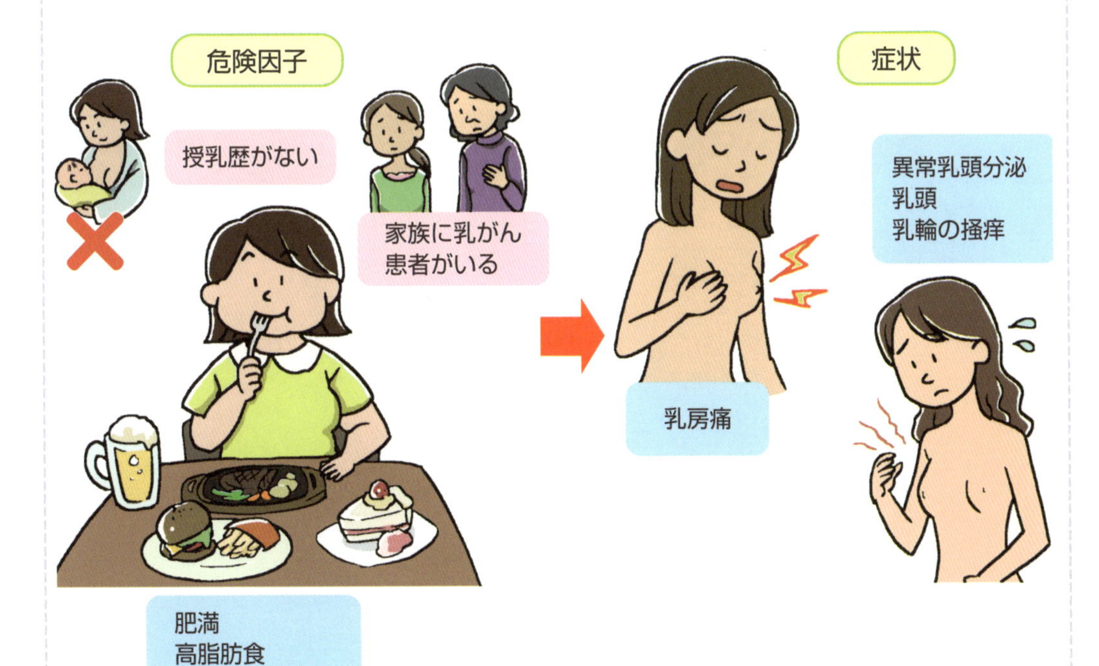

エストロゲンに曝露(ばくろ)されている時間が長いことが影響するといわれています。

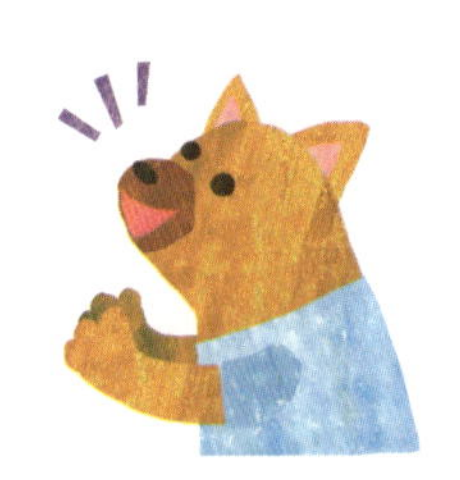

乳がんの病期分類・組織分類

UICC-TNM 分類を用いて、Stage（病期）0期～Ⅳ期に分類される

乳がんは、「UICC-TNM 分類」を用いて、Stage(ステージ：病期）0期からⅣ期に分類されます。

手術可能乳がん

Stage Ⅰ～Ⅲ A。

局所進行乳がん

Stage Ⅲ B 以上、基本的には手術不能。皮膚、胸壁への浸潤や同側鎖骨上リンパ節転移を有する症例。

再発乳がん

外科手術後に再発した乳がん。局所再発と遠隔転移再発がある。

転移性乳がん

遠隔臓器に転移した乳がん。

乳がんの病期分類

T分類（T：原発腫瘍）

		大きさ	胸壁固定	皮膚の浮腫、潰瘍、皮膚衛星結節
TX		評価不可能		
T0		原発腫瘍を認めない		
Tis		非浸潤性乳管がん、非浸潤性小葉がん、腫瘍を認めない Paget 病		
T1	T1a	腫瘍最大径が≦ 0.5cm	−	−
	T1b	腫瘍最大径が 0.5cm < ≦ 1.0cm	−	−
	T1c	腫瘍最大径が 1cm < ≦ 2.0cm	−	−
T2		腫瘍最大径が 2cm < ≦ 5.0cm	−	−
T3		腫瘍最大径が 5.0cm を超える	−	−
T4	T4a	腫瘍の大きさを問わず	＋	−
	T4b		−	＋
	T4c		＋	＋
	T4d	炎症性乳がん		

国立がん研究センター内科レジデント編：がん診療レジデントマニュアル第 7 版、医学書院、2016 年発行より引用

N分類（N：領域リンパ節）

<table>
<tr><th colspan="2" rowspan="2"></th><th colspan="2">同側腋窩（えきか）リンパ節</th><th rowspan="2">同側胸骨傍リンパ節</th><th rowspan="2">同側鎖骨下リンパ節</th><th rowspan="2">同側鎖骨上リンパ節</th></tr>
<tr><th>可動</th><th>固定（周囲組織またはリンパ節相互間）</th></tr>
<tr><td colspan="2">NX</td><td colspan="5">評価不可能</td></tr>
<tr><td colspan="2">N0</td><td>−</td><td>−</td><td>−</td><td>−</td><td>−</td></tr>
<tr><td colspan="2">N1</td><td>＋</td><td>−</td><td>−</td><td>−</td><td>−</td></tr>
<tr><td colspan="2">N2</td><td>−</td><td>＋</td><td>＋</td><td>−</td><td>−</td></tr>
<tr><td rowspan="3">N3</td><td>a</td><td>＋/−</td><td>＋/−</td><td>＋/−</td><td>＋</td><td>−</td></tr>
<tr><td>b</td><td>＋</td><td>＋</td><td>＋</td><td>−</td><td>−</td></tr>
<tr><td>c</td><td>＋/−</td><td>＋/−</td><td>＋/−</td><td>＋/−</td><td>＋</td></tr>
</table>

M分類（遠隔転移）

MX	遠隔転移を評価できない
M0	遠隔転移なし
M1	遠隔転移を認める

Stage病期

<table>
<tr><th colspan="2"></th><th>Tis</th><th>T0</th><th>T1</th><th>T2</th><th>T3</th><th>T4</th></tr>
<tr><td>N0</td><td rowspan="4">M0</td><td>0</td><td></td><td>Ⅰ</td><td>ⅡA</td><td>ⅡB</td><td rowspan="3">ⅢB</td></tr>
<tr><td>N1</td><td></td><td colspan="2">ⅡA</td><td>ⅡB</td><td>ⅢA</td></tr>
<tr><td>N2</td><td></td><td colspan="4">ⅢA</td></tr>
<tr><td>N3</td><td colspan="6">ⅢC</td></tr>
<tr><td colspan="2">M1</td><td colspan="6">Ⅳ</td></tr>
</table>

国立がん研究センター内科レジデント編：がん診療レジデントマニュアル第7版、医学書院、2016年発行より引用

臨床病期分類のイメージ

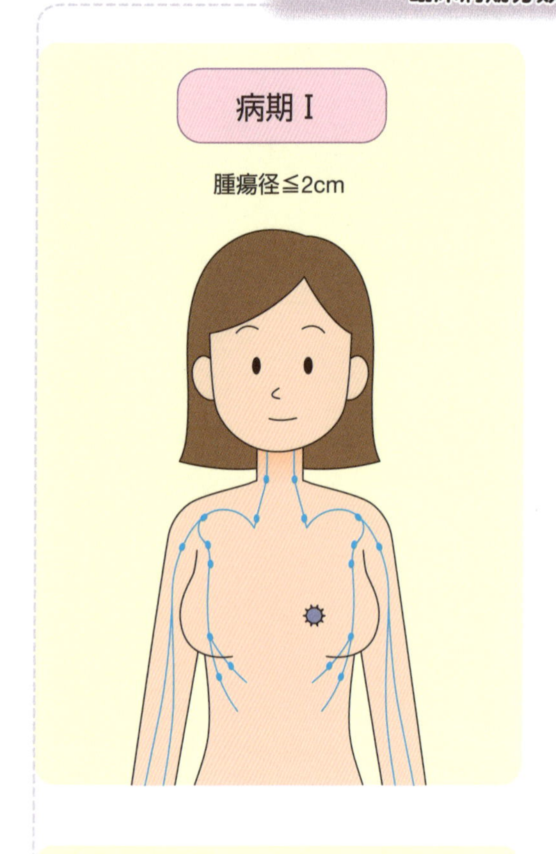

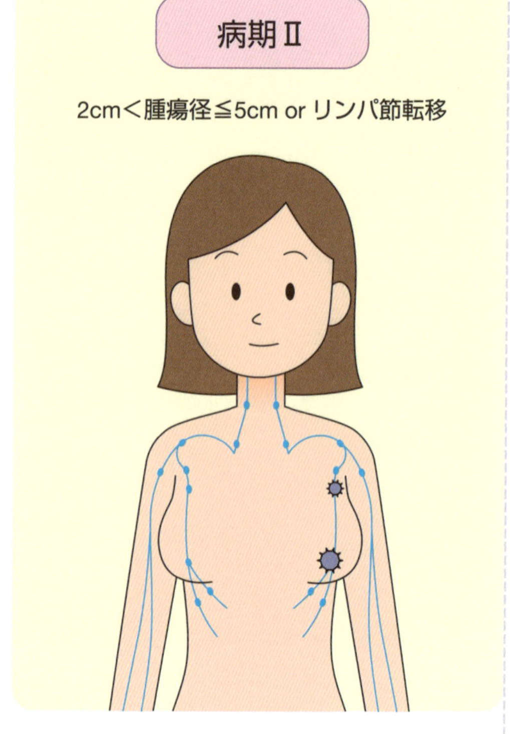

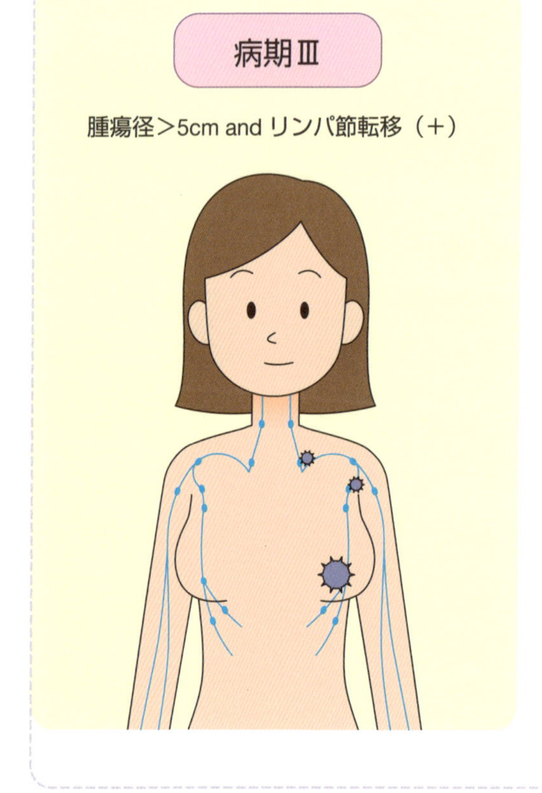

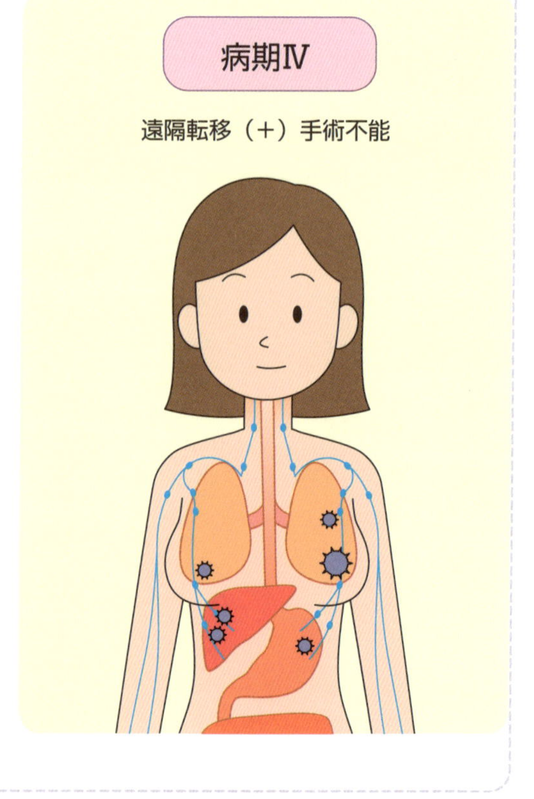

乳癌診療ポケットブック、医事出版より引用

乳がんの組織分類

乳腺腫瘍の組織学的分類

悪性腫瘍				
1　非浸潤がん	a. 非浸潤性乳管がん			
	b. 非浸潤性小葉がん			
2　微小浸潤がん				
3　浸潤がん	a. 浸潤性乳管がん	1）腺管形成型		
		2）充実型		
		3）硬性型		
		4）その他		
	b. 特殊型	1）浸潤性小葉がん		
		2）管状がん		
		3）篩状がん		
		4）粘液がん		
		5）髄様がん		
		6）アポクリンがん		
		7）化生がん	i 扁平上皮がん	
			ii 間葉系分化を伴うがん	①紡錘細胞がん
				②骨・軟骨化生を伴うがん
				③基質産生がん
				④その他
			iii 混合型	
		8）浸潤性微小乳頭がん		
		9）分泌がん		
		10）腺様嚢胞がん		
		11）その他		
4　Paget 病（パジェット病）				

日本乳癌学会編：臨床・病理　乳がん取扱い規約：金原出版（株）2018　より引用

病理組織学的因子

サブタイプ	臨床病理学的代替定義	予後
ルミナール A	ER 陽性かつ・または PgR 陽性 HER 2 陰性 Ki67 低値	良好
ルミナール B (HER 2 陰性)	ER 陽性かつ・または PgR 陽性 Ki67 高値	中間
(HER 2 陽性)	ER 陽性かつ・または PgR 陽性 Ki67 不問	中間
HER 2	ER 陰性かつ PgR 陰性 HER 2 陽性　Ki67 高値	不良
トリプル ネガティブ	ER 陰性かつ PgR 陰性 HER 2 陰性　Ki67 高値が多い	不良

阿部恭子他編：乳がん患者パーフェクトブック、学研メディカル秀潤社、2017、一部改変

乳がんを ER、PgR、Ki67 の発現状況によって分類するサブタイプで、予後との関連や、薬剤治療の方向性の指標となっています。

乳がんの診断

問診、視診、触診、画像検査の結果などを総合して診断する

乳がんの診断は、問診、視診、触診のほか、それぞれの画像検査を行います。それらの結果を総合して、確定診断をします。

診断基準は、しこりの有無、大きさ、リンパ節や他臓器への転移の有無、サブタイプによって決められます。

乳がんの診断（フローチャート）

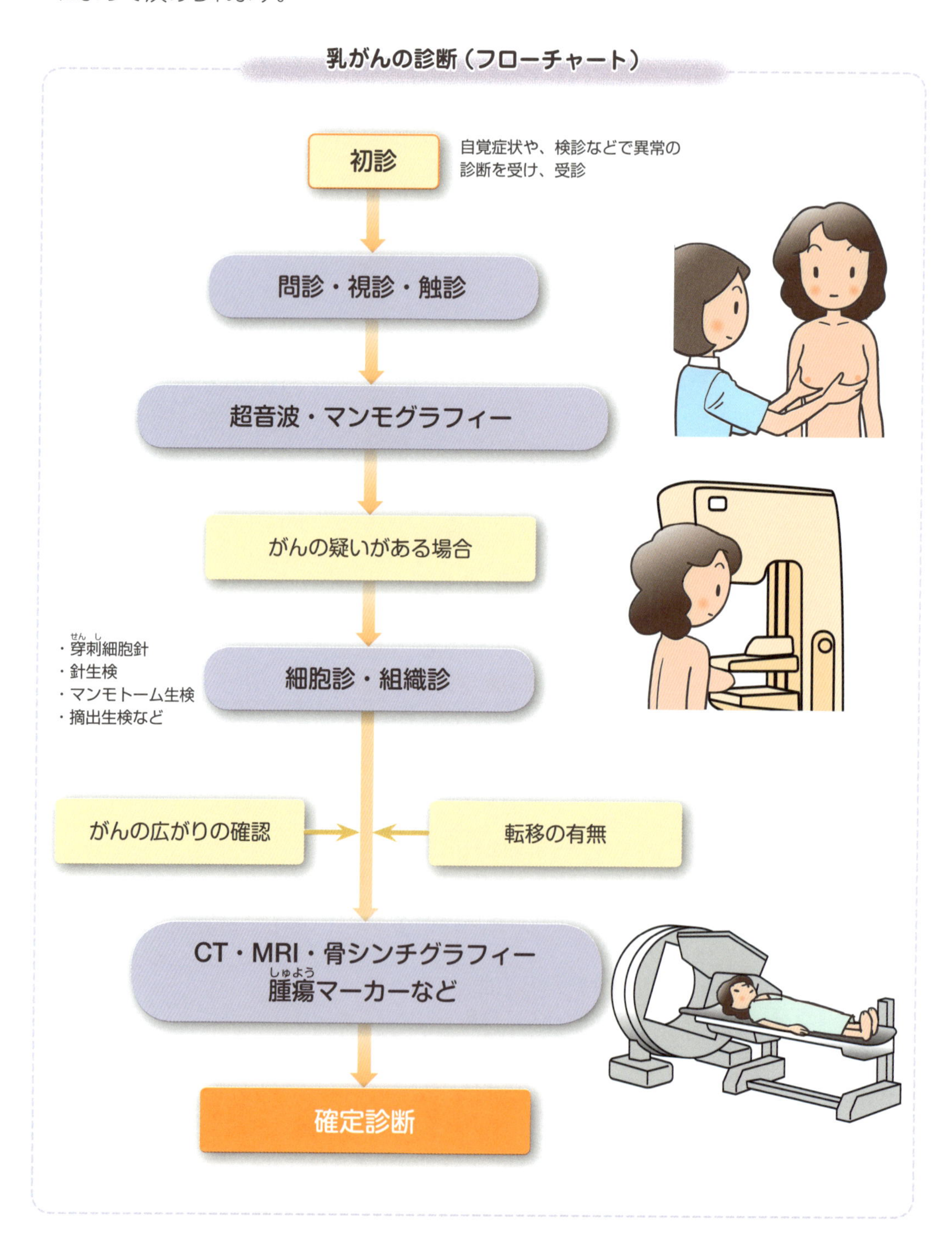

乳がんの治療

いくつかを組み合わせた集学的治療を行う

乳がんの治療は手術療法、化学療法、内分泌療法、放射線療法を組み合わせた集学的治療を行っていきます。

治療の選択は、患者さん個々の病状の進行度や悪性度により異なってきます。

治療の選択

多岐にわたる治療の選択には、意思決定のための支援が必要

乳がんの発生と増殖には、女性ホルモンが大きく関係し、全身性の疾患であるといわれています。その治療は、手術、放射線の局所療法と化学療法、内分泌療法の全身療法

乳がんの初期治療

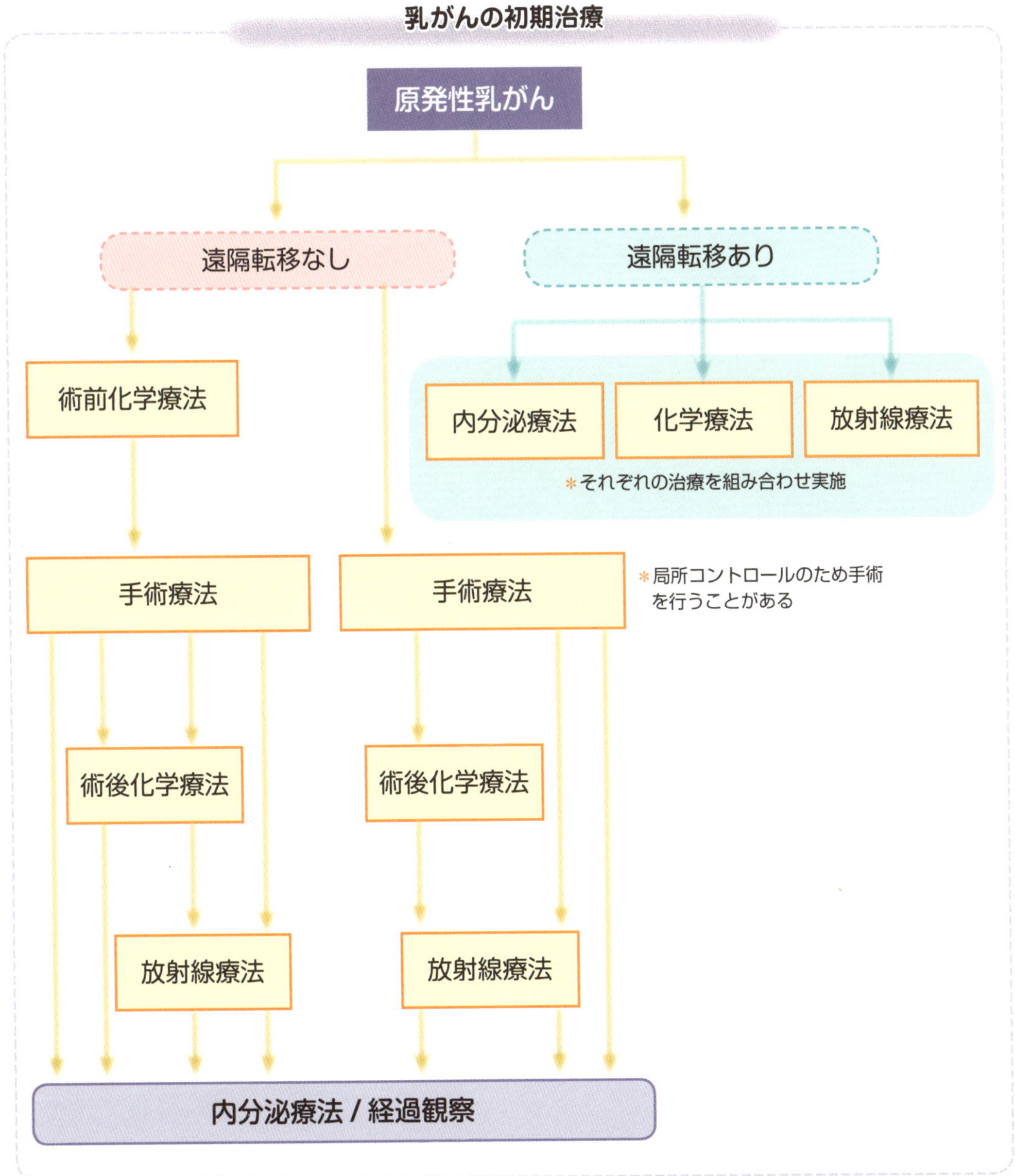

乳癌診療ポケットガイド第2版、医学書院、2015 一部改変

再発後の治療

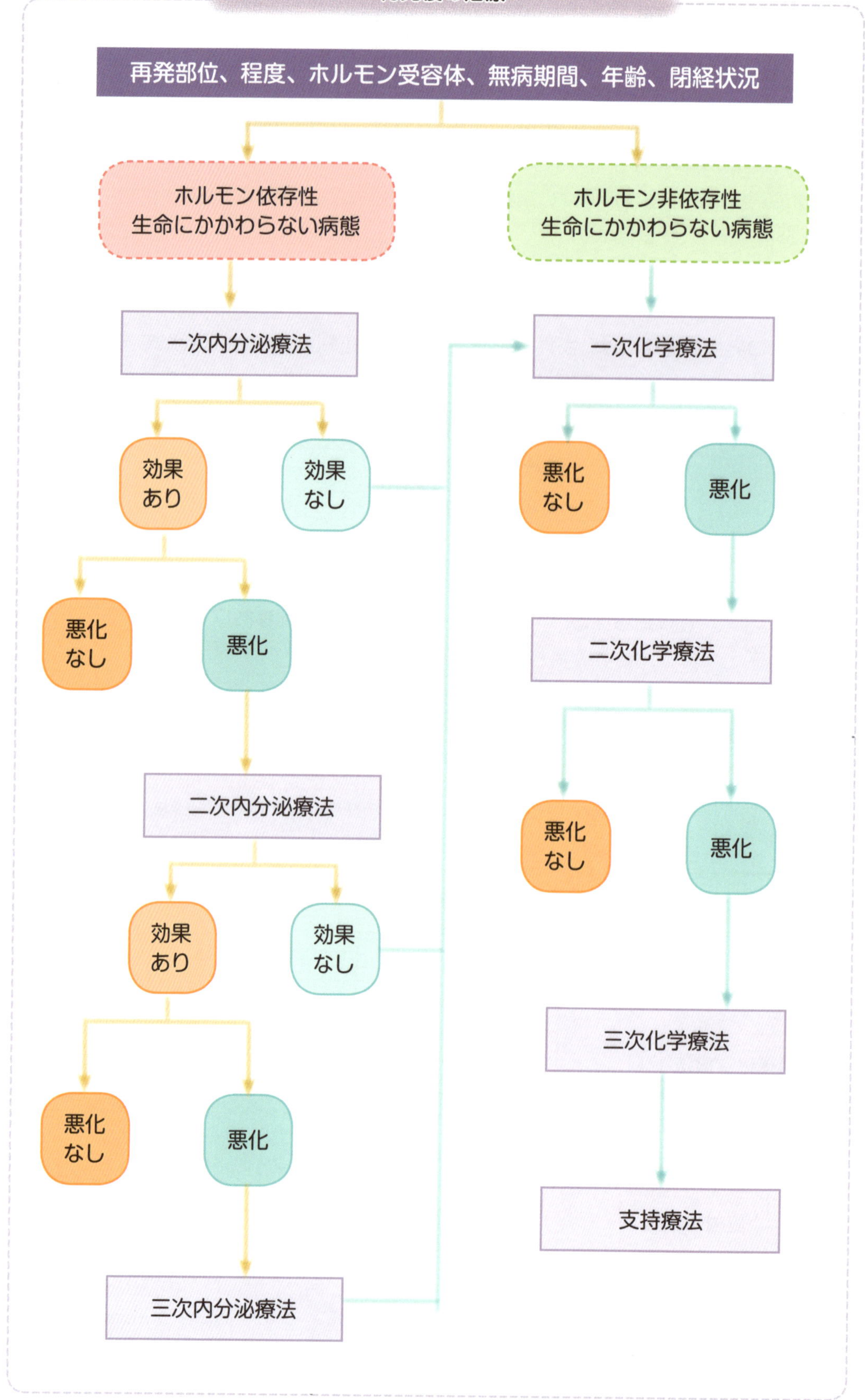

乳癌診療ポケットガイド第2版、医学書院、2015 一部改変

を組み合わせた集学的治療となります。

進行した場合、皮膚やリンパ節などの局所や骨、肺、肝臓、胸膜などの遠隔に転移します。その場合、治癒は困難であり、患者さんのQOL（生活の質）を保ちながら症状の緩和と延命をはかることを目的とした治療が重要となります。

乳がんは、治療の選択が多岐にわたるため、治療選択の意思決定支援が必要となります。乳房の手術では女性のシンボルである乳房の喪失や変形など乳房のボディイメージの変化、リンパ浮腫や患肢上肢の機能障害などがあります。

患者さんが長期にわたって治療を継続できるよう、身体的支援だけでなく、心理的・社会的側面の支援が求められます。

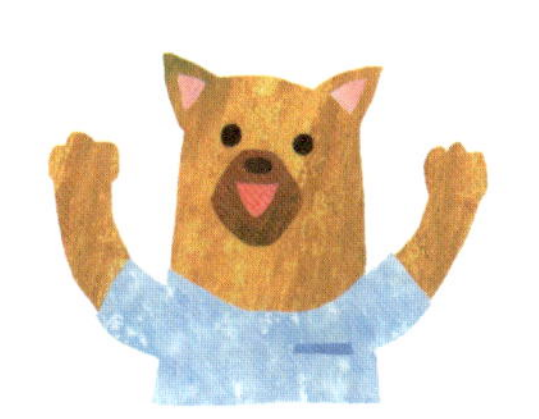

column 乳がんの治療に適応する分子標的薬

抗HER2薬

●トラスツズマブ（ハーセプチン®）

がんの細胞表面のHER2と呼ばれる蛋白質だけに作用して、がん細胞の増殖を阻害する分子標的薬です。

●ラパチニブ（タイケルブ®）

トラスツズマブ（ハーセプチン）の効果がなくなったHER2陽性がんに対して使用する経口薬です。

●ペルツズマブ（パージェタ®）

HER2陽性の手術不能、もしくは再発乳がんに対して適応です。HER2陽性原発性乳がんのうち、原発巣が2cm以上、もしくは同側腋窩リンパ節に転移がある場合（T2以上またはN1以上）の症例において術前化学療法が適応されています。

mTOR阻害剤

●T-DM1 <トラスツズマブ・エムタンシン>（カドサイラ®）

HER2陽性の手術不能または再発乳がんに対して適応です。トラスツズマブがHER2シグナル伝達を抑制し、DM1が細胞傷害活性による抗腫瘍効果を発揮する薬剤です。

血管新生阻害薬

●ベバシズマブ（アバスチン®）

VEGF（血管内皮増殖因子）で手術不能、もしくは再発乳がんに対して適応です。

乳がんの化学療法

初期治療における化学療法は、根治が得られることが多い

乳がんの化学療法は、初期治療と転移・再発後の治療とに分けられます。初期治療における化学療法は乳がんの再発や死亡のリスクを軽減させ、根治が得られることが多いと証明されています。

乳がんの化学療法で使用される主な抗がん剤

抗がん剤	副作用症状
エピルビシン	骨髄（こつずい）抑制、嘔気（おうき）、脱毛、心筋障害など
シクロホスファミド	骨髄抑制、嘔気、脱毛、出血性膀胱炎（ぼうこうえん）、肺繊維症など
フルオロウラシル	骨髄抑制、嘔気、脱毛、下痢（げり）、手足の皮膚の発赤（ほっせき）など
ドセタキセル	アレルギー反応、骨髄抑制、吐き気、末梢（まっしょう）神経障害、脱毛、浮腫（ふしゅ）、爪の変化、筋肉痛、関節痛など
トラスツズマブ	悪寒（おかん）、発熱、吐き気、頭痛、心筋障害など

初期治療の手術前の化学療法の目的

乳がんの初期治療の手術前化学療法は腫瘍（しゅよう）を縮小し、乳房温存率の向上のほか、遠隔転移への微小転移に対して早期から治療を行うことができる、乳房の病巣の縮小効果を確認しながら抗がん剤治療を行うことができる、病理学的寛解（かんかい）が得られるなどの目的で行われます。

寛解
症状が好転してくる状態のことです。

手術後の化学療法の目的

手術後の化学療法は、微小転移の根絶と乳がんを根治させることを主な目的として行われます。

転移・再発後の治療

転移・再発後の治療は、以前に使用した薬剤や病状に応じた薬剤を使用していきます。根治を目的にするのではなく、生活の質を保ちながらの症状緩和が主な目的となります。

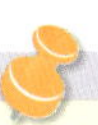

化学療法の一例

●プロトコール：手術後補助療法

FEC 4クール（3週間ごと）＋ドセタキセル4クール（3週間ごと）＋トラスツズマブ1年間

術後化学療法

乳がんに対する術後化学療法は、多剤療法が主体となっています。現在は、アントラサイクリン系の抗がん剤が主に使用されています。

また、その後開発されたタキサン系は、アントラサイクリン系とは違う作用機序を示すことから、追加することにより治療効果の向上が期待されます。

抗がん剤の副作用発現時期

FEC療法

吐き気
便秘
白血球減少・発熱
脱毛
当日　1週目　2週目　3週目

ドセタキセル

アレルギー反応
血圧低下、不整脈
呼吸困難感
白血球減少・発熱
脱毛
爪の変形・浮腫（ふしゅ）
当日　1週目　2週目　3週目

トラスツズマブ

インフュージョンリアクション
吐き気、悪寒・発熱、頭痛
心筋障害
当日　1週目　2週目　3週目

抗がん剤によって、現れる副作用や、発現時期は異なります。

3 5大がんについて 乳がん

乳がん患者 40 歳代の女性 E さんの事例

□職　業：会社員

□家族構成：夫（40 歳代）、長女（小学校高学年）、長男（小学校低学年）の 4 人暮らし

[キーパーソン] 夫

□病状の経過：入浴時にしこりに気づき、乳房検診の MMG（マンモグラフィー）と US（超音波）で異常を指摘され、専門病院を受診

□症　状：しこりが触れる。乳がんの可能性はある

□病　状：

MMG：左乳房上外側（C 領域）に 3 cm× 2 cmの腫瘤（しゅりゅう）、石灰化なし、腋窩（えきか）リンパ節腫大なし

US：左乳房上外側（C 領域）に 2.5cmの腫瘤、腋窩リンパ節腫大なし

コアニードル生検：浸潤（しんじゅん）性乳管がん ER(-)、PgR(-)、HER2(3+)、Ki67 90%

□治　療：HER2 タイプのため化学療法が有効。実際の提案として、次のとおり

手術先行：左乳房切除＋センチネル生検術予定、術後化学療法

術前化学療法：FEC4 クール→トラスツブマブ＋ドセタキセル 4 クール実施後、左乳房温存＋センチネルリンパ節生検術予定

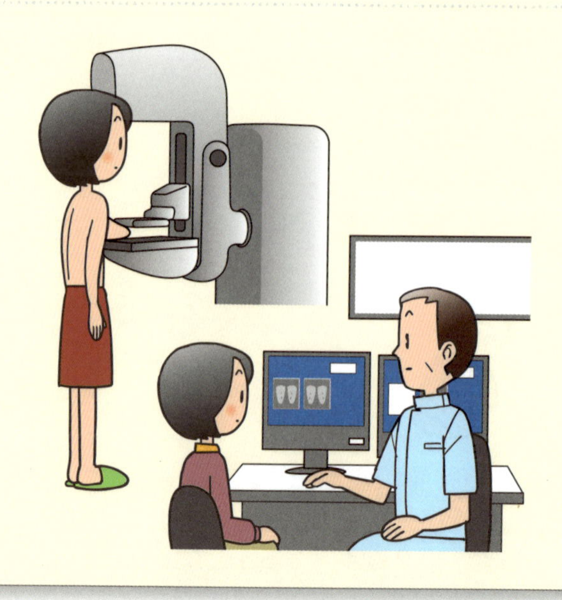

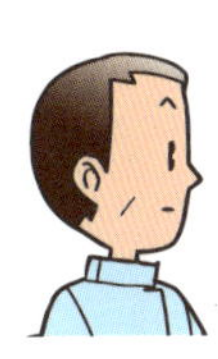

医師から患者・家族への説明

左乳房上外側（C 領域）に 3cm × 2cm の腫瘤があり、腋窩リンパ節腫大はないです。

手術方法として今の時点では、欠損が大きくなると思われるため、乳房温存術での整容性が保てないと考えられます。コアニードル生検の結果が、HER2 タイプで Ki67 は高値のため、化学療法を先に行うことで、腫瘍を小さくして整容性を保つことができる可能性があります。また、がんが消失することもあります。

患者が認識している病状と反応

手術でがんを取り除くことが先だと思っていました。現状では、温存術は難しいのですね。胸がなくなるのは想像できません。家族のためにも長生きをしたいので、化学療法を先にします。副作用が心配です。仕事は続けられますか？　これからいろいろ考えなくてはいけないので不安です。

［化学療法開始時］

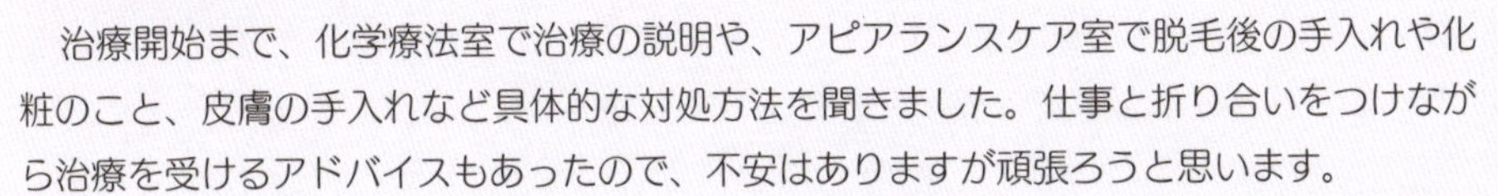

治療開始まで、化学療法室で治療の説明や、アピアランスケア室で脱毛後の手入れや化粧のこと、皮膚の手入れなど具体的な対処方法を聞きました。仕事と折り合いをつけながら治療を受けるアドバイスもあったので、不安はありますが頑張ろうと思います。

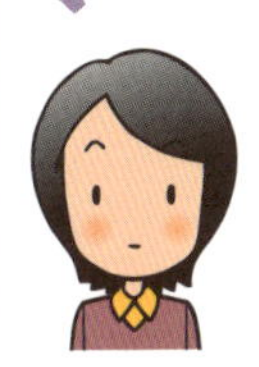

column　乳がん化学療法におけるセルフケアの必要性

化学療法の副作用は、長期にわたります。看護師は、安心して治療を受けられるように、副作用を把握し、副作用に対応できるように支援していくことが大切です。

看護アセスメント

E さんは、手術をして悪いものを取ればよいと思っていたのに、診断時には温存術ができないことがわかって動揺し、今後の治療のことや生活に不安を感じています。40 歳代で、家庭では主婦、母親、妻として、社会では会社員としての役割を担っています。夫は年齢的に働き盛りのため、協力は得られにくい状況と考えられます。また、近くには親族は住居していません。家庭、仕事と折り合いをつけながら、化学療法が予定通り完遂できるよう支援していく必要があります。

■セルフケア

乳がんの化学療法や分子標的薬は、主に外来通院で治療を継続します。そのため E さんは、治療の必要性や副作用症状を理解していく必要があります。

生活の中で、症状の出現時のセルフケアができ、対処できないときの病院受診の時期がわかるように指導し、適切な時期に治療が受けられるよう支援します。

■精神的支援

また、外来での治療は、タイムリーに相談できないことによる不安の増強が考えられます。子どもが小学生で、病気に対する理解が難しい時期から、家族を含めた心理的支援をしていくことも必要となります。

■社会的資源と社会的支援

さらに、家庭の生活環境の調整や医療費の負担も大きくなることから、社会資源の情報提供を行い、社会的支援も必要となります。

看護目標

- 補助療法の目的、方法、効果、副作用について理解ができる。
- 副作用症状のモニタリングができ、自分で対処できる。
- 外来受診が必要な状況が判断できる。
- 家庭における生活調整の具体的な方法がイメージできる。
- 今後についてのさまざまな不安が表現できる。

社会的資源と社会的支援については、Part5 も参照にしてください。

生活調整

副作用に応じて、家事や育児などの日常生活を調整することです。

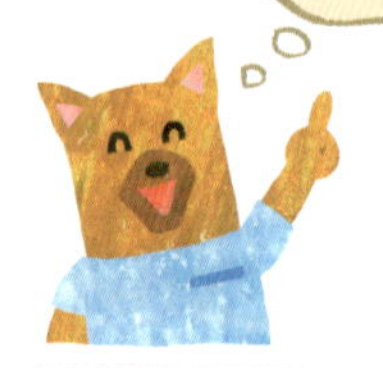

PART 3　参考文献・引用文献

[肺がん]

1) がんの統計編集委員会　財団法人がん研究振興財団：がんの統計 '10 CANCER STATISTISC IN JAPAN-2010
2) 国立がんセンターがん対策情報センター：各種がんシリーズ 肺がん第 1 版 1 刷、2008.9
3) 日本肺癌学会編：EBM の手法による肺癌診療ガイドライン 悪性胸膜中皮腫・胸腺腫瘍含む　2016 年版、金原出版

[肝臓がん]

1) 国立がん研究センター内科レジデント編：がん診療レジデントマニュアル第 5 版、医学書院、2010
2) ネクサバール錠　添付文書、バイエル薬品株式会社
3) 日本肝癌研究会編：臨床・病理原発性肝癌取扱い規約（第 5 版）、金原出版、2009
4) 日本肝臓学会：化学的根拠に基づく肝癌診療ガイドライン 2013 年版、金原出版

[大腸がん]

1) 国立がん研究センターがん対策情報センター、がん情報サービス：http://ganjoho.jp
2) 国立がん研究センター内科レジデント編：がん診療レジデントマニュアル第 7 版、医学書院、2016
3) 大腸癌研究会編：大腸癌治療ガイドライン医師用 2010 年版、金原出版、2010
4) ゲーリー・ア・ティボドーほか著、コメディカルサポート研究会訳：カラーで学ぶ解剖生理学、医学書院、1999

[胃がん]

1) 国立がん研究センターがん対策情報センター、がん情報サービス：http://ganjoho.jp
2) 国立がん研究センター内科レジデント編：がん診療レジデントマニュアル第 5 版、医学書院、2010
3) 日本胃癌学会編：胃癌治療ガイドライン医師用、金原出版

[乳がん]

1) 国立がん研究センター内科レジデント編：がん診療レジデントマニュアル第 5 版、医学書院、2010
2) 佐伯俊昭監修：乳癌診療ポケットブック、医事出版社、2011
3) 内田賢、秋山太：ナースのための最新乳癌テキスト、真興交易（株）医書出版部、2003
4) 日本乳癌学会編：乳癌診療ガイドライン　薬物療法、金原出版、2010
5) 嶺岸秀子他編：がん看護の実践 -2　乳癌患者への看護ケア、医歯薬出版株式会社、2008
6) 阿部恭子編：乳がん看護困った！　にこたえるサポートブック、メディカ出版、2010
7) 日本乳癌学会研修会監修：乳癌診療の基本の留意点、2010
8) 小野寺綾子編：新看護観察のキーポイントシリーズがん看護・緩和ケア、中央法規、2010
9) 四国がんセンター編：乳がん看護トータル、ガイド昭林社、2008
10) 濱口恵子他編：がん化学療法ケアガイド、中山書店、2010
11) 阿部恭子他変：乳がん患者ケアパーフェクトブック、学研メディカル秀潤社、2017
12) 山川英子他編：乳癌診療ポケットガイド第 2 版、医学書院、2015
13) 国立がん研究センター内科レジデント編：がん診療レジデントマニュアル第 7 版、医学書院、2016

PART 4

副作用と対処法

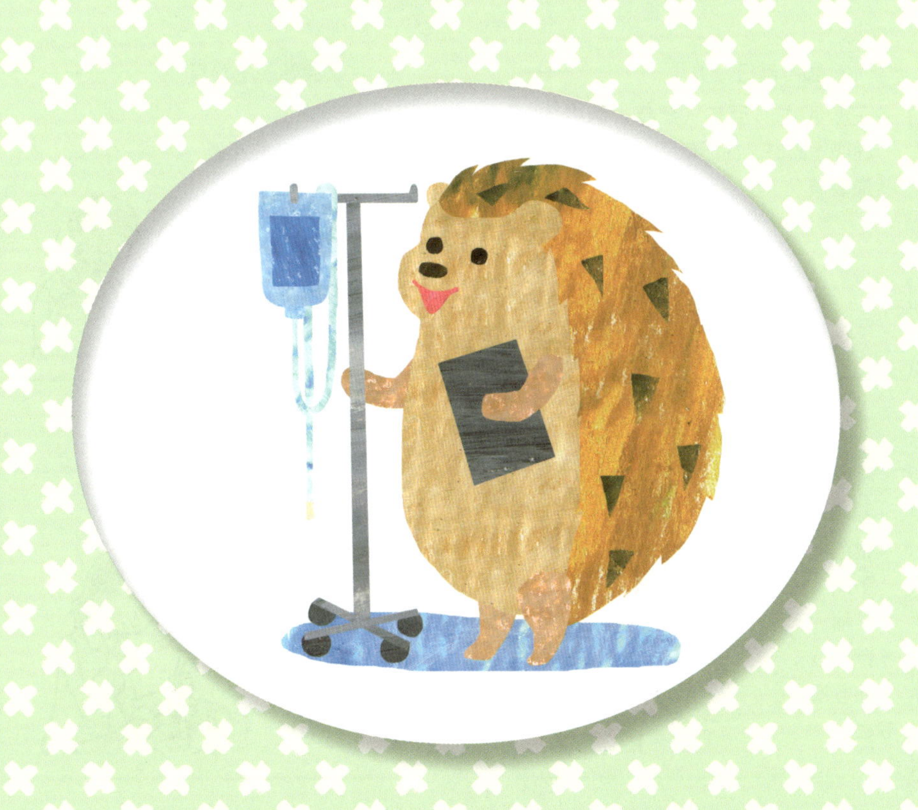

抗がん剤の副作用（有害反応）の対策

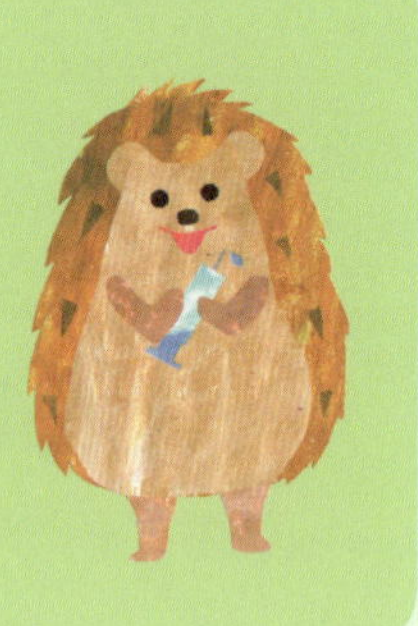

副作用は、医療者側からの対応だけではなく、患者さん自身による対策も重要になります。

副作用とは

正常な細胞にも作用してしまうために引き起こされる有害反応

抗がん剤の副作用とは、抗がん剤が、がん細胞のみに殺細胞作用を示すわけではなく、体の正常細胞にも作用してしまうために引き起こされる症状です。

副作用の出現時期

副作用は出現する時期により、症状が異なる

副作用の出現する時期

投与当日

＊アレルギー反応（発疹、蕁麻疹、呼吸困難感、血圧低下など）
＊血管痛

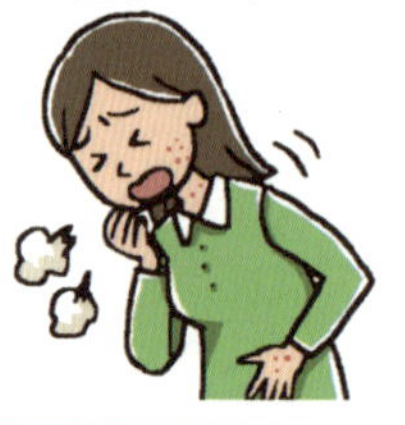

当日～1週間

＊悪心・嘔吐
＊食欲低下
＊下痢
＊便秘
＊倦怠感
＊血管痛
など

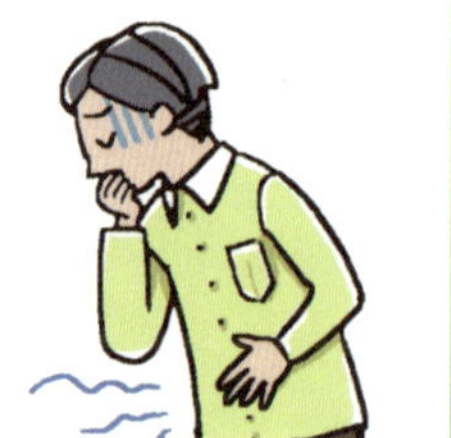

1週間～2週間

＊骨髄抑制
＊便秘
＊下痢
＊口内炎
＊味覚異常
など

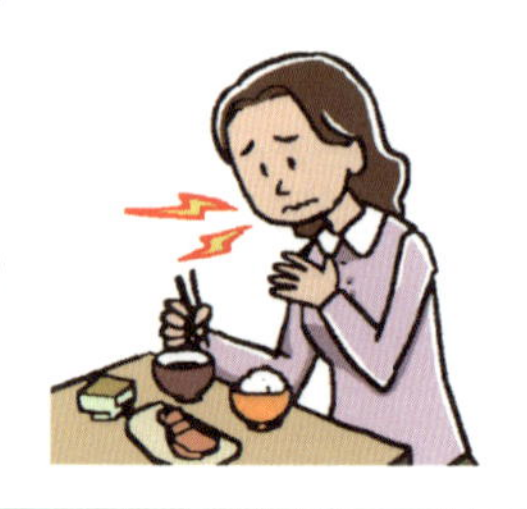

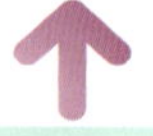

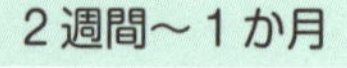

2週間～1か月

＊脱毛
＊皮膚の色素沈着
＊爪の変形
＊手足のしびれ
＊骨髄抑制
など

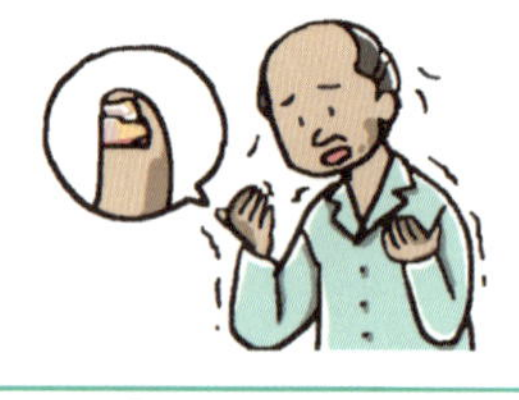

抗がん剤の効果と副作用の評価

抗がん剤の有用性が判定される

抗がん剤の有用性

抗がん剤の有用性は、抗腫瘍(しゅよう)効果と副作用の双方の評価において判定されます。そのため、抗がん剤の効果とともに、副作用の評価は重要になります。

副作用の評価

副作用の評価には、国際的共通基準として米国国立がん研究所により作成されたCTCAE（有害事象共通用語基準）が用いられています。

CTCAE

有害事象共通用語基準：各種がんの重症度の評価表

CTCAE（Common Terminology Criteria for Adverse Events）は、がんの新しい治療法や治療手段・補助療法の評価を容易にし、すべてのがん領域や治療手段の間での有害事象の記録や報告を標準化するための、記述的用語集です。重要なのは、人体にとって有害となる治療の影響を、もらさずに拾い上げることです。

副作用症状

副作用の症状を知っておくことは重要

特徴的な副作用

抗がん剤の一般的な副作用とともに、抗がん剤の種類による特徴的な副作用を理解しておく必要があります。

副作用の観察

抗がん剤の副作用は出現時期がさまざまあるため、時期に沿った副作用の観察が求められます。

新薬と新たな副作用

最近では、分子標的薬などの新しい抗がん剤が登場したこともあり、今までになかった副作用も見られています。そして、今後も新薬の登場が予測されるため、常に新しい知識を勉強していく必要があります。

患者教育

自宅で副作用へ対処できるように、患者教育をしていく必要がある

❶副作用対策としては、医療者側からの対応だけでなく、患者さん自らが副作用への対処ができるように援助していくことが必要です。

❷最近では、外来での抗がん剤治療が積極的に行われています。そこで、自宅での副作用への対処が求められていることから、患者教育が重要となってきています。
❸治療を始める前に、どのような副作用があるのか、そしてその対処をどうするのか説明していくことで、患者さんや家族の不安軽減にもつながります。
❹副作用と、その対策を伝えていくことで、患者さん自ら症状を訴え、自分の状況を伝えられるようになります。
❺副作用について説明するときには、パンフレットや映像などを用いて情報提供を行うなど、患者さんが理解できるように援助していく必要があります。

精神的支援

長期にわたる治療を支えるために、精神的支援は大切

❶抗がん剤治療は、長期にわたることが多くなります。継続していくうえでの身体的負担や今後の成り行き、治療の効果への不安なども加わり、ストレスの多い状況下に置かれるため、精神的支援が必要となってきます。
❷初回の抗がん剤治療の場合、患者さんはどのような副作用があるのかわからず、程度や対処など、治療への不安が大きくなります。必要な情報をタイムリーに提供していくとともに、いつでも相談してもらえるように、声かけを行っていくようにしましょう。
❸看護師だけでなく、医師、薬剤師、栄養士などの他職種や専門職との調整や連携をはかるなど、チーム医療が必要となります。また、チームで支援をしているという声かけも必要となってきます。
❹抗がん剤治療に際して、患者さんのみならず、家族もさまざまな不安を抱えています。治療が継続できるように、家族への支援も同時に行っていく必要があります。

column 抗がん剤の取り扱いは、常に曝露(ばくろ)の危険と隣り合わせ

看護師など医療スタッフが抗がん剤を取り扱う場合には、常に曝露する危険性があります。

粘膜、皮膚、気道、口腔(こうくう)などから抗がん剤の曝露の危険性があります。そのため、医療スタッフはさまざまな予防策をとって身を守っています。例えば、マスク、グローブ、ガウン、ゴーグルを着用するなどです。また、点滴の接続部などもできるだけなくしてリスクを減らせるようにと、閉鎖式輸液ラインを用いるようにしています。

悪心・嘔吐

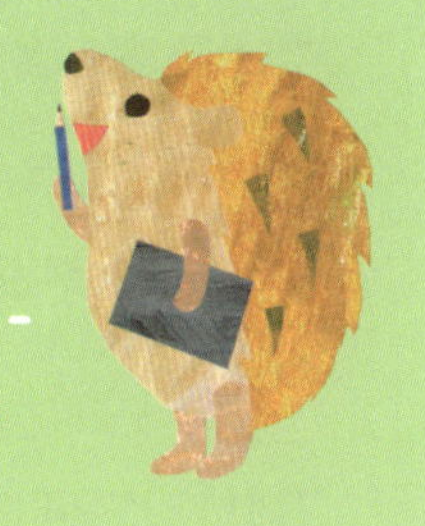

食欲低下などにもつながる、悪心・嘔吐は、患者さんにとって最もつらい副作用の１つです。

悪心・嘔吐のマネジメント

悪心・嘔吐の予防は、患者さんのQOLを維持し
治療を継続するために重要

制吐療法により、抗がん剤治療に伴って激しく嘔吐を繰り返す患者さんが少なくなってきている一方で、いまだ患者さんにとって悪心・嘔吐はつらい副作用の１つでもあります。抗がん剤投与に伴う悪心・嘔吐（CINV：chemotherapy-induced nausea and vomiting）により食欲不振や脱水のリスク、体力の著しい消耗や気力の低下を招き、治療継続困難となる可能性もあります。

近年は経口抗がん剤の種類も増え、外来治療がメインとなっていることから、帰宅後に患者さん自身が悪心・嘔吐のコントロールを行い生活していかなければなりません。

悪心・嘔吐のメカニズム

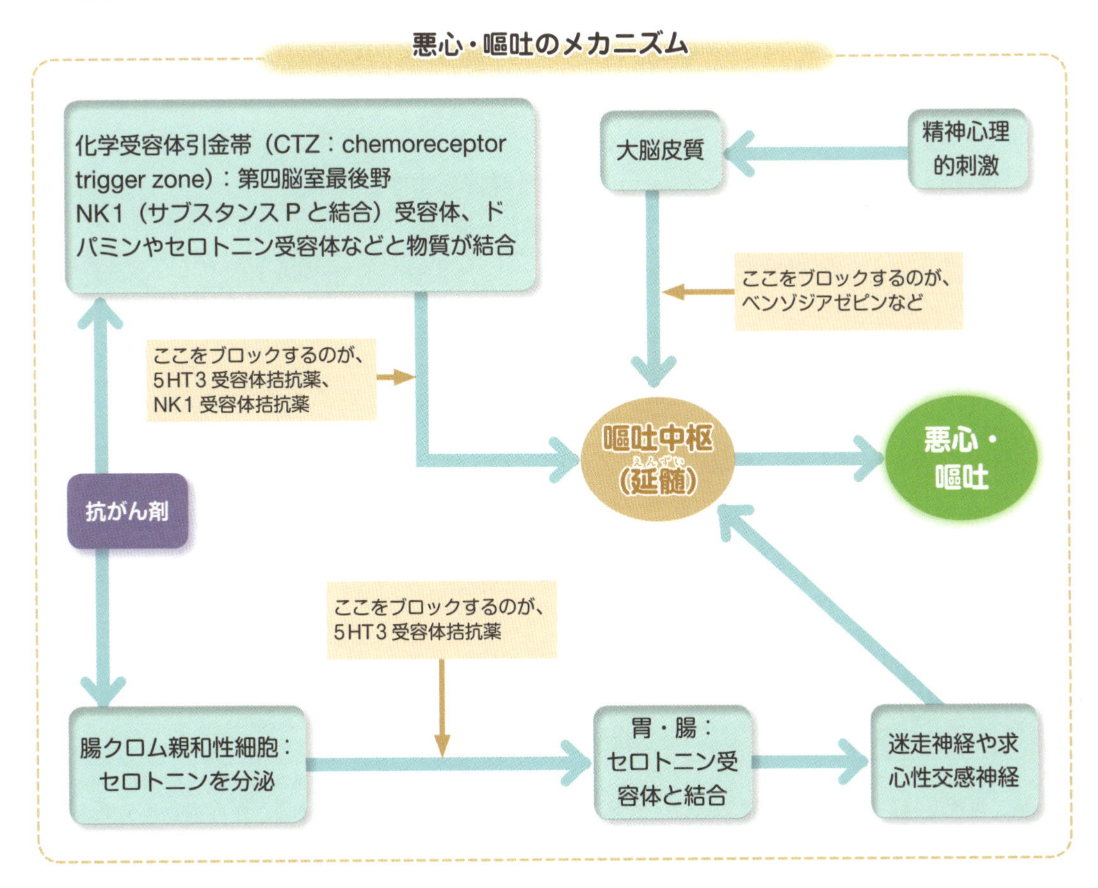

看護師は、CINVに対する知識と制吐療法を理解し、そのうえで患者さんが自宅で有効な予防策を講じていけるように一緒に対策を考えていくことが重要です。

悪心・嘔吐の分類

抗がん剤投与に伴う悪心・嘔吐は、発生時期や経過によって4タイプに分類される

抗がん剤による悪心・嘔吐には、抗がん剤投与後24時間以内に発生する「急性悪心・嘔吐」と24時間以降1週間程度続く「遅発性悪心・嘔吐」があります。さらに、制吐薬の予防投与を行っても発生する「突出性悪心・嘔吐」や、抗がん剤投与前であっても不安や緊張から引き起きる「予期性悪心・嘔吐」というものもあります。

急性悪心・嘔吐	抗がん剤投与後24時間以内の悪心・嘔吐
遅発性悪心・嘔吐	抗がん剤投与後24時間以降1週間程度持続する悪心・嘔吐
突出性悪心・嘔吐	制吐薬で予防を行っても発生する悪心・嘔吐
予期性悪心・嘔吐	抗がん剤投与前からの悪心・嘔吐

悪心・嘔吐のメカニズム

嘔吐中枢が刺激されることで引き起こされる

抗がん剤投与による悪心・嘔吐はp133下図の「悪心・嘔吐のメカニズム」で示したように、消化管粘膜にある腸クロム親和性細胞から分泌されるセロトニンを介する経路と、化学療法受容体(CTZ：chemorecptor trigger zone)を介する経路で、延髄外側網様体に位置する嘔吐中枢が刺激され起こります。悪心・嘔吐を引き起こす神経伝達物質としてセロトニン、ドパミン、サブスタンスPがあります。制吐薬はそれらの神経伝達物質をブロックすることによって作用を発揮します。

主な制吐薬の一覧

分類	薬剤名	商品名
副腎皮質ステロイド	デキサメタゾン	デカドロン®
5-HT^{3}受容体拮抗薬(第一世代)	グラニセトロン	カイトリル®
	オンダンセトロン	ゾフラン®
	アザセトロン	セロトーン®
5-HT^{3}受容体拮抗薬(第二世代)	パロノセトロン*	アロキシ®
NK1受容体拮抗薬	アプレピタント ホスアプレピタント(アプレピタント注射薬)	イメンドカプセル® プロイメンド®
ドバミン受容体拮抗薬	ドンペリドン	ナウゼリン®
	メトクロプラミド	プリンペラン®
ベンゾジアゼピン系抗不安薬	アルプラゾラム	コンスタン®
	ロラゼパム	ワイパックス®

癌治療学会制吐薬適正使用ガイドラインより引用・一慈改変

＊第二世代5-HT^{3}受容体拮抗薬：パロノセトロンは半減期が40時間と長いことから遅発性の悪心・嘔吐にも効果があるとされている。

悪心・嘔吐のリスク分類

抗がん剤の種類や使用量によって悪心・嘔吐のリスクが異なる

使用する抗がん剤の種類や使用量、抗がん剤の組み合わせによって、発生する悪心・嘔吐のリスクが異なります。

例えば、乳がんの場合、ドキソルビシンとシクロフォスファミドの2剤を使用するAC療法と呼ばれる治療法があります。それぞれ単剤の場合には中等度リスクに分類されますが、2剤を組み合わせると高リスクとなります。リスクに合わせて制吐薬を使い、悪心・嘔吐の予防を講じることが基本です。

制吐リスク別 主な抗がん剤の一覧

分類	注射薬	経口薬
高催吐性リスク (high emetic risk) 催吐頻度 >90%	シクロホスファミド≧500 mg/m^2 ／シスプラチン／ダカルバジン	プロカルバジン
中等度催吐性リスク (moderate emetic risk) 催吐頻度 30～90%	イダルビシン／イホスファミド／イリノテカン／エピルビシン／オキサリプラチン／カルボプラチン／シクロホスファミド＜1500 mg/m^2 ／シタラビン>200 mg/m^2 ／ダウノルビシン／ドキソルビシン／メソトレキセート≧250 mg/m^2	イマチニブ クリゾチニブ シクロホスファミド テモゾロミド
軽度催吐性リスク (low emetic risk) 催吐頻度 10～30%	エトポシド／ゲムシタビン／シタラビン 100 mg/m^2 ～200 mg/m^2 ／ドセタキセル／パクリタキセル／フルオロウラシル／ペメトレキセド／メソトレキセート 50 mg/m^2 ～250 mg/m^2	エトポシド エベロリムス カペシタビン サリドマイド スニチニブ テガフール・ウラシル（UFT） テガフール・ギメラシル・オテラシルカリウム配合剤（TS-1） レナリドミド
最小度催吐性リスク (minimal emetic risk) 催吐頻度 ＜10%	シタラビン≦100 mg/m^2 ／セツキシマブ／トラスツズマブ／ニボルマブ／パニツムマブ／ピノレルビン／ビンデシン／ビンクリスチン／フルダラビン／ブレオマイシン／ベバシズマブ／ボルテゾミブ／メソトレキセート≦50 mg/m^2 ／リツキシマブ	エルロチニブ ゲフィチニブ ソラフェニブ メソトレキセート メルファラン

癌治療学会制吐薬適正使用ガイドラインより引用 一部改変

高催吐リスクとなるレジメン一覧

肺がん	CDDP + CPT-11（小細胞肺がん・非小細胞肺がん）	シスプラチン+イリノテカン
	CDDP + ETP（非小細胞肺がん）	シスプラチン+エトポシド
	CDDP + GEM（非小細胞肺がん）	シスプラチン+ゲムシタビン
	CDDP + DTX（非小細胞肺がん）	シスプラチン+ドセタキセル
	CDDP + PEM	シスプラチン+ペメトレキセド
消化器がん	5-FU + CDDP（食道がん）	フルオロウラシル+シスプラチン
	TS-1 + CDDP（胃がん）	テガフール・ギメラシル・オテラシルカリウム配合剤+シスプラチン
乳がん	FOLFOXIRI（大腸がん）	イリノテカン+ロイコボリン+オキサリプラチン+フルオロウラシル
	FOLFIRINOX（膵がん）	オキサリプラチン+ロイコボリン+イリノテカン+フルオロウラシル
	AC	ドキソルビシン+シクロホスファミド
	EC	エピルビシン+シクロホスファミド
	FAC	フルオロウラシル+ドキソルビシン+シクロホスファミド
	FEC	フルオロウラシル+エピルビシン+シクロホスファミド
	TAC	ドセタキセル+ドキソルビシン+シクロホスファミド
婦人科がん	CAP（卵巣がん、子宮体がん）	シスプラチン+ドキソルビシン+シクロホスファミド
	TAP（子宮体がん）	パクリタキセル+ドキソルビシン+シスプラチン
	AP（子宮体がん）	ドキソルビシン+シスプラチン
	TP（卵巣がん）	パクリタキセル+シスプラチン
	CPT-11 + CDDP（卵巣がん、子宮頸がん）	イリノテカン+シスプラチン
泌尿器がん	MVAC（膀胱がん）	メソトレキセート+ビンブラスチン+ドキソルビシン+シスプラチン
	GEM + CDDP（膀胱がん）	ゲムシタビン+シスプラチン
頭頸部がん	CDDP	シスプラチン
	DTX + CDDP + 5-FU	ドセタキセル+シスプラチン+フルオロウラシル
	5-FU + CDDP	フルオロウラシル+シスプラチン
	5-FU + CDDP +セツキシマブ	フルオロウラシル+シスプラチン+セツキシマブ

造血器腫瘍	ESHAP（悪性リンパ腫）	エトポシド+シタラビン+シスプラチン+プレドニゾロン
	ABVd（悪性リンパ腫）	ドキソルビシン+ブレオマイシン+ビンブラスチン+ダカルバジン
	CHOP（悪性リンパ腫）	シクロホスファミド+ドキソルビシン+ビンクリスチン+プレドニゾロン
	EPOCH（悪性リンパ腫）	エトポシド+ビンクリスチン+シクロホスファミド+ドキソルビシン+プレドニゾロン
	Hyper-CVAD/MA（悪性リンパ腫）	シクロホスファミド+ビンクリスチン+ドキソルビシン+デキサメタゾン+メソトレキセート+シタラビン
	DNR + Ara-C（急性白血病）	ダウノルビシン+シタラビン
	IDR + Ara-C（急性白血病）	イダルビシン+シタラビン
	ICE（悪性リンパ腫）	イホスファミド+カルボプラチン+エトポシド
	DeVIC（悪性リンパ腫）	イホスファミド+カルボプラチン+エトポシド+デキサメタゾン

癌治療学会　制吐薬適正使用ガイドラインより引用一部変更

悪心・嘔吐リスクに合わせた制吐剤の使用

「制吐薬適正使用ガイドライン」に沿って使用する

患者さんが悪心・嘔吐のリスクに応じた制吐薬の使用により悪心・嘔吐の予防に努められるよう示した「制吐薬適正使用ガイドライン」があります。ガイドラインに沿った制吐薬を使用し悪心・嘔吐を予防することが大切です。

高度リスクの抗がん剤を使用する場合

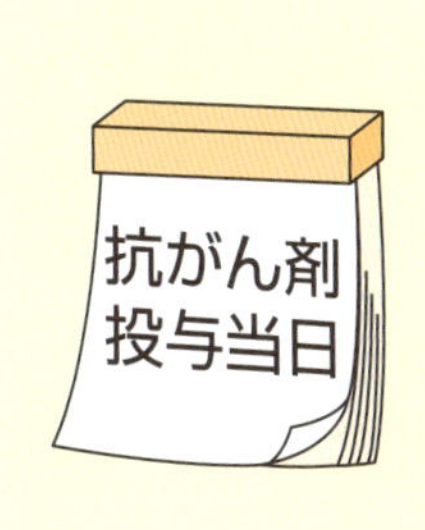

抗がん剤投与前　当日
NK1 受容体拮抗剤　125mg 商品名　イメンド®カプセル 125mg イメンドカプセル®125mg または プロイメンド点滴注射®150mg
5-HT3 受容体拮抗薬 商品名　カイトリル®注 3mg カイトリル または パロノセトロン®注 0.75mg
デキサメタゾン　9.9mg（注射） 商品名　デカドロン®注射液 1.65mg デカドロン®注射液 3.3mg デカドロン®注射液 6.65mg

「制吐薬適正仕様ガイドライン」は、がん患者の悪心・嘔吐症状を、安全かつ適切に管理することを目指して、2010年に日本癌治療学会が示した指針です（2015年10月に改定）。

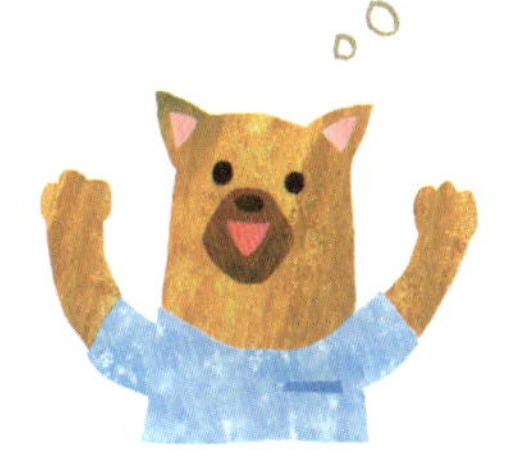

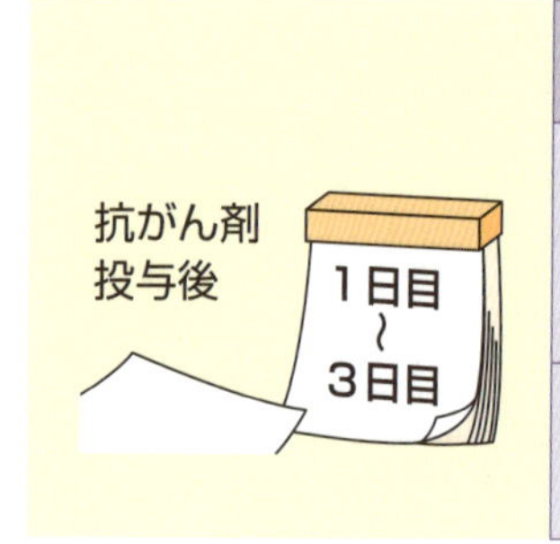

抗がん剤投与後　2日目／3日目
NK$_1$受容体拮抗剤　80mg 商品名　イメンド®カプセル80mg プロイメンドを使した場合は、内服なし
デキサメタゾン　8mg（経口） 商品名　デカドロン®錠0.5mg

5-HT$_3$受容体拮抗薬の使用は、遅発性悪心・嘔吐にも効果がある第二世代のパロノセトロンが選択されることが多いです。

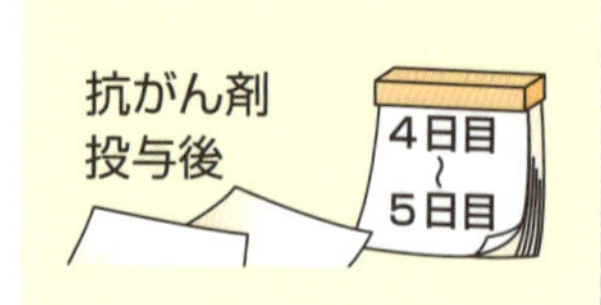

抗がん剤投与後　4日目まで（状況によっては5日目まで）
デキサメタゾン　8mg（経口） 商品名　デカドロン®錠0.5mg

中等度リスクの抗がん剤を使用する場合

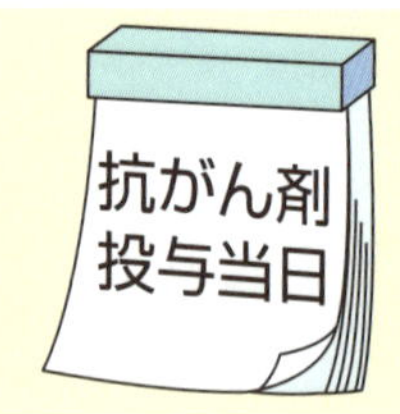

抗がん剤投与当日
5-HT$_3$受容体拮抗薬
デキサメタゾン　9.9mg

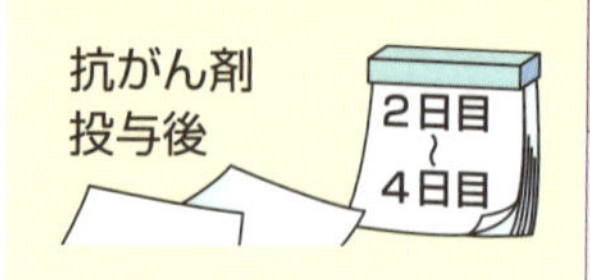

抗がん剤投与後　2日目／3日目（状況によっては4日目まで）
デキサメタゾン　8mg

カルボプラチン、イホスファミド、イリノテカン、メソトレキセート使用時はオプションとして、次のように追加します。

[NK$_1$受容体拮抗剤]

- イメンドカプセル125mg（抗がん剤投与当日）、
  またはプロイメンド点滴注射®150mg（抗がん剤投与当日）。
- イメンドカプセル®80mg（抗がん剤投与後2日目/3日目：プロイメンド点滴注射®150mgを使用した場合は不要）。

[5-HT$_3$受容体拮抗薬（抗がん剤投与当日）]

- NK$_1$受容体拮抗薬を使用しない場合は、遅発性の悪心・嘔吐予防に第二世代のパロノセトロンを使うことがある。

[デキサメタゾン]

- 4.95mg（抗がん剤投与当日）。
- 4mg（状況によって、抗がん剤投与後2日目／3日目／4日目まで）。

軽度リスクの抗がん剤を使用する場合

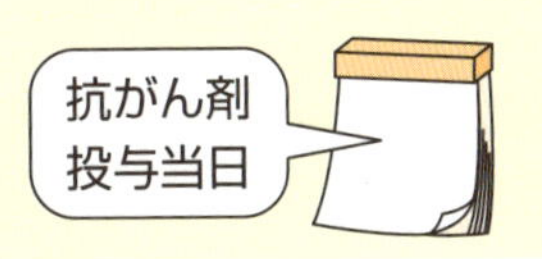	抗がん剤投与当日
	デキサメタゾン　6.6mg

● 最小リスク抗がん剤を使用する場合は制吐剤の予防投与は行いません。

悪心・嘔吐への対策

悪心・嘔吐への対策としては、制吐剤を使用する

突発性悪心・嘔吐の対策

作用が違う複数の制吐薬を追加します。症状が出てから必要時に使用するのではなく、定時で追加使用を行います。ドパミン受容体拮抗薬（プリンペラン錠®）を食前３回に追加するなどです。

また、予防で使用した 5-HT3 受容体拮抗薬とは別の 5-HT3 受容体拮抗薬に変更して有効だった報告もあり、「制吐薬適正使用ガイドライン」では 5-HT3 受容体拮抗薬の変更がすすめられています。

予期性悪心・嘔吐の対策

まず制吐薬でしっかりと予防し「つらい体験」を患者さんにさせないことです。それでも不安や緊張が強い場合には、必要に応じて抗不安薬（ベンゾジアゼピン系）の使用が有効とされています。

悪心・嘔吐のアセスメント

抗がん剤以外の悪心・嘔吐を引き起こす関連因子についてもアセスメントを行う

悪心・嘔吐の原因は抗がん剤によるものだけではなく、患者さん側のリスク因子や、抗がん剤以外の要因、つまりがんそのものの進行に伴うもの、麻薬鎮痛剤の使用による影響によっても起こります。

悪心・嘔吐が起こりやすい傾向として、いくつかの因子があります。

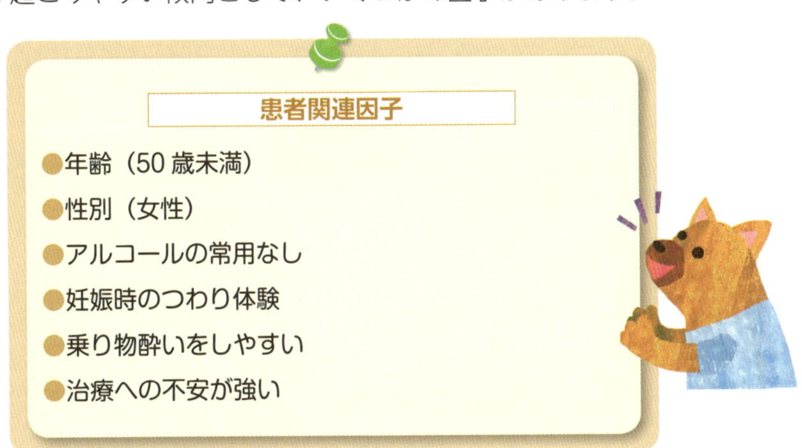

患者関連因子

- 年齢（50 歳未満）
- 性別（女性）
- アルコールの常用なし
- 妊娠時のつわり体験
- 乗り物酔いをしやすい
- 治療への不安が強い

抗がん剤による悪心・嘔吐の適切な支援のため、抗がん剤以外で悪心・嘔吐を引き起こす要因についてのアセスメントを行うことが重要です。

抗がん剤以外に悪心・嘔吐を起こす因子

- イレウス（腸閉塞）
- 消化管機能障害（逆流性食道炎、糖尿病・抗がん剤治療による自律神経障害に伴う胃不全麻痺など）
- 脳転移
- 肝転移
- 電解質異常（高カルシウム血症、低ナトリウム血症、低血糖）
- 尿毒症
- 麻薬鎮痛剤（オピオイド）の使用

悪心・嘔吐の評価

CTCAE （➔p131参照）：悪心・嘔吐の重症度の評価表

悪心・嘔吐は患者さんの主観的な体験です。患者さんが感じている評価と比べて、医療者側は過小に評価しているという報告もあります。

看護師は、患者さんとお互いに共通認識ができるツールを採用したり、患者さんの訴えを丁寧に聞き取りしながら一緒に評価することが重要です。

有害事象共通用語基準：CTCAE

	悪　心	嘔　吐
Grade1	摂食習慣に影響のない食欲低下	24時間に1～2エピソードの嘔吐（5分以上の間隔があいたものを1エピソードとする）
Grade2	顕著な体重減少、脱水または栄養失調を伴わない経口摂取量の減少	24時間に3～5エピソードの嘔吐（5分以上の間隔があいたものを1エピソードとする）
Grade3	カロリーや水分の経口摂取が不十分；経管栄養TPN／入院が必要	24時間に6エピソード以上の嘔吐（5分以上の間隔があいたものを1エピソードとする）TPN／入院が必要
Grade4	生命を脅かす；緊急を要する	生命を脅かす；緊急を要する
Grade5	死亡	死亡

日本臨床腫瘍研究グループ：有害事象共通用語規準v4.0日本語訳JCOG/JSCO版より引用

悪心・嘔吐の主観的評価に用いられる指標

**痛みの評価に用いられているスケールは、
患者さん自身が簡単に状態をいい表すことができるよう工夫されている**

痛みの評価に用いられているスケールには、患者さん自身が簡単に状態をいい表すことができるように使いやすくしたものがあります。悪心・嘔吐の評価にも、それらのツールを採用し、患者さん自身に評価を行ってもらうことで、患者さん自身が感じている症状の把握に役立ちます。

ビジュアル・アナログ・スケール (Visual Analogue Scale:VAS)

左端を「悪心・嘔吐なし」、右端を「最も強い悪心・嘔吐」とした場合、程度を表すところに印をつけてもらいます。

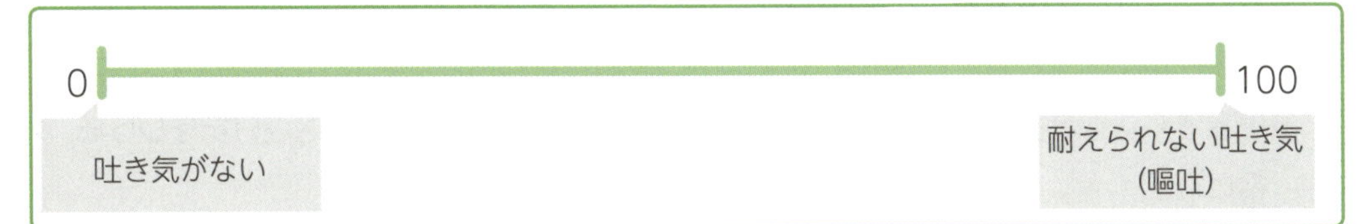

ヌーメリック・レイティング・スケール (Numerical Rating Scale=NRS)

痛みの段階を 0(吐き気がない) から 10 段階 (最も強い吐き気) に分けて、数字で点数をつけてもらいます。

0　1　2　3　4　5　6　7　8　9　10

吐き気がない　　最も強い吐き気

バーバルレイティングスケール (Verbal Rating Scale:VRS)

悪心・嘔吐を表す言葉を並べて、最も近い状態のものを選んでもらいます。

悪心・嘔吐なし	軽い吐き気がある	吐き気がある	強い吐き気がある	耐えられない吐き気がある

フェイススケール (Wong-Baker facescale)

悪心・嘔吐の状態を表情で表し、最も近いものを選んでもらいます。

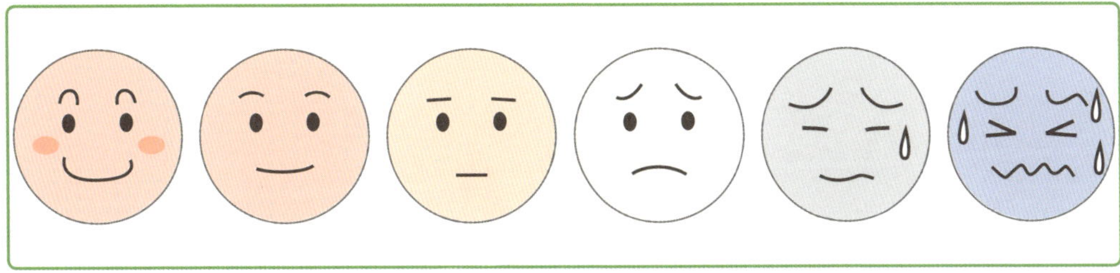

癌治療学会　制吐薬適正使用ガイドラインより引用　一部改変

患者さんのセルフケアマネジメント

患者さんが帰宅後に自分自身でセルフケアできるよう支援する

抗がん剤治療は1回で終了せず、何回か繰り返し行われる治療です。看護師は、患者さんが自分の受ける治療の催吐（さいと）リスクや対処方法を知り生活調整が行えるように支援します。

患者さんへの指導ポイント（患者さんが知っておきたいこと）

- 悪心（おしん）・嘔吐（おうと）のリスク、症状の出現、持続する期間についての情報
- 悪心・嘔吐は我慢をする症状ではないこと（リスクに応じた制吐薬を使い予防とコントロールを行う）
- 患者さん自身が行いやすい方法で、最低4日間は症状観察を行う（治療日記をつけるなど）
- 指示された制吐薬は処方どおり飲むこと、内服の方法の確認、飲み忘れがないような工夫を考えておく（タイマーの利用など）
- 指示された制吐薬を飲んでも症状が出現した場合のレスキュー薬（追加薬剤）の使用方法
- 食事の工夫、生活環境調整、十分な睡眠、排便のコントロールを行うこと

患者さんへの指導ポイント（緊急に受診が必要な場合）

- 処方された制吐薬を使用しても悪心・嘔吐がある
- 24時間飲水、経口摂取ができない
- 治療後3日経過しても悪心・嘔吐で1日の食事量が1食分程度しか摂取できない
- 悪心・嘔吐で抗がん剤の内服ができない
- 脱水症状（口の中が渇く、尿が少ない、尿色が濃い、めまい、脱力感があるなど）と思われる症状がある
- 吐物（とぶつ）に血液が混じっている

速やかに受診するためにも、治療が始まる前から指導しておくことが重要です。

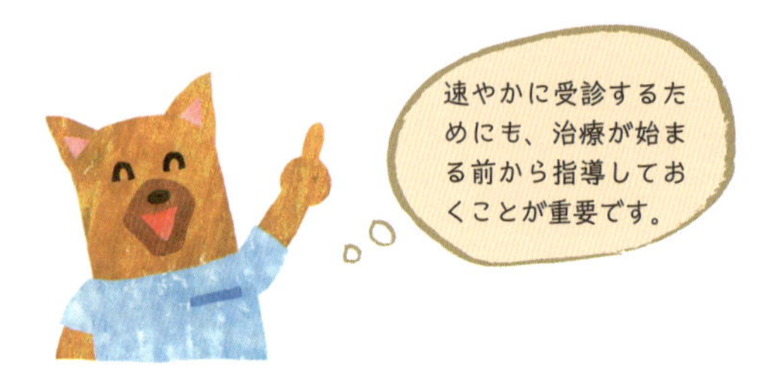

看護 ～声かけ／質問方法～

食事の工夫

1 抗がん剤の種類によっては、味覚が変わることがあります。無理に食べないで、食べたいときに嗜好(しこう)に合うものを食べるようにしましょう。

無理せず、食べたいときに食べたい物を、少しずつ召し上がってください。
時期がくれば、必ず悪心・嘔吐が落ち着いてくることを伝える!!

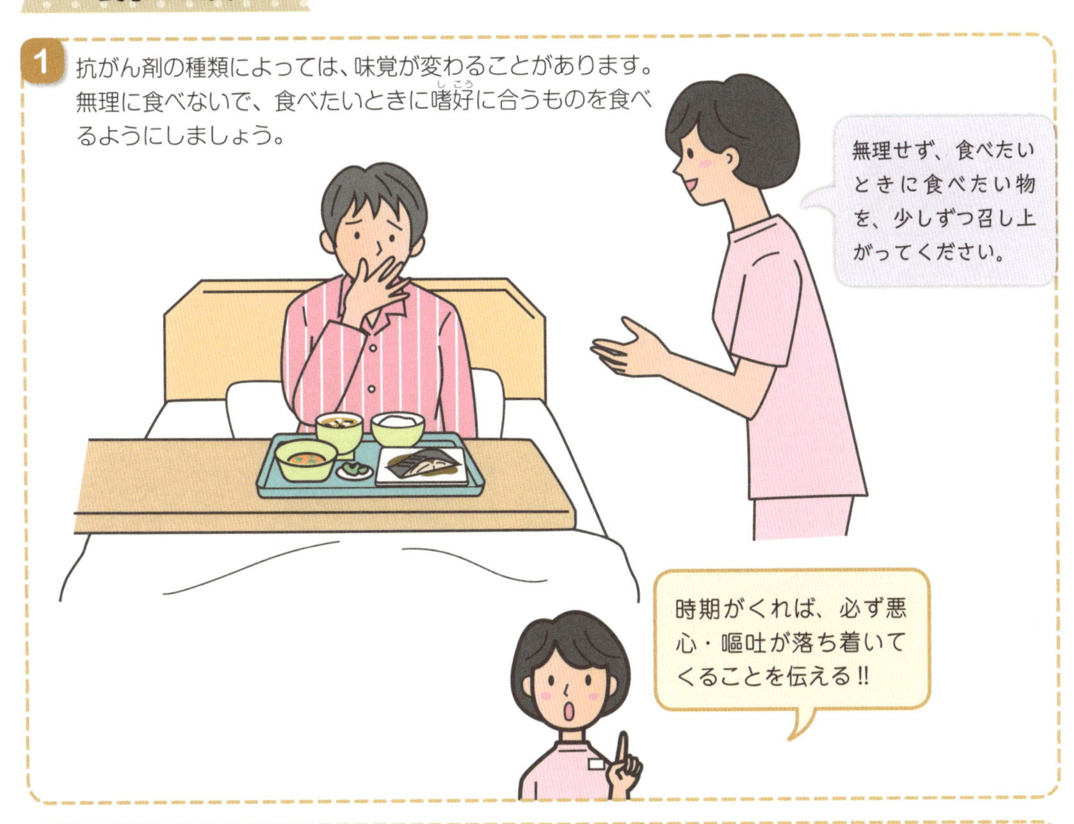

2 油分の多いものは胃液の分泌が減少し、蠕(ぜん)動(どう)運動も弱くなって、消化されにくいため、避けるようにしましょう。
その他、刺激の強いものやにおいが強い食べ物も避けるようにします。

油分の多いものは、消化に時間がかかるので、ひかえたほうがいいですよ。

刺激の強いものをとることで、吐き気が強くなることがあることを伝える!!

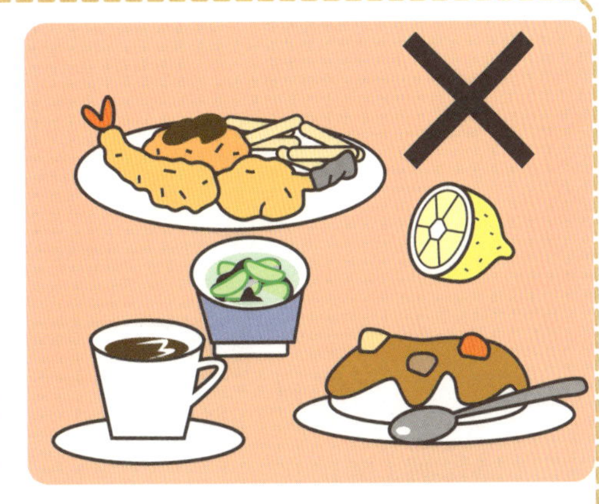

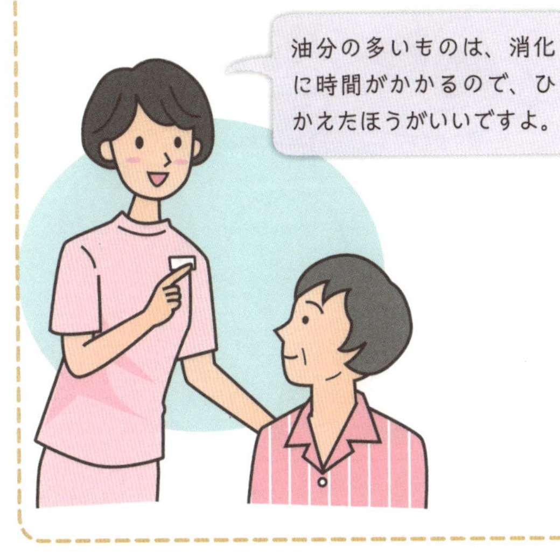

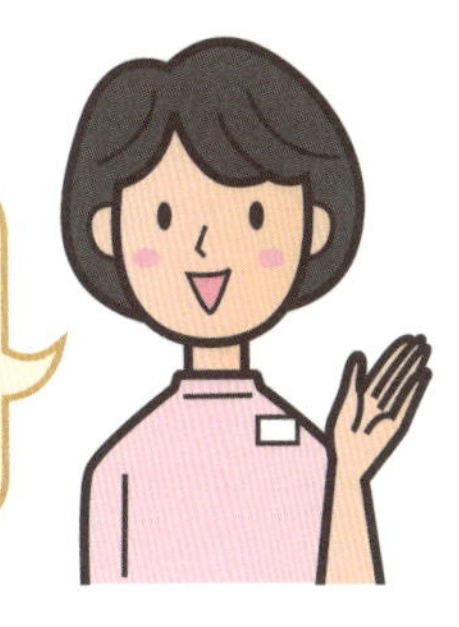

3 嘔気(おうき)のある場合でも、無理はせず、スポーツドリンク、栄養バランス飲料、ジュースなどで、水分をできるだけとるようにしましょう。

栄養補助食品や、飲み物などを召し上がっていただく方法もありますよ。
ゼリー
栄養バランス飲料など

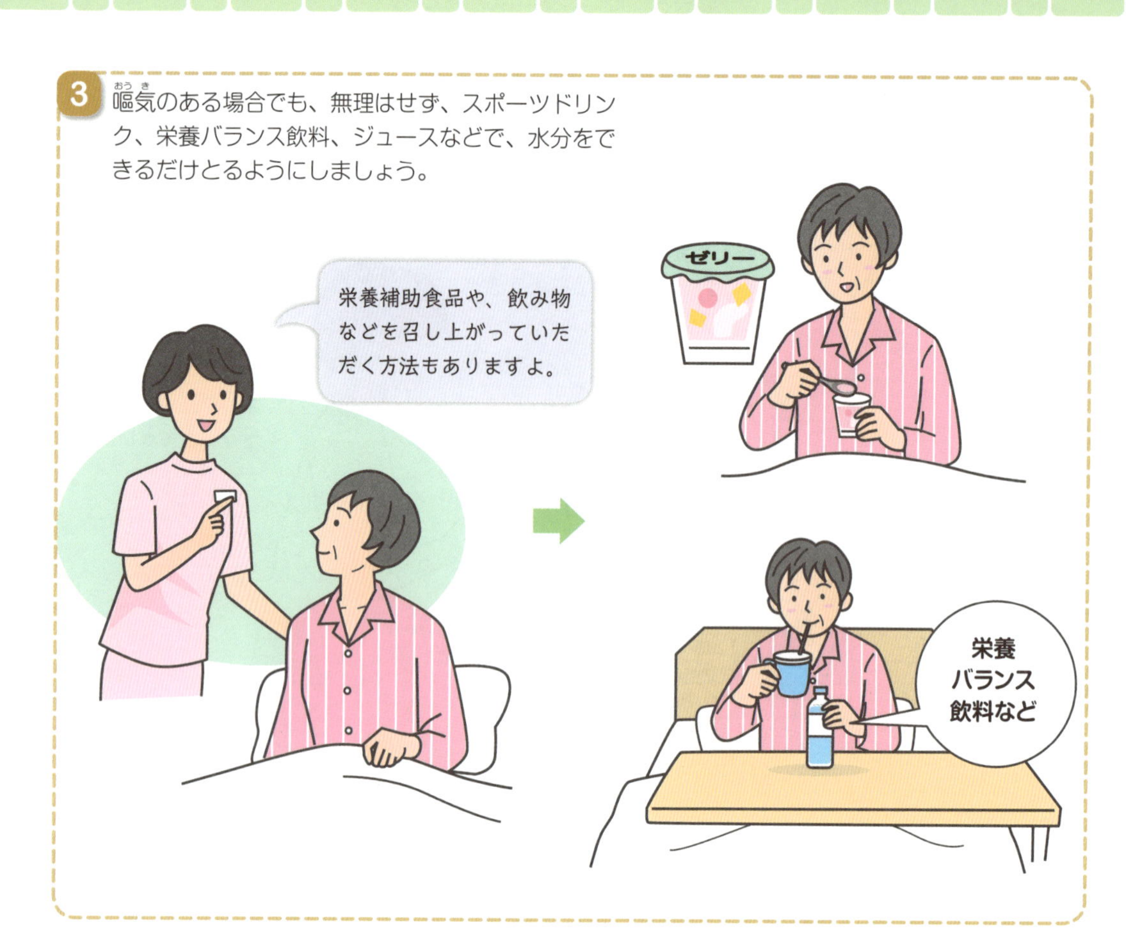

4 胃の中に食べ物が長く留まっていることで、吐き気を催すことがあります。胃の中に留まっている時間が短く、胃への負担が少ない食べ物（ご飯やパン、めんなどの炭水化物が多いもの）がよいといわれています。

炭水化物
うどん

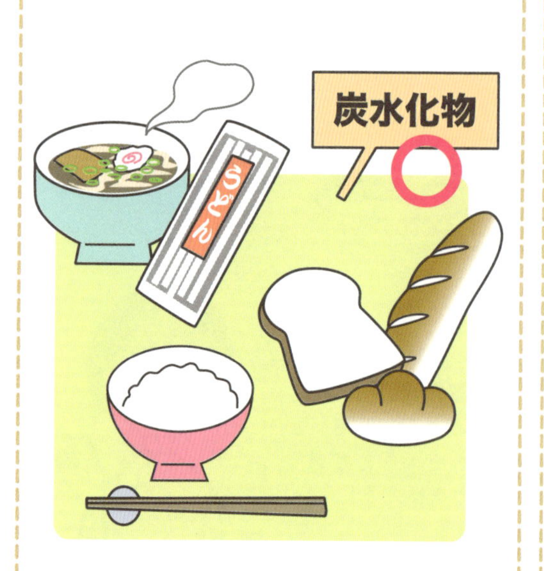

5 冷奴やサラダ、冷たいおにぎり、麺類など、冷たいまま、あるいは冷ましてから食べるメニューを取り入れるのもいいでしょう。

冷めてから

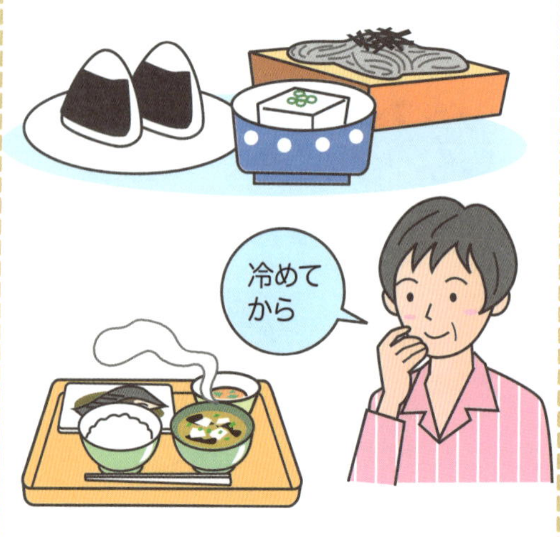

6 食事を見ただけで悪心を催すことがあるため、普段より少なめに盛るようにするとよいでしょう。ひと口大のおにぎりやサンドイッチなどにすることで、満足感と食べられたという安心感を味わえます。

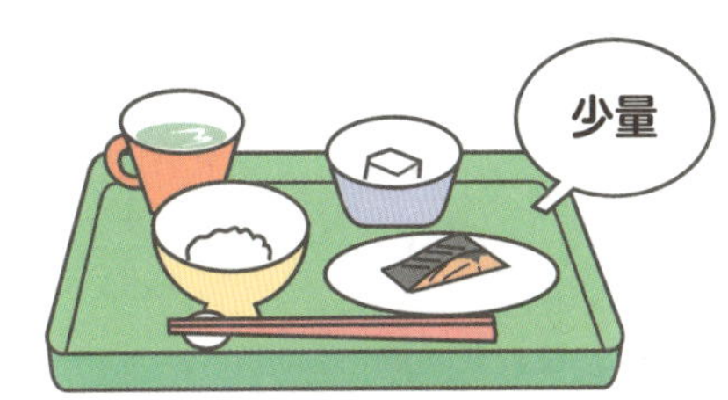

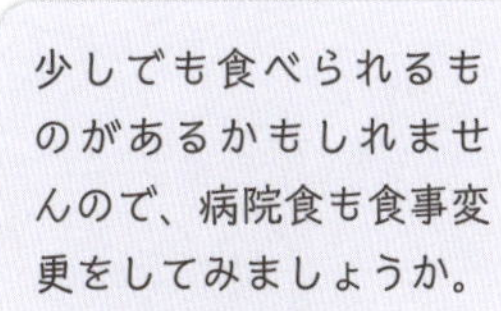

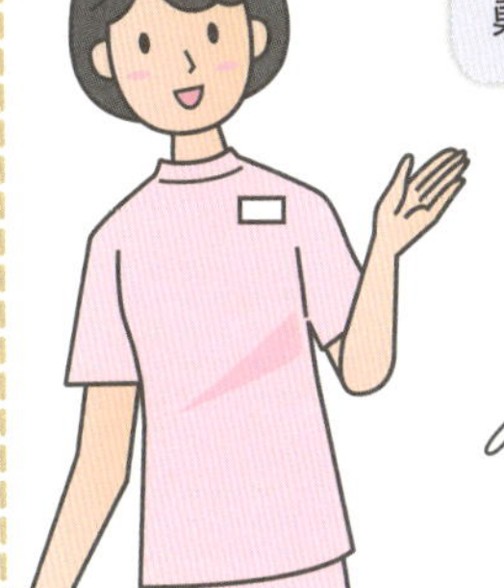

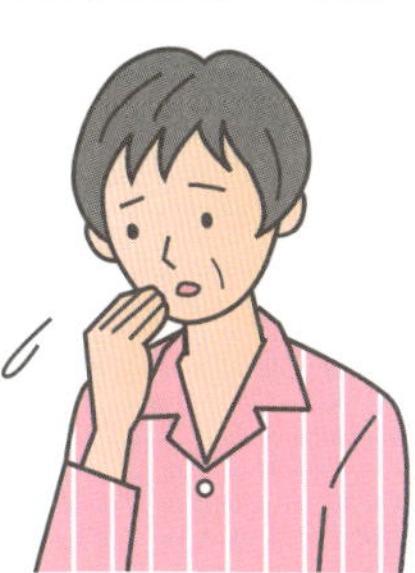

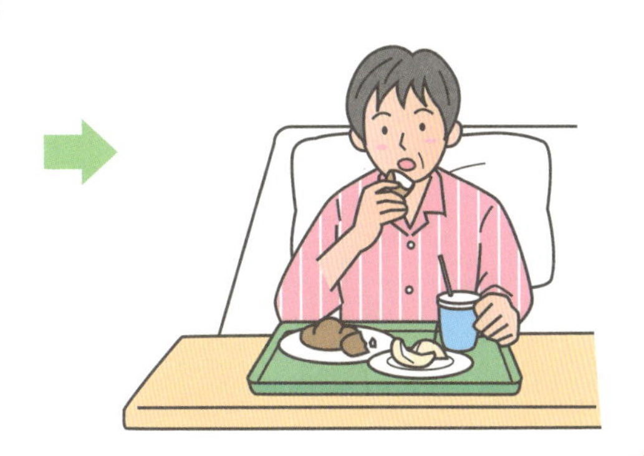

控えたい食品や料理

●**食物繊維の多い食べ物：**

不溶性食物繊維の多い野菜や根菜、豆の皮など。　[例] きのこ、ごぼう、タケノコなど

●**香りの強い野菜：**

好みによる個人差があるが、にんにく、にら、せり、セロリ、香菜など。

●**脂肪の食べ物：**

加熱されたり、空気に触れて酸化した脂肪はできるだけ避ける。

[例] マグロのトロや揚げ物、豚バラ肉、霜降り肉など

ヨーグルトやマヨネーズ、生クリーム、バターなどの乳化脂肪は消化がよいので、適量であれば問題ない。

column ゼリーやシャーベット、ヨーグルトなどが、食べ始めるきっかけに

悪心・嘔吐がつらく、食事をまともにとることができなかった患者さんが食べ始められるようになったきっかけの食品には、ゼリーやシャーベット、アイスクリーム、ヨーグルト、果物、スープなどがあります。

これらの食品を上手に組み合わせていくことで、食べ始めるきっかけを作っていくことも、食事に対する重要な援助になります。

7 食事の前に冷たい水でうがいをしましょう。

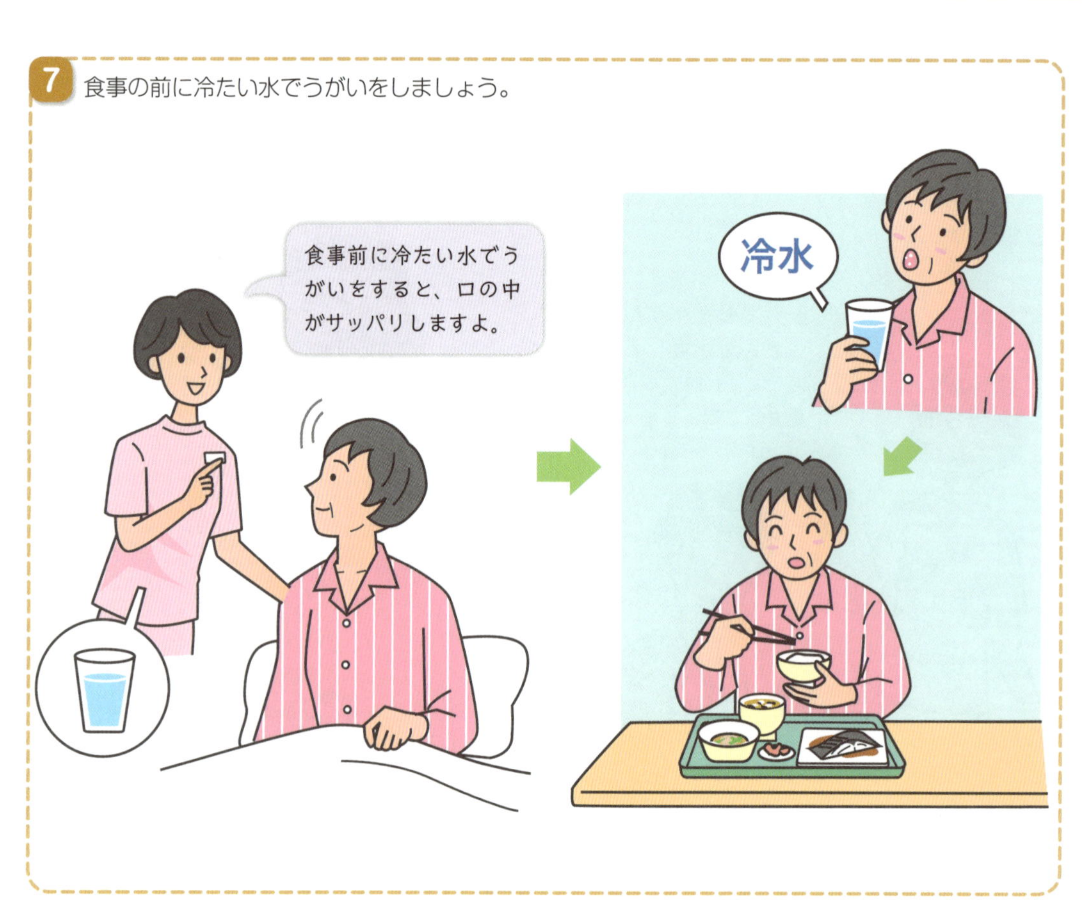

8 いつもと違った場所で食事をするなど、雰囲気を変え、食事後はすぐに横にならないようにしましょう。

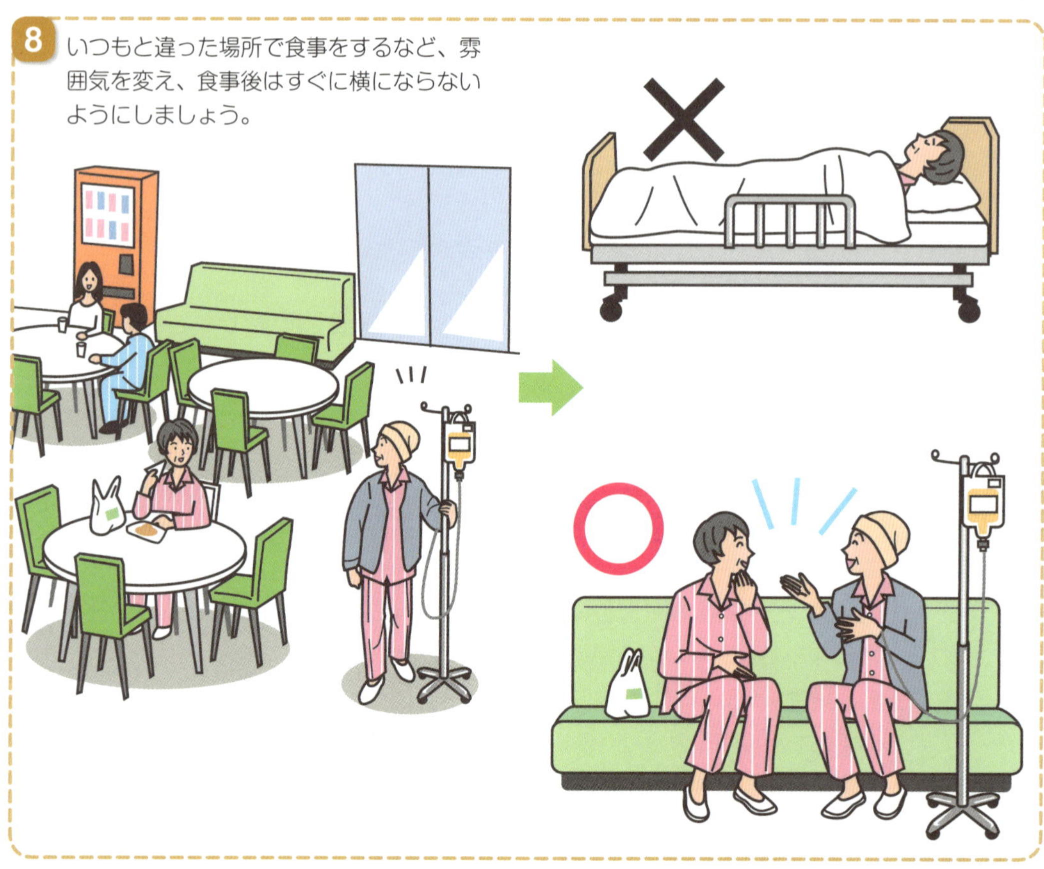

環境の調節

1 部屋は清潔の保持に努め、環境整備に心がけましょう。

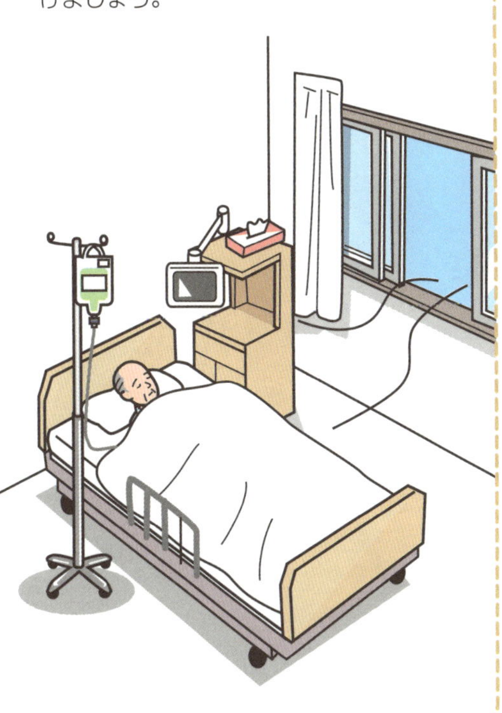

2 ベッドサイドには、ガーグルベースンを置いておくようにしましょう。

念のために、ガーグルベースンを置いておきますね。いつでも片づけますので、声をかけてください。

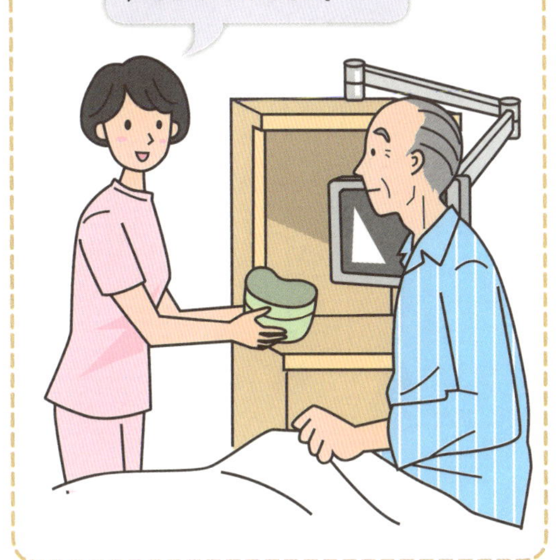

3 吐物があれば速やかに片づけ、汚染した寝衣、寝具などは清潔なものと交換しましょう。

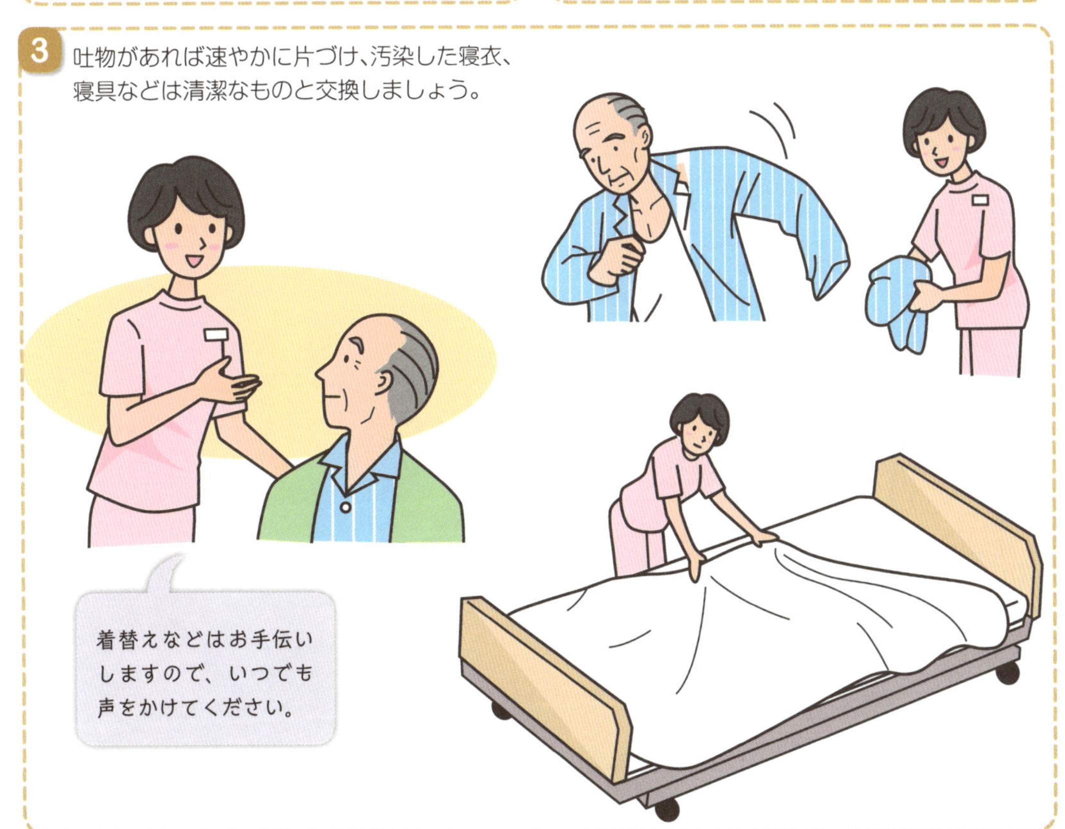

4 体を締めつけない、楽な服装をすすめます。

おなかのあたりがゆったりとした洋服を着ていると、締めつけられないので楽ですよ。

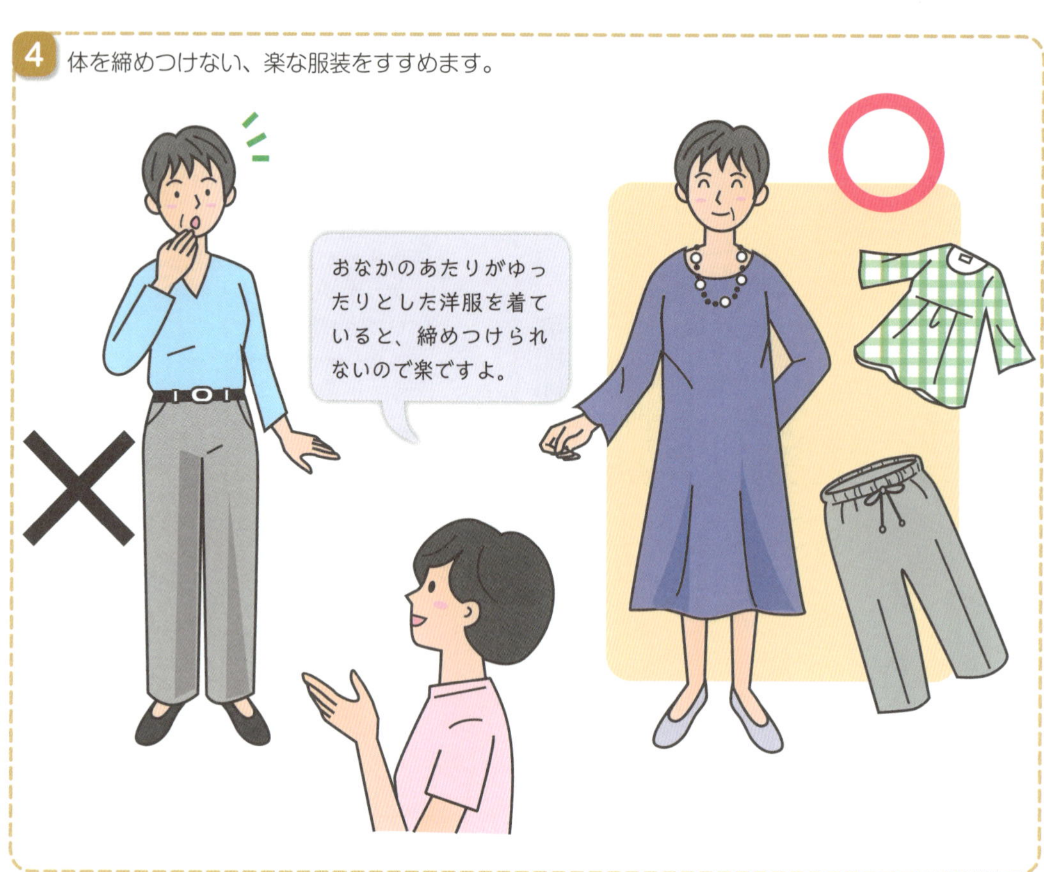

5 嘔吐後は、口腔内のにおいによりさらに嘔吐を誘発するため、うがいができるよう、そばに冷水やレモン水などを準備しておきましょう。

冷たい水などでうがいをすると、口の中がサッパリしますよ。

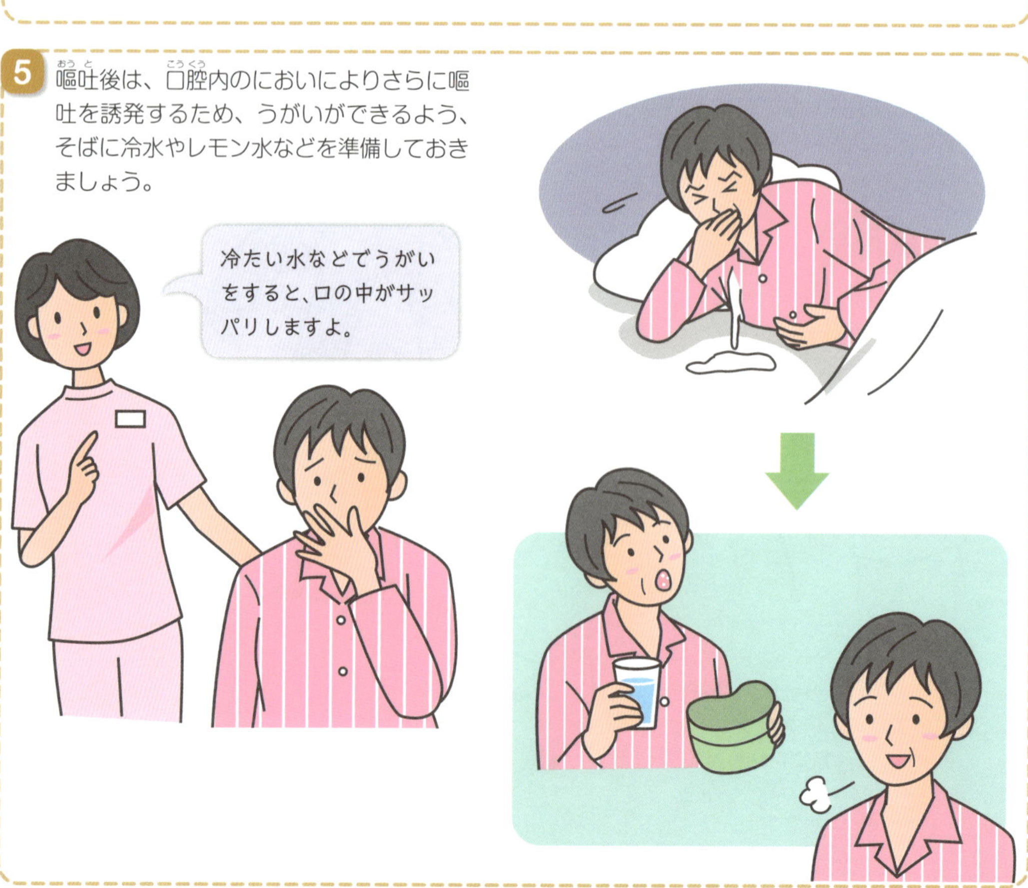

精神面への援助

1 悪心や食欲低下があり、水分がまったくとれないときは、医師・看護師にいつでも相談するように伝えます。

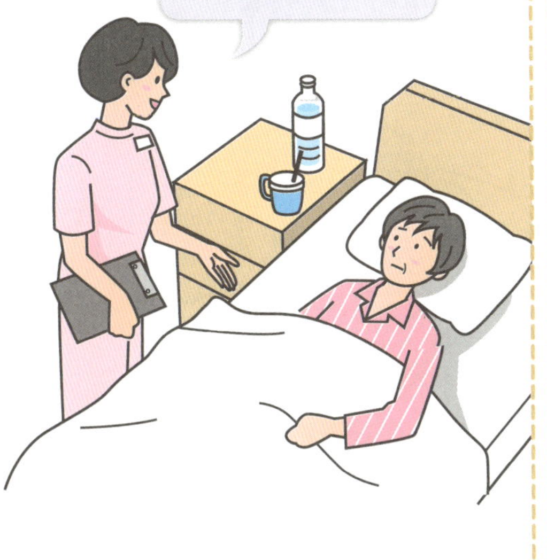

2 好きな音楽を聴く、テレビや雑誌などを見る、窓を開け新鮮な空気に触れる、散歩に出かけるなどの気分転換を促しましょう。

散歩をしたり、外の空気を吸ったりして気分転換をすると、落ち着きますよ。

3 呼吸法、イメージ療法、瞑想、気功、ヨガなど、リラクゼーションを取り入れてみましょう。

意識的に腹式呼吸を行うことが、気持ちを落ち着かせる１つの方法だと思います。

ヨガ

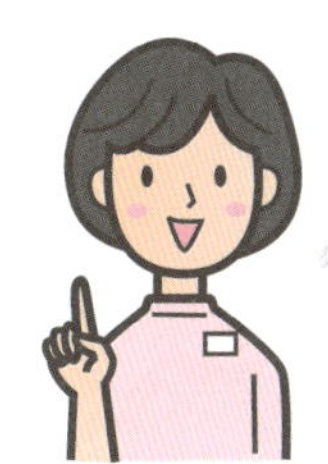

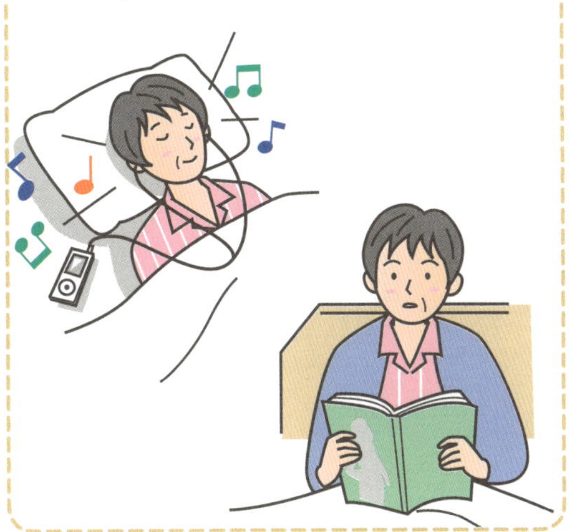

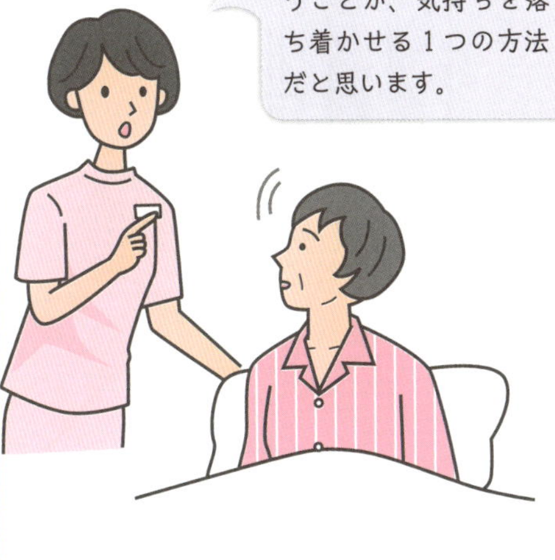

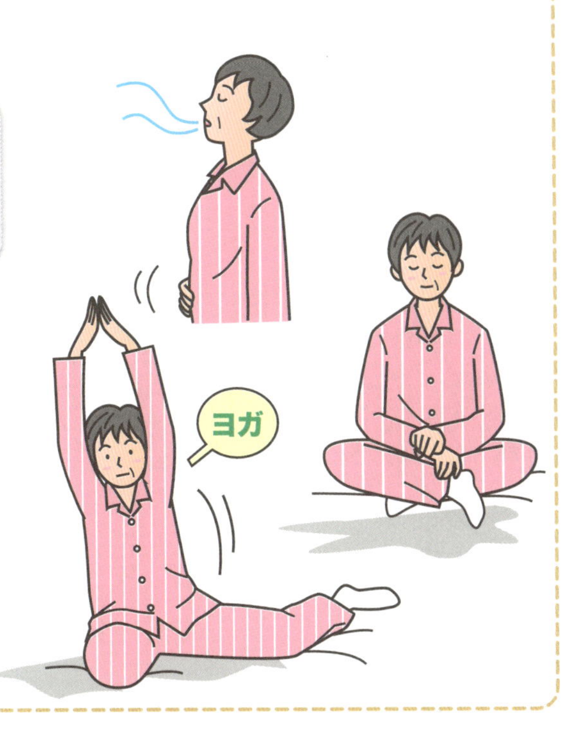

薬物療法

1 医師の指示により、制吐剤の内服、点滴を使用します。

吐き気予防のために、制吐剤の内服を始めましょう。

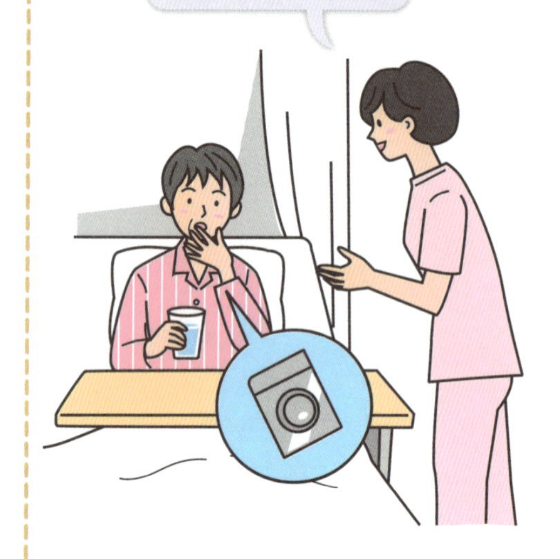

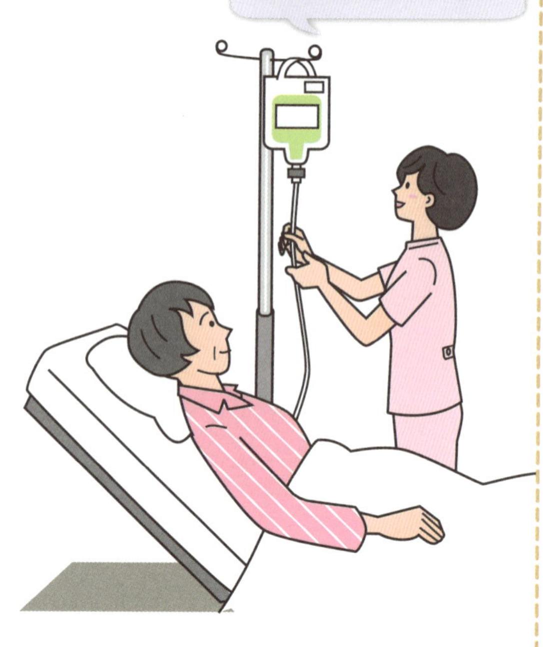

2 悪心（おしん）・嘔吐（おうと）の程度により、点滴（補液）を実施します。

無理して水を飲まなくてもよいので、水分補給のために点滴をしましょう。

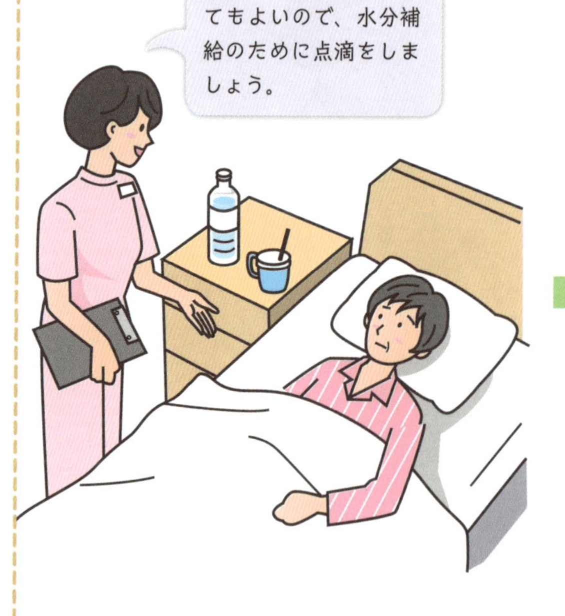

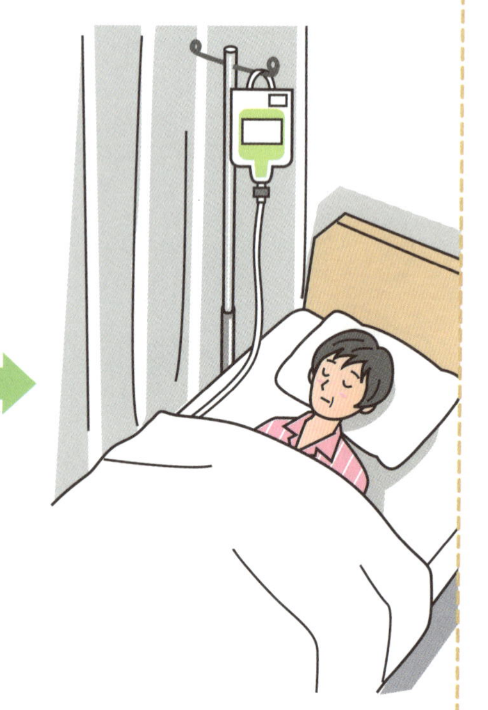

緊急に受診が必要な場合

下記の症状があるときは、医師や看護師に相談するよう指導する

❶悪心（おしん）・嘔吐（おうと）が続き、食事摂取ができなかった場合。

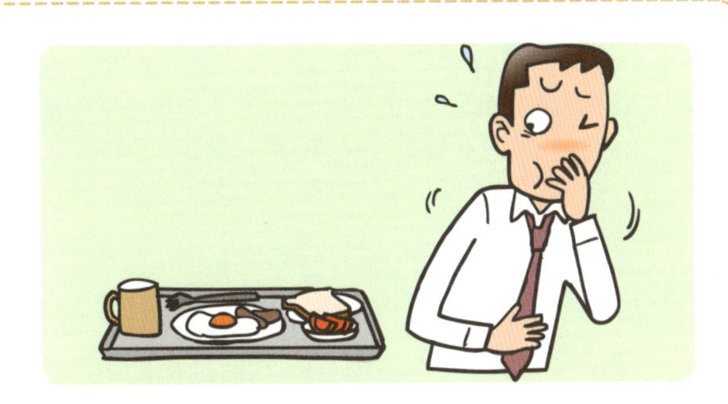

❷尿量が減少した場合。（通常１～１.５L/日の尿量が３００～５００mL/日以下に減少した場合）

❸頭部、頬部（きょうぶ）、四肢の痙攣（けいれん）が生じた場合。

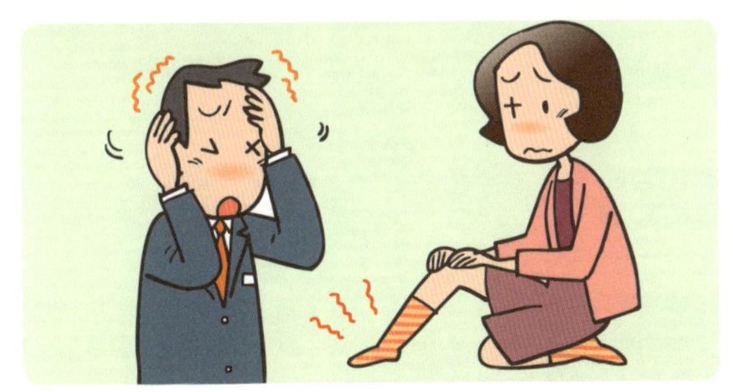

❹発熱（３８°C以上）が１時間以上持続する場合。

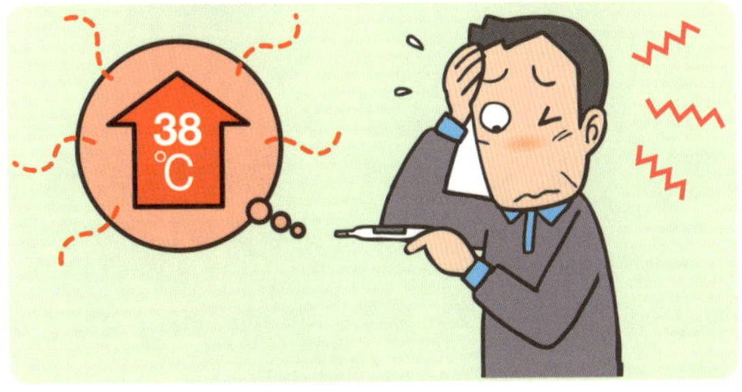

❺吐物に血液が混じっている場合。

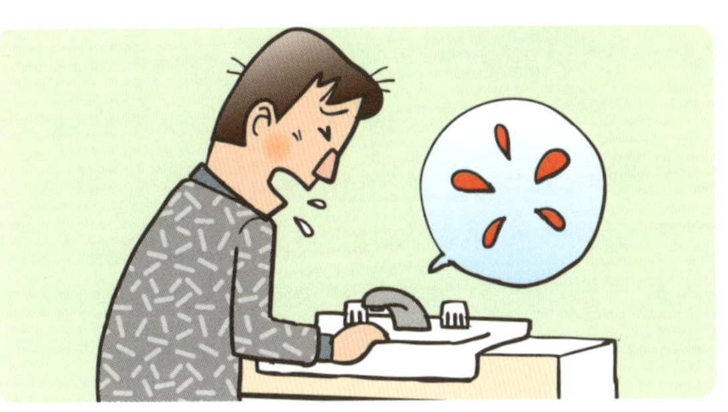

〈骨髄抑制①〉易感染状態

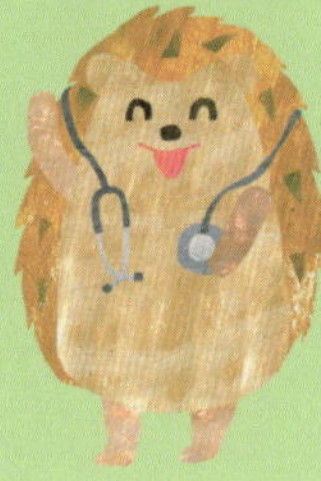

感染に対する抵抗力が減弱したり、感染に対する感受性が増大することによって、感染を発生しやすい状態になっていることを易感染状態といいます。

骨髄抑制とは

造血機能の障害

骨髄抑制とは、造血機能が障害され、❶白血球、❷血小板、❸赤血球の血球成分が減少する状態のことをいいます。入院治療も外来治療も同様に、患者さん自身が自分の病状を理解し、症状の変化を把握し十分なセルフケアができることが最も大切になります。

骨髄抑制を伴う症状と治療への影響

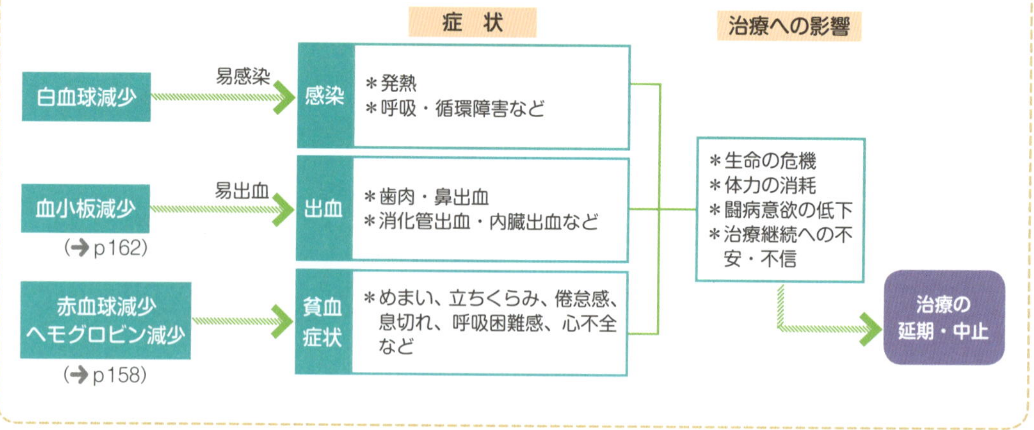

原因		症状		治療への影響
白血球減少	易感染 →	感染	＊発熱 ＊呼吸・循環障害など	＊生命の危機 ＊体力の消耗 ＊闘病意欲の低下 ＊治療継続への不安・不信 → 治療の延期・中止
血小板減少（➔p162）	易出血 →	出血	＊歯肉・鼻出血 ＊消化管出血・内臓出血など	
赤血球減少 ヘモグロビン減少（➔p158）	→	貧血症状	＊めまい、立ちくらみ、倦怠感、息切れ、呼吸困難感、心不全など	

易感染状態とは

感染を発生しやすい状態のこと

感染とは、ウイルス、細菌、真菌、寄生虫などの微生物が生体内に侵入し、皮膚、粘膜、組織、体液などに定着して増殖することをいいます。

易感染状態とは、通常備わっている感染に対する抵抗力が減弱したり、感染に対する感受性が増大することで感染を発生しやすくなっている状態のことです。

感染徴候を観察する指標となる白血球

白血球は、外部から体内に侵入した、細菌・ウイルスなど異物の排除と、腫瘍細胞や役目を終えた細胞の排除などを役割とする造血幹細胞由来の細胞です。

白血球は、好中球、好酸球、好塩基球、単球、リンパ球に分類され、その中でも好中球は、白血球全体の 50 ～ 70％を占めます。好中球は、細菌や真菌などの感染には最初に集結し、かつ主に対処することから、白血球の中でも感染徴候を観察していくうえでは重要な指標となります。発熱性好中球減少症については、242ページを参照してください。

白血球の基準値 ◆ WBC：3500～9500/μL。

◆好中球：白血球中の40.0～70.0%。

好中球の寿命 ◆血液内では1日以内。

検査基準値は、各施設によって異なることがあるので、受診機関で確認してください。

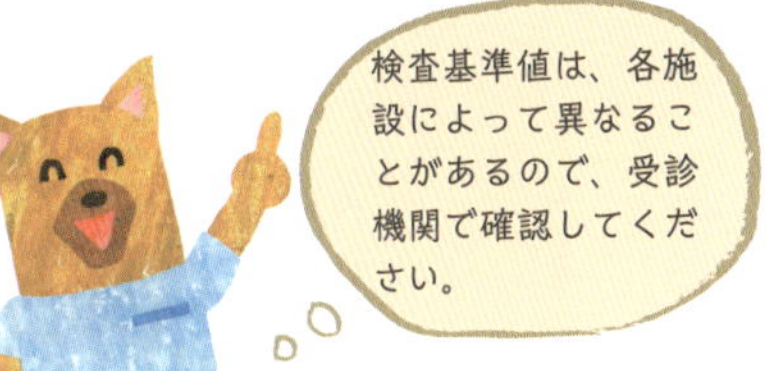

易感染状態の発生時期とメカニズム

白血球数が減少することで易感染状態を起こしやすくなる

発生時期は、抗がん剤投与後約1～2週間です。

易感染状態のメカニズム

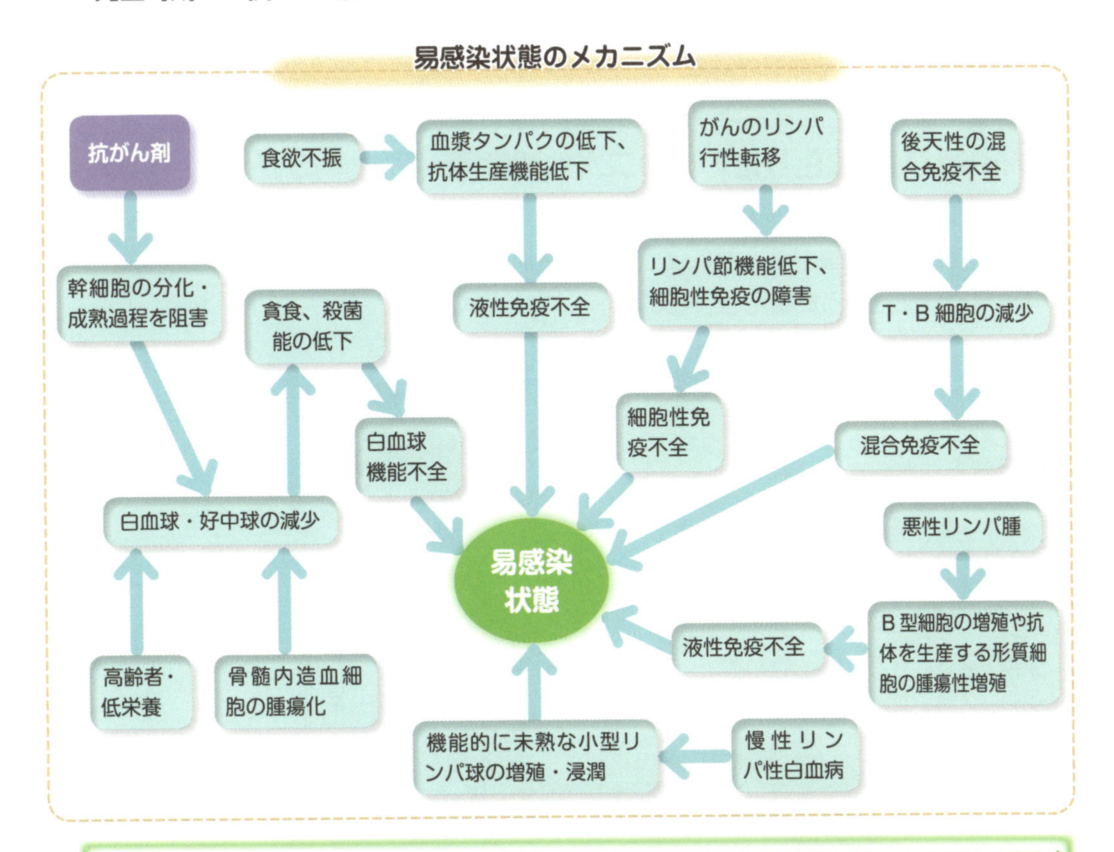

白血球減少、および好中球減少の評価

CTCAE (→p131参照)：白血球減少、および好中球減少の重症度の評価表

重症度の評価

重症度	評　価
Grade1	＜LLN（施設基準値下限）- 3,000/ mm^3
Grade2	＜3,000 - 2,000/ mm^3
Grade3	＜2,000 - 1,000/ mm^3
Grade4	＜1,000/ mm^3

好中球数減少の評価

重症度	評価	
Grade1	＜LLN（施設基準値下限）- 1,500/mm³	＜LLN-1.5 × 10e9/L
Grade2	＜1,500 - 1,000/mm³	＜1.5-1.0 × 10e9/L
Grade3	＜1,000 - 500/mm³	＜1.0-0.5 × 10e9/L
Grade4	＜500/mm³	＜0.5 × 10e9/L

臨床検査にて血中好中球数が減少

観察項目

次にあげる項目を観察していく

- ◆ **バイタルサイン測定：** 体温、血圧、脈、SpO2、呼吸回数など。
- ◆ **血液データ：** 白血球、好中球、CRP など。
- ◆ X 線、血液、尿、カテーテルなどの感染の疑いがある部位からの検体採取。

易感染状態が悪化したときの二次的問題

❶感染症の発症と体温平衡異常。
❷敗血症（はいけっしょう）や敗血症性ショックに伴う生命危機。
❸易感染（いかんせん）状態に伴う隔離などからのストレスや孤独感。

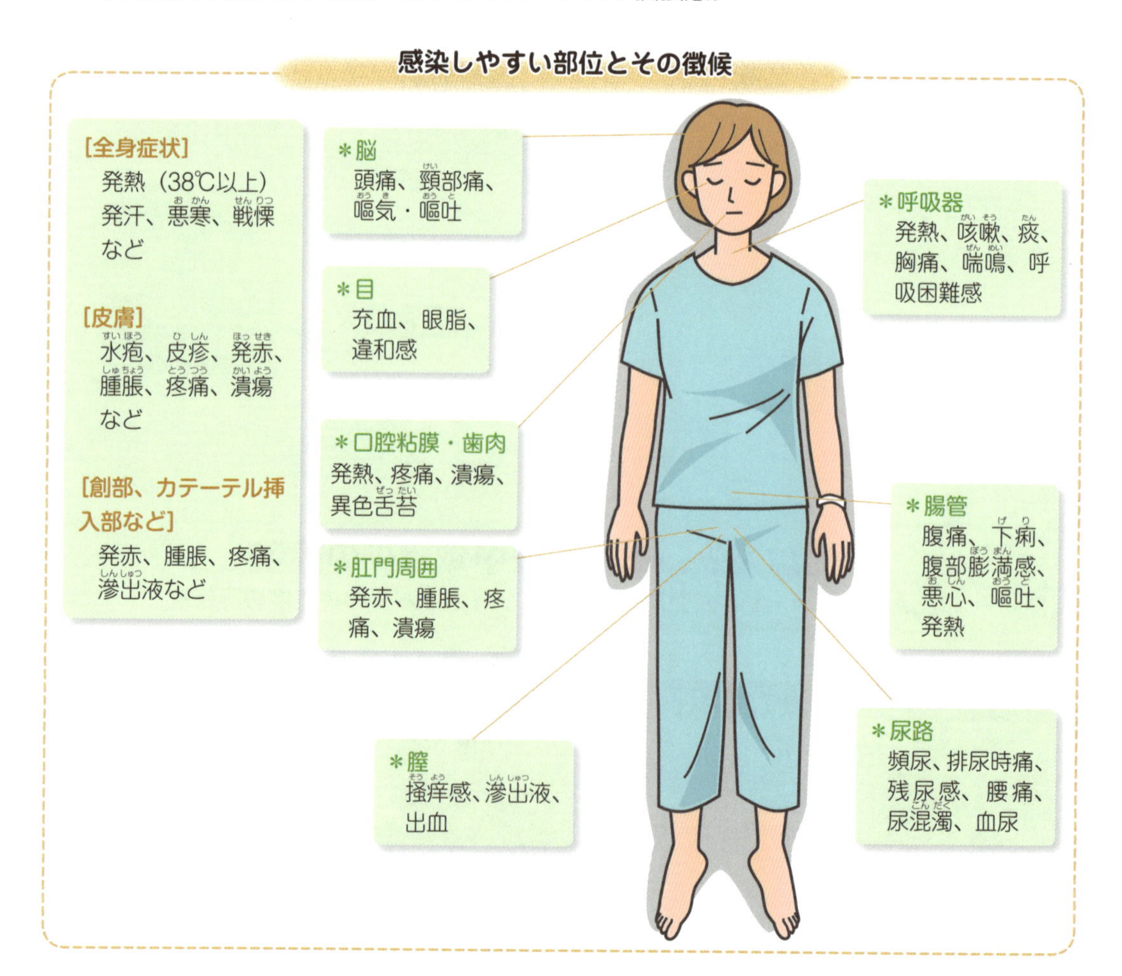

看護 ～声かけ／質問方法～

感染予防の指導

1 できるだけ人混みには行かないように伝えましょう。

タイムサービス
特売セール
白血球が下がって、風邪をひきやすい時期には、人がたくさんいる所は避けることが予防になります。

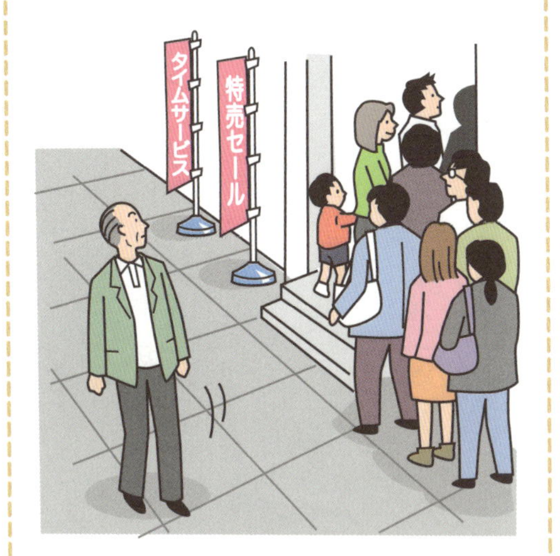

2 風邪をひいている人とは距離をとるように伝えましょう。

風邪をひいている人とは、なるべく距離をとるようにしたほうがいいかもしれません。

3 外出するときはマスクの着用を促しましょう。

外出するときなどは、マスクをしてから出かけてください。

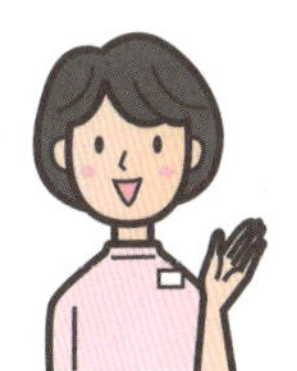

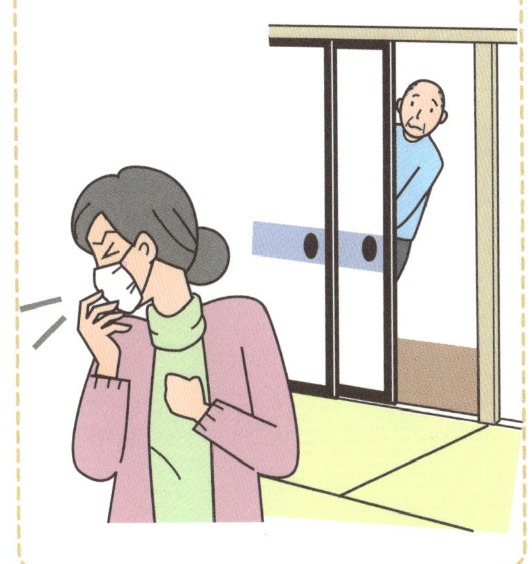

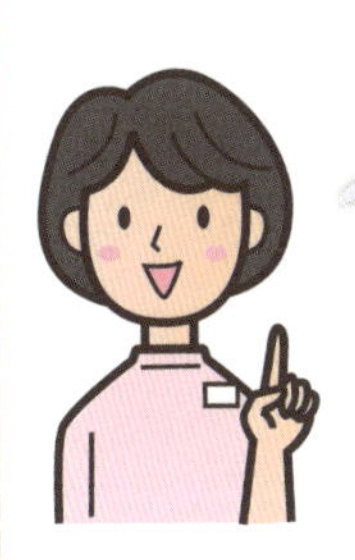

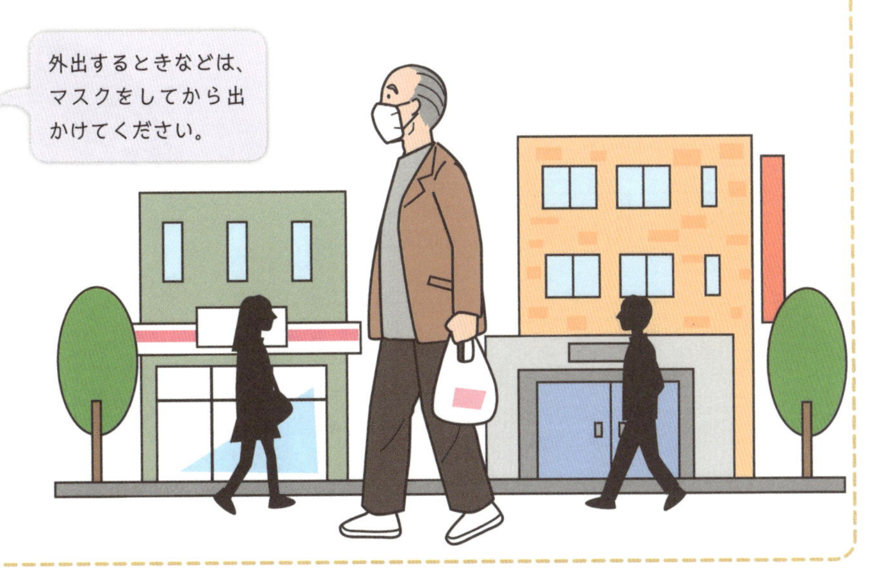

4 食事前と排泄後の手洗いを促しましょう。
＊石けんと流水で洗う。

手指消毒には、速乾性擦式手指消毒液を利用してもいいですよ!!

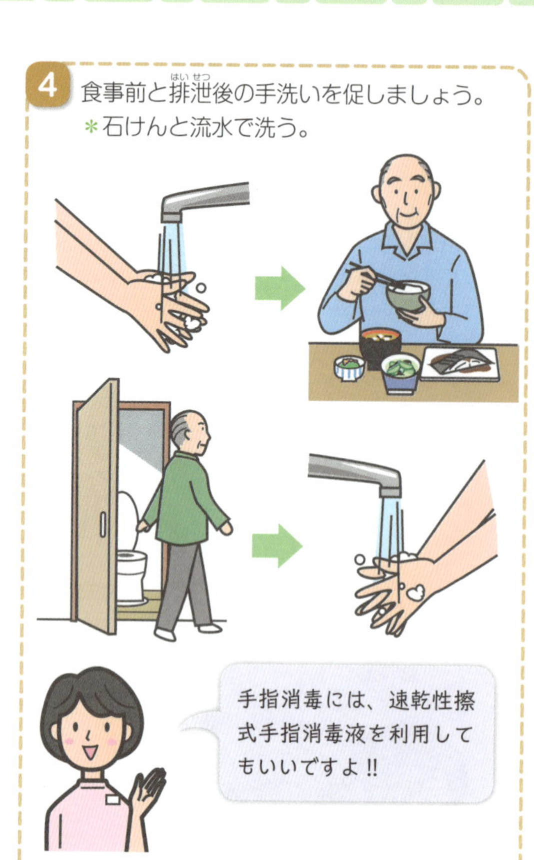

5 外出時や食事の前後と、就寝前のうがいを促しましょう。

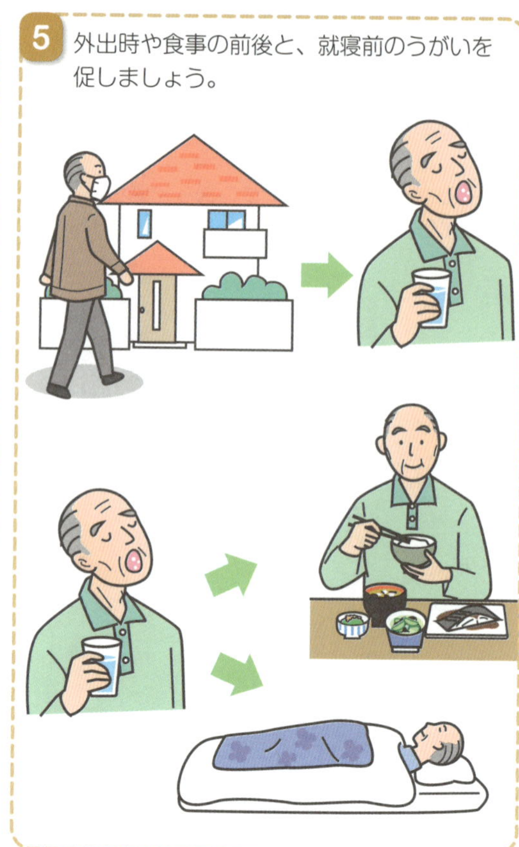

6 入浴をして体をきれいにすることは、感染予防につながります。入浴を行い、下着など身に付けるものを清潔にしましょう。

発熱があっても、その後、熱がない時間帯を見計らって、看護師が介助してシャワー浴などを行い、清潔保持をしましょう!!

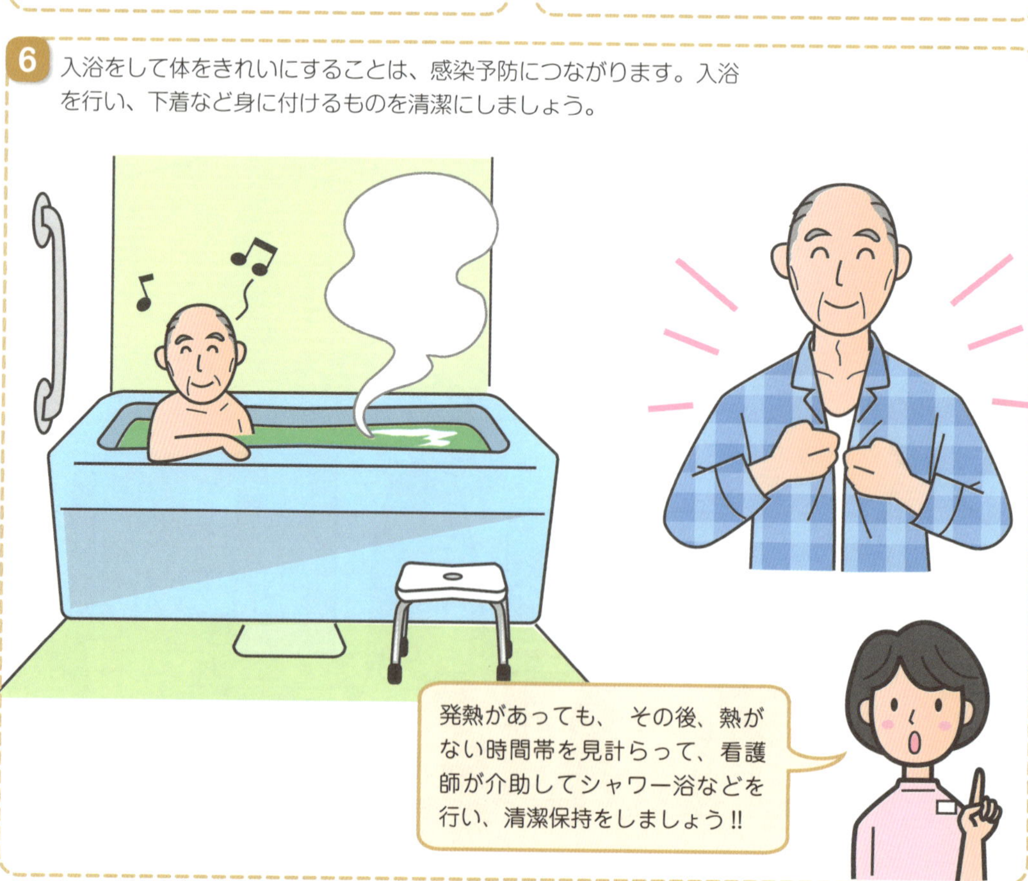

7 刺身や生野菜などの生ものを避け、加熱したものを食べるほうがよいことを伝えます。

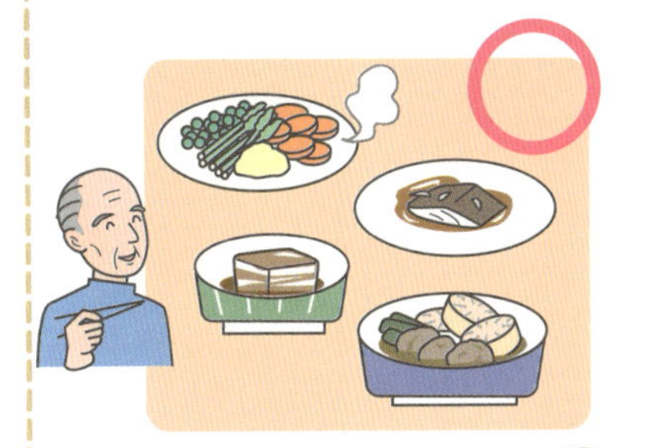

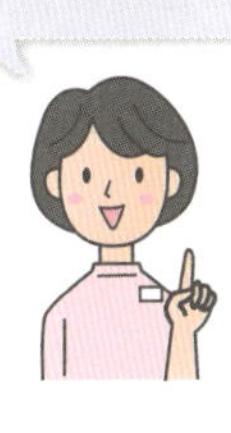

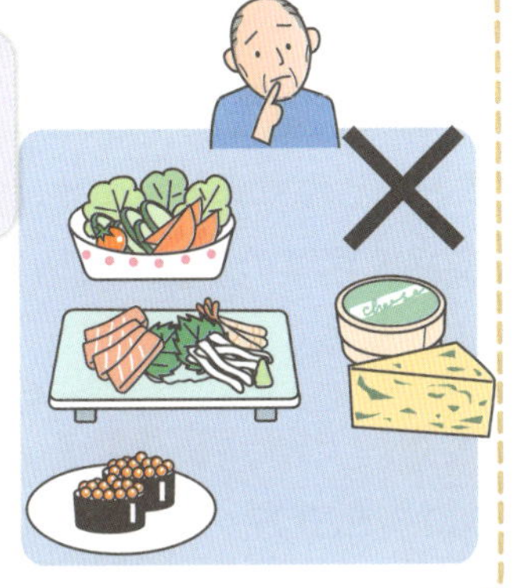

8 シャワーや入浴後は、カテーテル挿入部位や創傷部位の消毒を行いましょう。

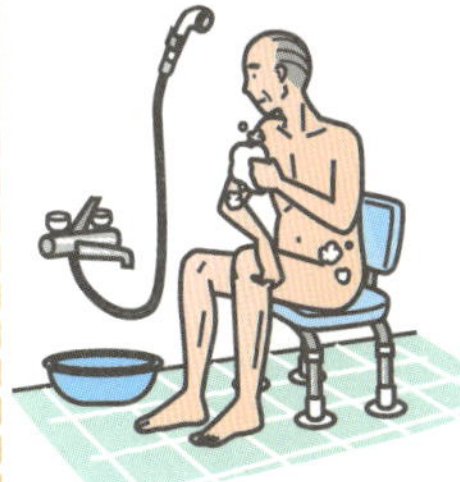

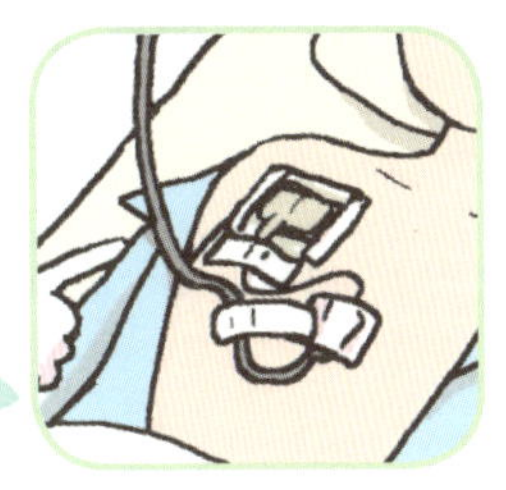

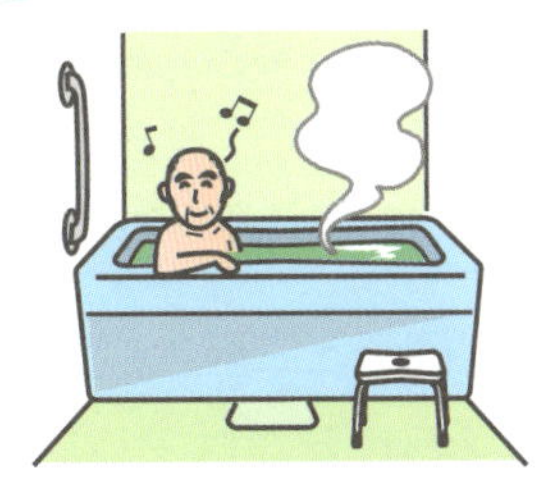

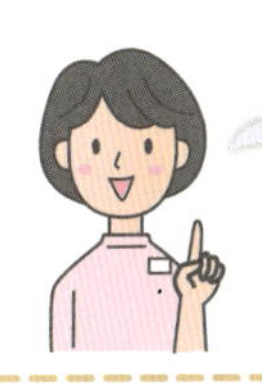

環境整備

ベッドの周りやナースコール、テレビ、廊下の手すりやよく手で触るところなど、1日1回は清掃しましょう。

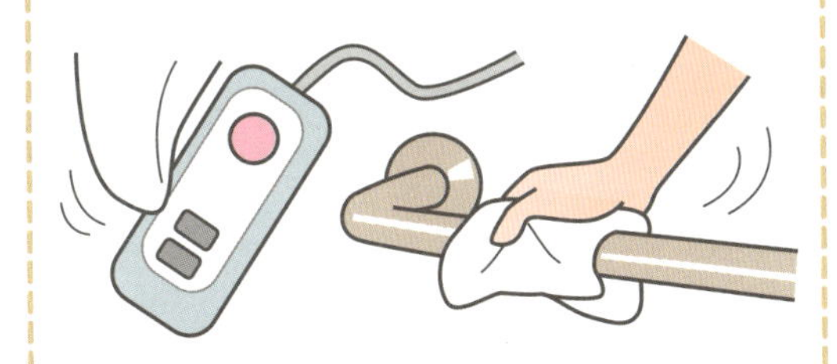

白血球減少が高度である場合、個室隔離やクリーンユニット、クリーンルームを使用します。

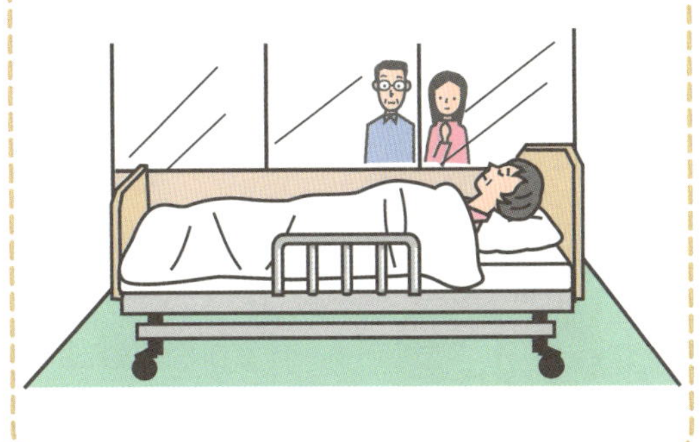

薬剤投与

❶医師の指示に従い、顆粒球コロニー刺激因子（G-CSF 製剤）の投与をします。

❷医師の指示に従い、抗菌薬（内服・点滴）の投与をします。

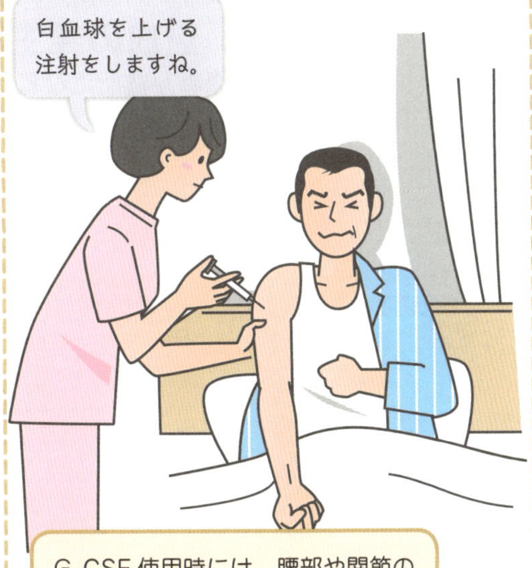

G-CSF 使用時には、腰部や関節の痛みを伴うことがあります。適宜、鎮痛薬を使用して対応します。

〈骨髄抑制②〉貧血

貧血とは、血液中のヘモグロビンの量が減少した状態で、息切れ、倦怠感、めまい、動悸、頭痛などの症状が現れます。

貧血とは

血液中の赤血球にあるヘモグロビン量が減少した状態

赤血球には、酸素と二酸化炭素の運搬をするという役割があります。貧血は、赤血球中にあるヘモグロビンが減少した状態です。皮膚・粘膜の蒼白、息切れ、動悸、嗜眠、易疲労感として自覚されます。

血液細胞成分の基準値

	男性	女性
赤血球	440～560万/μL	380～520万/μL
ヘモグロビン	14～18 g/dL	11～15 g/dL
ヘマトクリット	42～45％	38～42％

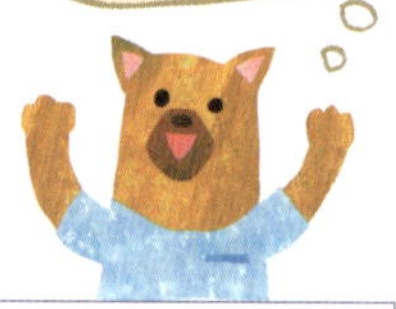

検査基準値は、各施設によって異なることがあるので、受診機関で確認してください。

赤血球の寿命 ◆赤血球（RBC）：約120日。

ヘモグロビン
赤血球に含まれる成分で血色素ともいい、全身に酸素や二酸化炭素を運ぶ役割があります。

ヘマトクリット 全血液中の赤血球の割合のことです。

貧血の発生とメカニズム

がん患者が貧血になるメカニズムはさまざまある

抗がん剤治療を受けるがん患者さんにみられる、貧血の発生メカニズムを示します。

赤血球減少のメカニズム

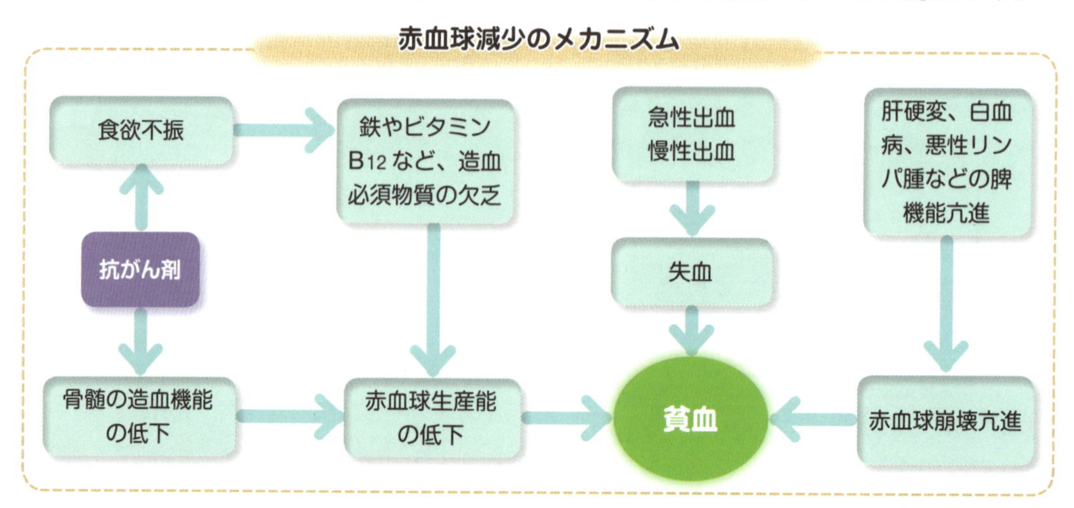

貧血の随伴症状

貧血が悪化すると二次的問題も生じる

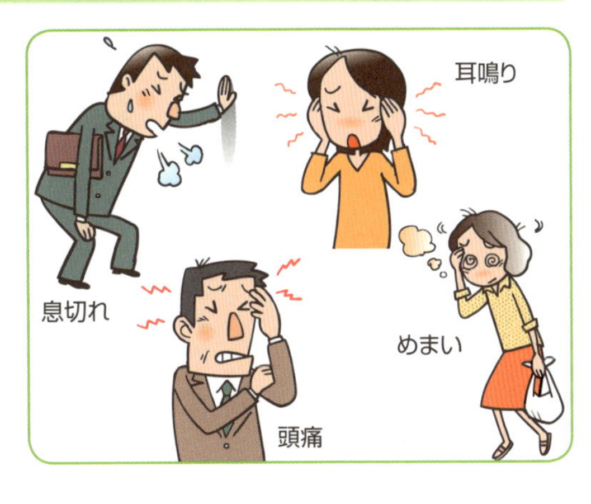

一般的な症状としては、息切れ、疲労感、倦怠感、めまい、動悸、頭痛、頭重感、耳鳴などがあります。ただし、ヘモグロビン値が正常値以下になっても、症状がまったく現れないことも多くあります。

特に、ヘモグロビンの減少が慢性的にゆっくりと進行した場合は、自覚症状が乏しいといわれています。ヘモグロビンが7g/dL程度まで低下すると症状がみられます。

貧血が悪化したときの二次的問題

❶貧血に伴うめまい、立ちくらみから転倒、転落。

❷酸素不足による、動悸・息切れなどによる日常生活動作の低下。

❸皮膚の脆弱(ぜいじゃく)化、損傷、褥瘡(じょくそう)。

❹低栄養や、酸素、エネルギー不足から感染症のリスク。

❺心拡大・不全、昏睡(こんすい)。

貧血の評価

CTCAE (➔p131参照)：貧血の重症度の評価表

重症度の評価

重症度	評　価
Grade1	ヘモグロビン< LLN（施設基準値下限）- 10.0 g/dL
Grade2	ヘモグロビン< 10.0 - 8.0 g/dL
Grade3	ヘモグロビン< 8.0 - 6.5 g/dL
Grade4	生命を脅かす；緊急処置を要する
Grade5	死亡

日本臨床腫瘍研究グループ：有害事象共通用語規準 v 4.0 日本語訳 JCOG/JSCO 版より引用

ヘモグロビン値と貧血症状

ヘモグロビン値（g/dL）	症　状
9～10	皮膚、口唇、粘膜の蒼白
7～8	動悸、息切れ、耳鳴、頭痛
5～6	食欲不振、心雑音
3	心不全、浮腫(ふしゅ)、昏睡

看護 ～声かけ／質問方法～

安静の確保

1 めまいなどがあるときには、安静にしましょう。十分な休息をとることも大事です。

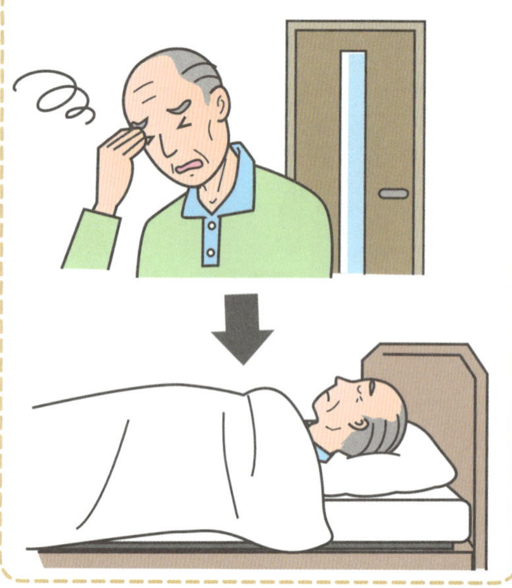

2 どの程度の活動量で、動悸(どうき)や息切れなどの症状が出現するかを把握しておき、症状が出たときに最小限の動きですむように、環境を整えておきましょう。

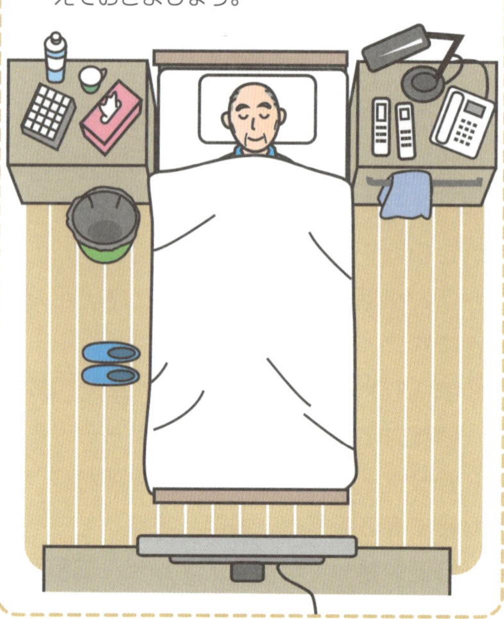

保温・マッサージ

酸素の供給が減少するため、血行が悪くなります。手足が冷えやすいので、体を温めましょう。
熱めの温度での入浴やシャワーは、体に負担になるので、ぬるめのお湯で疲れない程度にしましょう。

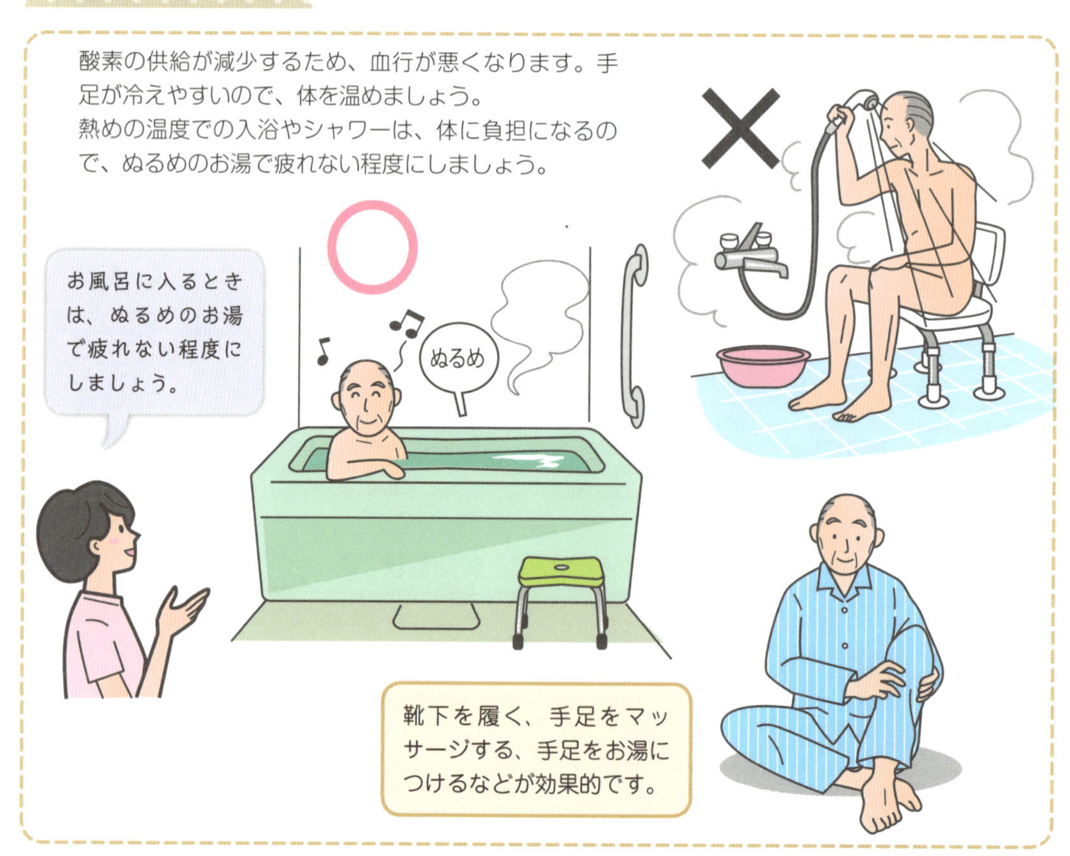

合併症や二次障害の予防

安全のために急激な動きを避け、ゆっくり動きます。ベッドから起き上がる際は、まず横に座り、めまいなどがなければゆっくりと起き上がりましょう。

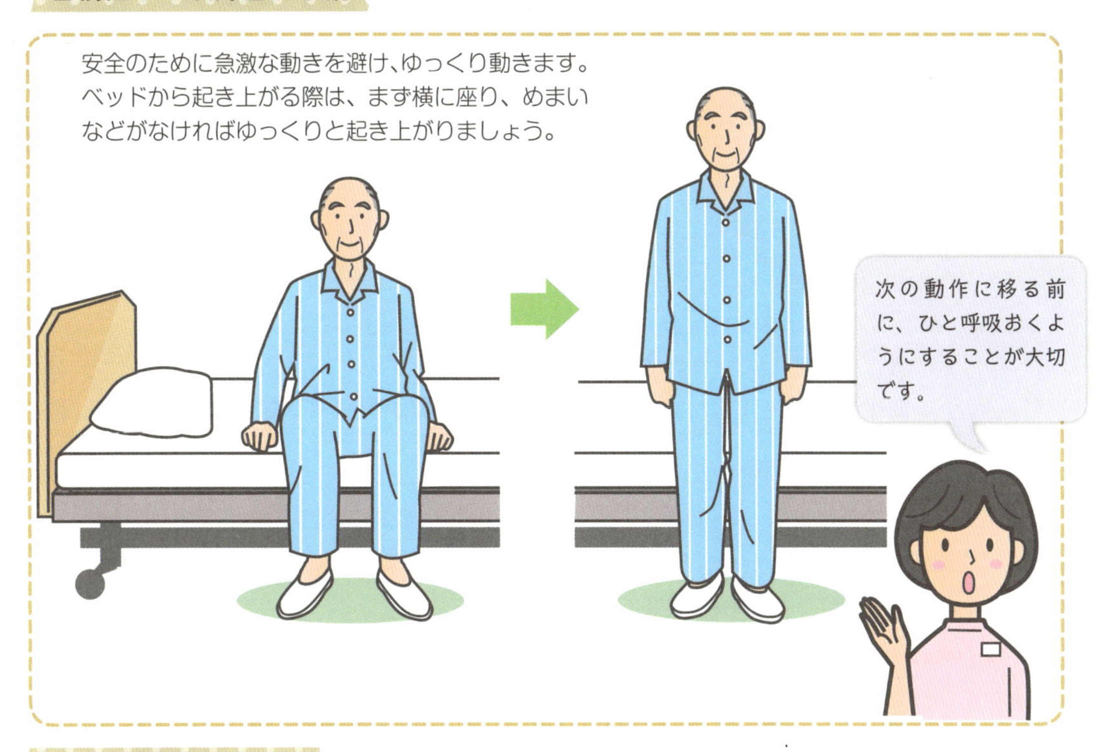

環境整備

貧血になると、手足が冷えやすくなるので、衣類や室温、寝具などで保温を行いましょう。

外出時は1枚多く羽織る、マフラーをするなどが効果的です。
病室が寒いときには、いつでも声をかけてください。毛布やエアコンなどで温度を調節していきましょう。

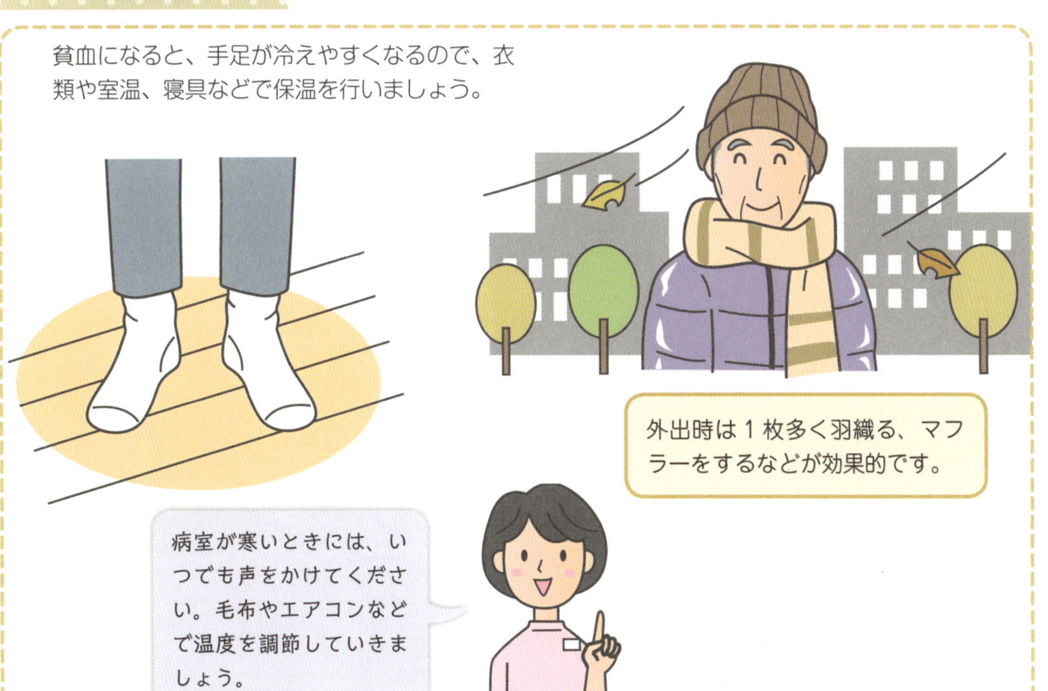

薬剤投与

赤血球の低下時、医師の指示に従い、鉄剤の内服、もしくは輸血をして補います。

〈骨髄抑制③〉出血傾向

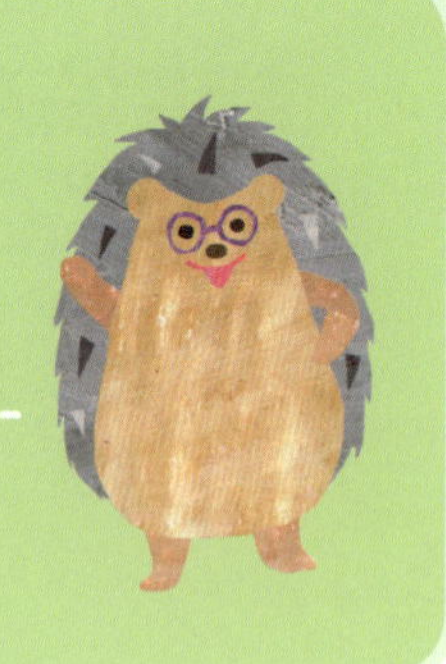

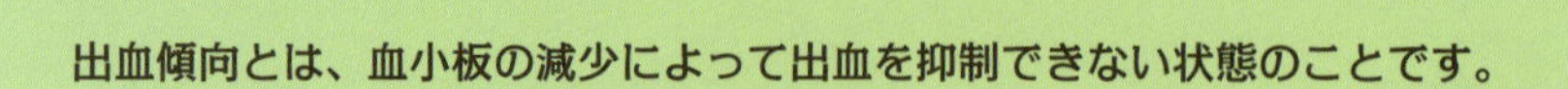

出血傾向とは、血小板の減少によって出血を抑制できない状態のことです。

出血傾向とは

血小板の減少により止血機序が破綻し、出血が抑制できない状態

血小板には、血管が損傷したときに集合してその傷口をふさぎ（血小板凝集）、出血を止める作用があります。出血傾向は、この血小板の減少によって止血機序が破綻し、出血が抑制できなくなるために起こります。

［血小板の基準値］　◆血小板（PLT）：15 ～ 46 万 / μL。

［血小板の寿命］　◆8 ～ 10 日。

血小板減少の発生メカニズム

がん患者が出血傾向になる原因メカニズムはさまざまある

抗がん剤治療を受ける患者さんにみられる、出血傾向の発生メカニズムを示します。

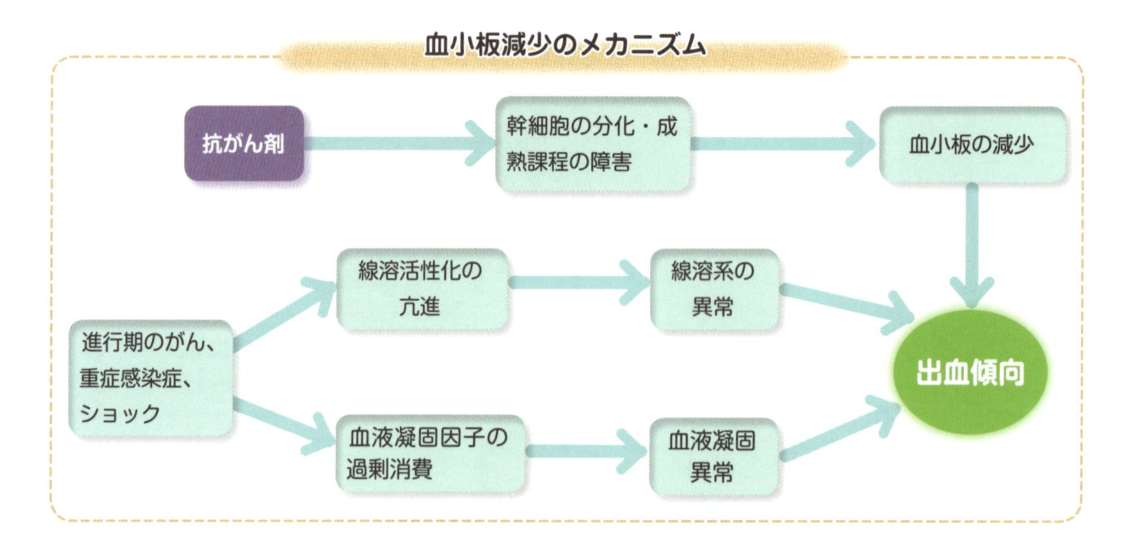

血小板減少の評価

CTCAE （➔p131 参照）：血小板減少の重症度の評価表

臨床検査では、CTCAE - JCOG を引用します。発生時期は、抗がん剤投与後約 1 ～ 2 週間です。

重症度の評価

重症度	評　価
Grade 1	＜LLN（施設基準値下限）- 75,000/μL
Grade 2	＜75,000 - 50,000/μL
Grade 3	＜50,000 - 25,000/μL
Grade 4	＜25,000/μL

日本臨床腫瘍研究グループ：有害事象共通用語規準 v 4.0 日本語訳 JCOG/JSCO 版より引用

血小板数（/mm³）出血のリスク

血小板数	リスク	対策
10 万以下	止血に時間がかかる	＊圧迫、加圧を避ける ＊打撲を避ける ＊摩擦を避ける ＊止血を十分に行う
5 万以下	粘膜出血：歯肉出血、鼻出血 歯ブラシの選択 皮下出血：点状出血、斑状出血	
3 万以下	臓器出血の可能性：消化管出血、血尿、喀血、眼底出血、性器出血、関節内出血	
1 万以下	致命的出血の可能性（脳内出血）	

観察項目

次にあげる項目を観察していく

◆検査データ：血小板数、血液凝固データ（APTT、PT、フィブリノゲン、FDP など）。

出血しやすい部位と症状

部　位		徴候など
皮膚・粘膜出血	点状出血	表在性の皮下で静脈圧の高い部位。特に下肢に多い。衣服などで締め付けられている部位に発生しやすい
	斑状出血	点状出血よりも深部の血管からの出血（採血・静脈内注射・筋肉注射後に起こりやすい）
	歯肉出血	固い食事や歯磨きの後などに誘発されやすい
	鼻出血	キーセルバッハ部位の出血が多く、くしゃみや鼻かみで誘発されやすい
臓器出血	吐血・下血	＊吐血：暗赤色、コーヒー残渣様 ＊下血：上部消化管からは黒色（便）、下部消化管からは鮮紅色も認められる ＊悪心・食欲不振、腹痛、腹部膨満などを伴う
	喀血	咳嗽や胸痛を伴い、鮮紅色の血液で凝固せず、泡沫状、呼吸困難、チアノーゼ
	眼底出血	視力低下、充血
	血尿	腎臓、腎盂、尿管、膀胱、尿道からの出血で尿に血液が混じる。肉眼的には血尿を認めないこともある（潜血反応陽性）
	性器出血	月経以外の不正出血、経血量の増加と期間の延長
	関節出血	物理的刺激で誘発され、疼痛を伴う
中枢神経出血（脳内出血クモ膜下出血）		頭痛、悪心、嘔吐、頸部硬直、発熱、痙攣、意識障害、血圧上昇、興奮、バビンスキー反射、運動麻痺、瞳孔左右不同

出血傾向が悪化したときの二次的問題

❶貧血。

❷失血に伴う血液の生理機能低下（ガス、栄養素、ホルモンの運搬、体温調節、抗体産生と感染防御の障害）。

❸出血部位からの細菌侵入による全身感染。

❹局所出血による問題。

＊喀血による気道閉塞、呼吸困難
＊頭蓋内出血による意識障害、痙攣
＊眼底出血による視野狭窄、視力低下
＊泌尿器出血による血尿、排尿時痛、腹痛など
＊消化管出血による吐血、下血、食欲不振、腹痛など
＊関節内出血による可動域制限、関節の腫脹、疼痛

❺出血性ショック。

❻播種性血管内凝固症候群（DIC）。

❼死亡。

看護　～声かけ／質問方法～

出血予防の指導

患者さんに具体的に出血しやすい部位についての説明を行い、対策がとれるように指導していくことが大切です。

つまずいたり、転ばないように気をつけてください。

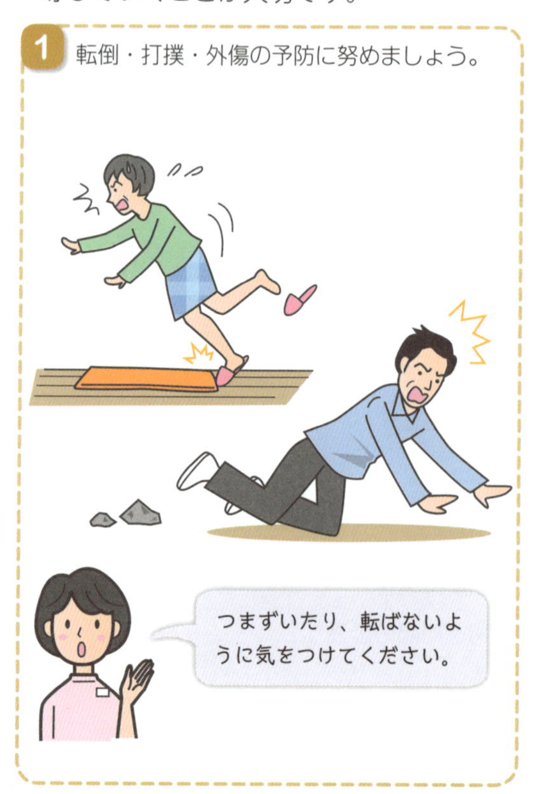

1 転倒・打撲・外傷の予防に努めましょう。

やわらかめ
ゴシ
ゴシ
かため

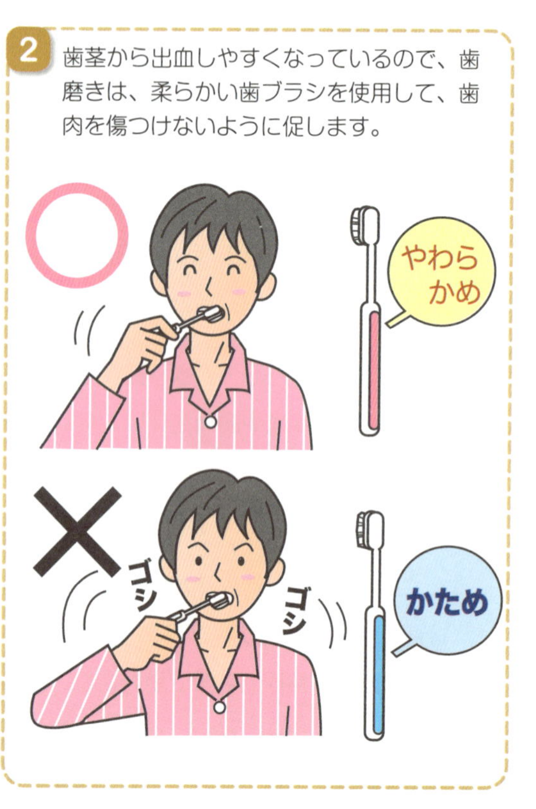

2 歯茎から出血しやすくなっているので、歯磨きは、柔らかい歯ブラシを使用して、歯肉を傷つけないように促します。

3 鼻血が出やすくなっているので、鼻出血しないように、鼻をかむときは、強くかまないよう伝えます。

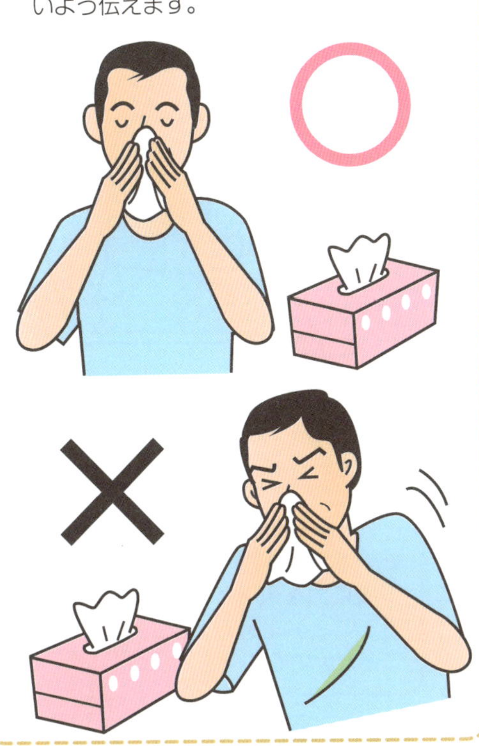

4 皮膚が乾燥すると傷つきやすくなるので、保湿クリームをすすめます。

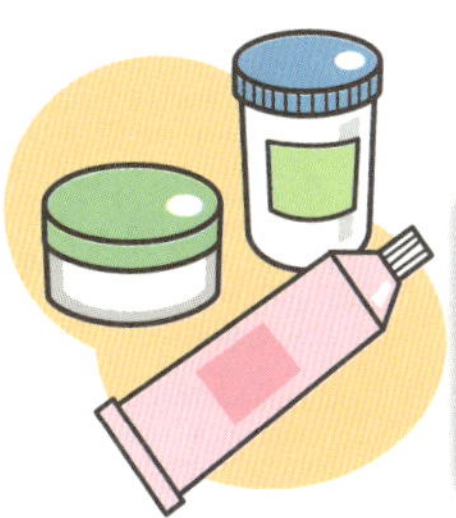

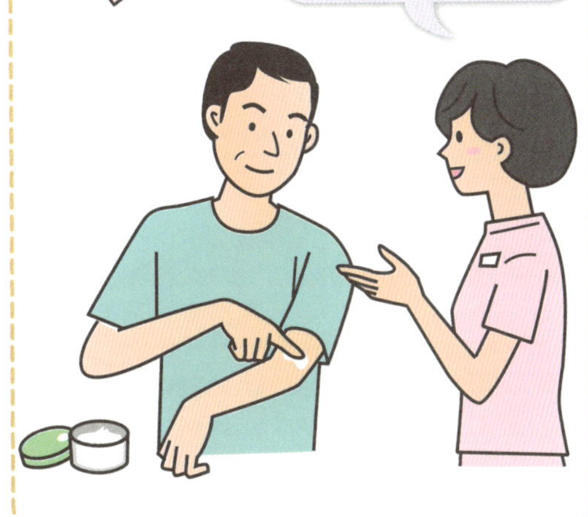

5 ひげ剃りは、皮膚を傷つけにくい電気カミソリを使用するよう伝えましょう。

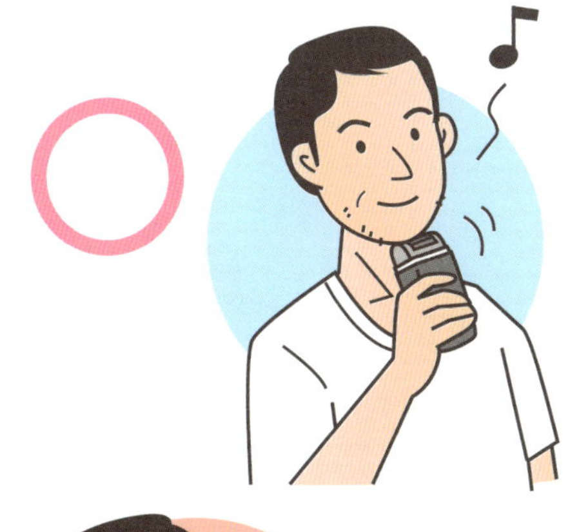

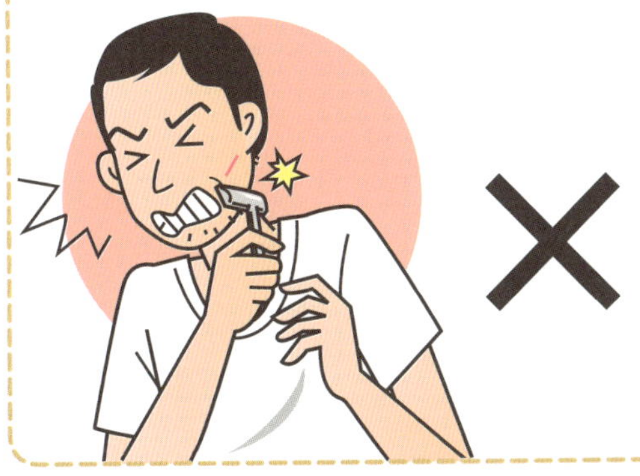

6 注射や採血後は5分以上しっかり押さえ、止血を確認しましょう。

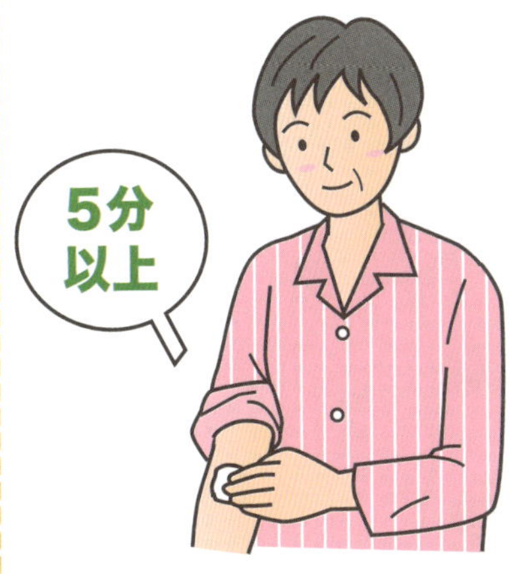

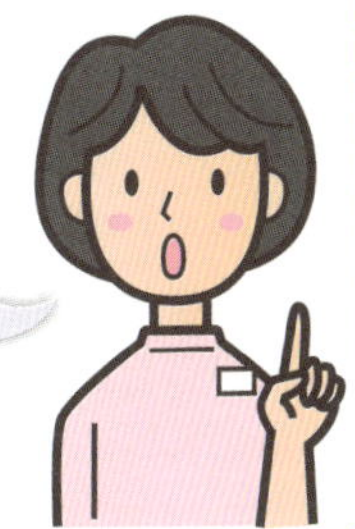

7 排便による出血を予防するために、整腸剤などを使用します。

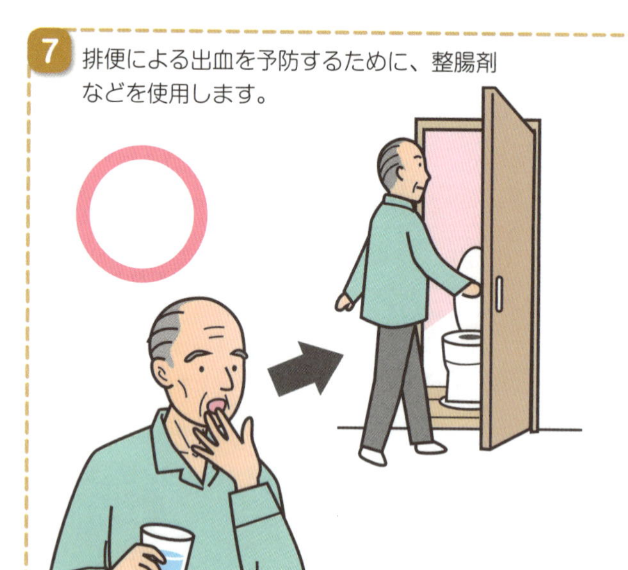

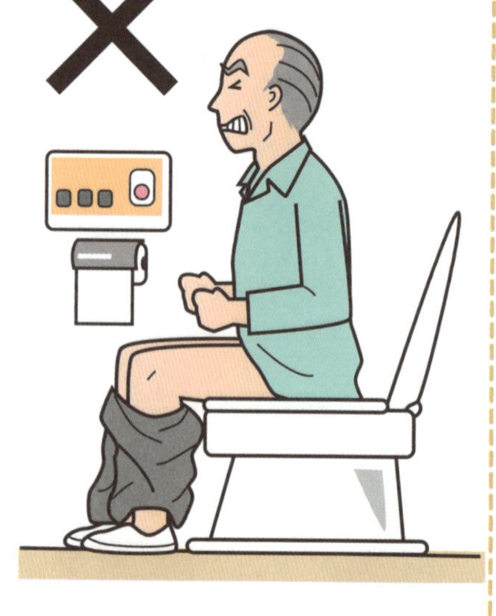

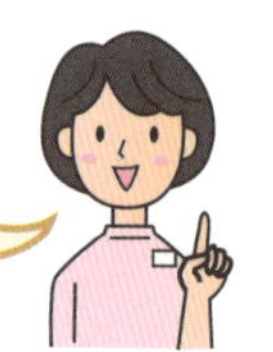

便秘が続いているときには、整腸剤を使用して、排便しやすいようにコントロールしていきましょう。

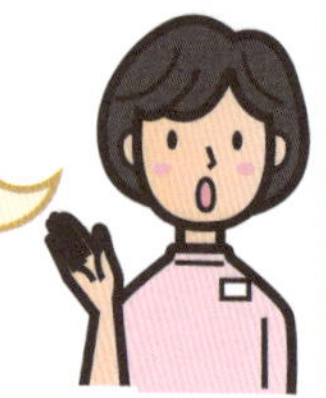

強い怒責（排便時に下腹に力を入れていきむこと）は避けることが大切です。

8 下着やパジャマなどによる、体の圧迫を最小限にしましょう。

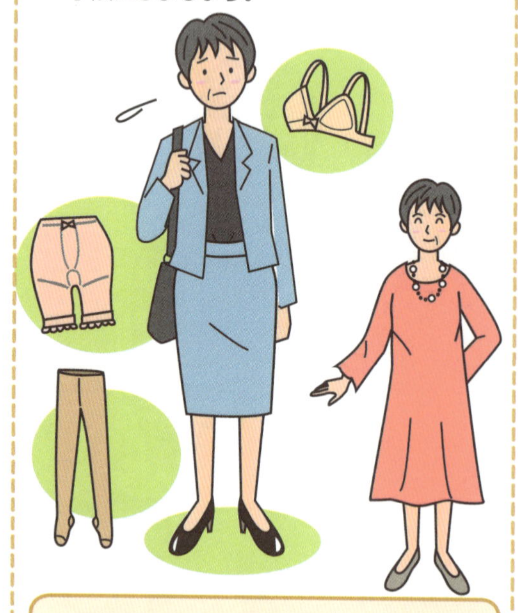

ゴムなどで締め付けがきつい洋服より、ゆったりした衣類にして、体への圧迫を最小限にしましょう。

環境整備

ぶつかったりするだけでもアザになりやすいので、ベッド周りなど障害となるものは片付けて、転倒・転落のないように環境を整えましょう。

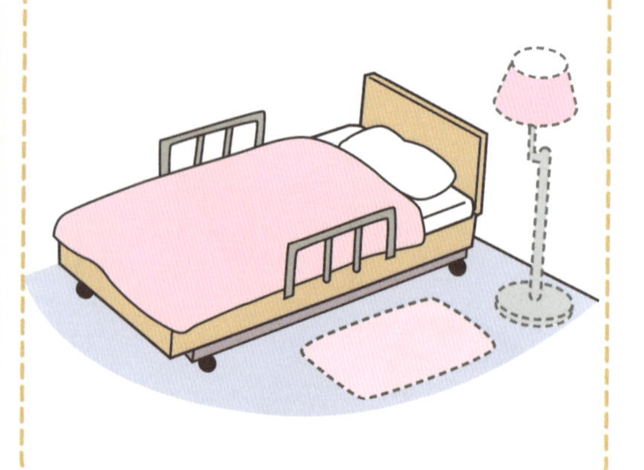

薬剤投与

血小板の数が少なく、出血しやすいので、医師の指示により輸血を行って補います。

便秘

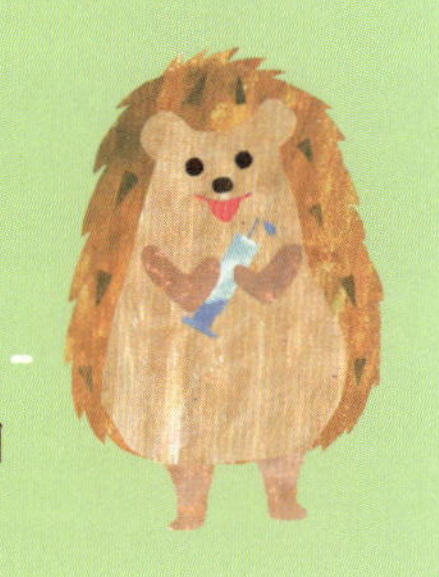

排便回数の減少、排便の困難さ、残便感がある状態などのことを便秘といい、器質的要因と機能的要因の２種類に分けられます。

便秘とは

便の排泄が困難になっている状態

便秘とは、排便回数の減少や、便が少量で便に含まれる水分が少なく排便が困難な状態、排便時に強いいきみが必要な状態、排便が不十分で残便感がある状態のことをいいます。便秘は、その原因から大きく２種類に分けられます。

便秘の種類と原因

分類		原因
器質的要因		＊腸管内外の腫瘍による腸管狭窄や閉塞 ＊がん性腹膜炎による麻痺性イレウス ＊脳腫瘍や脊椎損傷など中枢神経障害 ＊高カリウム血症、高カルシウム血症、脱水
機能的要因	弛緩性便秘 痙攣性便秘	＊食事摂取量の低下、嘔吐、発熱、脱水、長期臥床による筋力低下 ＊意識的な便意の抑制 ＊排便習慣、環境の変化 ＊動揺・緊張などの精神的・心理的ストレス、鬱病
	直腸性便秘 医原性便秘	＊下剤・浣腸の乱用 ＊腹圧低下 ＊薬剤の副作用 （抗がん剤、モルヒネ、抗コリン薬、麻酔剤、利尿剤、5-HT^3 受容体拮抗薬などの制吐剤） ＊手術侵襲

副作用としての便秘の発生時期

薬剤投与から数日後～数か月まで多様である

便秘により、腹部の不快感や腹痛、膨満感、悪心・嘔吐、口臭などが現れます。

便秘の発生時期は、抗がん剤の投与数日後から数週間後あるいは数か月後から現れます。薬剤投与を中止してからも、5～12日程度続くことがあります。

副作用としての便秘の発生メカニズム

腸管運動の低下などが原因で便秘が起こる

抗がん剤治療を受けるがん患者さんにみられる便秘の発生メカニズムは、次ページの図のとおりです。特徴的なことは、微小管阻害作用のある抗がん剤による末梢(まっしょう)神経障害や、5-HT_3受容体とセロトニンが結合することを阻害する作用のある制吐剤によって、腸管運動が低下し、便秘が引き起こされることです。

また、悪心(おしん)による水分・食事摂取量の低下や、嘔吐(おうと)や利尿剤による脱水によって腸内容物が不足し、排便反応が弱まることによっても便秘が生じます。

排便状態・性状・量とあわせて観察したいこと

- 食事摂取内容と量
- 水分出納量
- 生活リズムや運動量
- 抗がん剤以外の薬剤の使用状況　など

微小管阻害作用のある抗がん剤　詳しくは➔p170 参照

＊ビンカアルカロイド系抗がん剤
＊タキサン系

便秘は個人差が大きく、患者さんそれぞれの使用薬剤、体の状態、習慣など考慮することが大切です。

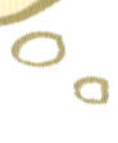

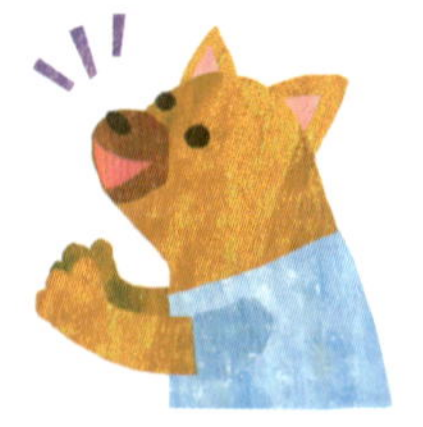

column　微小管とは

微小管とは、細胞分裂期における紡錘体(ぼうすいたい)の形成、細胞形態の形成・維持に関与している蛋白(たんぱく)質です。この微小管が形成されることを阻害することにより、細胞周期（なかでもM期）が停止され、細胞増殖が抑制されます。

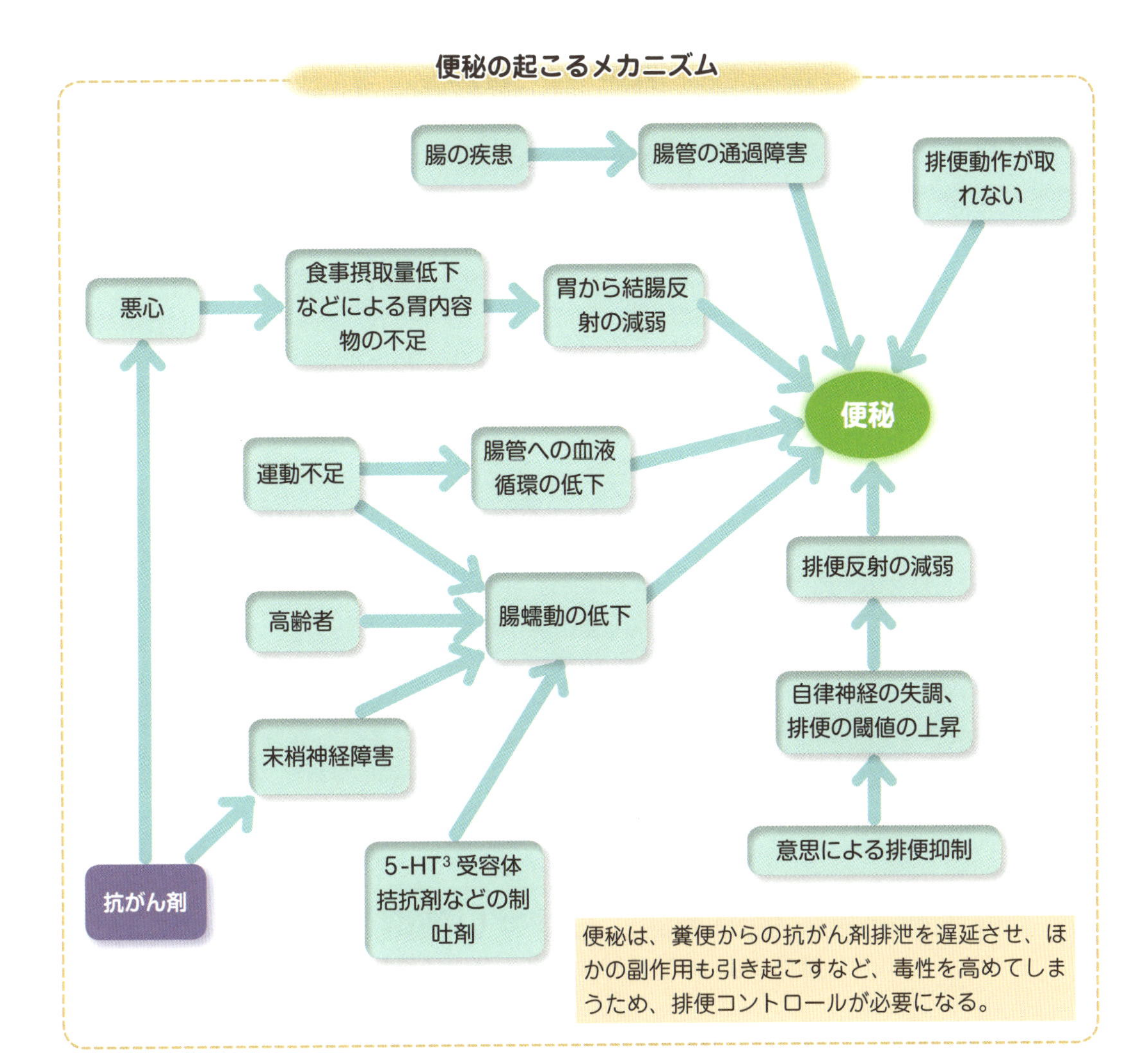

便秘の随伴症状

対処が遅れると重篤(じゅうとく)な状態を招くこともある

便秘が悪化したときの問題としては、食事摂取量の低下、栄養状態の悪化などから、日常生活行動が低下したり、便の停滞に伴う細菌作用によって、下痢(げり)になったりすることです。

また、便を出そうと強く怒責(どせき)することによる血圧上昇、肛門(こうもん)部亀裂、脱肛(だっこう)などもあります。

そのほか、末梢(まっしょう)神経障害が現れやすい微小管阻害薬を用いた場合に、適切な対処が行われないと、麻痺(まひ)性イレウスにいたることもあります。

怒責
排便時に、下腹に力を入れていきむこと。

便秘の評価

CTCAE（➔p131 参照）：便秘の重症度の評価表

重症度の評価

重症度	評　価
Grade 1	不定期または間欠的な症状；便軟化剤、緩下剤（かんげざい）、食事の工夫、浣腸を不定期に使用
Grade 2	緩下剤または浣腸の定期的使用を要する持続的症状；身の回り以外の日常生活動作の制限
Grade 3	摘便を要する頑固な便秘；身の回りの日常生活動作の制限
Grade 4	生命を脅かす；緊急処置を要する
Grade 5	死亡

日本臨床腫瘍研究グループ：有害事象共通用語規準 v4.0 日本語訳 JCOG/JSCO 版より引用

便秘を起こしやすい薬剤

種類によって、便秘の起こる頻度は異なる

便秘を引き起こす末梢神経障害が生じやすい微小血管阻害剤には、次のようなものがあります。

末梢神経障害を起こしやすい微小血管阻害剤

分類	一般名（商品名）
ビンカアルカロイド系	ビンクリスチン（オンコビン®） ビンブラスチン（エクザール®） ビノレルビン（ナベルビン®） ビンデシン（フィルデシン®）
タキサン系	パクリタキセル（タキソール®） ドセタキセル（タキソテール®）

看護 ～声かけ／質問方法～

食事の工夫

1 食物繊維の多い食品や乳酸菌などをすすめましょう。ただし、腸閉塞あるいは腸閉塞の既往（治療歴）のある患者さんに対しては、食物繊維の多い食品の摂取はすすめないでください。

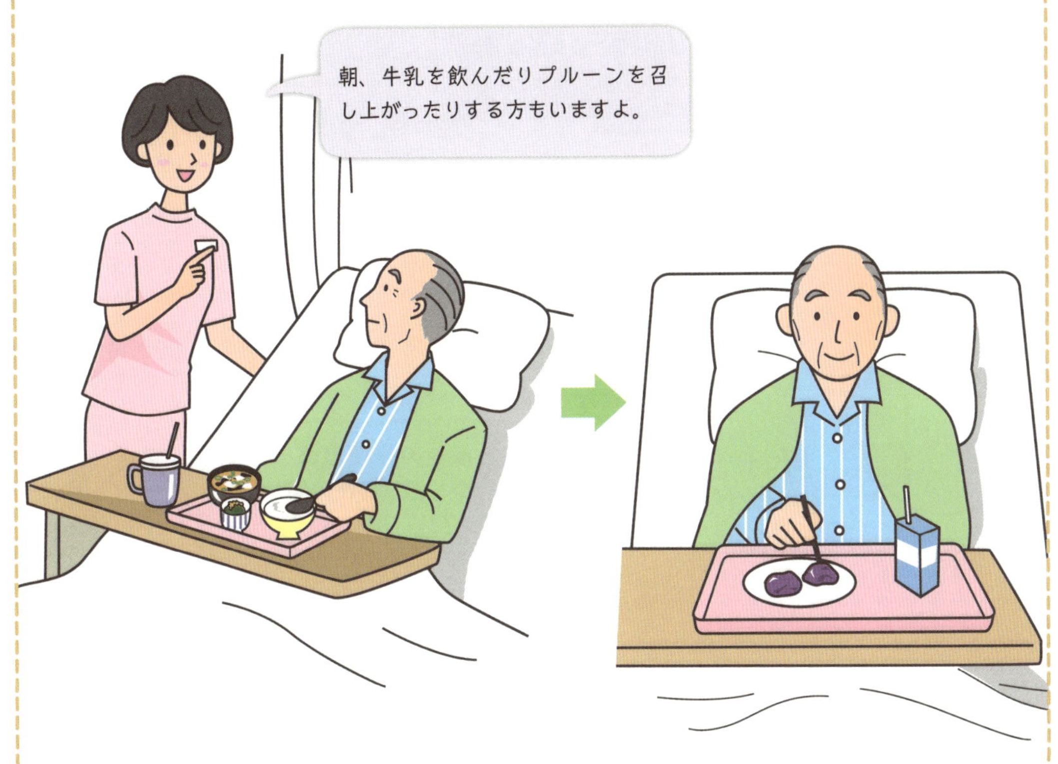

2 1000mL ～ 1500mL/ 日の飲水を、意識してとることをすすめましょう。
ただし、悪心・嘔吐のある患者さんに無理強いはしないでください。

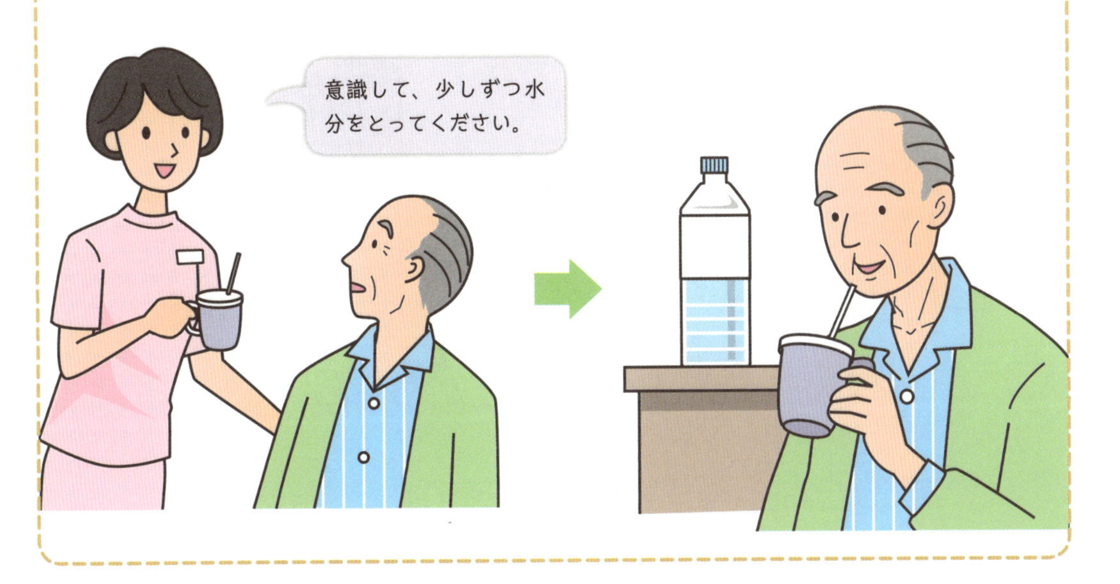

生活リズム

排便習慣：排便を我慢せず、１日１回はゆっくりとトイレに座って排便する習慣をつくることをすすめましょう。

〇〇トイレは、比較的混んでいません。空いてるトイレに行って、ゆっくり座ってみるのもよい方法ですよ。

治療前の排便習慣、排便状態・排便の知識を把握しておくことが大切!!

運動①：定期的な運動をすすめましょう。

無理のない範囲で、廊下を歩いたりしてみませんか。

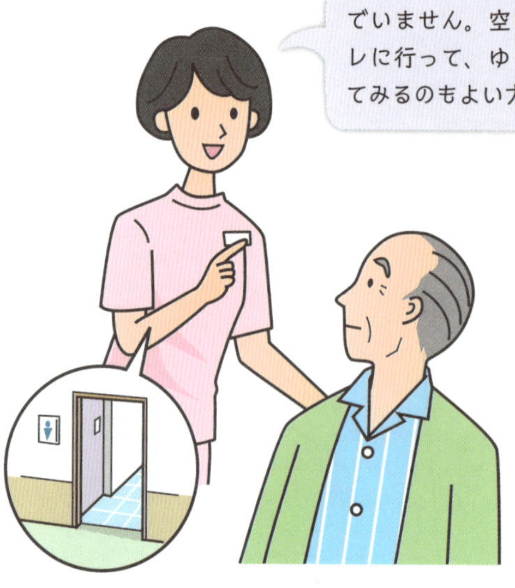

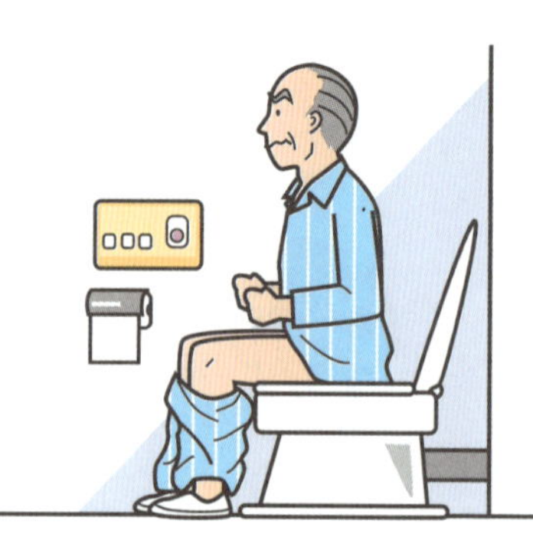

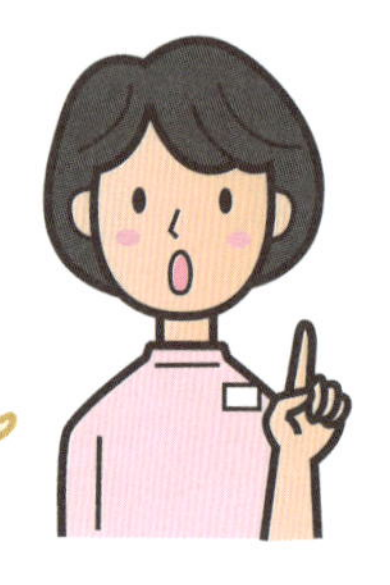

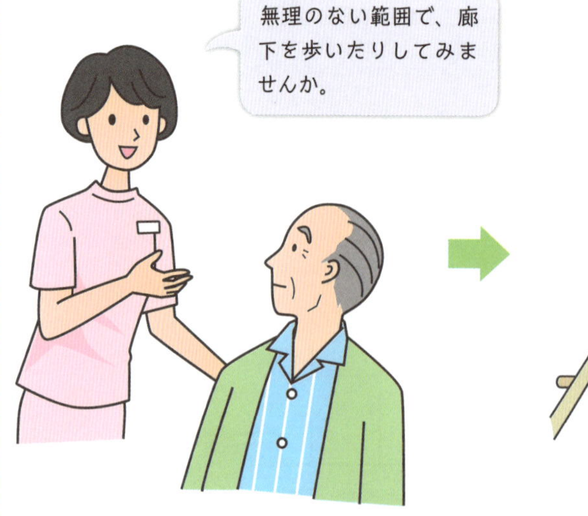

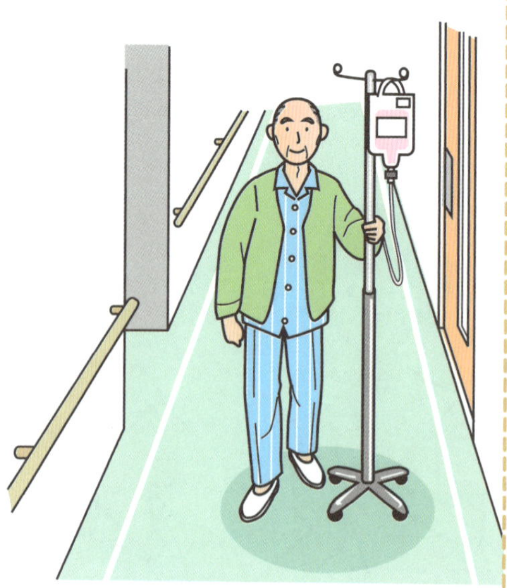

運動②：血行促進、腸の蠕動運動亢進に向け、おなかのマッサージ、腹式呼吸や腹筋運動をしましょう。

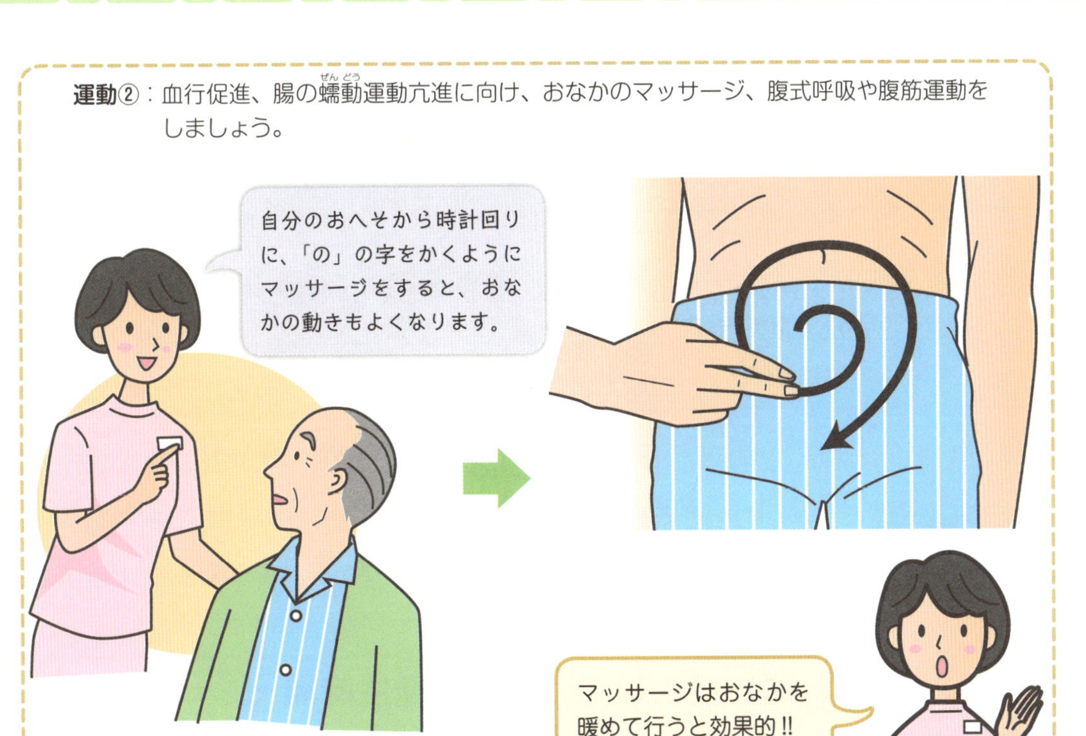

薬剤投与

医師の指示のもと緩下剤の与薬を検討します。
微小血管阻害剤を用いるときには、あらかじめ酸化マグネシウムなどの緩下剤とプルゼニド®、ラキソベロン®などの大腸刺激性下剤が処方されます。

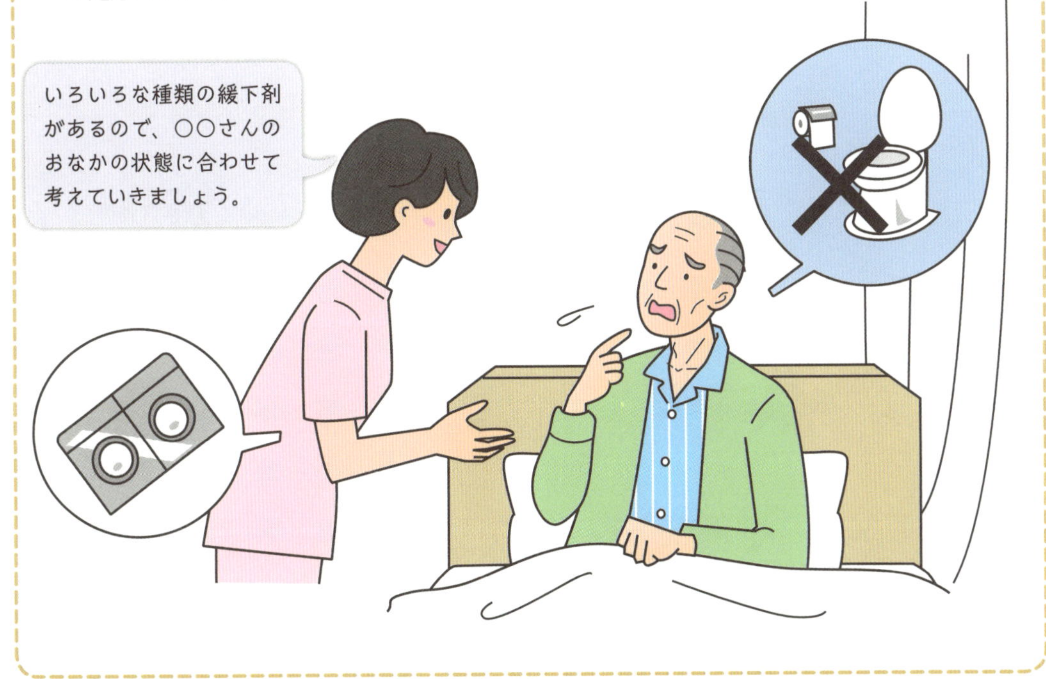

下痢（げり）

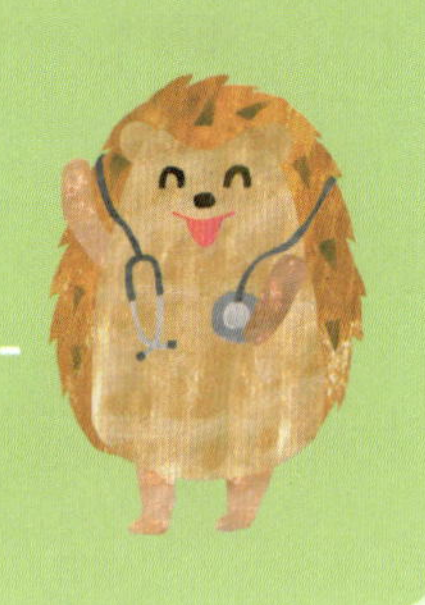

早発性の下痢と、遅発性の下痢があり、腹痛、食欲不振、悪心（おしん）・嘔吐（おうと）などの腹部症状や、倦怠感（けんたい）、発熱などの電解質異常があります。

下痢とは

糞便（ふん）中の水分が増加した状態

下痢とは、糞便中の水分が増加し、泥状または液状の糞便を排泄（はいせつ）する状態をいいます。

副作用としての下痢の発生時期

早発性下痢と遅発性下痢がある

抗がん剤投与から 24 時間以内に発生するものと（早発性下痢）、抗がん剤投与後数日から 10 日ほどたってから発生するもの（遅発性下痢）があります。

下痢の発生メカニズム

薬剤による副交感神経の興奮によるもの、腸粘膜の障害によるものがある

抗がん剤治療を受ける患者さんにみられる下痢の発生メカニズムは下図のとおりです。早発性の下痢は、抗がん剤によって神経伝達物質のアセチルコリンが働いて、腸の

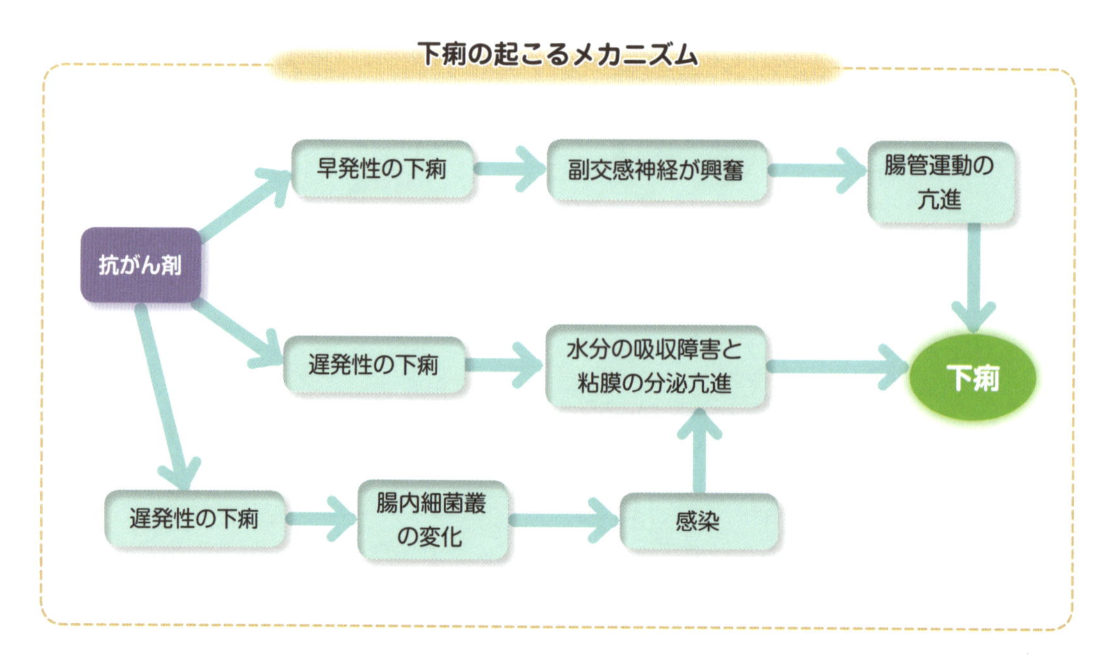

動きをコントロールしている副交感神経が興奮し、腸の蠕動（ぜんどう）運動が亢進した結果生じます。

一方、遅発性の下痢は、抗がん剤や抗がん剤の代謝物によって腸粘膜の萎縮（いしゅく）、脱落などが起こり、水分の吸収障害と分泌亢進が引き起こされることによって生じます。

また、抗がん剤の影響で白血球が減少し腸管感染を起こした結果、下痢が生じることもあります。

下痢の随伴症状

腹部症状のほか、全身症状として倦怠感や体重減少、脱水、電解質異常などもある

腹部症状として、腹痛、食欲不振、悪心・嘔吐、肛門（こうもん）痛などがあります。また、全身症状としては倦怠感、発熱、不眠、体重減少、脱水、電解質異常があります。

下痢に対して適切な治療が行われなかった場合には、重度の脱水症を合併し、ときには死にいたることもあります。

下痢の評価

CTCAE（➔p131参照）：下痢の重症度の評価表

重症度の評価

重症度	評価
Grade1	4回/日の排便回数増加 人工肛門からの排泄量が軽度に増加
Grade2	4～6回/日の排便回数増加 人工肛門からの排泄量が中等度増加
Grade3	7回/日以上の排便回数増加；便失禁；入院を要する 人工肛門からの排泄量が高度に増加；身の回りの日常生活動作の制限
Grade4	生命を脅かす；緊急処置を要する
Grade5	死亡

日本臨床腫瘍研究グループ：有害事象共通用語規準v4.0日本語訳JCOG/JSCO版より引用

下痢を起こしやすい薬剤

植物アルカロイド、代謝拮抗剤が下痢を起こしやすい

次ページに、下痢が生じやすいとされている抗がん剤をあげます。

下痢を起こしやすい抗がん剤

分類	一般名（商品名）
植物アルカロイド	イリノテカン（トポテシン®、カンプト®）
代謝拮抗剤	フルオロウラシル（5-FU）
	メトトレキサート（メソトレキセート®）
	シタラビン（キロサイド®、スタラシド®）

看護 ～声かけ／質問方法～

腹部の温罨法

腹部を温めることで腸蠕動の亢進が収まり、腹痛の緩和にもつながるため、ホットパックや温タオルを使用して、腹部を温めましょう。

おなかを温めると、おなかの動きが落ち着くと思いますよ。

腹部の温罨法は腸の蠕動を鎮静するだけでなく、下痢による腹痛の緩和にも有効!!

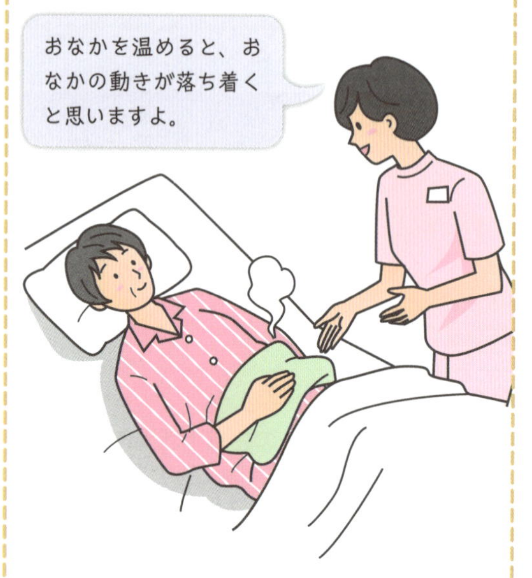

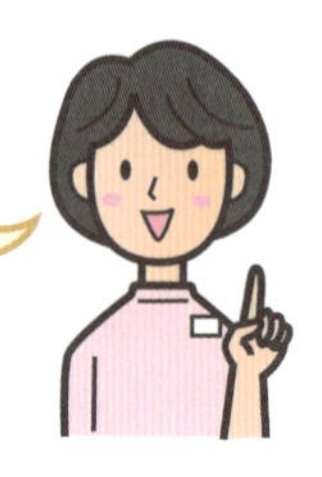

食事の工夫

1 温かく消化吸収のよい、食物残渣の少ない食事をすすめましょう。

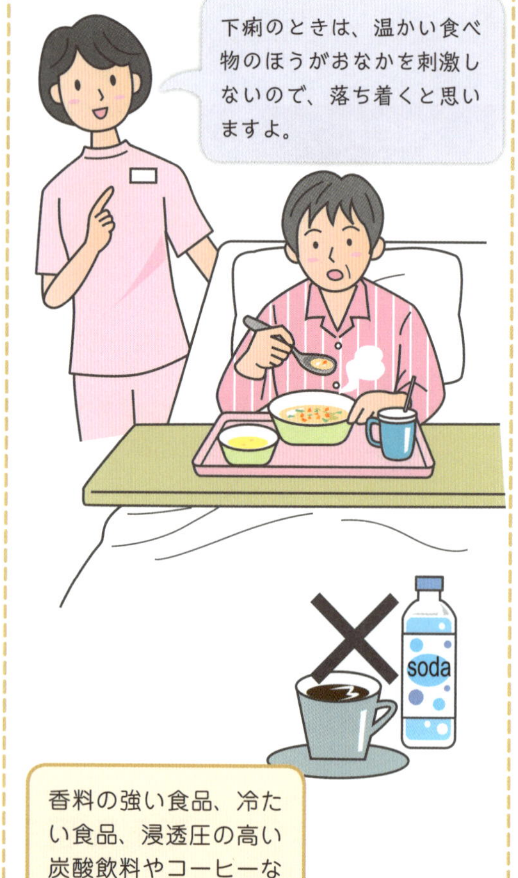

2 イリノテカンを使用する場合は、乳酸菌飲料は禁止としましょう。

抗がん剤のイリノテカンを使用する場合は、乳酸菌飲料を摂取すると腸内が酸性に傾くので、摂取を控えてください。

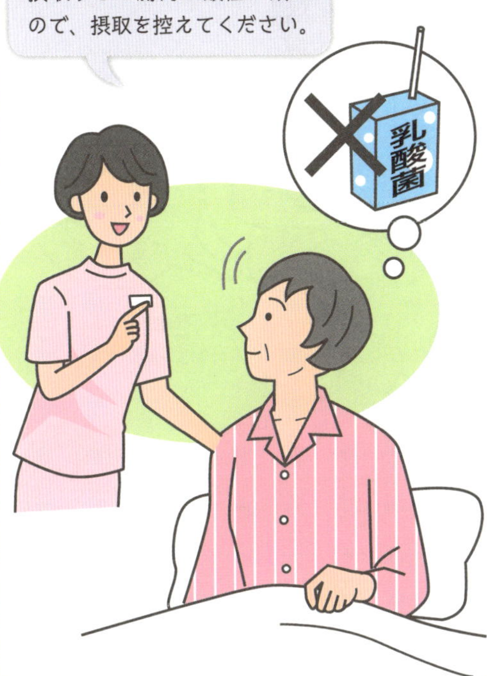

3 重症度に応じて食事量を制限しましょう。

下痢が強いので、先生の指示によりしばらく絶食になります。腸内の安静を保ちましょう。

4 経口アルカリ化と排便コントロール

アルカリ飲料水（pH7 以上、市販のものでよい）を 1 日 1,000mL/ 日（150 ～ 200mL を 1 日 5 ～ 6 回）飲んでもらうようにします。

＜引用文献＞第一三共株式会社：トポテシンハンドブック，P40-41，2007 引用

1日
5~6回
アルカリ
飲料水
点滴治療中から、アルカリ飲料水を飲んで腸内アルカリ化をはかることは、下痢予防の１つです。

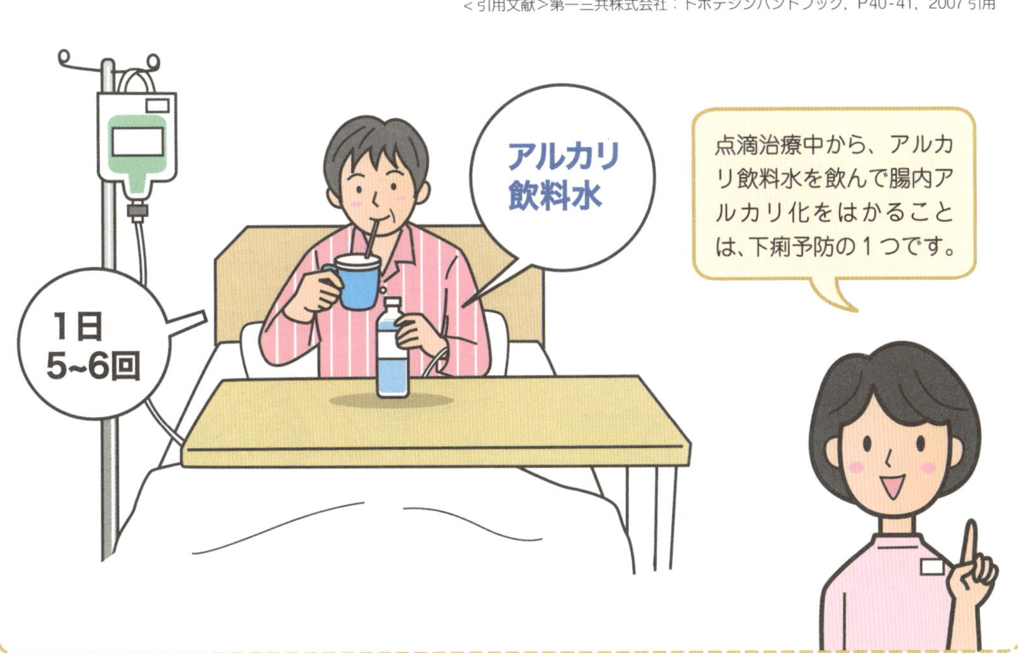

清潔ケア

頻回の排便によって肛門周囲に発赤やびらんなどの皮膚障害が生じやすくなります。ペーパーによる摩擦を最小にするとともに、感染予防のためにも、肛門周囲の清潔を保つようにしましょう。

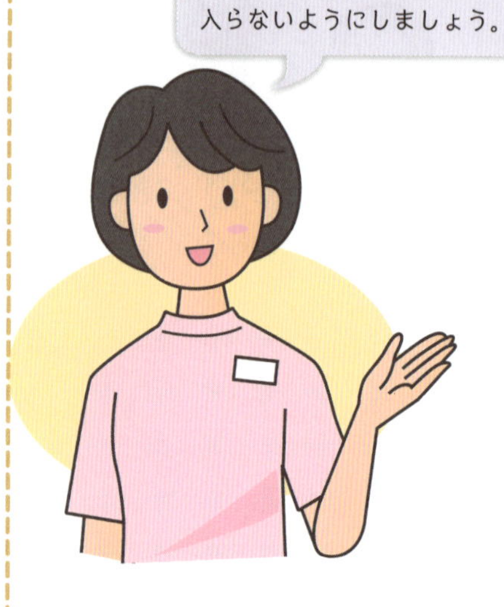

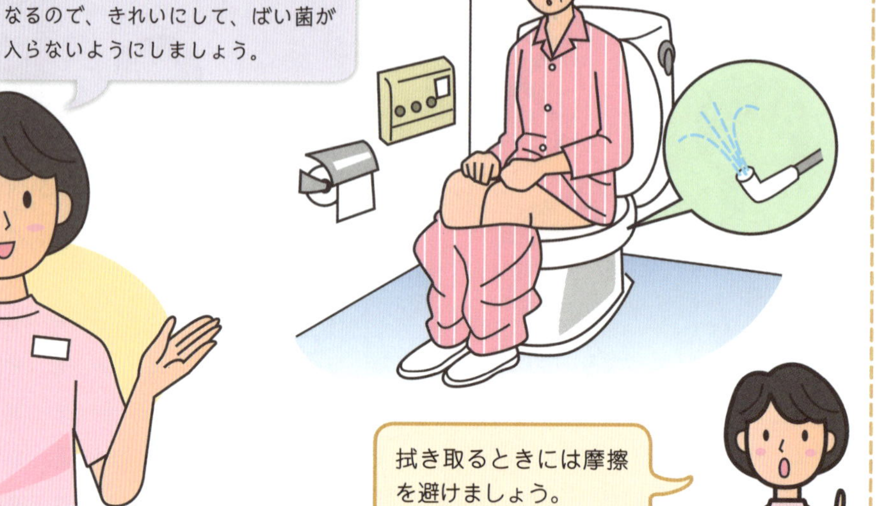

止痢剤、整腸剤の与薬

1 抗がん剤投与後に下痢が発生した場合には、一般的に止痢剤で抑えます。ただし、感染症を合併しているような場合には、止痢剤により毒素排泄が遅れ、重篤化することもあるので止痢剤は好ましくありません。

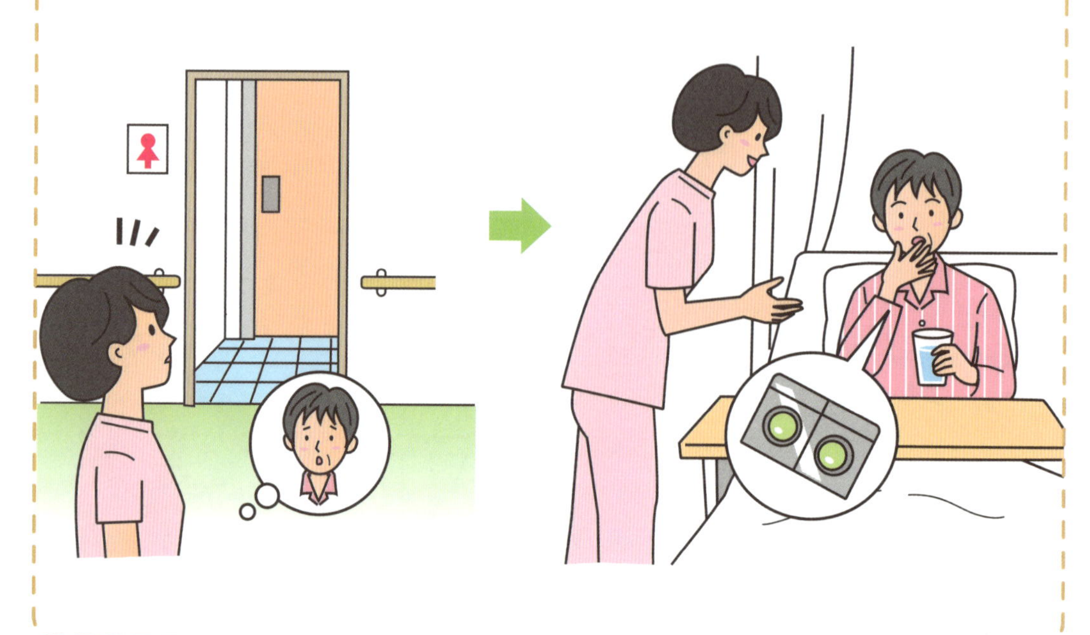

2 重篤な下痢の場合は、補液が行われます。

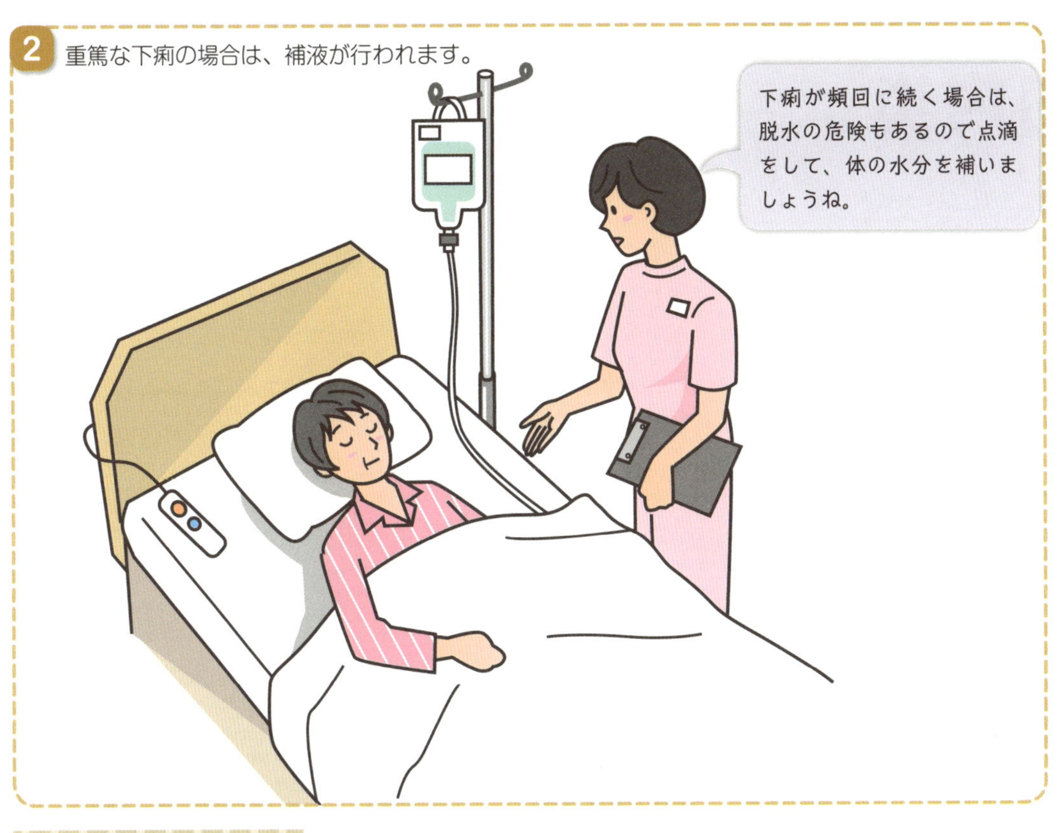

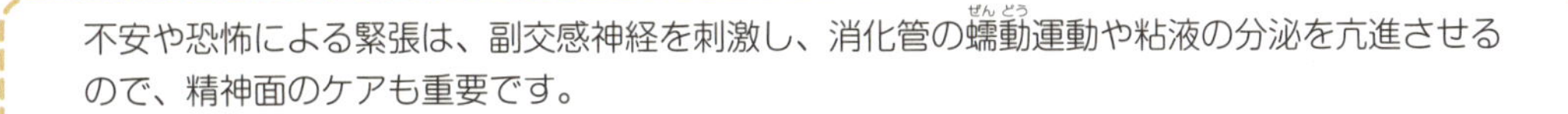

精神面のケア

不安や恐怖による緊張は、副交感神経を刺激し、消化管の蠕動運動や粘液の分泌を亢進させるので、精神面のケアも重要です。

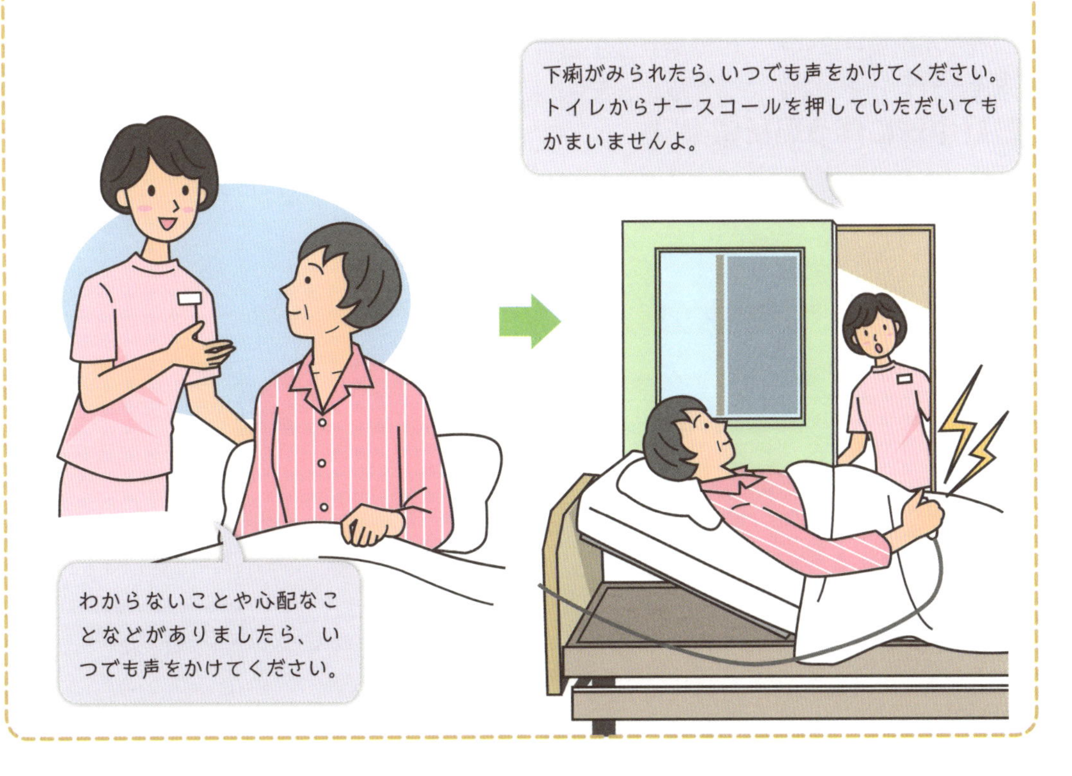

口内炎

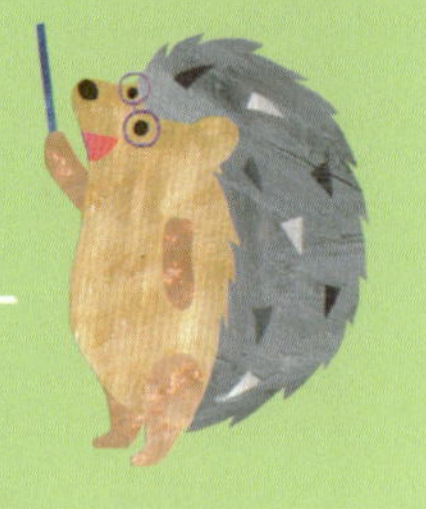

口腔粘膜の炎症のことで、疼痛、出血、腫脹、発赤などの症状のほか、精神的な苦痛による QOL の低下を招くおそれもあります。

口内炎とその発生時期

口腔粘膜の炎症で、抗がん剤使用後2～14日ごろに発生する

口内炎とは、口腔粘膜の炎症のことをいい、抗がん剤使用後の 2 ～ 14 日ごろより出現しやすくなります。

抗がん剤は、がん細胞だけではなく、頻繁に分裂をしている正常細胞にも影響を与えるので、口腔内（口内炎）だけでなく、咽頭、喉頭、食道、胃粘膜も粘膜障害を起こすことがあります。

口内炎のメカニズム

発生のメカニズムは2つに分けられる

抗がん剤治療を受けるがん患者さんにみられる口内炎の発生には、2 つの原因があります。

抗がん剤の直接作用

抗がん剤投与により活性酸素が産生されると、口腔粘膜細胞が破壊されたり、再生が阻害されたりすることで炎症反応が起こり、口内炎を生じます。

好中球に伴う局所感染

抗がん剤投与で起こる好中球減少時に、口腔内の常在菌による局所感染によって口内炎が起こります。

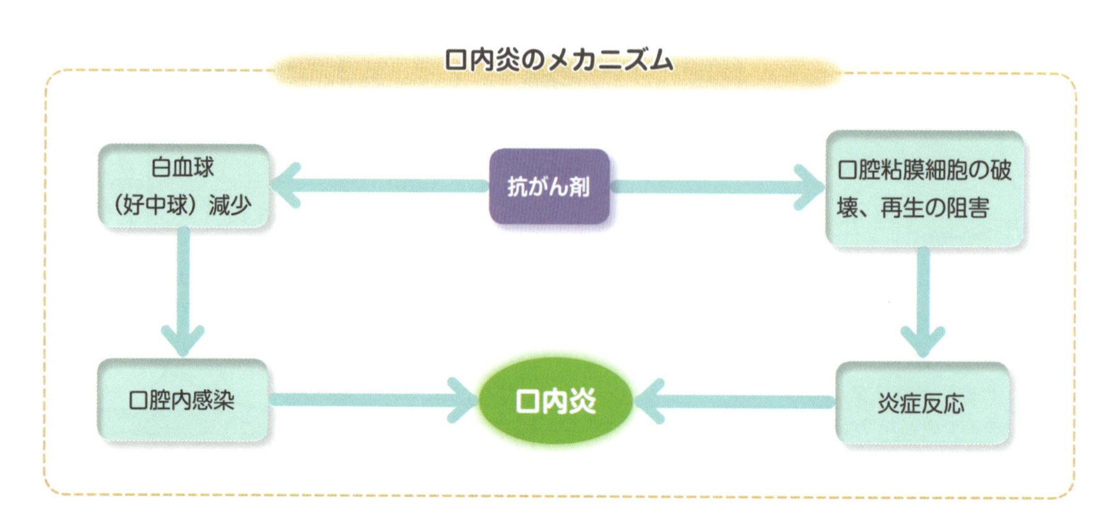

口内炎の症状と口内炎が悪化したときの成りゆき

口腔内の症状から摂食障害、コミュニケーション障害など、多岐にわたる

口内炎の症状は、疼痛のほか、出血、腫脹、発赤、口腔内の乾燥、味覚の変化、食欲低下などがあります。口内炎は口腔粘膜の苦痛症状ばかりではなく、コミュニケーション障害や精神的な苦痛を生じ、QOL を低下させる要因にもなります。

また、摂食障害による栄養状態の悪化やそれに伴う感染防御能の低下など、全身状態に影響することもあります。

口内炎の評価

CTCAE (➔p131 参照)：口内炎の重症度の評価表

重症度の評価

重症度	評　価
Grade 1	症状がない、または軽度の症状がある；治療を要さない
Grade 2	中等度の疼痛；経口摂取に支障がない；食事の変更を要する
Grade 3	高度の疼痛；経口摂取に支障がある
Grade 4	生命を脅かす；緊急処置を要する
Grade 5	死亡

日本臨床腫瘍研究グループ：有害事象共通用語規準 v 4.0 日本語訳 JCOG ／ JSCO 版より引用

口内炎のリスクファクター

抗がん剤以外にも、変化させる薬剤、治療がある

抗がん剤治療を受けるがん患者さんにみられる口内炎のリスクファクターは、抗がん剤の種類や投与量、治療内容のほかにいくつかあります。その 1 つにステロイドやワクチン類、血液製剤類、抗てんかん薬などの使用、放射線治療などがあります。

また、患者さんの状態として唾液(だえき)分泌の減少、粘液角質化の低下、口内炎の罹患(りかん)率が高いなどから、高齢であることも重要なリスクファクターにあげられます。

抗がん剤の種類や投与量、治療内容などから口内炎発症リスクを確認することと同時に、患者さん一人一人がもつリスクファクターを確認しておく必要があります。

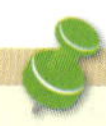

口内炎リスクファクター

- 若年
- 小児

  免疫反応が未発達であること、細胞の増殖が亢進した状態であること、血液学的悪性腫瘍の罹患率が高いことからリスクが高い。

- 飲酒歴、喫煙歴
- 低栄養
- 刺激のある食物の摂取

  酸味あるいは香辛料のきいた食品は、粘膜を刺激し傷つける。

- 脱水
- 頭頸部がん
- 化学療法で使用する薬剤の種類

  抗がん剤、生物学的薬剤

- 粘膜を変化させる薬剤あるいは治療

  酸素療法、抗コリン作用薬、フェニトイン、ステロイド

- 放射線全身照射あるいは、頭頸部への放射線療法
- 歯科疾患

  口腔衛生の不良

- 不適切な義歯
- 高齢

  高齢の患者さんは、退行的変化、唾液分泌の減少、粘膜角質化の低下、歯肉炎罹患率の増加のためのリスクが高い

- 白血病、悪性リンパ腫、幹細胞移植後の患者
- 肝障害または、腎障害
- 粘膜を損傷する多様な治療

Mikaela O. Gastrointestinal and mucosal side effects. In:Martha P, Julie MW, et al, editors. Chemotherapy and Bio-therapy Guidelines and Recommendations for Practice. 2nd ed. Oncology Nursing Society; 2005. p.109-118[2] より一部改編

口内炎を予防するために、うがい、歯磨きなどで口腔内を清潔に保ちましょう。

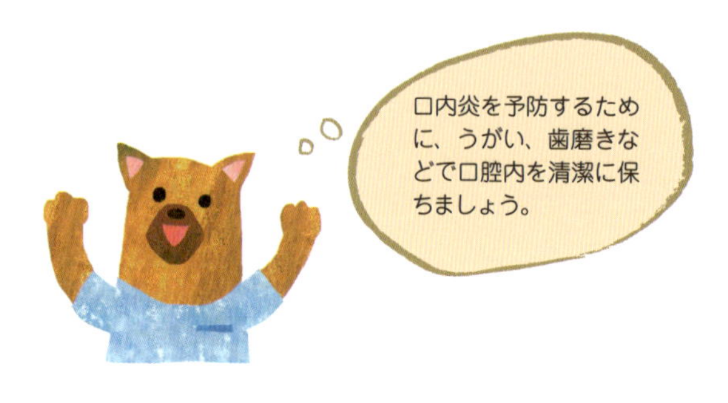

口内炎を起こしやすい薬剤

口内炎を起こしやすい抗がん剤の種類には、次のようなものがある

口内炎を起こしやすい抗がん剤

分類	一般名（商品名）
m TOR 阻害剤	テムシロリムス（トーリセル®）
アルキル化剤	プロカルバジン（塩酸プロカルバジンカプセル）
	ベンダムスチン（トレアキシン®）
アルキル化剤（マスタード類）	シクロホスファミド（エンドキサン®）
	ブスルファン（ブスルフェクス®注）
	メルファラン（アルケラン®）
抗生物質	アクチノマイシンD（コスメゲン®）
	ブレオマイシン（ブレオ®）
	ペプロマイシン（ペプレオ®）
	マイトマイシンC（マイトマイシン）
抗生物質（アントラサイクリン系）	アムルビシン（カルセド®）
	イダルビシン（イダマイシン®）
	エピルビシン（ファルモルビシン®）
	ダウノルビシン（ダウノマイシン®）
	ドキソルビシン（アドリアシン®、ドキシル®）
	ピラルビシン（テラルビシン®、ピノルビン®）
	ミトキサントロン（ノバントロン®）
代謝拮抗薬	ヒドロキシカルバミド（ハイドレアカプセル®）
代謝拮抗薬（葉酸代謝拮抗）	ペメトレキセド（アリムタ®）

分類	薬剤
代謝拮抗薬（ピリミジン拮抗薬）	シタラビン （キロサイド®、キロサイドN®）
	フルオロウラシル（5－FU）
	メトトレキサート （メソトレキセート®）
代謝拮抗薬（プリン拮抗薬）	メルカプトプリン（ロイケリン®）
トポイソメラーゼⅠ阻害剤	ノギテカン（ハイカムチン®）
トポイソメラーゼⅡ阻害剤	エトポシド （ラステット®、ベプシド®）
微小管阻害剤（タキサン系）	ドセタキセル（タキソテール®）
	パクリタキセル （タキソール®、アブラキサン®）
微小管阻害剤 （ビンカアルカロイド）	ビノレルビン（ナベルビン®）
	ビンクリスチン（オンコビン®）
	ビンブラスチン（エクザール®）
プロテアソーム阻害剤	ボルテゾミブ（ベルケイド®）
抗ヒトEGFR モノクローナル抗体	セツキシマブ（アービタックス®）
	ベバシズマブ（アバスチン®）

口内炎の観察ポイント

●口腔内の観察

口唇、口角、歯肉、頬粘膜、舌の色調、口臭の有無、粘膜の傷、出血、アフタ、びらん、水泡、浮腫などの有無、唾液分泌の量・粘稠度、口内痛、嚥下時痛などの有無

●味覚の変化

味が薄く感じる、味がしない、口が苦い、金属味がするなど、味覚変化の有無

●検査データ

好中球、ヘモグロビン、栄養状態など

看護 ～声かけ／質問方法～

口内炎予防の指導

1 口腔内の清潔を保つように指導しましょう。

＊毎食後の歯みがき、うがいの励行。

＊やわらかい毛の歯ブラシで磨き、入れ歯着用の人は洗浄を忘れずに行う。

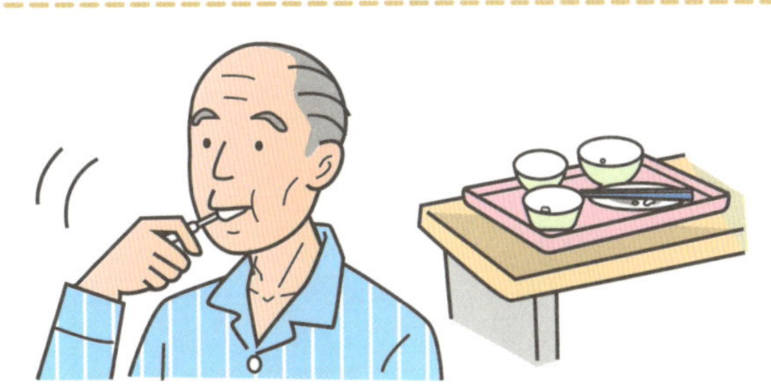

歯肉や粘膜を傷つけないような注意が必要です。通常の歯ブラシで磨いて、歯肉や粘膜が痛いようなら、ケア用品に工夫が必要になりますので、ご相談ください。

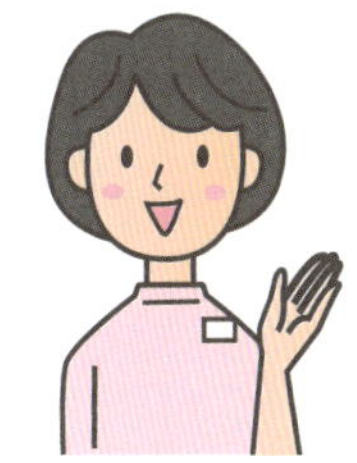

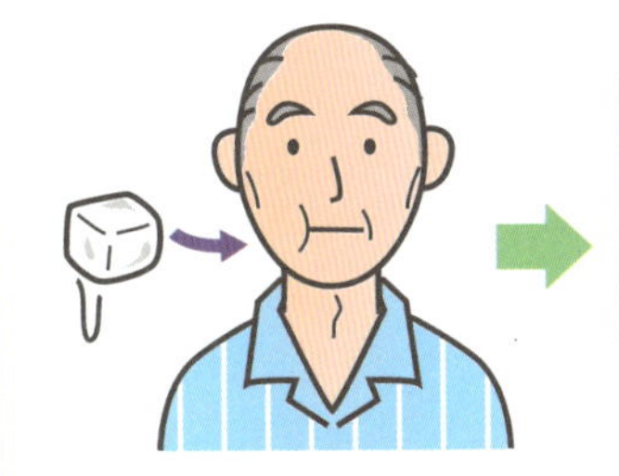

投与

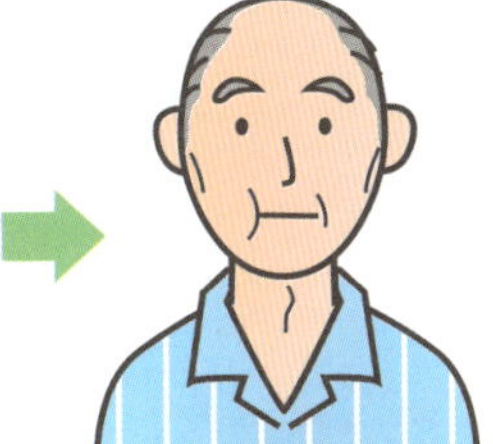

口内炎予防として、口腔内冷却法を行いましょう。

［方法］

氷片を口に含み、口腔内粘膜にまんべんなく触れるように転がす。氷片が溶ける前に追加する。投与前から開始し、投与後しばらくの間実施する。4～5回／日、定期的に行う。

口腔粘膜の血管を収縮させ、抗がん剤が組織へ達する量を減少させます。

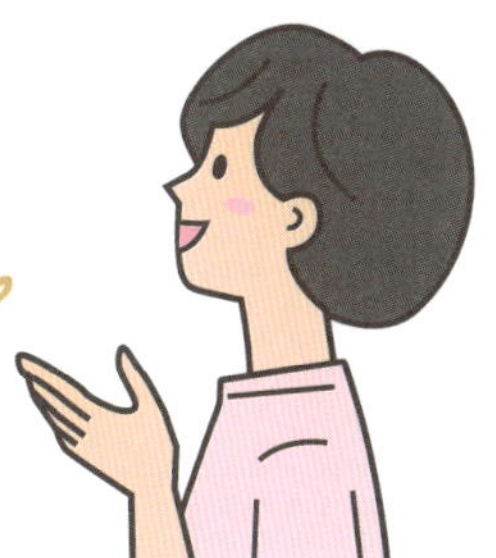

患者さんへ口内炎予防の指導を行いましょう。

＊口内炎予防には歯磨き、含嗽などのセルフケアが重要です。

＊治療開始前より、患者さんと家族に口腔ケアの必要性、口腔内観察方法、口内炎予防法を十分に説明し、継続して行われるよう支援していくことが重要となります。

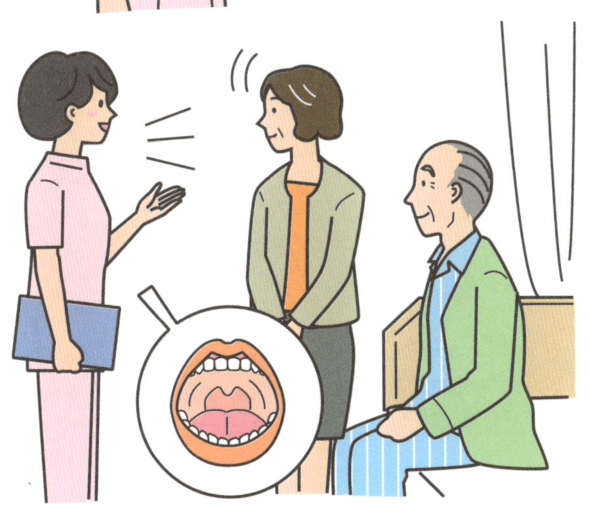

2 口内を継続して観察することが必要です。好中球数 1,000 /mL 以下になると、感染による口内炎が起こりやすくなるので、より密に観察を行いましょう。

舌に異常がありませんか?
口の中に、できものや潰瘍ができていませんか?
食べ物の味がしないとか、味覚が変わったように感じることがありますか?

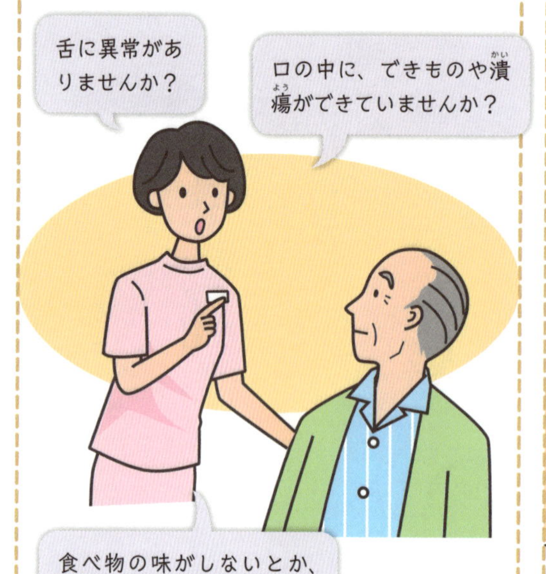

3 痛みが強く食事がとれないことがあります。少しでも痛みを和らげ、食事が摂取できるような援助をしましょう。
＊食事前には鎮痛剤入り含嗽薬を用いる。

口の中や喉の痛みはどうですか?

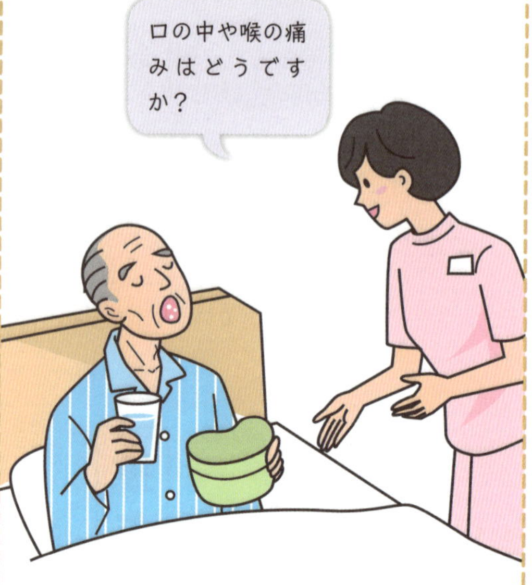

＊食前 30 分前に、鎮痛剤の内服を使用する。

12
3
6
9

4 きざみ食やミキサー食など、食事形態の変更をしましょう。

極端に熱いものや冷たいもの、香辛料、アルコール類、酸味の強いものは避け、やわらかく消化のよいものにしましょう。

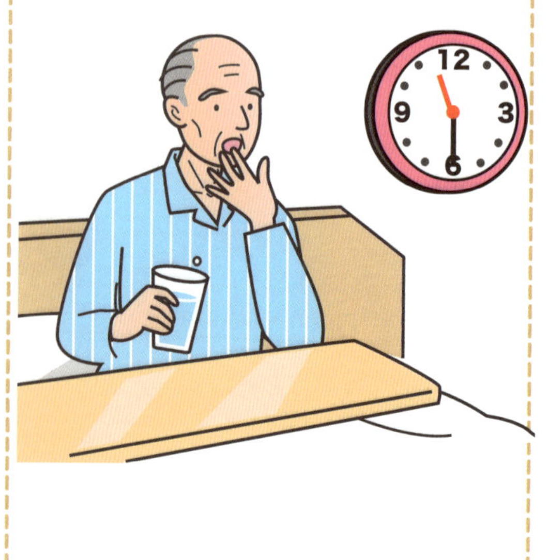

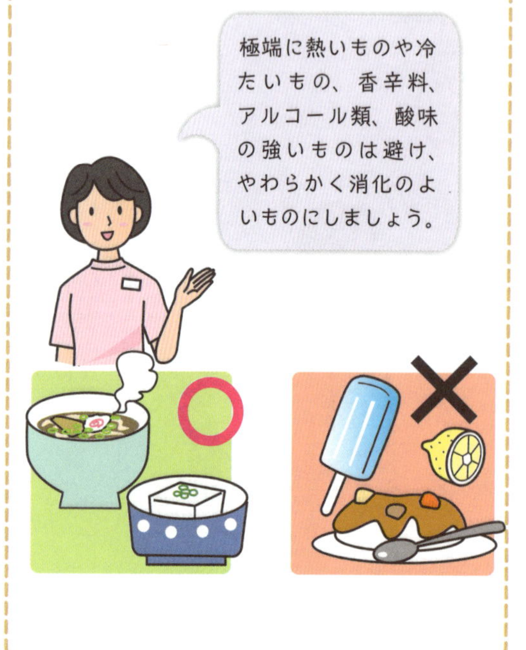

皮膚障害

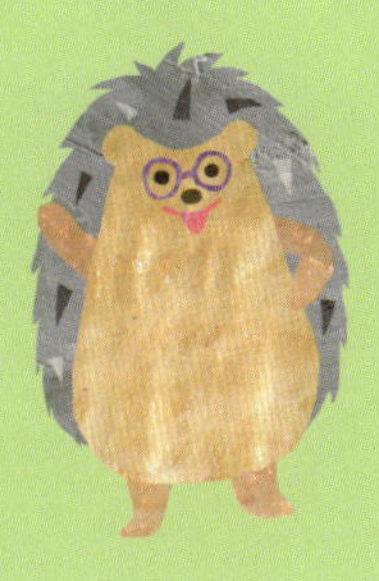

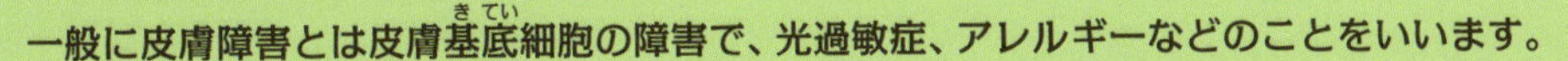

一般に皮膚障害とは皮膚基底細胞の障害で、光過敏症、アレルギーなどのことをいいます。

皮膚障害

抗がん剤による皮膚障害や、爪の新陳代謝の障害によって生じる症状のこと

抗がん剤の一般的な皮膚障害は、抗がん剤によって皮膚表皮や、爪の新陳代謝を行う細胞が障害を受けたことによって生じる皮膚表面や爪の変化のことをいいます。

ここでは、殺細胞性の抗がん剤と分子標的薬、免疫治療薬の副作用として現れる皮膚障害について述べます。

抗がん剤治療に関連する皮膚のトラブルには、**「抗がん剤の一般的な副作用として現れる皮膚障害」「抗がん剤が血管外に漏れた際に起こる皮膚障害」「特定の薬剤を使用したときにみられる皮膚障害」**があります。

皮膚の機能と構造

表皮、真皮、皮下組織からなる

皮膚には、感染や皮膚障害に対するバリア作用があります。

皮膚の構造

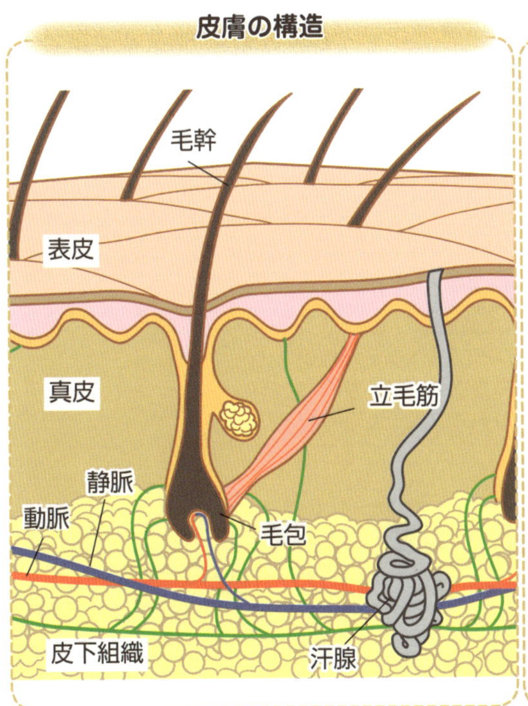

皮膚（表皮）の細胞

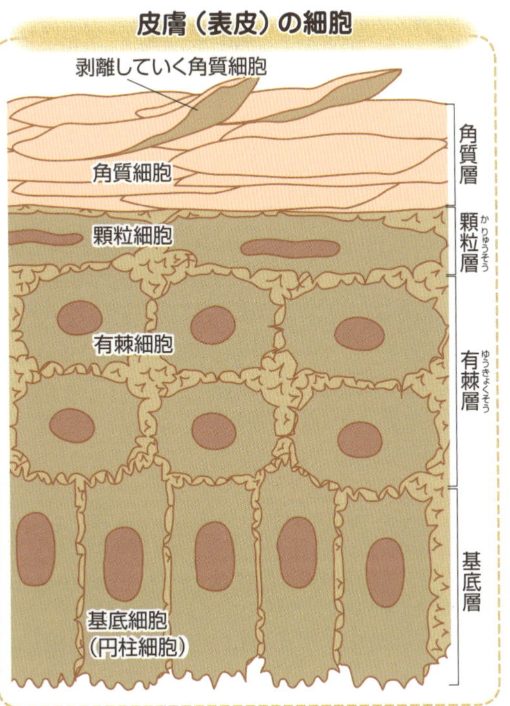

皮膚は、表皮および真皮と、汗腺（かんせん）、脂腺（しせん）、毛根（もうこん）・毛包（もうほう）、血管・リンパ管などを含む皮下組織からなっています。約1か月～1か月半かけて基底層で増殖した細胞は、角質（かくしつ）層に上がってきてはがれ落ち、新しい皮膚に生まれ変わります。この新陳代謝が順調に行われることと、皮脂腺と汗腺が正常に働くことで、バリア機能が保たれています。

表皮は、外側から角質層、顆粒層（かりゅうそう）、有棘層（ゆうきょくそう）、基底層があり、基底層の円柱細胞が絶えず分裂・増殖しています。

皮膚障害の発生時期

新陳代謝の周期に沿って徐々に起こる

正常な皮膚の新陳代謝は、1か月～1か月半が周期です。この周期に沿って、皮膚障害は徐々に起こります。皮膚障害が起こると、もとの状態に戻るのにも長期間かかります。分子標的薬のうち、抗上皮成長因子受容体（EGFR）阻害薬の場合は、下図のような経過で皮膚障害が起こりやすくなります。

抗EGFR阻害薬治療における皮膚障害出現の周期

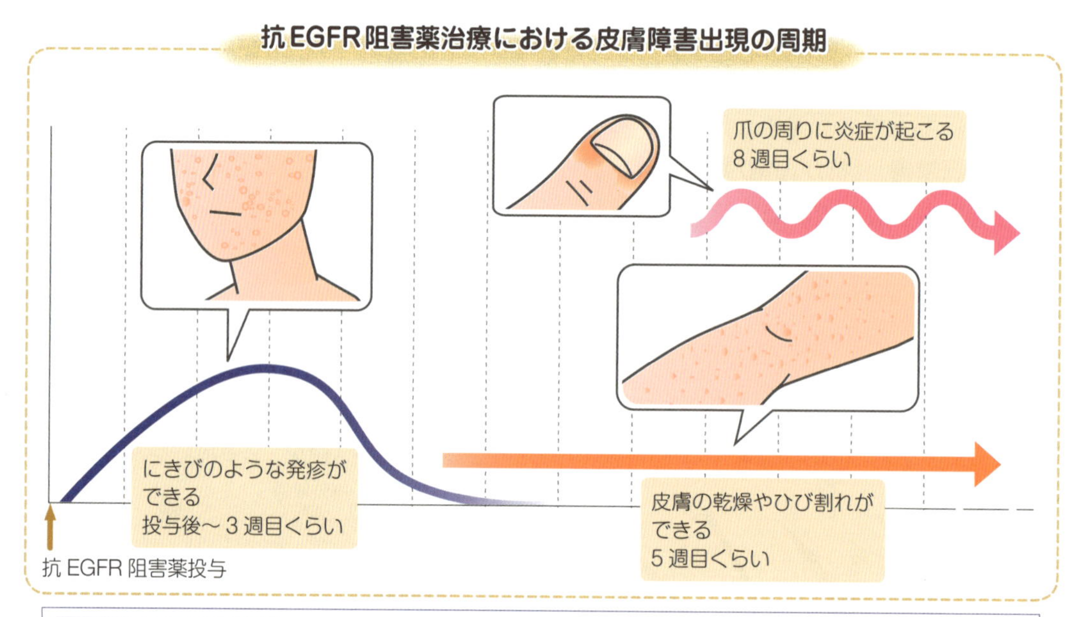

上皮成長因子受容体

EGFR：epidermal growth factor receptor の略。
腫瘍（しゅよう）だけでなく、表皮角化細胞や脂腺細胞などの結合組織に分布していると考えられています。

抗上皮成長因子受容体（EGFR）阻害薬（一般名：商品名）

- ＊セキシマブ：アービタックス®
- ＊エルロチニブ：タルセバ®
- ＊アファチニブ：ジオトリフ®
- ＊パニツムマブ：ベクティビクス®
- ＊ゲフィチニブ：イレッサ®
- ＊オシメルチニブ：タグリッソ®

皮膚障害の発生メカニズム

抗がん剤によって、皮膚がもつバリア機能が障害されて起こる

殺細胞性の抗がん剤は、細胞分裂の早い細胞に作用しやすいので、皮膚の中で最も新陳代謝が盛んな表皮の基底層がダメージを受けます。皮膚へ栄養や酸素が十分に供給されなくなることによって、基底層の細胞分裂が障害されたり、汗腺や脂腺の分泌が抑制されて角質層の水分保持機能が低下したりすると、皮膚がもつバリア機能が障害され、皮膚炎などが生じます。

一方、分子標的薬のなかでも抗EGFR阻害薬は、細胞の増殖分化に関わる特定の分子をターゲットにしているため、従来の殺細胞性の抗がん剤に比べ特殊な副作用がみられます。EGFRは皮膚や毛包、爪の増殖や分化に関与しており、抗EGFR阻害薬によって角化異常が生じ、にきび様皮疹（ひしん）（ざ瘡（そう）様皮疹）、脂漏（しろう）性皮膚炎、乾皮症、爪囲炎（そういえん）や陥入爪（かんにゅうそう）などが起こるといわれています。顔面、胸部、背面、腕などに好発し、掻痒（そうよう）や疼痛（とうつう）を伴います。

皮膚障害の症状

皮膚障害の症状は多様である

皮膚障害の症状は多様です。以下に、多くみられる皮膚障害とそれを起こしやすい薬剤について述べます。

色素沈着

色素沈着の発生機序は、明らかになっていません。

表皮基底層には、メラニン色素を産生する細胞（メラノサイト）が含まれており、抗がん剤により刺激されてメラニン産生が亢進することが考えられています。

色素沈着は、種々の抗がん剤に認められており、全身性、限局性に生じる場合があります。発生しやすい箇所としては、四肢（しし）末端、爪などです。多くの場合、色素沈着は化学療法の中止により消失しますが、かなり長い転帰を要する場合があります。

色素沈着をきたす殺細胞性の抗がん剤（一般名：商品名）

一般名	商品名	一般名	商品名
*ブスルファン	：マブリン散®	*シクロホスファミド	：エンドキサン®
*フルオロウラシル	：5-FU	*メソトレキサート	：メソトレキセート®
*シタラビン	：キロサイド®	*ブレオマイシン	：ブレオ®
*ドキソルビシン	：アドリアシン®	*ドセタキセル	：タキソテール®
*エトポシド	：ベプシド®	*シスプラチン	：ランダ®

転帰

病気が進行した結果のことをいいます。

手足症候群

四肢末端の皮膚炎で、手掌（しゅしょう）・足底の紅斑（こうはん）、疼痛（とうつう）性発赤（ほっせき）、知覚過敏、ほてり、色素沈着などを生じ、高度なものでは水疱（すいほう）、びらん形成などを認めます。多くの場合、抗がん剤投与開始直後から1～2か月の間に現れ始めます。進行すると、手足の角化、落屑（らくせつ）が著しくなって亀裂を生じ、物をつかめないなどの症状を訴えることがあります。

カペシタビンなどピリミジン代謝拮抗（きっこう）薬や、ドキソルビシン、ドセタキセルで発症率が高いとされています。重症化すると、日常生活に支障が大きくなり、治療が継続できなくなるので、重症化を防ぐために治療開始時からのスキンケアが大事です。また、症状が出たら、早期に適切な対処（休薬や対症療法）が求められます。

手足症候群を起こしやすい殺細胞性の抗がん剤（一般名：商品名）

＊カペシタビン：ゼローダ®
＊ドキソルビシン：ドキシル®
＊ドセタキセル：タキソテール®
＊テガフール：TS-1®
＊シタラビン：キロサイト®

手足症候群を起こしやすい分子標的薬（一般名：商品名）

＊セツキシマブ：アービタックス®
＊スニチニブ：スーテント®
＊ソラフェニブ：ネクサバール®
＊イマチニブ：グリベック®
＊アキシチニブ：インライタ®
＊ダサチニブ：スプリセル®
＊レゴラフェニブ：スチバーガ®
＊エベロリムス：アフィニトール®

爪毒性（そうどく）

爪は、皮膚の一部が高度に分化したもので、爪甲（そうこう）とそれを囲む組織を総称します。指の末節の保護とともに触覚を受け止める役目を果たしています。

抗がん剤によって爪の成長が障害されると、爪甲を横断する線状の陥没（かんぼつ）を形成します。また、爪の変形、白色帯状の横断線や爪甲脆弱（ぜいじゃく）化などを起こす場合もあります。

爪に障害を起こす可能性のある薬剤（一般名：商品名）

＊フルオロウラシル：5-FU
＊テガフール：TS-1®
＊カペシタビン：ゼローダ®
＊ドセタキセル：タキソテール®
＊パクリタキセル：パクリタキセル
＊シタラビン：キロサイド®
＊ブレオマイシン：ブレオ®

爪囲炎（そうい）

発症メカニズムは詳しくはわかっていません。ただ、増殖分化が活発な爪母（そうぼ）細胞に分子標的薬が作用した結果、角化異常が起こって爪甲（そうこう）が薄くなり、刺激を受けやすくなったことで持続的な炎症が生じ、爪囲炎にいたると考えられています。

爪そのものの発育障害のほか、陥没形成や剥離（はくり）、脆弱化により周囲の皮膚を障害し、側爪（そくそう）部の肉芽（にくが）形成や膿瘍（のうよう）化にいたることもあります。

爪囲炎を起こしやすい分子標的薬（一般名：商品名）

＊エルロチニブ：タルセバ®
＊アファチニブ：ジオトリフ®
＊オシメルチニブ：タグリッソ®
＊ラパチニブ：タイケルブ®
＊パニツムマブ：ベクティビックス®
＊セツキシマブ：アービタックス®

にきび様皮疹（ざ瘡（そう）様皮疹）

紅潮（こうちょう）を伴う毛包に一致した丘疹（きゅうしん）、膿疱（のうほう）として現れます。主に頭部、顔面、前胸部、下腹部、腕、脚などに出現します。鼻の孔（あな）や頭部など、毛が生えている部位では強い痛みを伴うこともあります。

にきび様皮疹（ざ瘡様皮疹）を起こしやすい分子標的薬（一般名：商品名）

＊ゲフィチニブ：イレッサ®
＊エルロチニブ：タルセバ®
＊アファチニブ：ジオトリフ®
＊オシメルチニブ：タグリッソ®
＊パニツムマブ：ベクティビックス®
＊セツキシマブ：アービタックス®

乾皮症（かんぴ）

皮膚が乾燥して痒（かゆ）みを伴います。進行すると、皮膚が厚く硬くなってカサつき、手足の先端や踵（かかと）などがひび割れを起こしやすくなります。

乾皮症を起こしやすい殺細胞性抗がん剤（一般名：商品名）

＊カペシタビン：ゼローダ®
＊テガフール：TS-1®

乾皮症を起こしやすい分子標的薬（一般名：商品名）

＊セツキシマブ：アービタックス®
＊アファチニブ：ジオトリフ®
＊ソラフェニブ：ネクサバール®
＊スニチニブ：スーテント®
＊エベロリムス：アフィニトール®

日光過敏症

日光過敏症には、薬物が直接紫外線を吸収して炎症を促進する「光毒性皮膚炎」と、薬剤が光抗原に変化して抗体を産生することによって起こる「光アレルギー性皮膚炎」があります。フルオロウラシル、テガフール、ダカルバジン、メトトレキサートなどの投与時に認められます。また、日光に長時間曝露(ばくろ)された場合だけではなく、短時間の日光浴だけでも湿疹(しっしん)様の変化をきたすことがあります。

日光過敏症を起こしやすい殺細胞性抗がん剤（一般名：商品名）

＊フルオロウラシル：5-FU
＊テガフール：TS-1®
＊ダカルバジン：ダカルバジン
＊メトトレキサート：メソトレキセート®

日光過敏症を起こしやすい分子標的薬（一般名：商品名）

＊クリゾチニブ：ザーコリ®
＊アレクチニブ：アレセンサ®
＊ベムラフェニブ：ゼルボラフ®
＊ダブラフェニブ：タフィンラー®
＊トラメチニブ：メキニスト®

爪毒性(そうどく)の評価

CTCAE（➔p131参照）：皮膚障害の重症度の評価表

重症度の評価

〈色素沈着〉	
Grade1	軽度または限局性の色素沈着
Grade2	顕著な、または全身性の色素沈着
Grade3	ー
Grade4	ー
Grade5	ー
〈爪の変化〉	
Grade1	変色；隆起（匙状爪(さじじょうつめ)）；陥没
Grade2	部分的、または完全な爪の欠損；爪床痛
Grade3	日常生活に支障あり
Grade4	ー
Grade5	ー
〈光過敏症〉	
Grade1	疼痛(とうつう)を伴わない紅斑(こうはん)
Grade2	疼痛を伴う紅斑
Grade3	落屑を伴う紅斑
Grade4	生命を脅かす；活動不能／動作不能
Grade5	死亡
〈手足の皮膚反応〉	
Grade1	疼痛を伴わない軽微な皮膚の変化 ［例］紅斑
Grade2	機能障害のない皮膚の変化または疼痛 ［例］角層剥離、水疱、出血、腫脹
Grade3	潰瘍性皮膚炎、または疼痛による機能障害を伴う皮膚の変化
Grade4	ー
Grade5	ー

日本臨床腫瘍研究グループ：有害事象共通用語規準 v4.0 日本語訳 JCOG/JSCO 版より引用

看護 ～声かけ／質問方法～

予防的ケア

1 皮膚症状が出る前から保湿ケアを行いましょう。
毎日の入浴で皮膚を清潔にし、軟膏や保湿剤を塗布します。

症状が出る前から、皮膚を清潔に保ち、保湿をしていきましょう。

夜はお風呂上りに保湿剤を塗ると効果的 !!

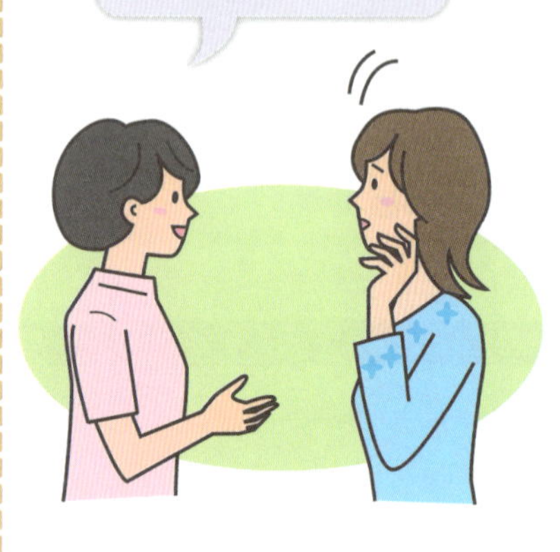

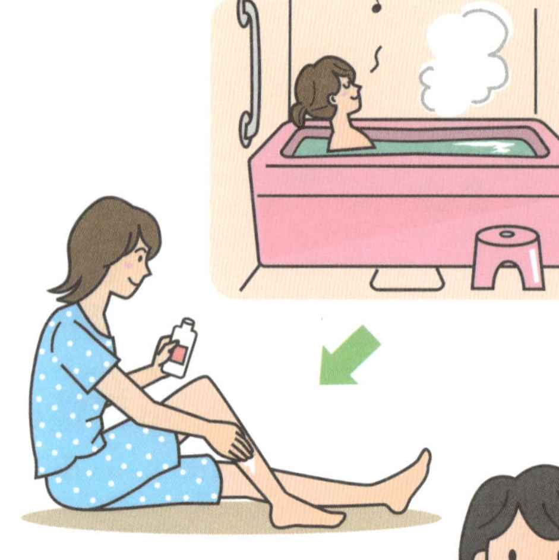

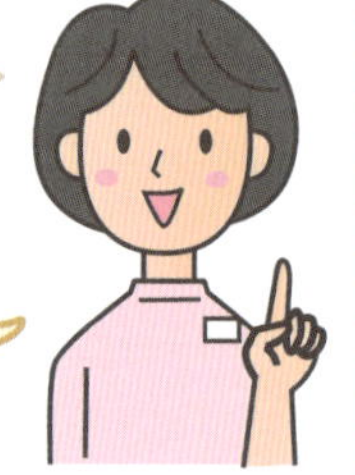

2 保湿剤は、乾燥しているところだけではなく、全体に広く使用します。ただし、こすらないように注意しましょう。1日数回塗り直します。
＊保湿剤とステロイド剤はどちらを先に塗ってもいいですが、ステロイド剤は患部にだけ塗るようにしましょう。

保湿剤は全体に塗るのが効果的 !!

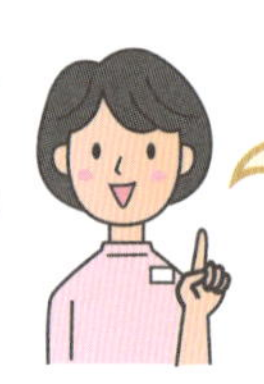

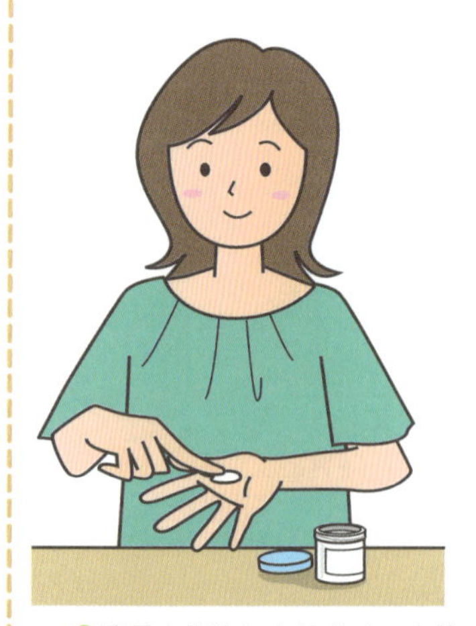

❶適量を指先にとります。大体、人差し指の第一関節までぐらいの分量で手のひら２枚分ぐらいになります。

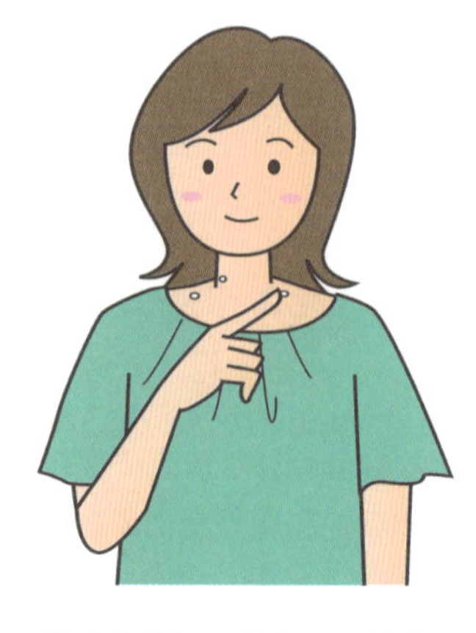

❷１か所につけるのではなく、塗りたいところに何か所かに分けてクリームをおきます。

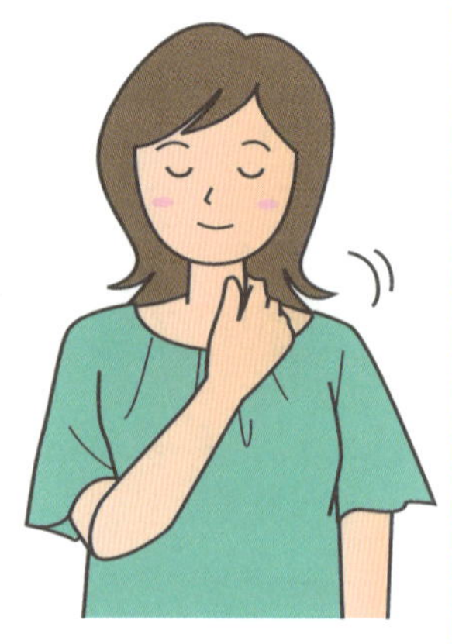

❸手のひらで押さえつけるように塗ります。

3 洗顔などは、低刺激性の石けんをよく泡立てて使用するように伝えましょう。

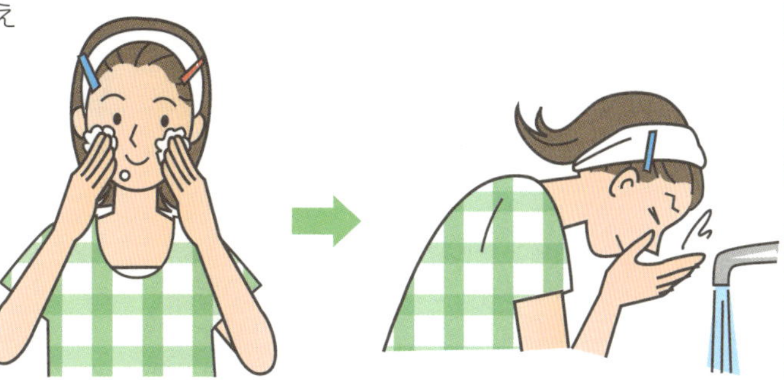

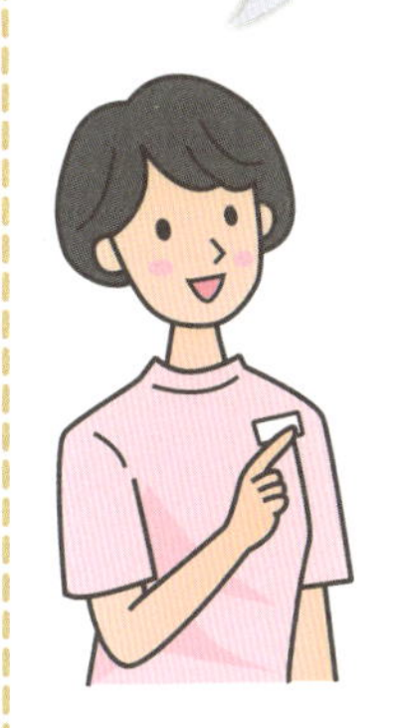

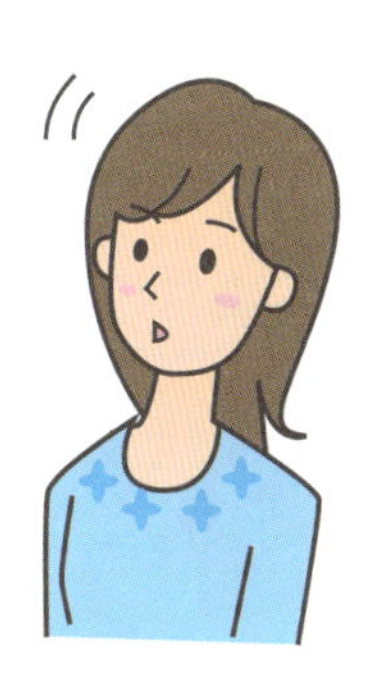

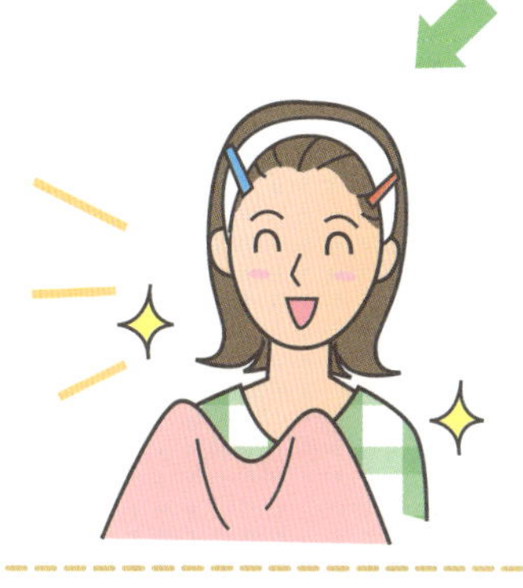

4 化粧品は、アルコールフリー、オイルフリー敏感肌用を使用するように伝えましょう。

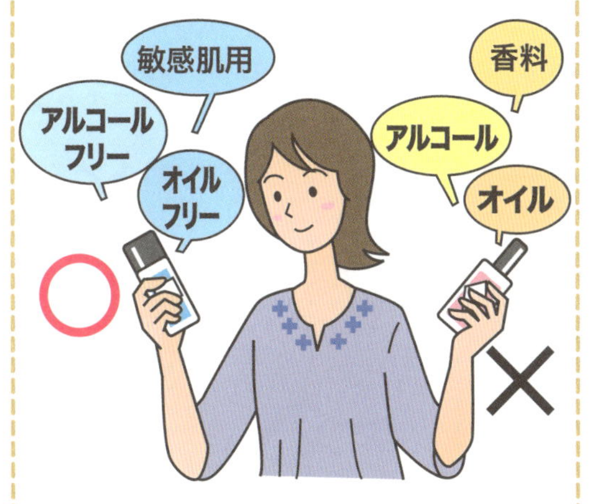

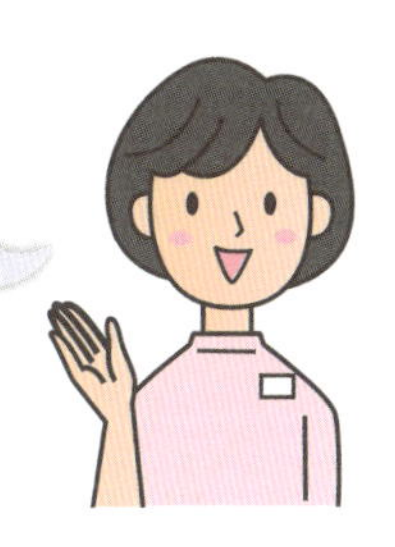

5 物理的刺激は避けるようにします。ひげ剃りは、カミソリではなく電気カミソリを使用するように伝えましょう。

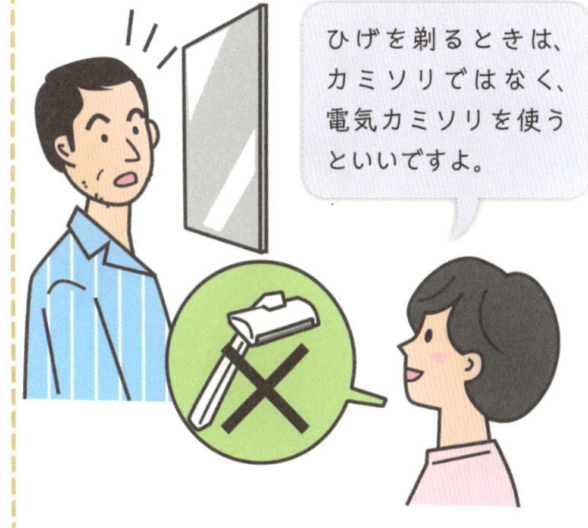

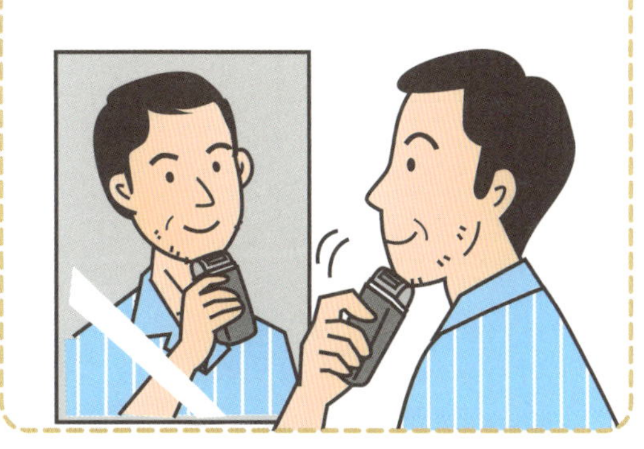

4
副作用と対処法
皮膚障害

6 日焼けは避けましょう。
日差しの強い季節は、帽子や日傘を活用し、日焼け止めを使用しましょう。

外出するときには、日焼け対策を行ってから出かけましょう。
長袖、帽子、スカーフなどで肌の露出を避けましょう!!

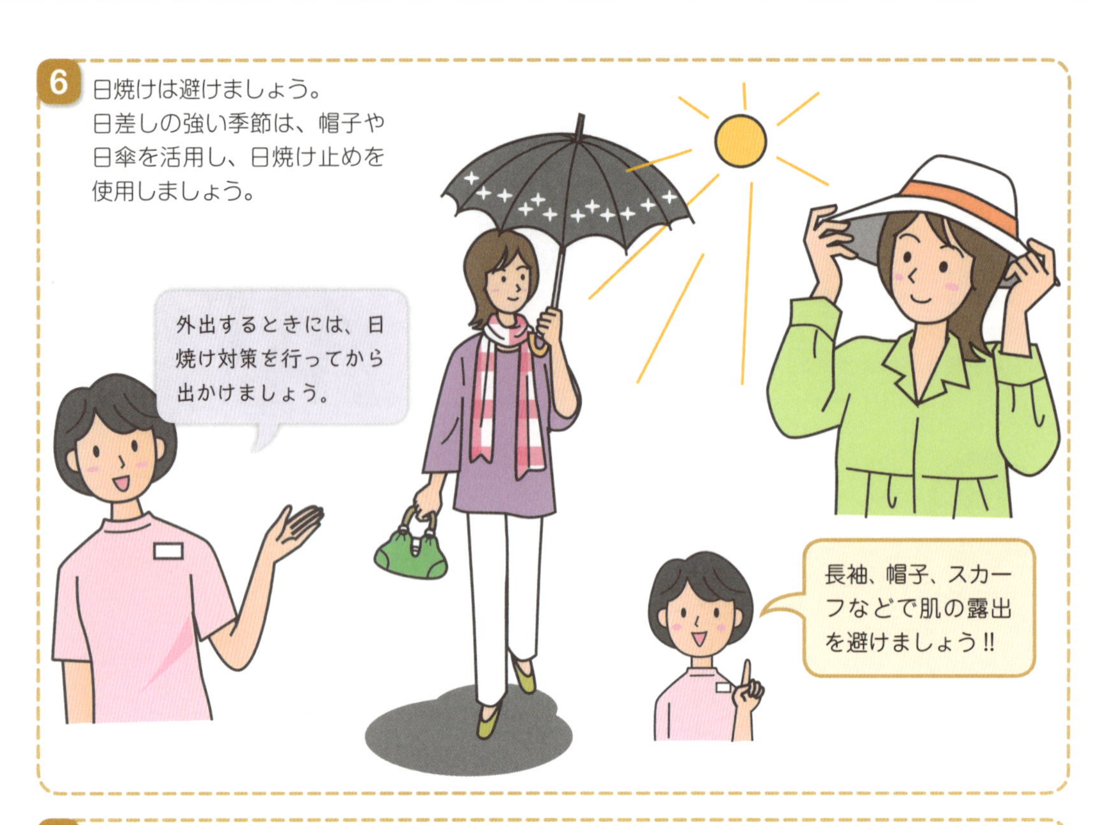

7 靴を選ぶときは、肌にぴったり密着したり、食い込んだりするような靴は避けましょう。

[よい靴]

* つま先が丸くてやわらかい、バレエシューズのような靴
* 底のやわらかいスニーカーや運動靴など
* ひもが付いている靴の場合は、ひもを強く締めすぎないように注意しましょう

[避けたい靴]

* 硬くて幅が狭い靴、小さい靴
* 足の裏を刺激するような健康サンダル
* つま先が開いているサンダルなどは、指先をキズつけるおそれがあるので避けましょう

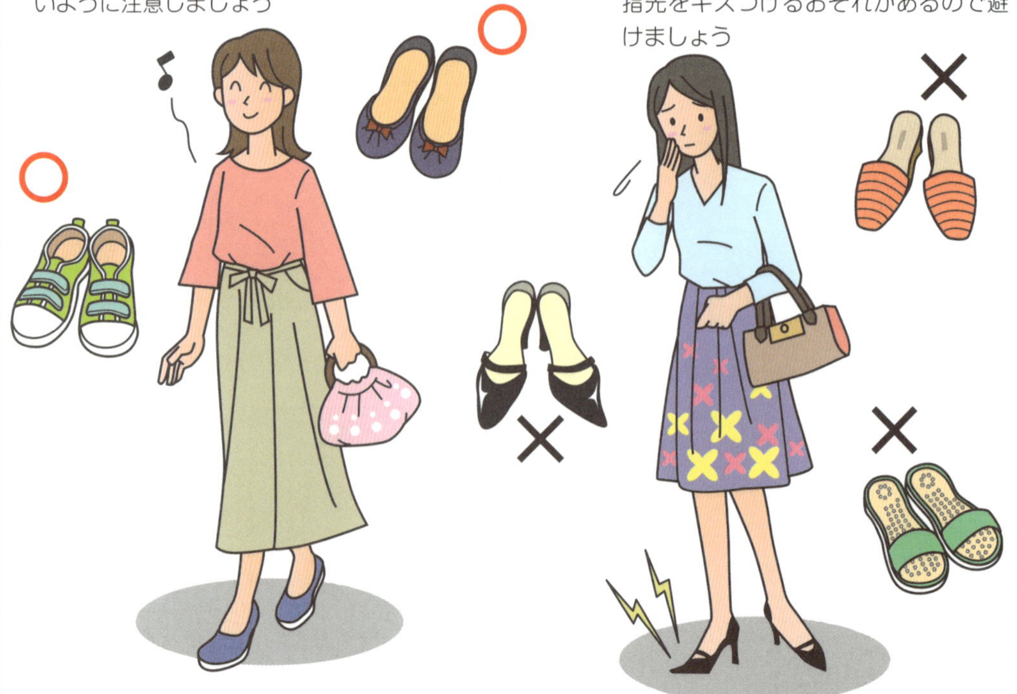

8 爪を切るときは、爪のはしが四角くなるように切って、周囲にくいこまないようにしましょう。
爪自体がダメージを受けて、やわらかくもろくなっているときは、爪切りではなくヤスリで削るほうが指先の負担が少なく、爪の形もきれいに整えられます。

手足ともに、深爪はしないように注意しましょう！

皮膚障害の治療

1 医師の指示のもとで処方された軟膏（なんこう）、クリームなどを使用します。

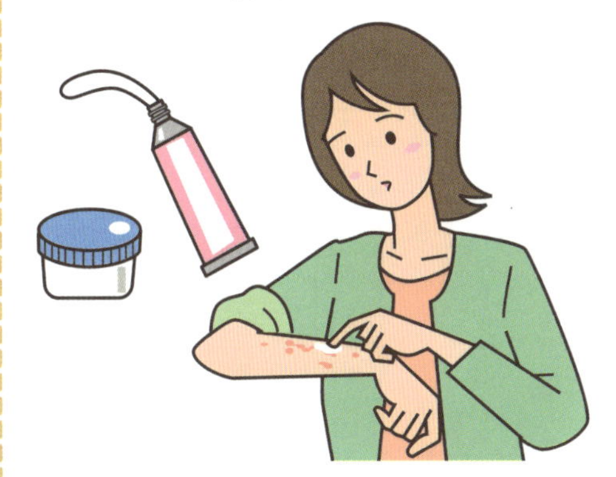

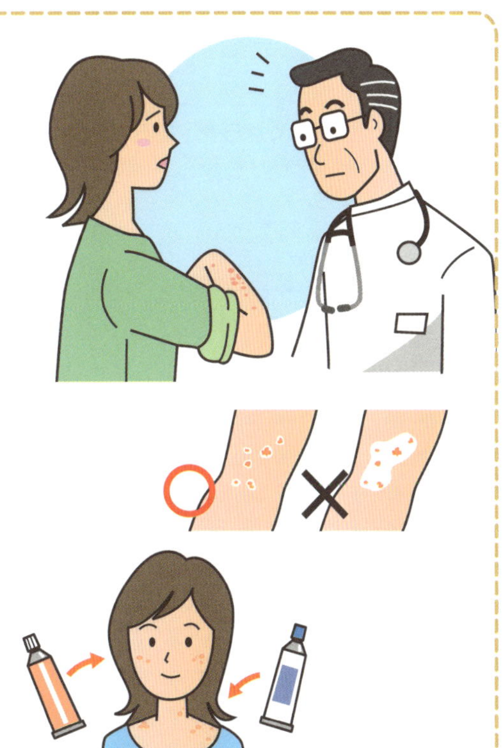

先生に診察してもらい、薬を処方してもらいます。赤くなっているところに塗りましょう。

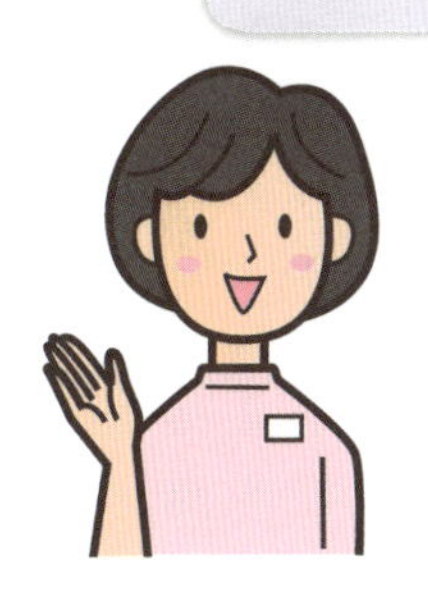

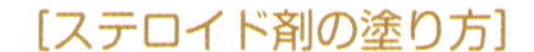

［ステロイド剤の塗り方］
広げて塗ったりしないで、症状のある患部にだけ使用しましょう。
ステロイド剤が部位別に複数出ているときは、塗るところを間違えないように注意しましょう。

2 刺激を避けて、清潔を保つことが重要です。特に、爪の周りの炎症が起きている部分は、指を開いて丁寧によく洗いましょう。

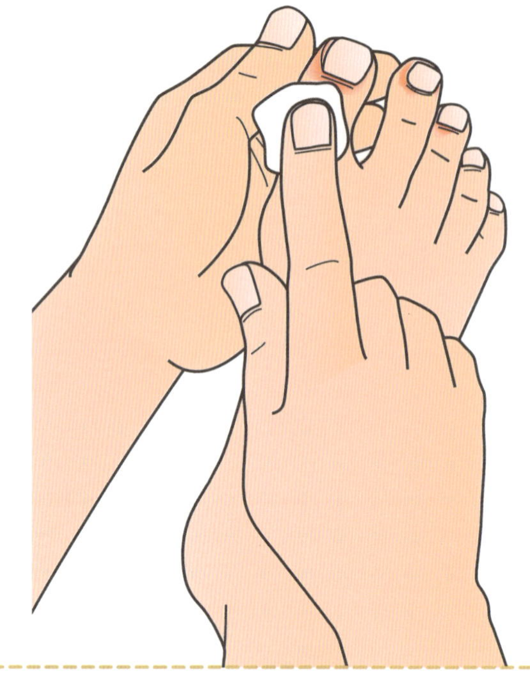

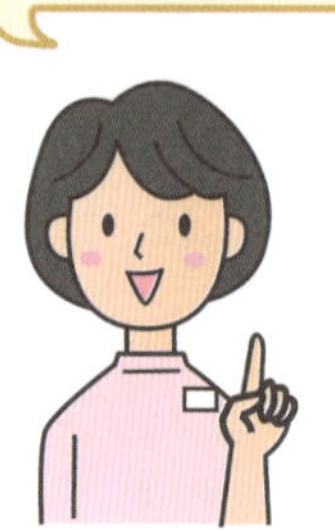

3 薬を塗ってもよくならず、痛みが増強したり、悪化したりしたら、主治医と相談し皮膚科を受診しましょう。

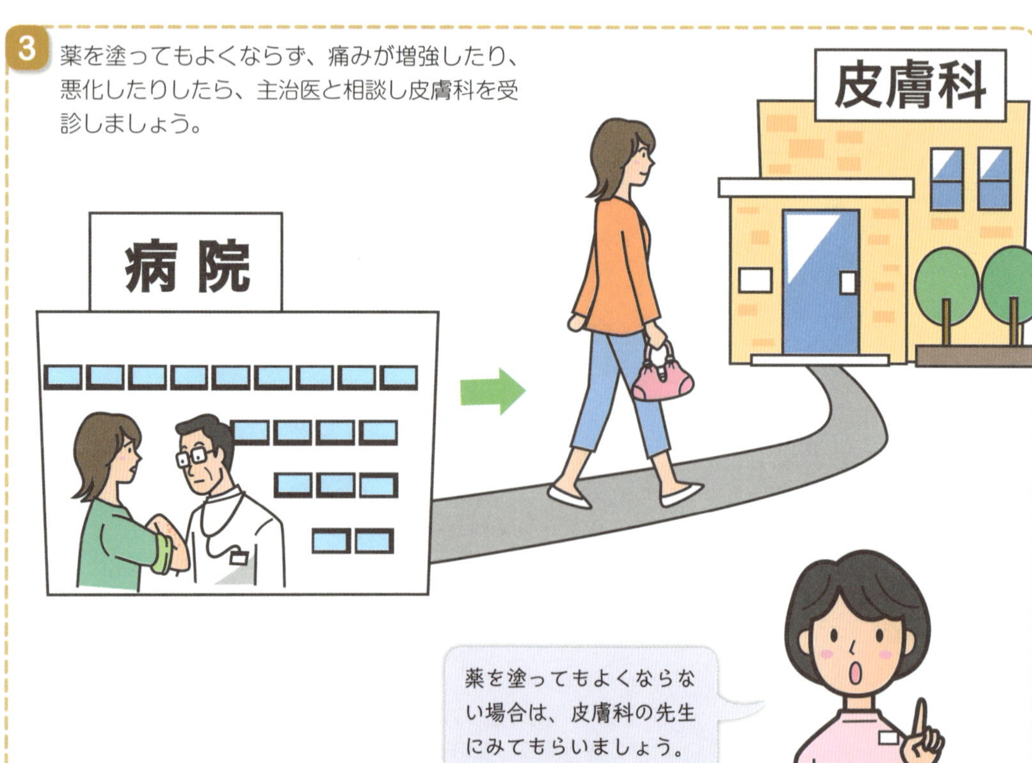

精神的支援

1 事前に、起こりうる症状について話をしておきましょう。
色素沈着や爪の脆弱化などは、精神的苦痛を招きやすいです。治療開始前から、起こりうる症状についての情報を得ておくことは、患者さんにとっても大事なことです。

治療の副作用で皮膚や爪が弱くなってしまうことがあります。さまざまな対処方法がありますので、一緒にケアをしていきましょう。

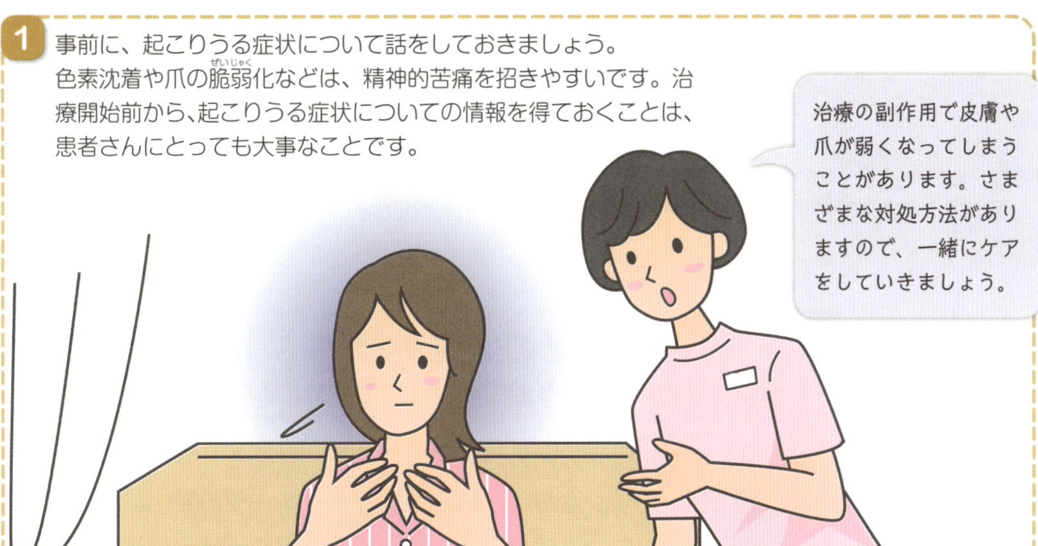

2 ボディイメージの変容に対するケアとして、カツラや帽子、スカーフ、化粧について情報提供をしておきましょう。

皮膚や爪の変化があると思いますが、心配や不安などは溜め込まず、いつでも声をかけてください。

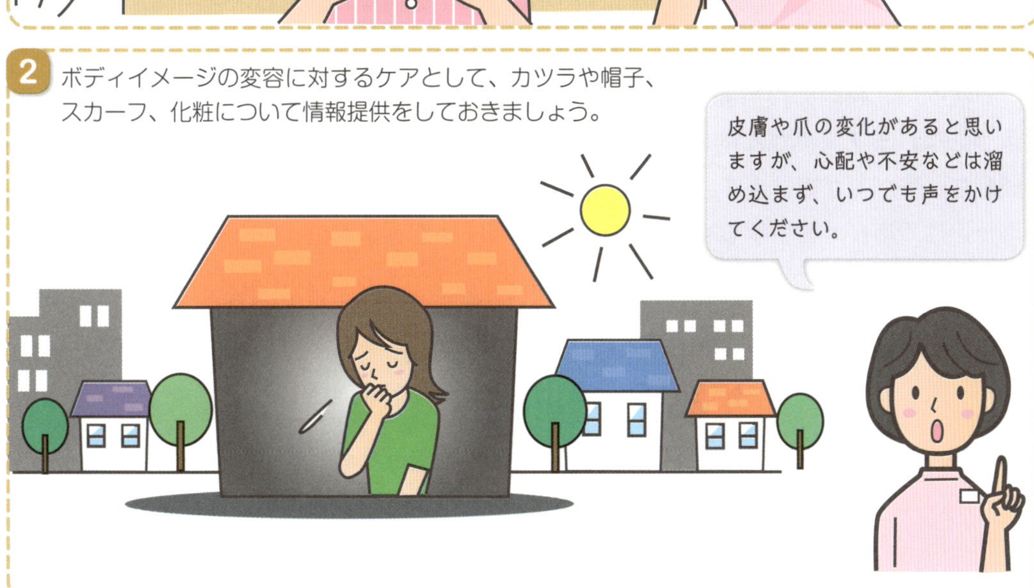

column 爪を守るためのセルフケア

抗がん剤によって爪の周りの皮膚に炎症が起き、痛みが生じることがあります（爪囲炎）。その予防的ケアとして患者さん自身でできることは、爪の周囲に保湿剤を塗るほか、指サックをしたり、靴下をはいたりして指先を保護することです。

また、爪の切り方としては、短く切り過ぎない、丸く切らずに四角に切り、角はヤスリで丸くすることが重要です。爪囲炎を起こしたり、陥入爪になって、爪の際が皮膚にささって痛い場合にはテーピング法も効果的です。

脱毛

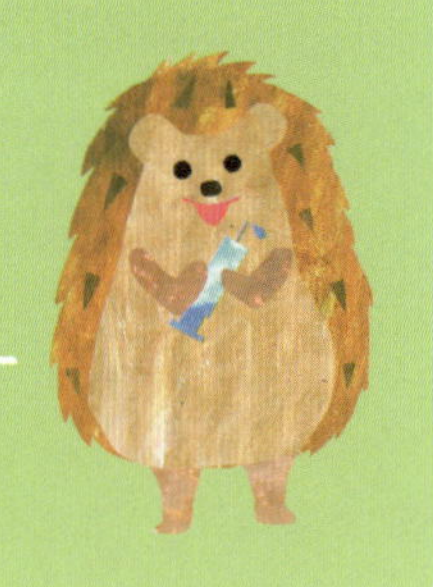

脱毛は、ボディイメージの変化に大きな影響をおよぼすことから、患者さんの心理的不安も大きくなります。そうした不安の軽減に看護師のフォローが大切です。

脱毛とその発生時期

薬剤投与開始後２～３週間後から脱毛が始まる

毛髪には、頭皮の保護、保湿、日光の紫外線や熱に対するバリアとしての役割があるため、脱毛による影響は大きいです。さらに、脱毛はボディイメージの変化にも大きな影響をおよぼしますので、脱毛についての患者さんの心理的ケアや不安の軽減など、看護援助が重要になります。

一般的に、薬剤の投与開始から２～３週間後に始まり、１か月後にはかなり目立つようになります。抗がん剤の種類により、脱毛は全身におよび、まつ毛、眉毛、陰毛、頭髪などすべてが抜けます。脱毛を予防する方法はありませんが、抗がん剤による脱毛は一過性であり、約半年もすれば新しい毛が再生してきます。

毛髪のサイクル

成長期　➔　退行期　➔　休止期　という周期を繰り返す

毛髪が成長する時期を成長期といい、２～６年経つと毛球が萎縮して退行期に入ります。約２週間の退行期を経て休止期になると、毛髪が抜けやすい状態になります。毛髪は、この周期（毛周期）を繰り返しています。ところが、抗がん剤によって毛母細胞の細胞分裂が抑制されると、毛球が変性壊死を起こして脱毛を起こすようになります。

毛周期は、体の部位によって異なります。まゆ毛や陰毛に比べて毛髪は、細胞分裂が活発な成長期が最も長いため、抗がん剤の影響を受けやすくなります。

脱毛のメカニズム

抗がん剤の種類や投与量、患者さんの状態などによって脱毛の程度も異なる

頭皮毛器官は、ほかの部位の毛器官より生物学的活性が著しく高いために、抗がん剤による副作用を受けやすいです。

抗がん剤治療をすると必ず脱毛するわけではありません。抗がん剤の種類や投与量、薬の組み合わせ、患者さんの身体状態によって、脱毛の程度は異なります。

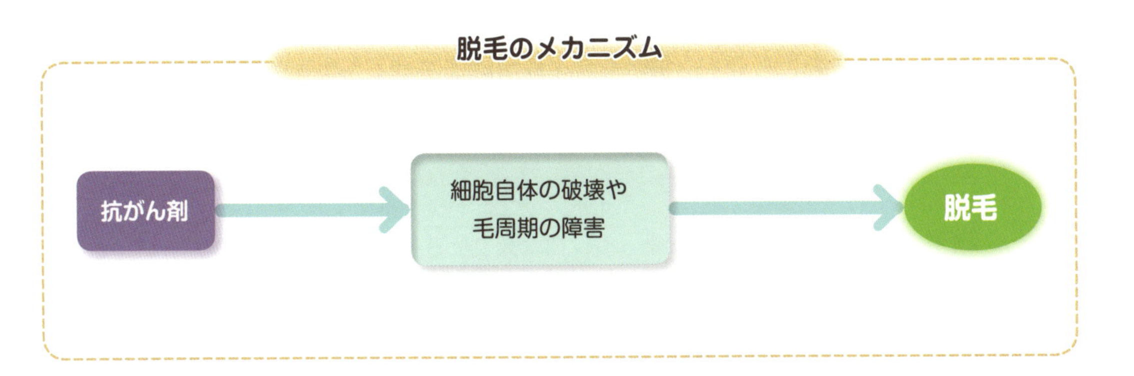

脱毛の評価

CTCAE (→p131 参照)：脱毛の重症度の評価表

重症度の評価

重症度	評　価
Grade 1	遠くからではわからないが、近くで見ると正常よりも明らかな 50％以下の脱毛。脱毛を隠すためにカツラ（ウィッグ）やヘアピースは必要ないが、通常とは異なる髪型にする必要がある
Grade 2	他人にも容易に明らかな 50％を超える脱毛。患者さんが脱毛を完全に隠したいと望めば、カツラやヘアピースが必要。社会心理学的な影響を伴う

日本臨床腫瘍研究グループ：有害事象共通用語規準 v 4.0 日本語訳 JCOG/JSCO 版より引用

抗がん剤による脱毛は一過性、可逆性であり、約半年もすると毛包から新しい毛が再生します。しかし、脱毛を予防する方法はありません。

column　まつ毛への影響は？

頭髪と同様まつ毛にも、増殖能が高い毛根に薬剤が作用するため、変性や脱落といった変化が生じ、患者さんのボディイメージに影響を与えます。薬剤投与開始数週間で変化が始まり、投与中止後は、時間はかかりますがまた自然にまつ毛が生えてきます。

最近、珍しい症状として分子標的薬の上皮成長因子受容体（EGFR）阻害剤による皮膚症状として、まつ毛の異常成長や縮れが報告されています。性状や形が通常のまつ毛と異なり、角膜を擦(こす)って傷つけやすくなるため、眼科医との連携が必要となる場合もあります。

脱毛を起こしやすい薬剤

脱毛を起こしやすい抗がん剤の種類には次のようなもがある

脱毛を起こしやすい抗がん剤

分類	一般名（商品名）
アルキル化剤（マスタード類）	イホスファミド（イホマイド®）
	シクロホスファミド（エンドキサン®）
	ブスルファン（ブスルフェクス®注）
抗生物質	アクチノマイシンD（コスメゲン®）
	ペプロマイシン（ペプレオ®）
抗生物質（アントラサイクリン系）	アムルビシン（カルセド®）
	イダルビシン（イダマイシン®）
	エピルビシン（ファルモルビシン®）
	ダウノルビシン（ダウノマイシン®）
	ドキソルビシン（アドリアシン®、ドキシル®）
	ピラルビシン（テラルビシン®、ピノルビン®）
	ミトキサントロン（ノバントロン®）
代謝拮抗薬（ピリミジン拮抗薬）	シタラビン（キロサイド®N）
	メトトレキサート（メソトレキセート®）
トポイソメラーゼⅠ阻害剤	イリノテカン（カンプト®、トポテシン®）
	ノギテカン（ハイカムチン®）
トポイソメラーゼⅡ阻害剤	エトポシド（ラステット®、ベプシド®）
白金製剤	カルボプラチン（パラプラチン®）
	シスプラチン（ランダ®）
微小管阻害剤（タキサン系）	ドセタキセル（タキソテール®）
	パクリタキセル（タキソール®、アブラキサン®）
微小管阻害剤（ビンカアルカロイド系）	ビノレルビン（ナベルビン®）
	ビンクリスチン（オンコビン®）
	ビンデシン（フィルデシン®）
抗ヒトEGFRモノクローナル抗体	セツキシマブ（アービタックス®）
	ベバシズマブ（アバスチン®）

column

カツラ（ウィッグ）は事前に準備しておくと気持ちに余裕ができる

治療前に準備が始められると、気持ちに余裕ができます。実際に脱毛が始まると、頭のサイズが変わることもあり、調整が必要になることもあります。カツラについて、相談できる販売店を治療する前から探しておくといいでしょう。

また、カツラには、いろいろなものがあります。既製品、セミオーダー品、フルオーダー品など、作り方もさまざまで、値段や品質、手入れのしかたも異なりますので、本人にあったアドバイスが求められます。

看護 〜声かけ／質問方法〜

ケアのポイント

1 治療開始前から患者さんに情報提供しましょう。
最後の抗がん剤投与から3〜6か月後には、回復してくることを説明しましょう。

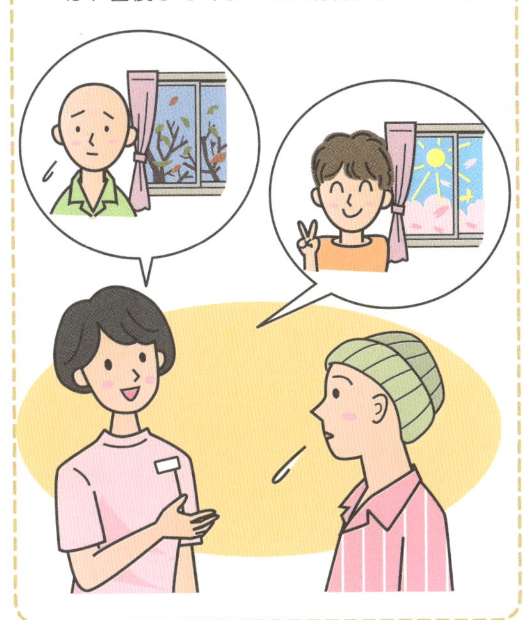

2 髪の清潔を保ちましょう。
洗髪は中性のシャンプーでやさしく洗います。強くブラッシングしない、パーマはかけないほうがよいなどの説明を行いましょう。

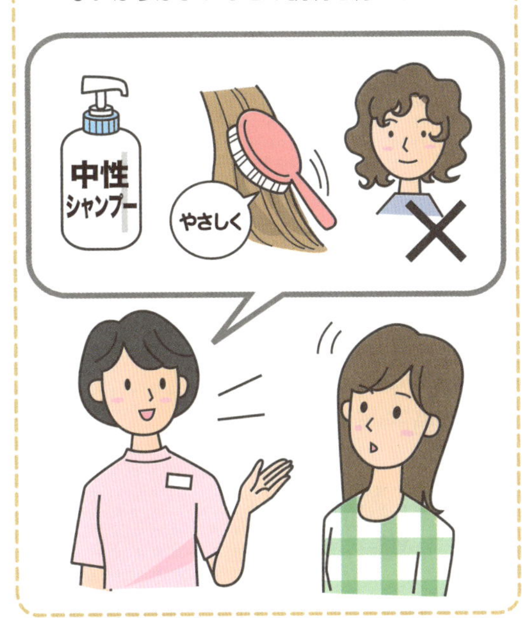

3 抜け毛が多いときは、こまめに片付けをして、不潔にしないようにしましょう。
＊粘着テープを使用して、こまめに片付けましょう。
＊髪を短く切ると、抜け毛の後始末が楽になります。

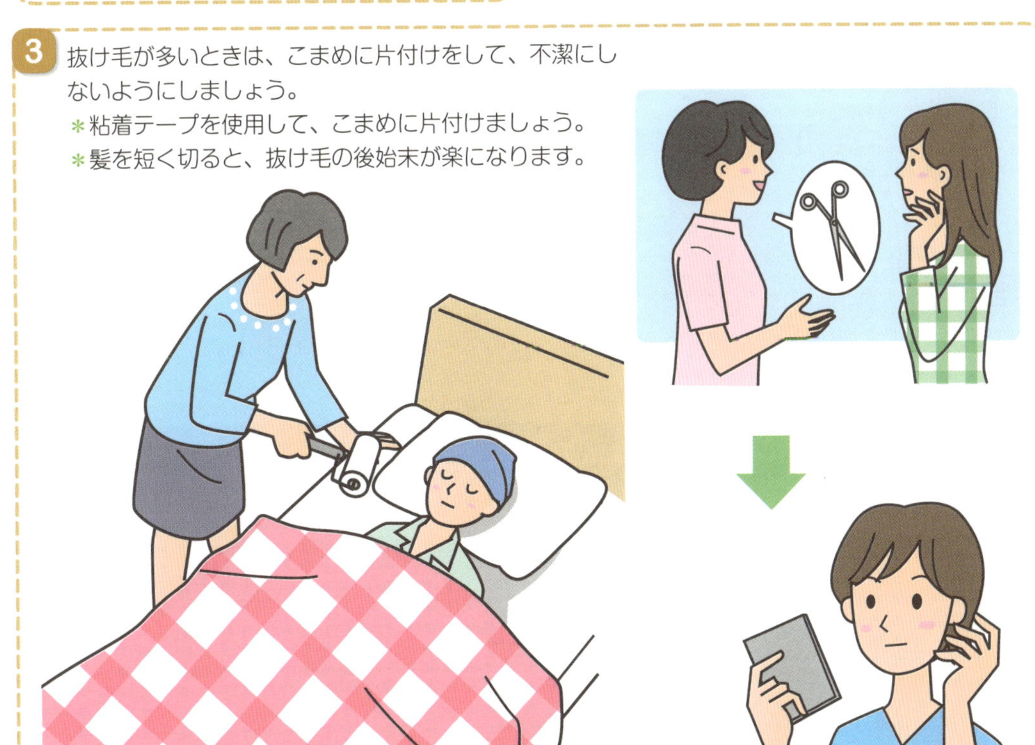

4 必要なときは、ウィッグやバンダナも使用できることを伝えましょう。

バンダナを巻いたり、
ウィッグを使用する
こともできますよ。

5 容姿の変化の悩みについて、相談にのれるような環境を提供しましょう。

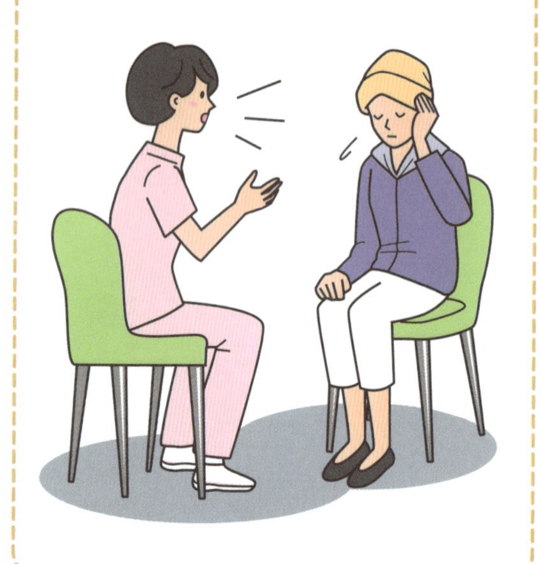

患者さんによっては、髪の毛を洗うと毛が抜けるからと、間隔をあけて洗髪するという人がいます。脱毛は、洗髪の回数とは関係ありません。清潔にすることが大切です。

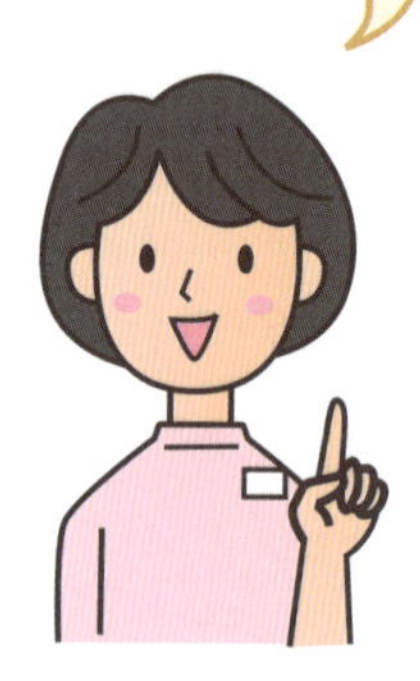

column アピアランスケア（外見ケア）

化学療法による脱毛や皮膚のくすみ、手術痕や手術後の変化など、がんの治療が外見に変化をおよぼすことがあります。こうした外見の変化は、社会生活にも影響し、治療そのものの苦痛に加えて、社会的な苦痛も抱えてしまうことがあります。

最近では、アピアランスケアの情報提供や、外見変化の相談にのってくれるケアセンターが増えてきていますので、活用するとよいでしょう。

末梢神経障害

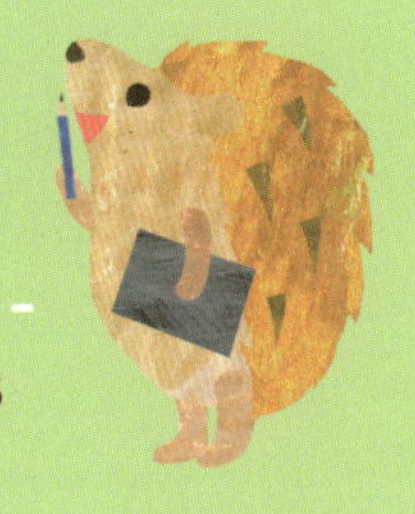

手足のしびれから始まって、手先がうまく使えなくなったり、歩行が困難になることもあるので、注意が必要です。

末梢神経障害とその症状

手足のしびれが現れる

末梢神経障害とは

末梢神経障害は、手足のしびれ感から始まり、進行すると手先の機能低下や歩行困難となることが多いです。「ジンジンとした」「ピリピリした」と表現されるような手足のしびれ、痛み、知覚鈍磨、灼熱感や、足に力が入らず足首が垂れる、歩行困難感、筋肉痛などさまざまです。

ビンカアルカロイド系、タキサン系、白金製剤など限定された薬剤で、特異的に認められる副作用です。

なかでも、オキサリプラチン、パクリタキセル、ビンクリスチンは、発現頻度の高い代表的な薬剤です。

知覚鈍麻

感覚を弱く感じる、感覚の異常の1つです。感覚の異常にはこのほか、異常感覚、錯感覚、知覚過敏、無感覚などがあります。

神経細胞のメカニズム

末梢神経障害は、主として軸索の変性によるものと考えられている

神経細胞にある軸索内には、微小管と神経線維のほか、滑面小細胞体、小空胞、ミトコンドリア、グリコーゲン顆粒などがあります。

ビンクリスチン、パクリタキセルは、微小管を障害してがん細胞の増殖を抑制する微小管阻害薬です。ヒトの神経細胞には微小管が多数存在するため、これらの抗がん剤の

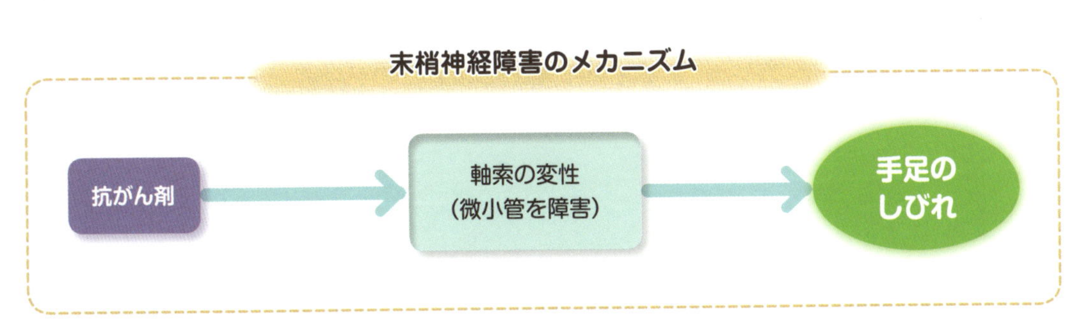

攻撃を受けやすく、障害が起こります。

また、白金製剤であるシスプラチンの末梢神経障害のメカニズムは明らかになっていませんが、軸索（じくさく）の直接的な損傷によるものと推測されています。

末梢神経障害は、メカニズムの詳細までは明らかになっていませんが、主として軸索（じくさく）の変性によるものと考えられています。

末梢神経障害の評価

CTCAE（➔p131参照）：末梢神経障害の重症度の評価表

重症度の評価（末梢（まっしょう）性運動ニューロパチー）

重症度	評　価
Grade 1	症状がない；臨床所見または検査所見のみ；治療を要さない
Grade 2	中等度の症状がある；身の回り以外の日常生活動作の制限
Grade 3	高度の症状がある；身の回りの日常生活動作の制限；補助具を要する
Grade 4	生命を脅かす；緊急処置を要する
Grade 5	死亡

日本臨床腫瘍研究グループ：有害事象共通用語規準 v4.0 日本語訳 JCOG/JSCO 版より引用

重症度の評価（末梢性感覚ニューロパチー）

重症度	評　価
Grade 1	症状がない；深部腱反射の低下または知覚異常
Grade 2	中等度の症状がある；身の回り以外の日常生活動作の制限
Grade 3	高度の症状がある；身の回りの日常生活動作の制限
Grade 4	生命を脅かす；緊急処置を要する
Grade 5	死亡

日本臨床腫瘍研究グループ：有害事象共通用語規準 v4.0 日本語訳 JCOG/JSCO 版より引用

末梢神経障害を起こしやすい薬剤

末梢神経障害を起こしやすい抗がん剤の種類には次のようなものがある

末梢神経障害を起こしやすい抗がん剤

分類	一般名（商品名）
アルキル化剤	イホスファミド（イホマイド®）
	ブスルファン（ブスルフェクス®注）
	メルファラン（アルケラン®）
抗生物質	アクチノマイシンD（コスメゲン®）
	ブレオマイシン（ブレオ®）
代謝拮抗薬（ピリミジン拮抗薬）	シタラビン（キロサイド®N）
	フルオロウラシル（5-FU）
	メトトレキサート（メソトレキセート®）
白金製剤	オキサリプラチン（エルプラット®）
	カルボプラチン（パラプラチン®）
	シスプラチン（ランダ®）
微小管阻害剤（タキサン系）	ドセタキセル（タキソテール®）
	パクリタキセル（タキソール®、アブラキサン®）
微小管阻害剤（ビンカアルカロイド）	ビノレルビン（ナベルビン®）
	ビンクリスチン（オンコビン®）
	ビンデシン（フィルデシン®）
	ビンブラスチン（エクザール®）

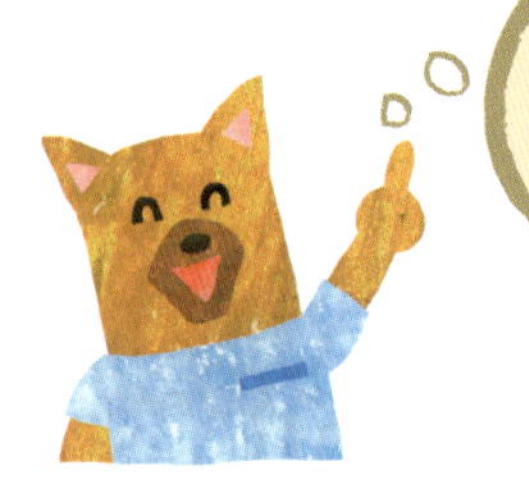

しびれ対策の薬物療法は、リリカやマーズレンなど、いろいろな薬剤で研究されていますが、現在のところ決定的に有効なものはありません。
また漢方では、牛車腎気丸（ゴシャジンキガン）などが有効ではないかといわれています。

看護　～声かけ／質問方法～

生活の工夫

1 症状の観察を行います。症状の部位、程度、種類、広がりを継続して観察しましょう。

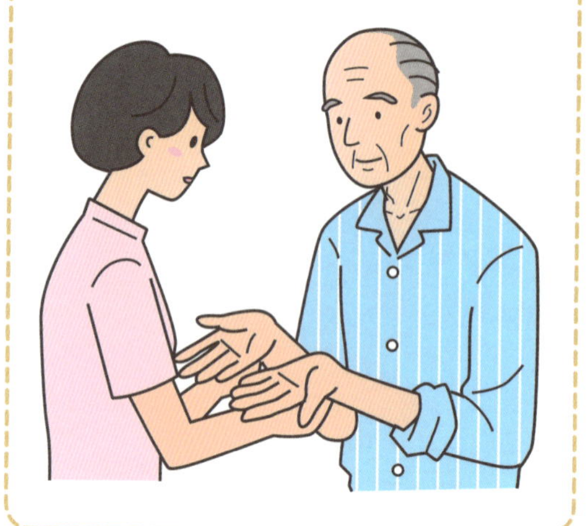

2 症状が軽減するような援助を行いましょう。

＊手足を動かすとしびれが軽減するので、運動をしてもらいましょう。

＊下肢(かし)を冷やさないように、靴下をはくようにしましょう。また、足をしめつけないようにしましょう。

手足を動かすとしびれが軽減できるので、運動やマッサージをするといいですよ。
入浴時にマッサージをすると、一時的に緩和できます。

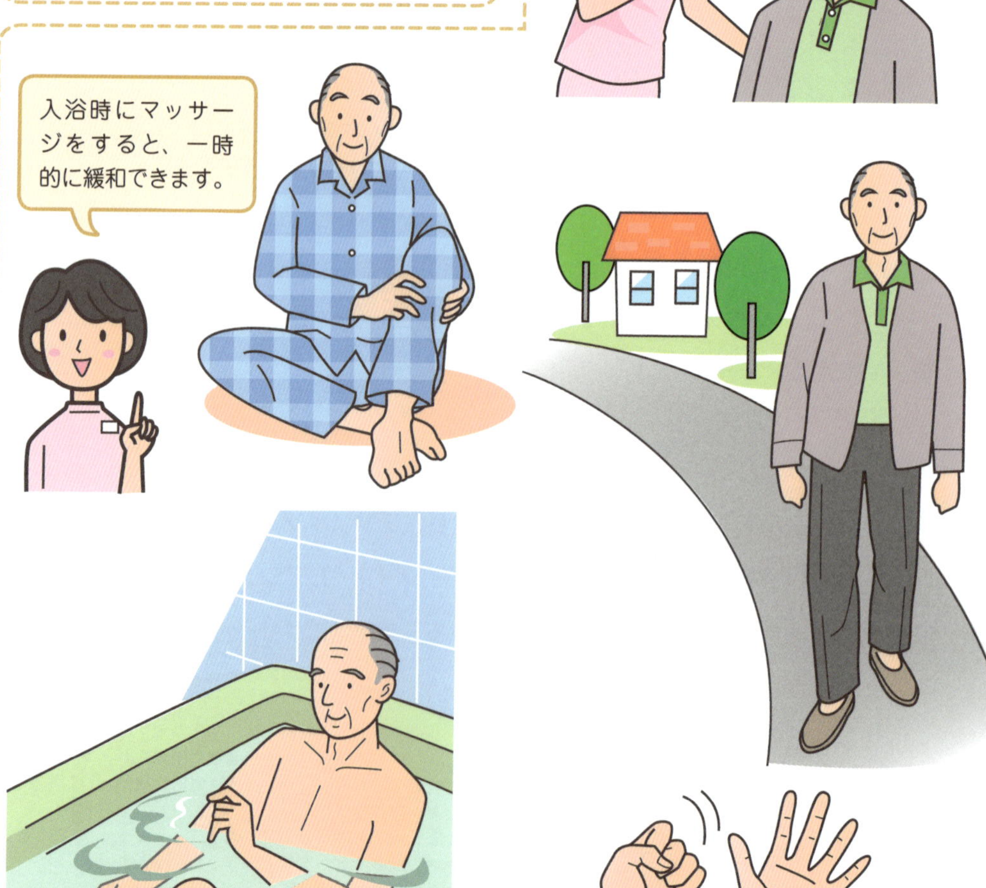

3 感覚が鈍くなっているため、ケガや事故がないように注意しましょう。

＊刃物を使うときは、外傷に注意して使用しましょう。

＊転ばないように安全な履き物にし、転倒に注意しましょう。必要なときは、歩行器使用を検討します。また、スリッパではなく、運動靴など歩きやすい靴を選びましょう。

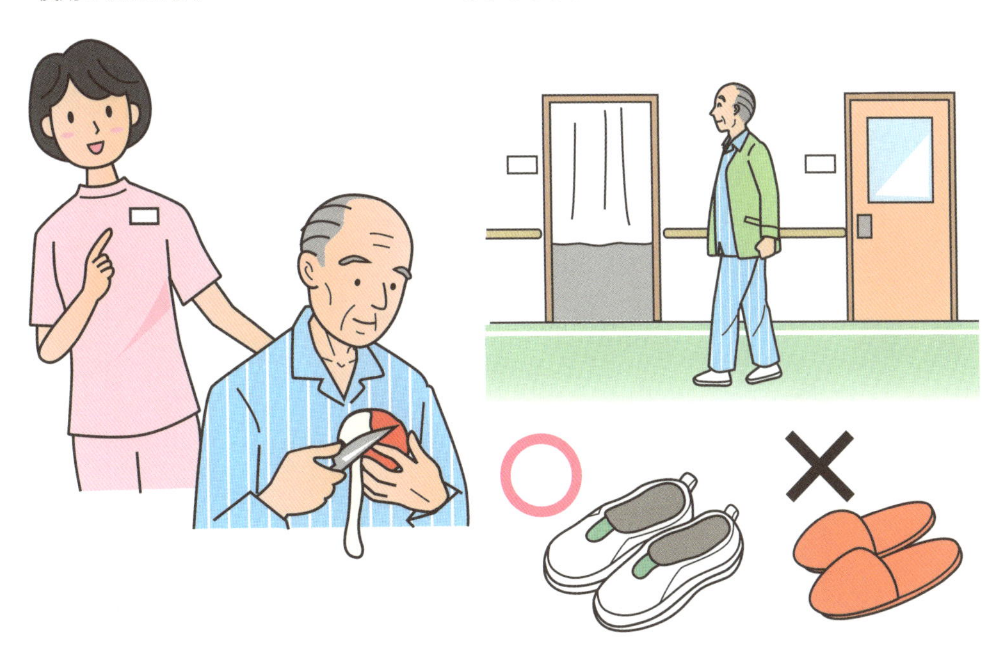

＊感覚が鈍っていると、熱いものに触れてもわからず、火傷の危険があります。

＊カイロや湯たんぽを使用するときや、コンロやストーブなど、熱源のそばにいるときには、注意しましょう。

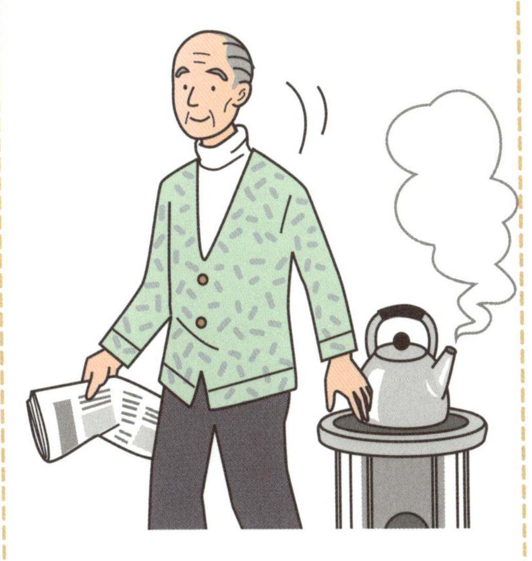

4 痛みが増強する場合、状況に応じて鎮痛剤の投与を行い、症状の緩和をはかりましょう。

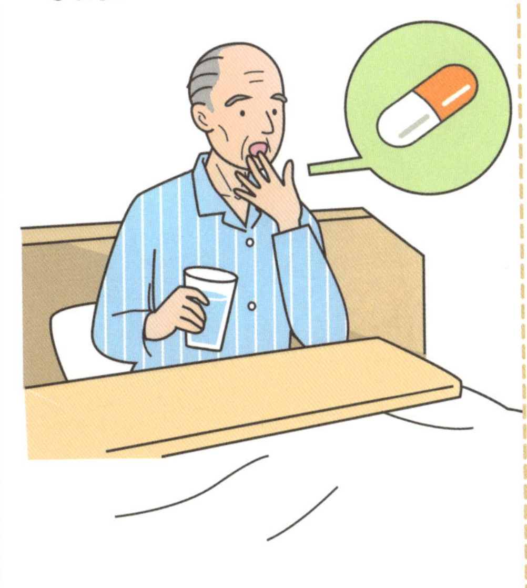

5 手先の感覚が鈍くなっていると、細かいことができなくなる場合があります。状況に合わせて介助しましょう。

＊薬杯カップに薬を入れて飲みやすくしてあげる、ペットボトルの蓋（ふた）を外す、ボタンの掛け外しなど。

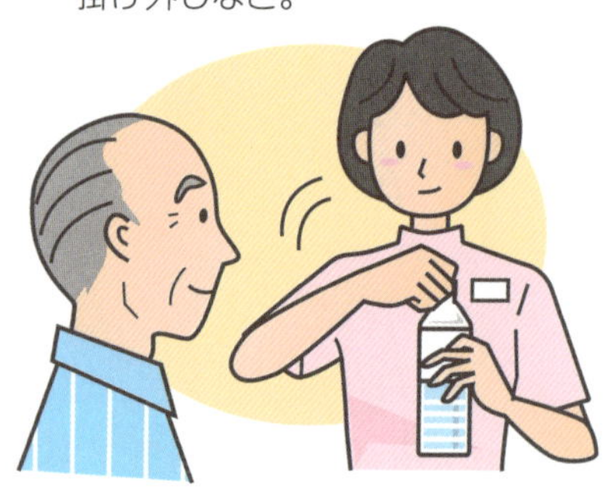

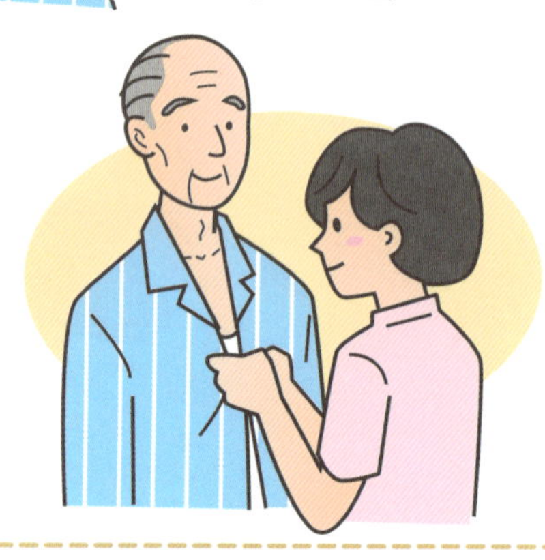

6 可能なら、筋力低下や関節の拘縮（こうしゅく）を予防するために、散歩をしてもらいましょう。

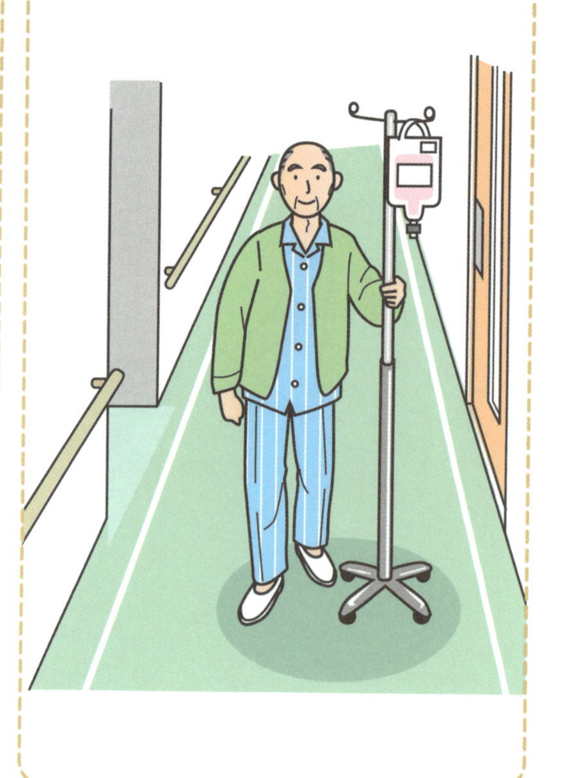

7 障害は長期におよびます。ご家族の理解と協力を得られるように、声をかけていきましょう。

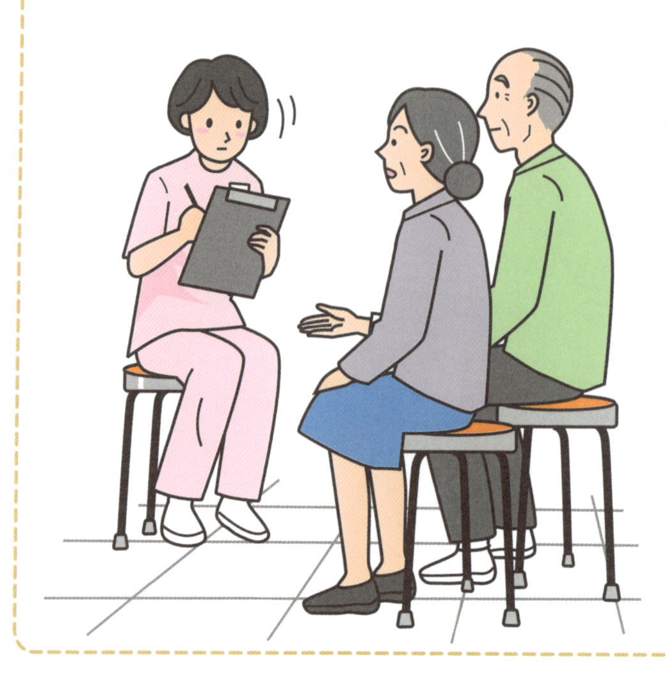

現在のところ、確立した予防法はありません。軽度で症状が回復することもあれば、重症化することもあります。
「感覚が変わってきたな」と思ったら、主治医に相談しましょう。
また、候補となる対処法薬剤、抗がん剤の減量、休薬、中止などのさまざまな選択肢を患者さんを含め臨床現場の医療スタッフが検討する必要があります。

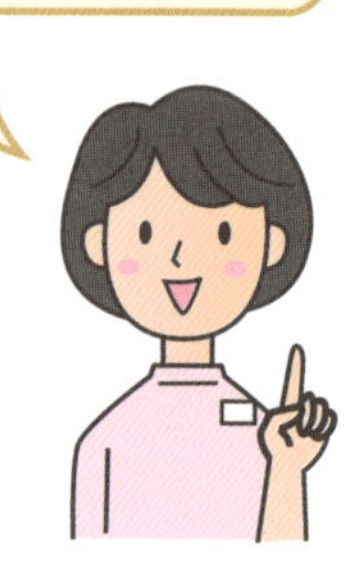

倦怠感

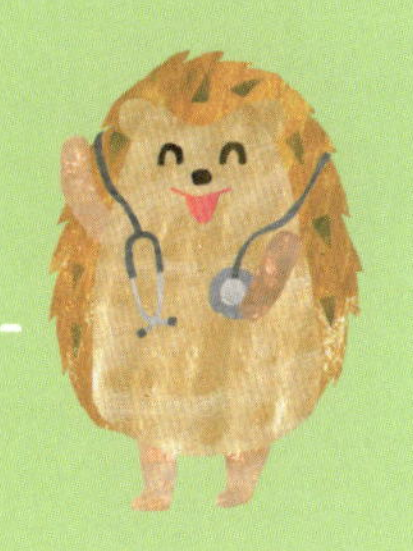

化学療法を受けた患者さんのほとんどにみられるもので、頻度も高いです。患者さんの主観的なものですが、だるい、やる気が出ないなどの症状があります。

倦怠感とは

全身的な不快感、だるさ、元気がないなどの症状を現す

体がだるい、つらい、やる気が出ないなど、患者さんが表現する主観的な症状のことです。化学療法を受けた患者さんのほとんどにみられる頻度の高い症状です。

倦怠感の発生時期

発生のメカニズム自体は解明されていないことが多い

倦怠感は、１つの要因からではなく、身体的・心理的・社会的な多くの要因が複雑にからみあって発生すると考えられます。

抗がん剤投与の翌日から７日間、複数クールが行われる場合、回数を重ねるほど蓄積しやすく、症状は強く出現します。

倦怠感のメカニズム

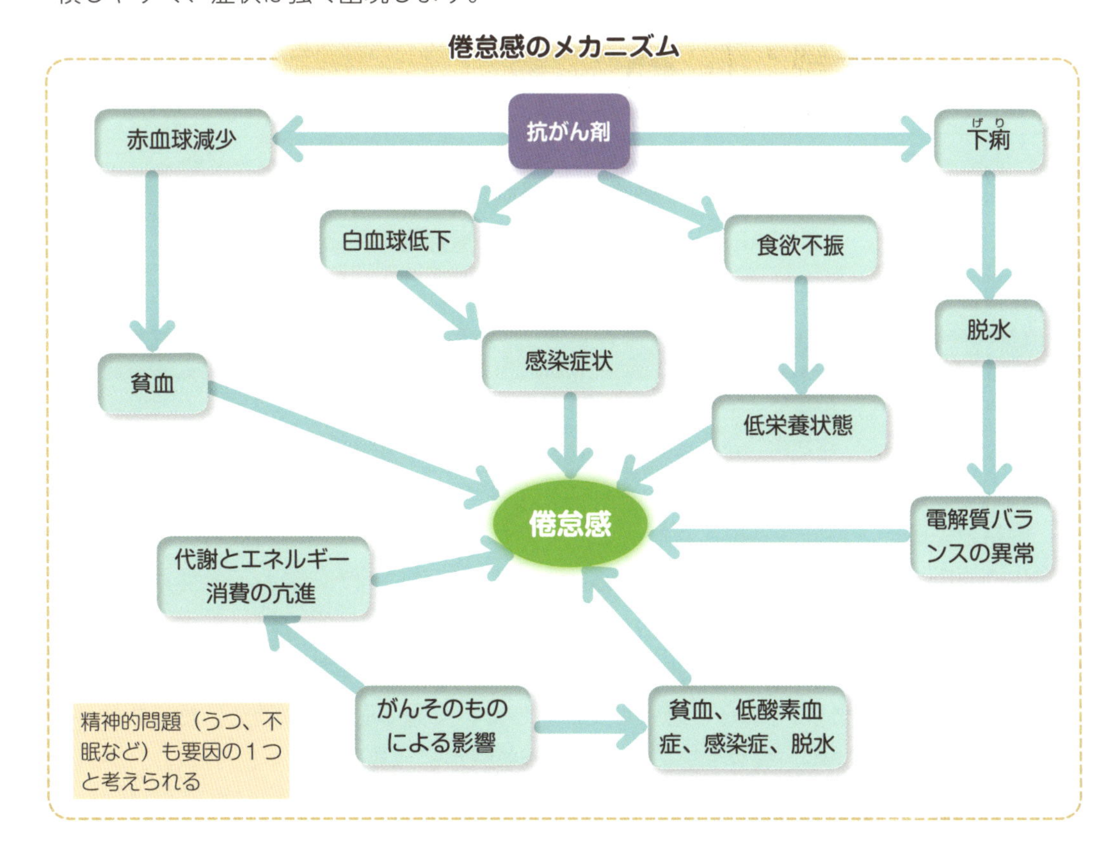

倦怠感の起こるメカニズム

さまざまな要因が重なった倦怠感を訴える

がん患者は、健常者に比べて代謝とエネルギー消費が亢進しています。また、がんそのものによる影響、がんに付随して生じる症状、感染症、貧血、低酸素症、脱水、薬物の副作用、精神的症状、（抑鬱状態）など、さまざまな要因が重なって倦怠感を訴えます。そのため、1つの原因で倦怠感を生じるメカニズムを説明することはできないことがほとんどです。

倦怠感の随伴症状

さまざまな随伴症状が現れる

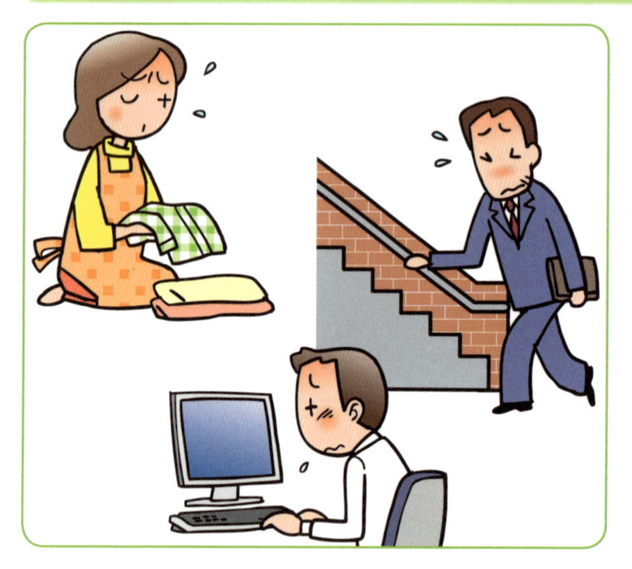

倦怠感は、原因となっている疾患の随伴症状の1つ、ということも考えられます。倦怠感が現れたときには、微熱や発汗、悪心・嘔吐、貧血、無気力などを伴っていることが多くあります。

倦怠感が、悪化したときの二次的な問題としては、だるい、疲れやすい、気力がない、集中力がない、忍耐力がない、手足に力が入らない、思考力や記憶力の低下などがあります。

倦怠感の評価

CTCAE（➔p131参照）：倦怠感の重症度の評価表

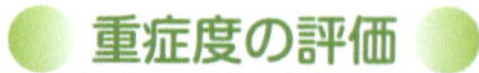

重症度の評価

重症度	評　価
Grade1	だるさ、または元気がない
Grade2	だるさ、または元気がない；身の回り以外の日常生活動作の制限

日本臨床腫瘍研究グループ：有害事象共通用語規準 v4.0 日本語訳 JCOG/JSCO 版より引用

全身倦怠感のメカニズムはまだ解明されておらず、確立した予防法はありませんが、発生の原因からみた全身状態の管理、心理・社会的アプローチによって、症状の回避、緩和が可能です。

がんそのものの影響、がんに付随して生じる症状、精神的問題などが全身倦怠感に関与すると考えられます。それらと患者さんが感じている身体症状の関連を詳細に観察し、それらの症状に対する治療やケアによって、倦怠感がどう変化するかを評価していくことが大切です。

看護 ～声かけ／質問方法～

アセスメント

1 治療開始前から、倦怠感の症状が出現することを伝えましょう。

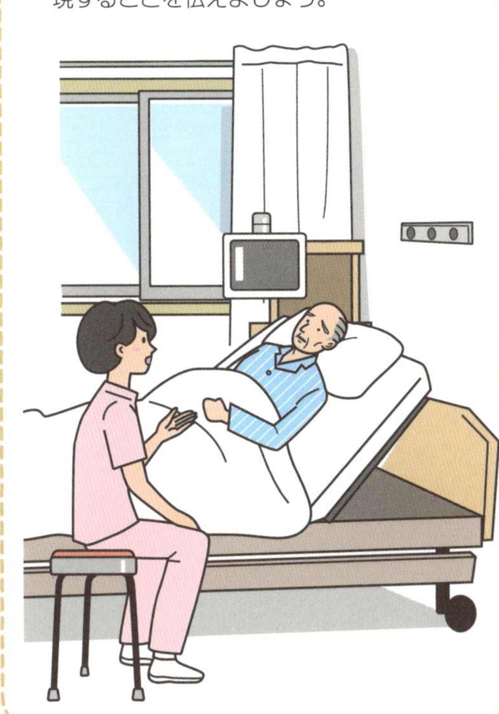

2 全身倦怠感がどの程度のものなのかを把握しましょう。患者さんが倦怠感をどのようにとらえているのか、日常生活行動にどのような影響を受けているのか（症状の程度）、時期や時間帯によって症状の程度にどのような変化があるかなど、状態を把握するようにしましょう。
看護師は、訴えを理解して受け止め、共感的な態度で接しましょう。

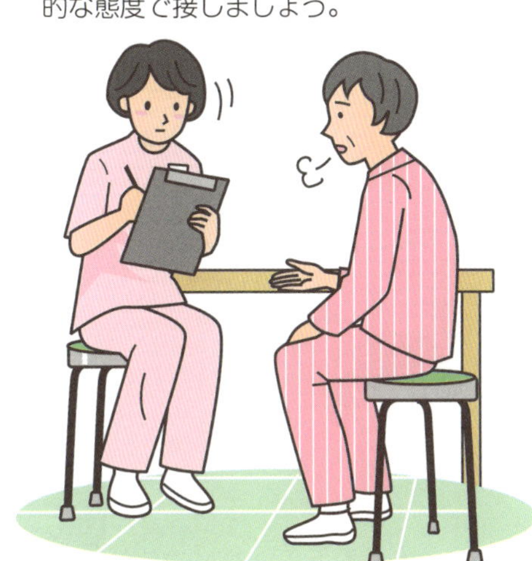

3 倦怠感の原因をアセスメントしましょう。
原因として、悪心・嘔吐、下痢、骨髄抑制などの有無、栄養障害や脱水、電解質異常、貧血の有無の観察をしましょう。

栄養サポート

原因に対する治療、ケアを効果的に安全に行いましょう。

＊食欲が低下しているときは、摂取しやすいもの（フルーツやゼリーなど）を食べてもらいましょう。

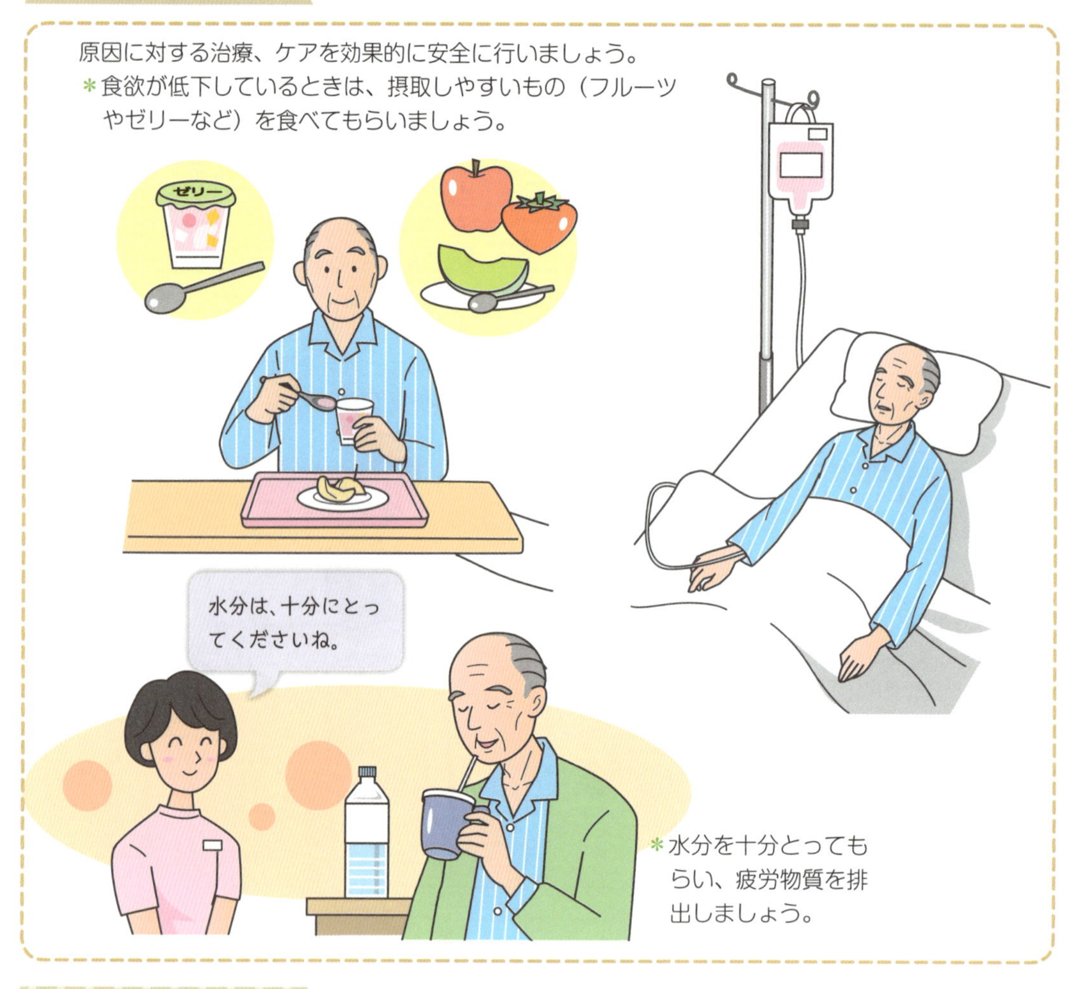

＊水分を十分とってもらい、疲労物質を排出しましょう。

生活リズム

1 生活パターンに合わせて、気分転換をはかることを提案しましょう。
気分転換がはかれるように、リラクゼーションやマッサージ、散歩などを取り入れた生活を、患者さん自身で組み立てられるように支援していきましょう。

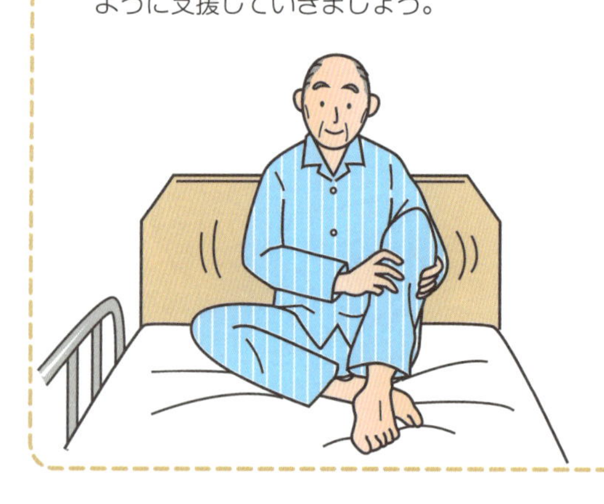

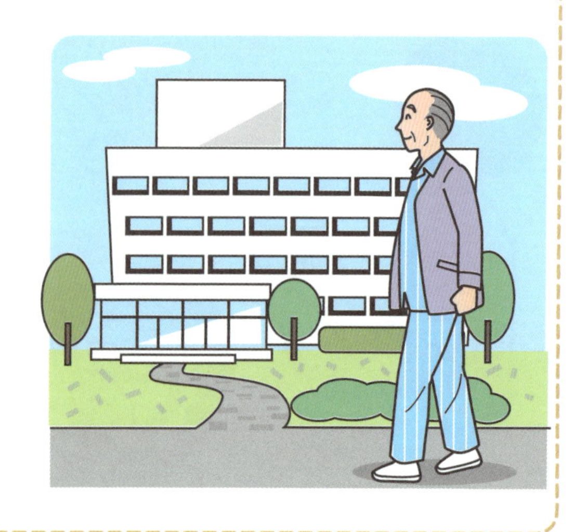

2 家族の理解と協力が得られるように情報提供しましょう。症状が強く、家事や仕事がつらいときには、ひとりでがまんせずに、周囲の協力を仰ぐことも大切です。

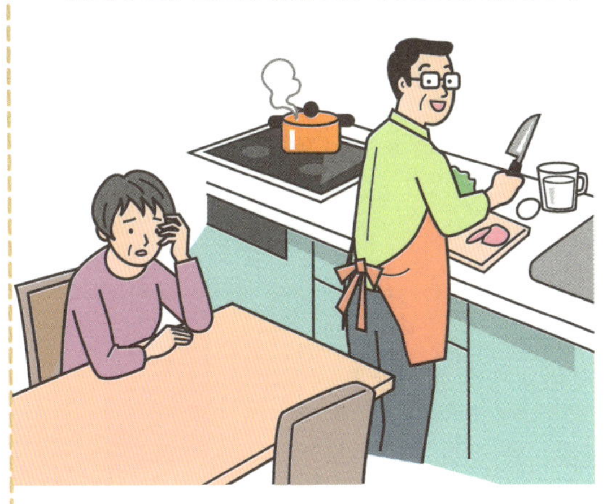

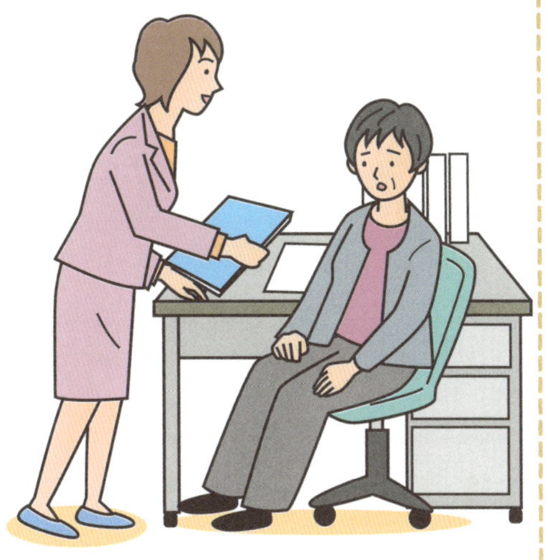

3 運動療法も効果的です。エネルギー損失を減らしたり、身体機能を高めたりすることで、全身倦怠感を弱めることができます。また、運動することは、がん治療を耐え抜くことを目指すという意味でも重要だといわれています。

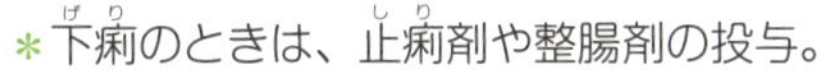

薬物療法

* 下痢のときは、止痢剤や整腸剤の投与。
* 必要時は点滴投与を行いましょう。
* 痛みに対しては、鎮痛剤を投与するなど、疼痛の除去を行いましょう。
* 十分な睡眠がとれるように、睡眠薬の使用も検討しましょう。

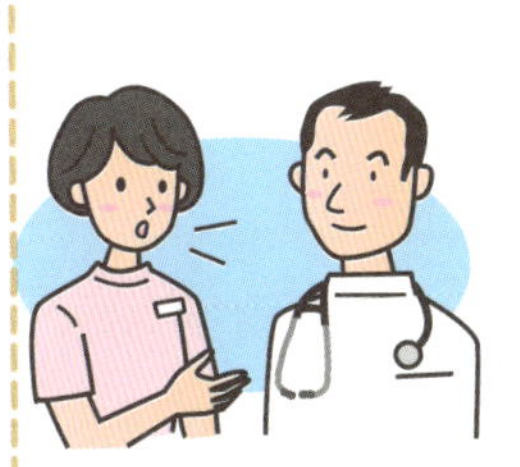

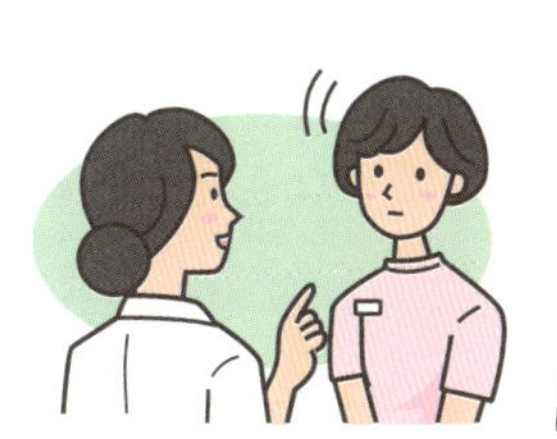

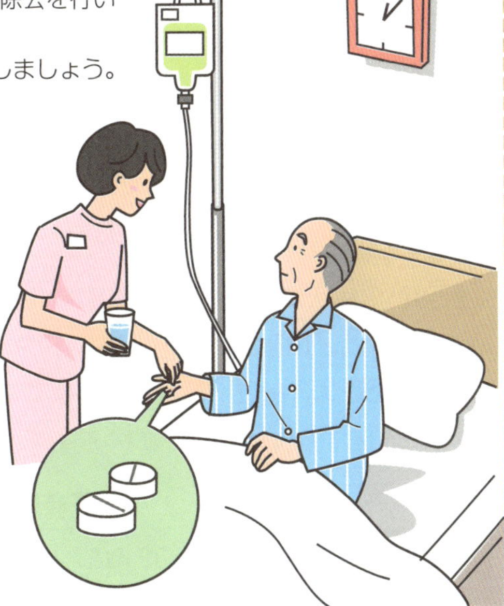

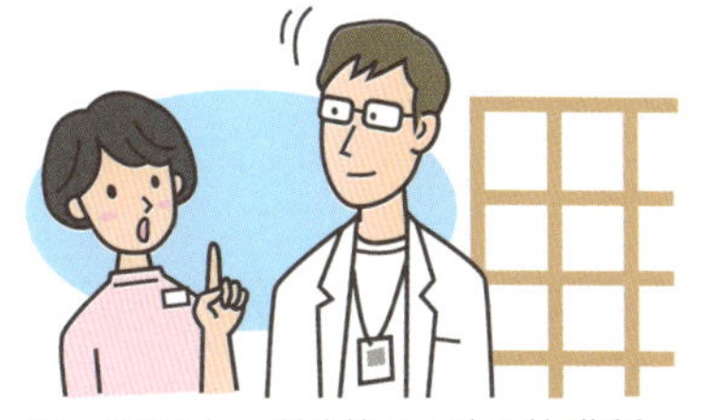

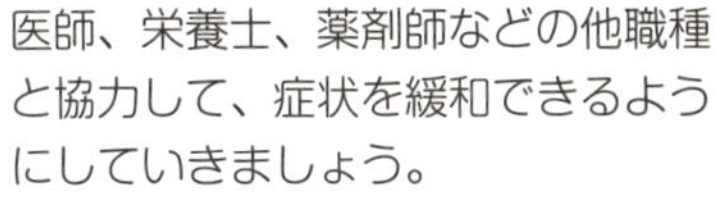

医師、栄養士、薬剤師などの他職種と協力して、症状を緩和できるようにしていきましょう。

肝障害

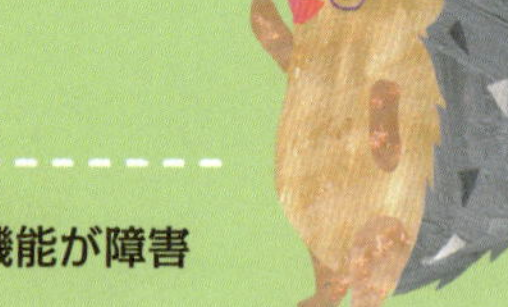

薬剤は肝臓で代謝されるので、その能力をこえる薬剤が肝臓に入ってくると、機能が障害されることがあります。

肝臓とは

肝臓の主な働きには、次のようなものがある

❶グリコーゲンの貯蔵、❷アミノ酸、蛋白質、脂肪などの合成・分解・貯蔵、❸ビタミンの貯蔵、❹老廃物（アンモニアなど）やホルモンの破壊・排泄、❺胆汁の産生・分泌やアルコール、ニコチンなどの摂取された有害物質の無毒化などがあります。

肝障害とその発生時期とメカニズム

肝臓の代謝能力以上の薬剤が投与されると、肝臓の機能が障害されることがある

抗がん剤に限らず、多くの薬剤は肝臓で代謝されます。このため、肝臓の代謝能力以上の薬剤が肝臓に入ると、その影響で肝臓の機能が障害されることがあります。薬剤の投与開始数週間後に発症することが多いです。

肝障害のメカニズム

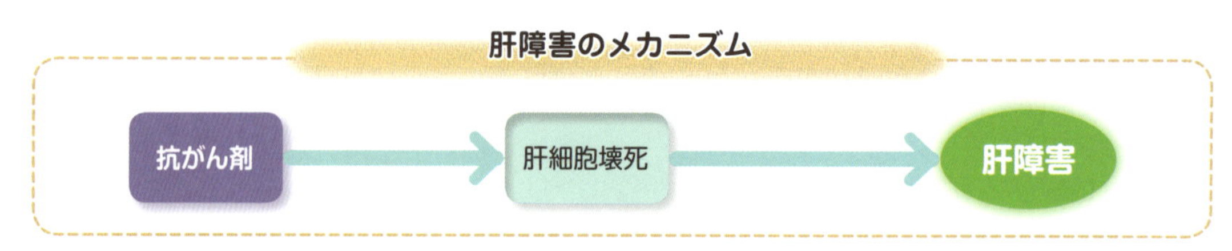

肝障害の症状

肝障害の症状には、次のようなものがある

肝障害の症状には、倦怠感、腹部膨満感、浮腫、黄疸、眼球結膜黄染、腹痛、食欲不振、吐き気、嘔吐、下痢などがあります。重症の肝障害では、肝性脳症の出現を認めることがあり、神経症状の出現にも注意が必要です。ただし、肝臓は症状の出にくい臓器（沈黙の臓器）といわれているので、症状より検査値のチェックが重要です。

肝機能の検査基準値

項目	基準値
ALT	9～32 IU/L
AST	3～38 IU/L
T-Bil	0.2～1.2 mg/dL

項目	基準値
γ-GTP	女性：9～32 IU/L 男性：10～50 IU/L
ALP	103～289 IU/L
NH3	100～150 mg/dL

＊検査方法によって基準値が変わることがあります。

特別な治療法はありません。早期に異常を見つけて原因と考えられる薬剤を変更または減量、中止し安静を保つことが原則です。また、肝不全や劇症肝炎では、血漿(けっしょう)交換や透析(とうせき)などを行う必要があります。

肝障害の評価

CTCAE (➔p131参照)：肝障害の重症度の評価表

重症度の評価

重症度	評　価
Grade3	羽ばたき振戦(しんせん)；軽度の脳症；身の回りの日常生活動作の制限
Grade4	中等度から高度の脳症；昏睡(こんすい)；生命を脅かす
Grade5	死亡

日本臨床腫瘍研究グループ：有害事象共通用語規準 v4.0 日本語訳 JCOG/JSCO 版より引用

肝障害を起こしやすい薬剤

肝障害を起こしやすい抗がん剤の種類には次のようなものがある

肝障害を起こしやすい抗がん剤

分類	一般名（商品名）
アルキル化剤	シクロホスファミド（エンドキサン®）
	ダカルバジン（ダカルバジン）
	ニムスチン（ニドラン®）
	ブスルファン（ブスルフェクス®注）
	ラニムスチン（サイメリン®）
抗生物質	アクチノマイシンD（コスメゲン®）
	アクラルビシン（アクラシノン®）
	ダウノルビシン（ダウノマイシン®）
	ドキソルビシン（アドリアシン®、ドキシル®）
	ブレオマイシン（ブレオ®）
	マイトマイシンC（マイトマイシン）
	ミトキサントロン（ノバントロン®）
代謝拮抗(きっこう)薬	メルカプトプリン（ロイケリン®）
	L-アスパラギナーゼ（ロイナーゼ®）
	シタラビン（キロサイド®、キロサイド®N）
	フルオロウラシル（5-FU）
	メトトレキサート（メソトレキセート®）
トポイソメラーゼⅡ阻害剤	エトポシド（ラステット®、ペプシド®）
白金製剤	シスプラチン（ランダ®）
微小管阻害剤（ビンカアルカロイド）	ビンクリスチン（オンコビン®）
	ビンデシン（フィルデシン®）
	ビンブラスチン（エクザール®）

看護 ～声かけ／質問方法～

アセスメント

1 治療開始前の肝機能の確認をします。
血液データを事前に確認し、肝障害の有無を調べましょう。また、治療介入や抗がん剤治療の中止が必要かどうかは、主治医に相談してください。

2 抗がん剤投与後の血液データを観察します。
(AST（GOT）、ALT（GPT）、T-Bil、ALP、γ-GTP、ALb、NH_3 など)

3 症状の観察を行いましょう。
VSの観察／倦怠感（けんたい）／眼球結膜黄染（おうせん）／食欲不振／嘔気（おうき）、嘔吐（おうと）／下痢（げり）／浮腫（ふしゅ）／黄疸（おうだん）／腹部膨満感

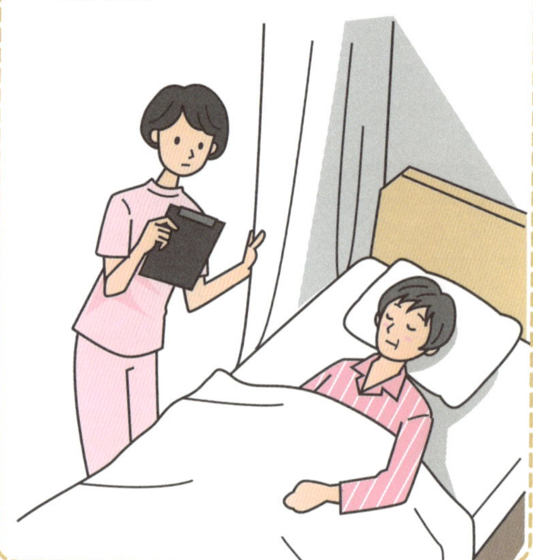

生活リズム

1 体力を消耗させる運動は控え、十分な休息と睡眠をとるように指導しましょう。
場合によっては、肝庇護剤（ひご）の内服や点滴を行うこともあります。

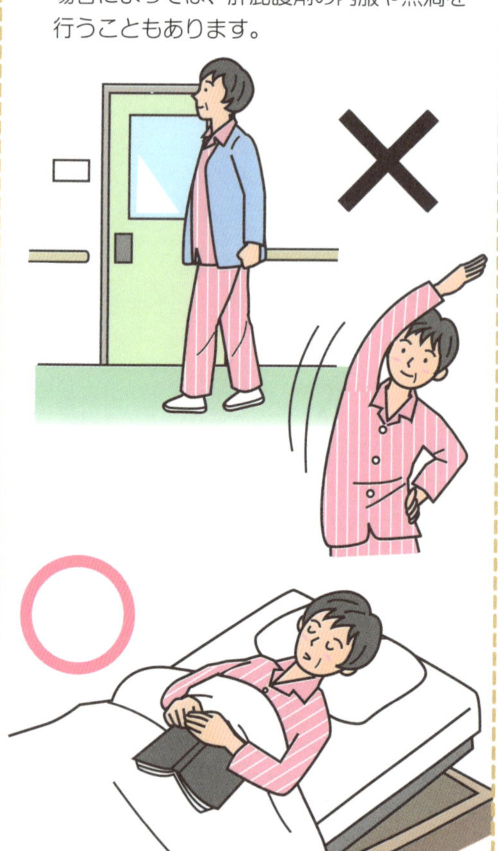

2 蛋白質（たんぱく）不足に注意し、栄養バランスのよい食事をとりましょう。

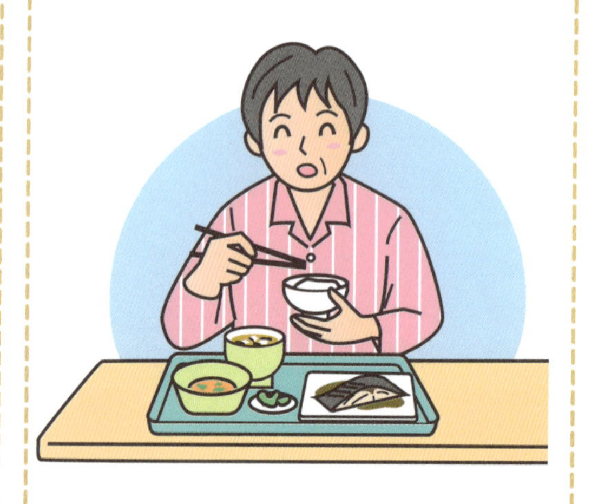

栄養バランスに気をつけて、食事をするようにしてください。

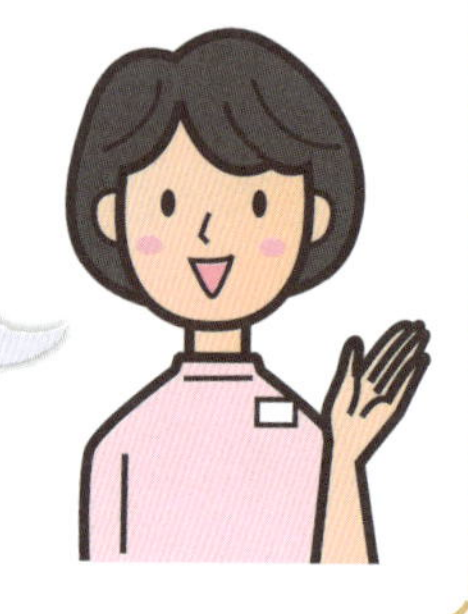

❸ アルコールは肝臓に大きな負担となりますので、飲酒は厳禁となります。

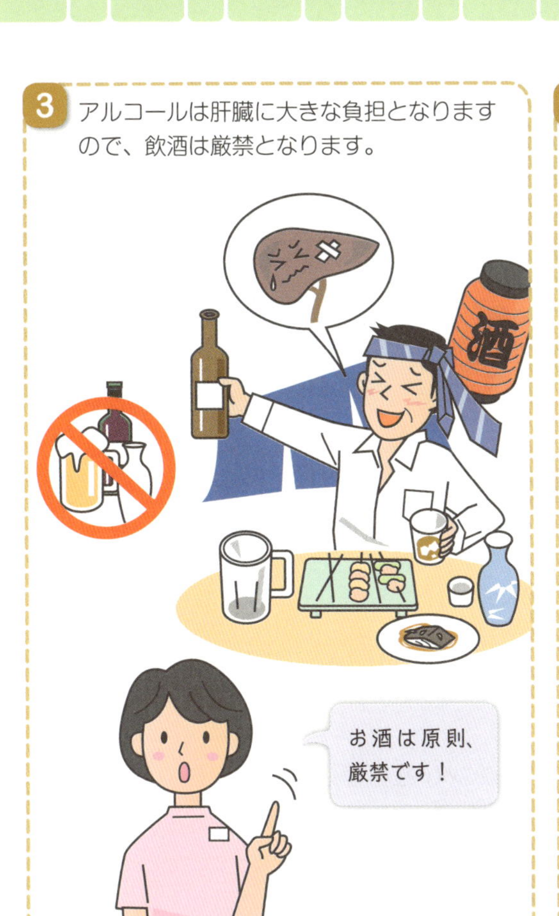

❹ 臨床検査データの定期的追跡や随伴症状観察により、異常の早期発見に努めることが必要です。

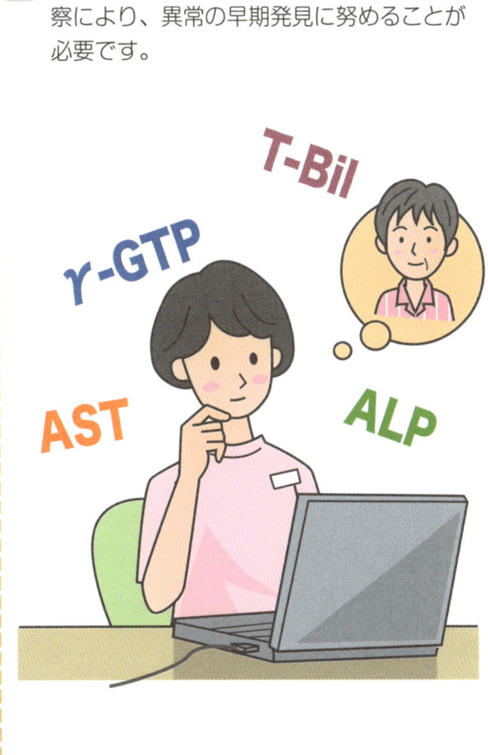

環境整備

市販薬を含め、医師に指示された薬以外は飲まないよう指導します。

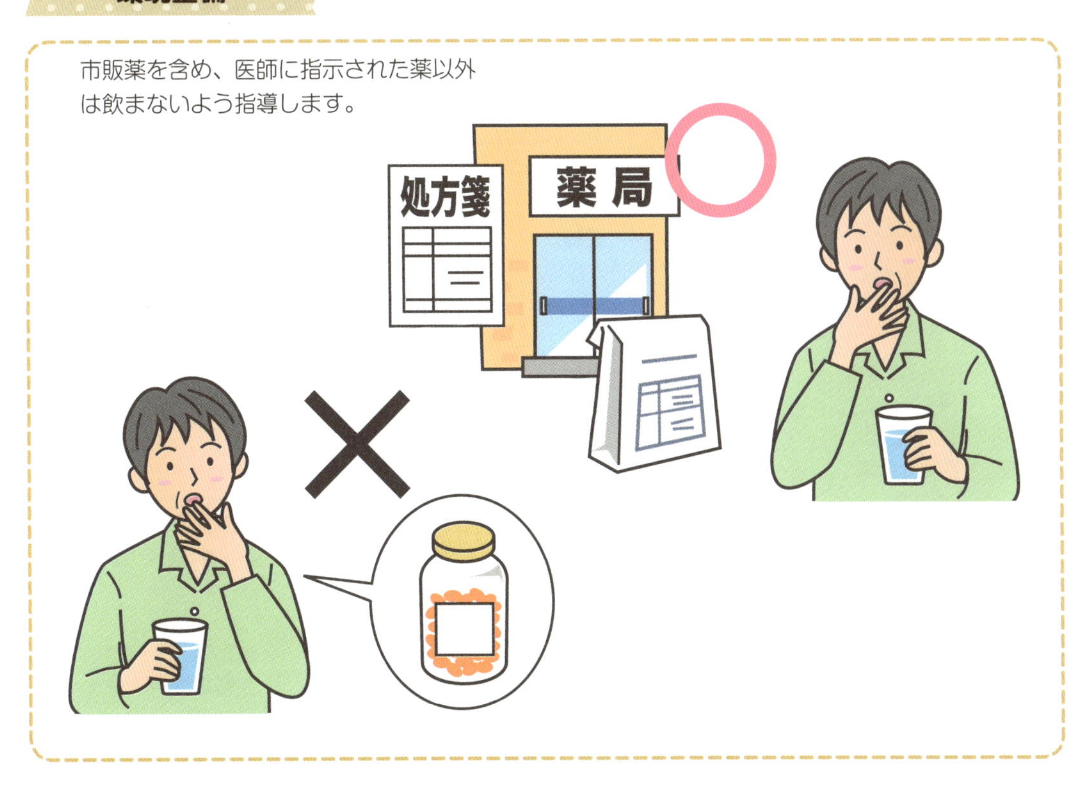

腎障害

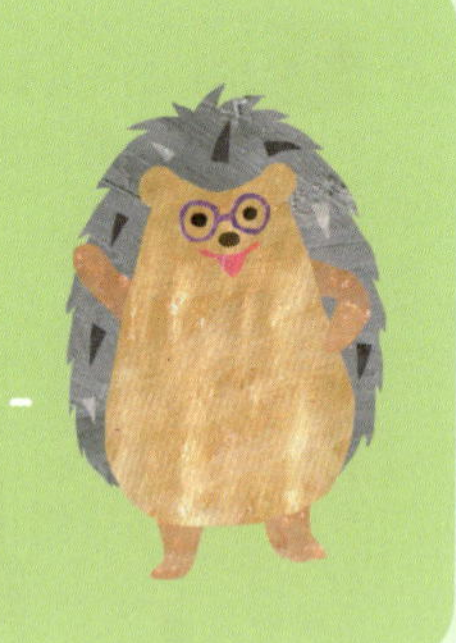

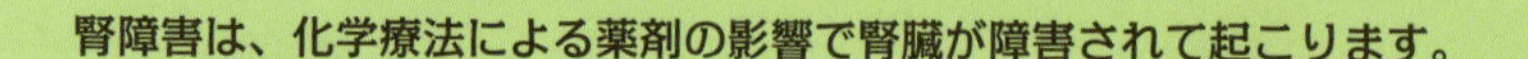

腎障害は、化学療法による薬剤の影響で腎臓が障害されて起こります。

腎臓とは

腎臓の主な働きには、次のようなものがある

❶生体に必要な物質を再吸収します。
❷不要な代謝産物や体内の有害物質を、尿として排泄します。
❸血漿成分のうち、余分なものを排泄して、その成分を正常に保ちます。
❹水の排泄を調節して、血液量を一定に保ちます。
❺レニン、プロスタグランジン、エリスロポエチンなどを産生し、ビタミンＤを活性化します。

腎障害の発生時期とメカニズム

腎障害は、薬剤の影響で腎機能が正常に機能しないために起こる

化学療法による腎障害の原因には、抗がん剤によって腎糸球体や尿細管が直接障害されることで生じるものと、抗がん剤により、腫瘍が一度に大量に崩壊したことによって、細胞内の尿酸やクレアチニンが大量に血管内に流れ込み生じるもの（腫瘍崩壊症候群）があります。

腎障害のメカニズム

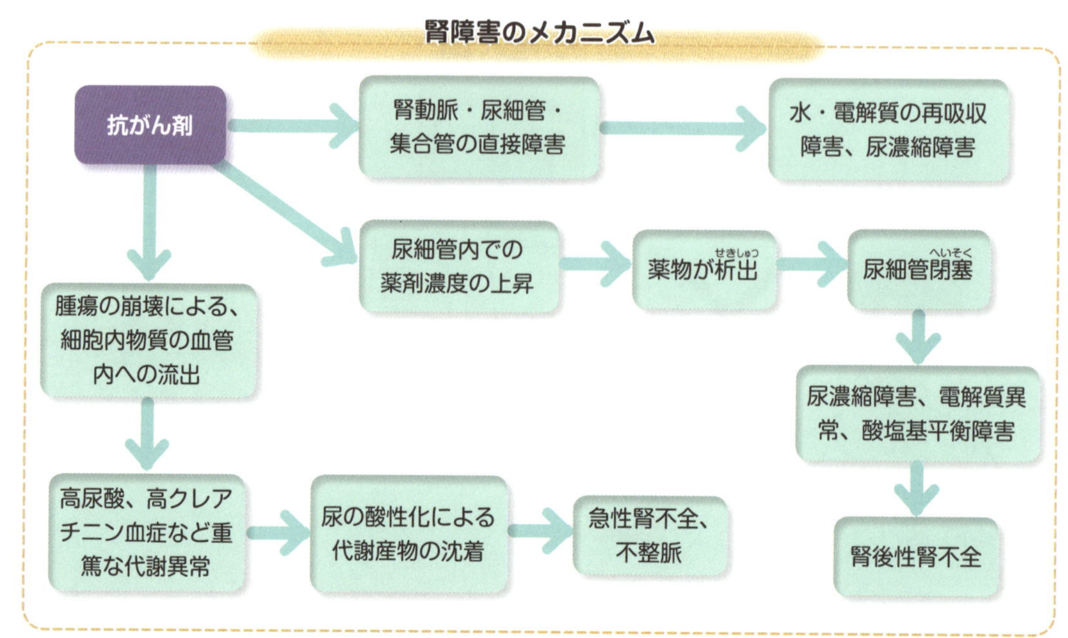

腎障害の発生時期

抗がん剤やその代謝産物による腎糸球体や尿細管の直接障害は、慢性の経過をたどることが多いです。一方、腫瘍崩壊症候群は、抗がん剤治療開始後24～48時間で生じることが多いです。

腎障害の症状

有害反応の予防と早期発見・早期対応が求められることから、腎機能の観察が重要

腎機能の観察

- 尿量
- 体重変化
- 血液生化学検査（特にBUN、血清クレアチニン、クレアチニンクリアランス）

腎障害の評価

CTCAE（➔p131参照）：腎障害の重症度の評価表

重症度の評価

分類	一般名（商品名）
Grade1	クレアチニンが＞0.3 mg/dLに増加、ベースラインの1.5～2.0倍に増加
Grade2	クレアチニンがベースラインの2～3倍に増加
Grade3	クレアチニンがベースラインよりも＞3倍または＞4.0 mg/dL増加；入院を要する
Grade4	生命を脅かす、人工透析を要する
Grade5	死亡

日本臨床腫瘍研究グループ：有害事象共通用語規準v4.0日本語訳JCOG/JSCO版より引用

腎障害を起こしやすい薬剤

腎障害を起こしやすい抗がん剤の種類には次のようなものがある

腎障害を起こしやすい抗がん剤

分類	一般名（商品名）
アルキル化剤（マスタード類）	イホスファミド（イホマイド®）
代謝拮抗薬（ピリミジン拮抗薬）	メトトレキサート（メソトレキセート®）
抗生物質	マイトマイシンC（マイトマイシン）
白金製剤	シスプラチン（ランダ®）

イホスファミド

＊近位尿細管の再吸収障害で、軽度の腎障害を起こします。出血性膀胱炎（ぼうこうえん）を起こすことがあります。

＊十分な輸液と尿量を確保します。

メトトレキサート

＊大量投与で起こる、MTXないしその代謝産物が析出沈殿し、尿細管、集合管が閉塞（へいそく）し、

急性腎不全を起こします。

＊大量水負荷で尿量を確保し、尿のアルカリ化を保ちます。ただし、尿を酸性化する利尿剤は禁忌（きんき）です。

マイトマイシン

＊頻度は少ないですが、5-FU との併用で糸球体（しきゅうたい）基底膜が肥厚（ひこう）します。まれに、溶血性尿毒症症候群を伴い、この場合急激な腎機能低下を呈して、腎不全に移行することがあります。

シスプラチン

＊非結合型プラチンが近位尿細管（きんいにょうさいかん）に蓄積され、尿細管が障害されます。

＊尿細管壊死（えし）を起こし、急性腎不全に陥ります。

＊大量水負荷と利尿剤投与で、尿中薬剤の濃度の希釈を図ります。

看護 ～声かけ／質問方法～

アセスメント

1 水分出納バランスの確認を行いましょう。点滴量、水分量、体重、尿量を確認し、イン・アウトバランスを確認します。

手足やまぶたが、むくんだように感じることはありませんか？

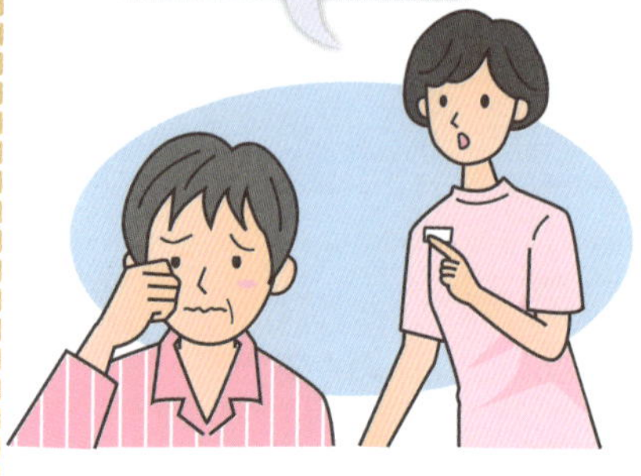

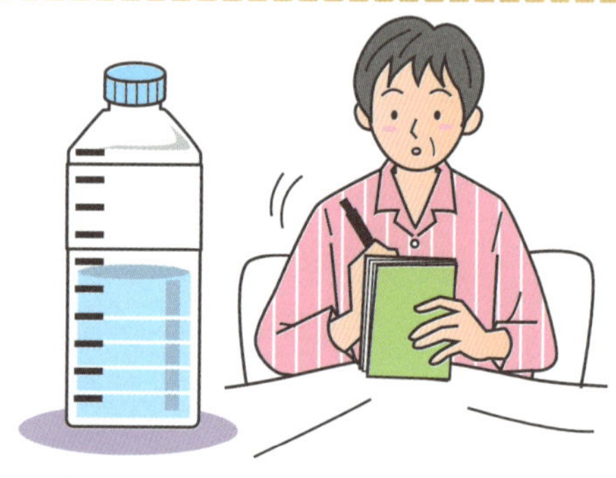

＊患者さんに１日の水分量（飲水量）をチェックしてもらい、意識づけを行いましょう。

＊ペットボトルやコップにメモリをふり、患者さんにどのくらい飲んだか、記入帳に記載してもらいましょう。

＊同じ時間に体重測定を行い、前日との差を確認します。

＊著しい体重増加があるときは医師に報告し、利尿剤投与を行うことがあります。

＊体重測定は、浮腫（ふしゅ）や腎障害の早期発見の指標となります。必要なときは、導尿やバルーン留置を考慮しましょう。

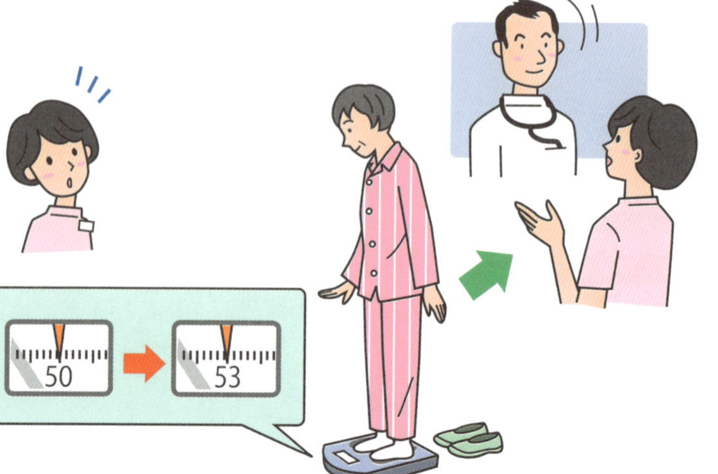

2 排尿時の不快感や、排尿障害の有無を確認しましょう。
下腹部痛や排尿時痛、血尿の有無、尿量回数、尿の性状（色・比重・pH、尿潜血の有無、蛋白尿）の観察を行います。

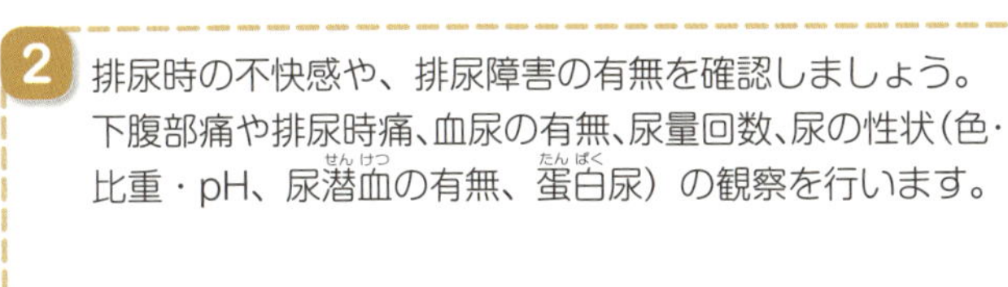

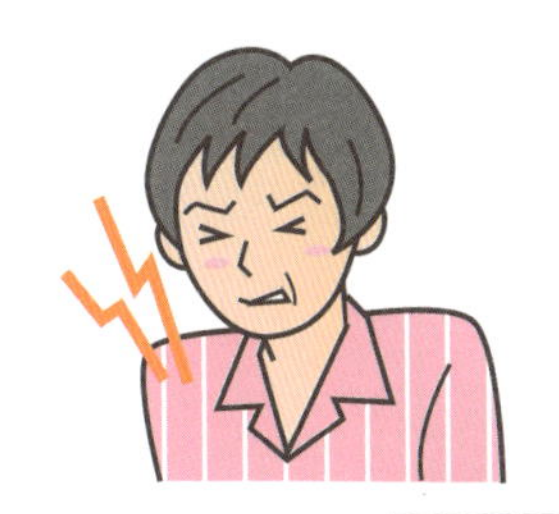

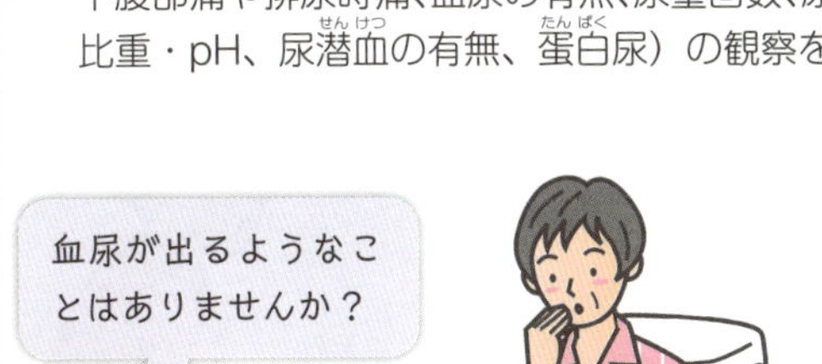

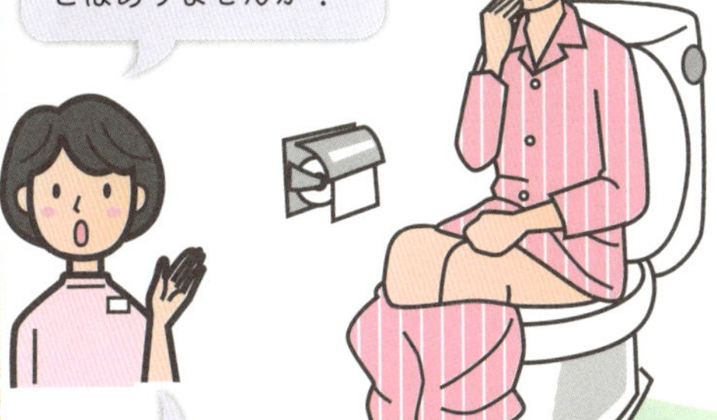

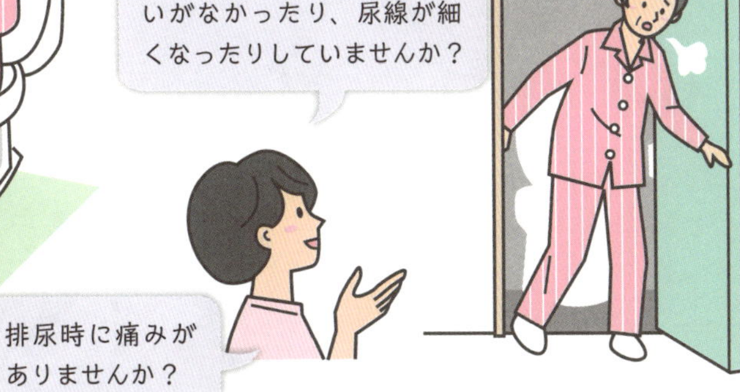

3 血液データの観察を行います。
＊血中尿素窒素、血清クレアチニン、Na、K、Ca、P、アンモニア、クレアチニンクリアランス。

4 腎機能が悪化しないよう、水分補給の指導を行いましょう。
最低でも、1日1Lは飲むように促しましょう。

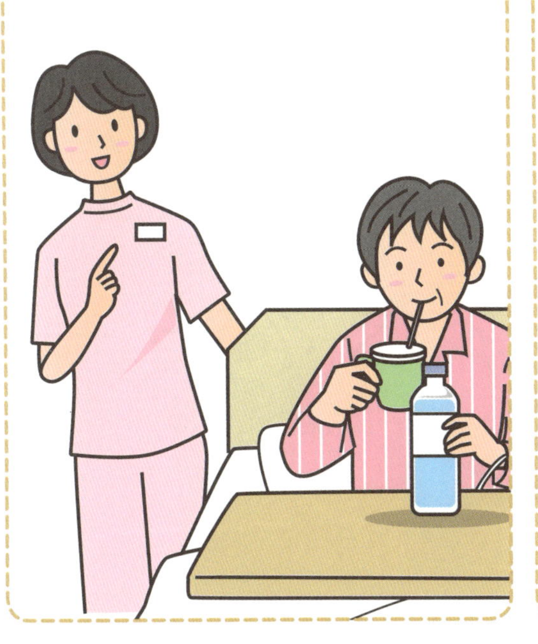

5 嘔気が強く飲水ができない場合は、点滴で補うこともできます。
飲水量が少ない場合には、医師に報告しましょう。

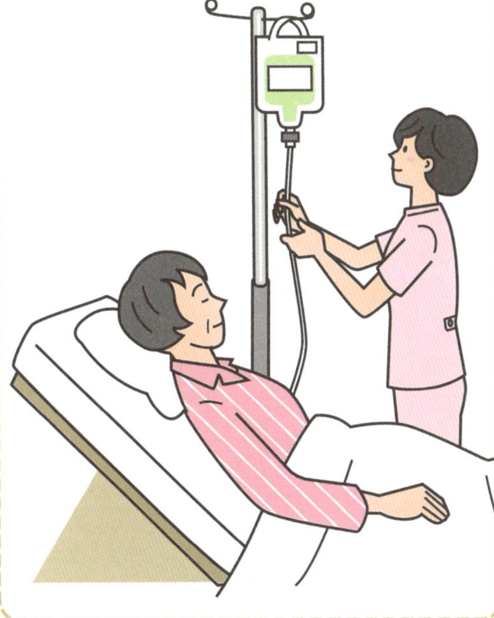

6 臨床検査データの定期的追跡や随伴症状観察により、異常の早期発見に努めることが必要です。

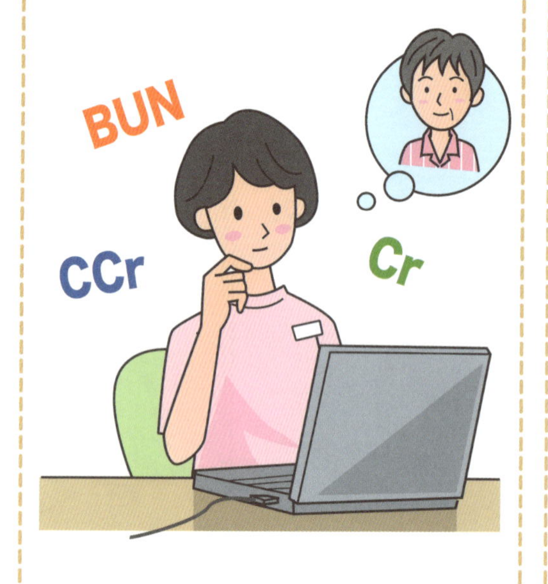

7 事前に、処置や症状についてのオリエンテーションを行いましょう。

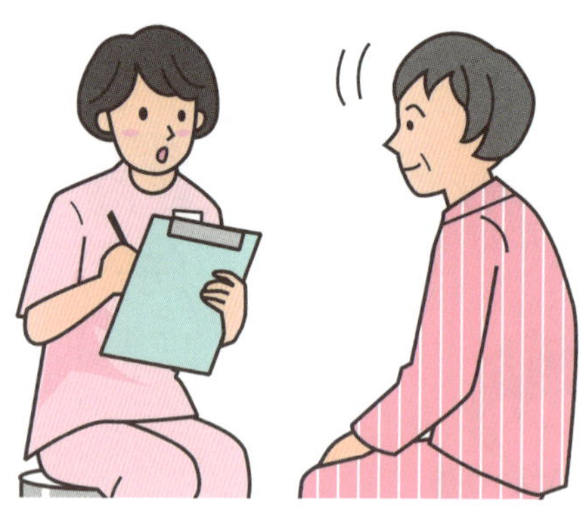

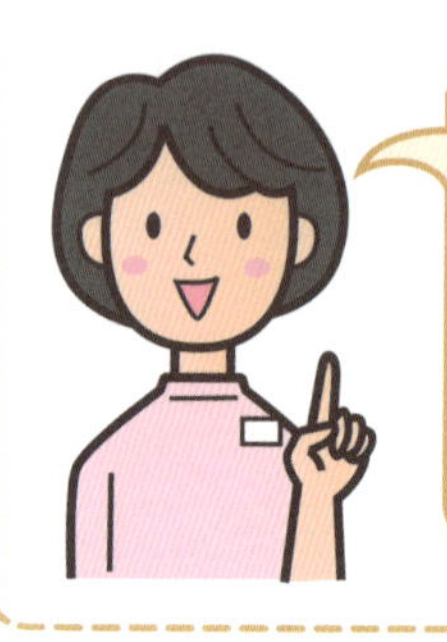

環境整備

安楽な姿勢を確保できるように、環境を調整しましょう。

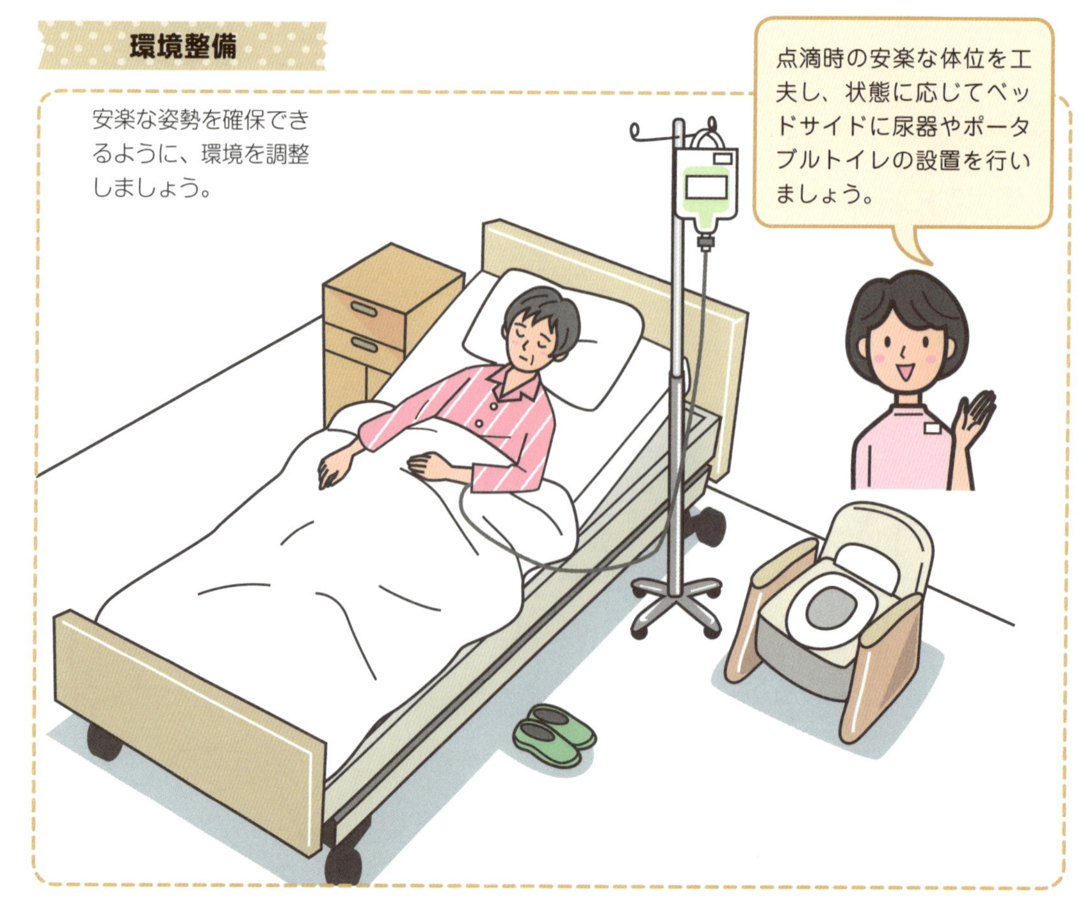

むくみ（浮腫）

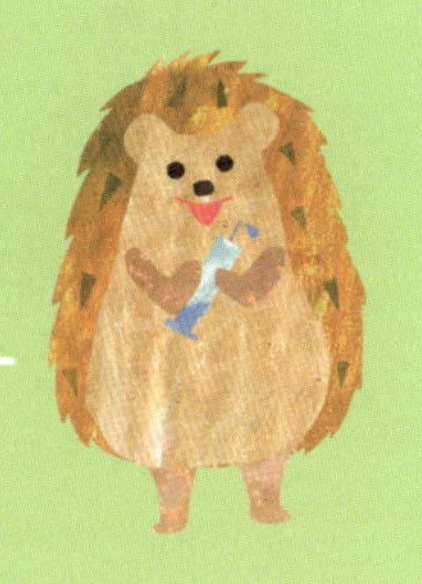

浮腫ともいい、体の水分量のバランスが崩れてしまう状態のことです。全身性浮腫と局所性浮腫の２種類に分けられます。

むくみとは

浮腫ともいい、全身性浮腫と局所性浮腫に分けられる

むくみは浮腫ともいいます。何らかの原因により身体の水分量のバランスが崩れて、組織間液が細胞や組織の間隙に貯留している状態です。全身性浮腫と局所性浮腫の 2 つに分けられます。

むくみのメカニズム

ドセタキセルの浮腫は、fluid retention syndrome とも呼ばれている

むくみは、毛細血管内圧の上昇、血漿膠質（けっしょうこうしつ）浸透圧の低下、毛細血管透過性の亢進、リンパ系の閉塞（へいそく）・運搬経路の異常で起こります。

発生機序から、鬱血（うっけつ）性心不全、腎不全、腎炎、ネフローゼ症候群、肝硬変、薬剤アレルギーなどの全身性浮腫と、深部静脈血栓症、静脈瘤（りゅう）、熱傷、炎症、リンパ浮腫などの局所性浮腫の 2 つに分類することができます。

化学療法のドセタキセルのむくみは fluid retention syndrome と呼ばれます。また、イマチニブによるむくみもありますが、発生機序は明らかにされていません。

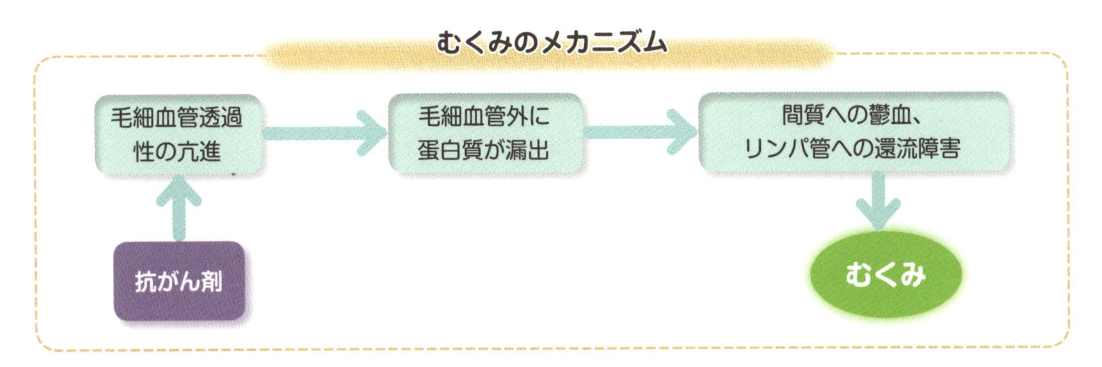

むくみの発生頻度

治療回数や投与量が増えることで、むくみも発生しやすくなる

ドセタキセルは、治療回数（総投与量が 300 ～ 400㎎ /m^2 に達成するくらい）が増えるとむくみを発生しやすくなります。下肢（かし）から発症し、全身に移行します。重篤（じゅうとく）に

なると胸水、腹水、心嚢水が貯留することがあります。

イマチニブは1日の投与量（高投与量>600㎎/日）が多くなった場合や、65歳以上の高齢者、女性、腎機能低下者にむくみが発生しやすくなります。

起床時の眼瞼浮腫が特徴的で、顔面などの表在性浮腫から、重篤になると胸水、腹水が貯留することがあります。

むくみの評価

むくみの原因によって症状なども異なるため、原因を知っておく

むくみの原因によって、初期症状から経過まで異なるため、原因を知っておく必要があります。腫脹している部分を指で押して圧痕が残る状態を観察したり、腫脹している部位を定期的に計測したりします。

また、体重の増減や、患者さんに説明し理解を得られたときは写真を撮ると比較することができます。患者さんが自覚している症状を聞き、緩和されているか確認することも評価になります。

むくみを起こしやすい薬剤

むくみを起こしやすい抗がん剤の種類には次のようなもがある

むくみを起こしやすい抗がん剤

分類	一般名（商品名）
天然物由来抗がん剤	ドセタキセル（タキソテール®）
	パクリタキル（タキソール®）＊頻度は低い
分子標的薬	イマチニブ（グリベック®）
	ダサチニブ（スプリセル®）
	ニロチニブ（タシグナ®）
	ボスチニブ（ボシュリフ®）

シスプラチン（ランダ®、アイエーコール®）、大量のメソトレキセート投与時には補液量が多くなるため、むくみが出現しやすくなります。

症状については、
患者さんによく話
を聞きましょう。

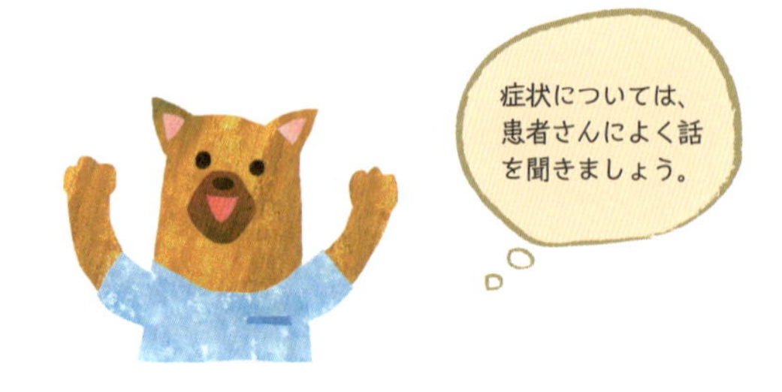

看護 〜声かけ／質問方法〜

症状のチェックと患者さんへの指導

1 症状の早期発見のため、むくみの症状を患者さんへ指導しましょう。
患者さんに症状のチェックしてもらい、意識づけを行いましょう。

まぶたが重い、手足がだるい、まぶたが腫れぼったい、物が握りにくい、指輪が取れない、靴が履けないなどは、ありませんか？

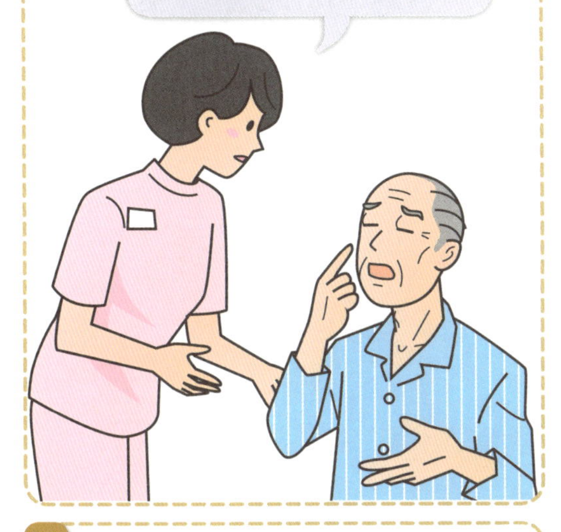

2 浮腫の有無（全身性か局所性か）、眼瞼（がんけん）や手足の浮腫の有無、圧痕残存の有無、痛みや発赤・熱感の有無などを確認します。

薬剤の性質をきちんと理解して、投与管理をしましょう。

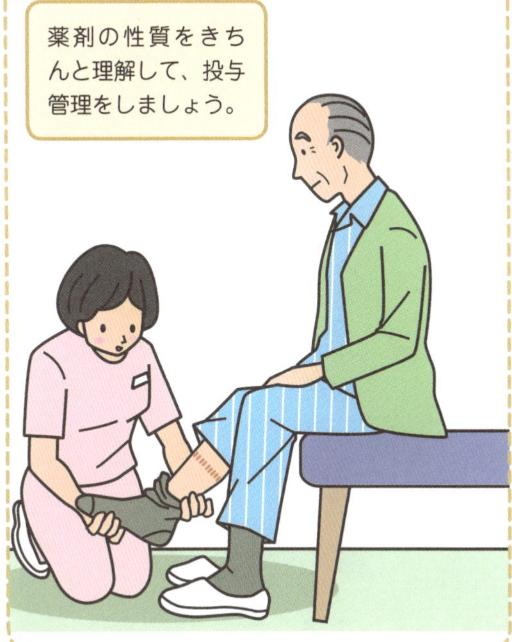

3 水分出納バランスの確認を行いましょう。
飲水量、尿量、体重を確認します。体重は、ほぼ同じ時間に測定し、前日との差を確認します。著しい体重増加があるときは、医師へ報告し、利尿剤投与を行うことがあります。

今日１日で、どれぐらいの水分を取りましたか？

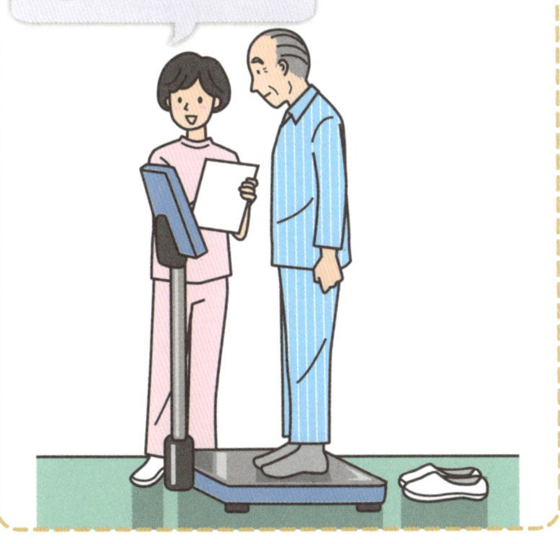

4 血液データの観察を行います。
血中尿素窒素、血清クレアチニン、Na、K、Ca、P、AST、ALT、γ-GTP、FDP、Dダイマー、TP、ALBなどを確認します。

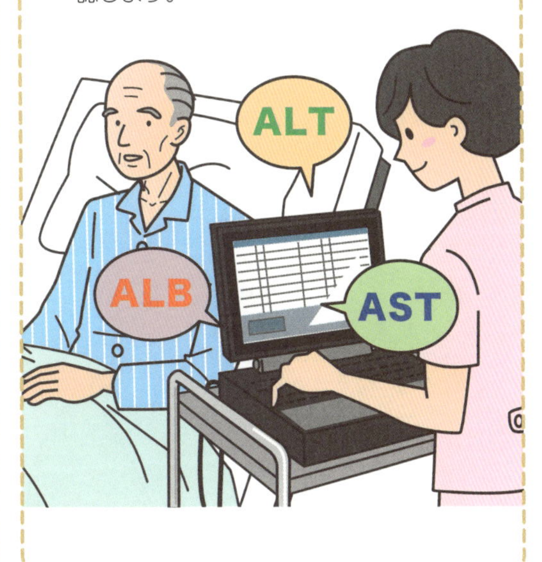

5 休薬したり利尿剤を使用したりしても、むくみが残る場合、リンパ浮腫と同様の対応が必要となります。 ［例］清潔・保湿ケア、圧迫療法、運動療法など
皮膚が潤いやわらかい状態であることが大切です。スキントラブルの原因のほとんどが乾燥です。

［清潔ケア］皮膚の表面を傷つけると、必要な脂分を取り除いてしまい、過剰な乾燥をもたらします。手ややわらかいものでやさしく洗い、石けんを十分洗い流したら、そっと押すようにしながら水分を拭き取ります。

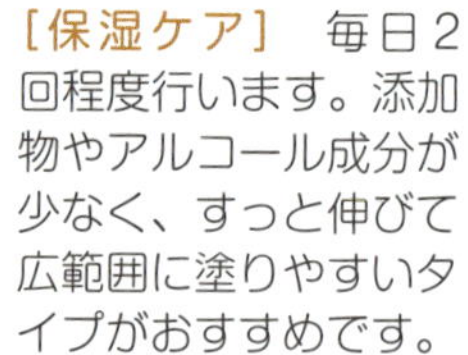

［保湿ケア］ 毎日２回程度行います。添加物やアルコール成分が少なく、すっと伸びて広範囲に塗りやすいタイプがおすすめです。

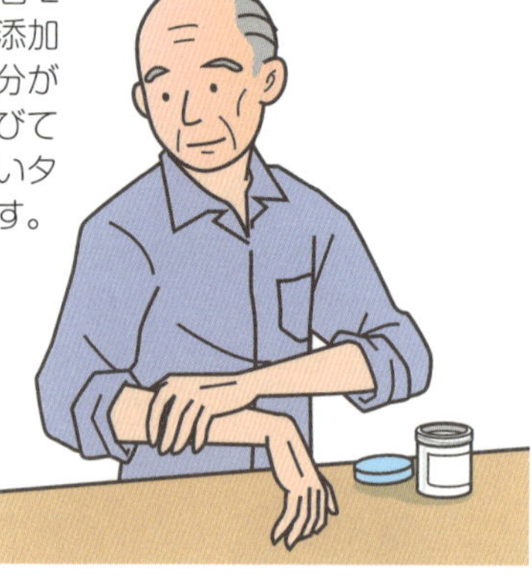

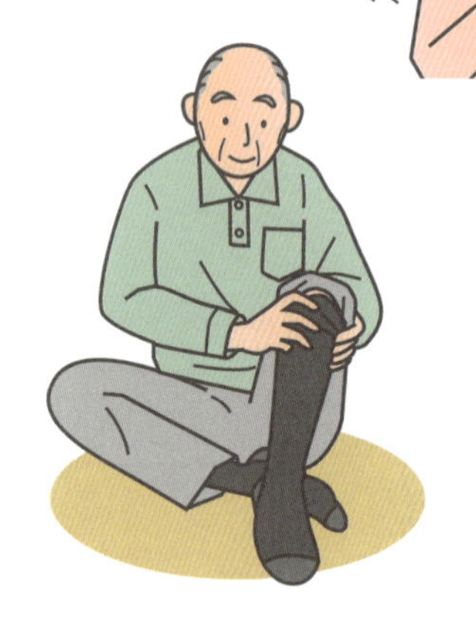

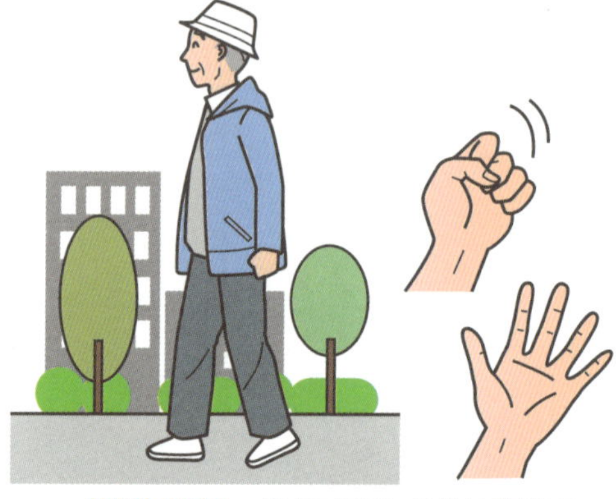

［圧迫療法］ 弾性包帯を用いる方法と弾性着衣を着用する方法があります。ただし、適応や目的、禁忌などを理解し、実施前に医師や専門セラピストへ相談が必要です。

［運動療法］ 疲れず痛みのない程度の運動がよいでしょう。指先や関節を動かすことも運動になります。

6 事前に、むくみ対策のオリエンテーションを行いましょう。
むくみの症状や水分出納バランスの管理を行うためには、患者さんの協力が必要です。
また、処置や症状に対する理解は、患者さんの不安の軽減やセルフケア行動にもつながります。
皮膚の表面を傷つけると、蜂窩織炎を起こすこともありますので、むくみがある部分への注射や採血、虫刺されやケガに注意しましょう。

むくみがある腕での注射や採血は避けてもらうように、ご自分で医療者に伝えてくださいね。

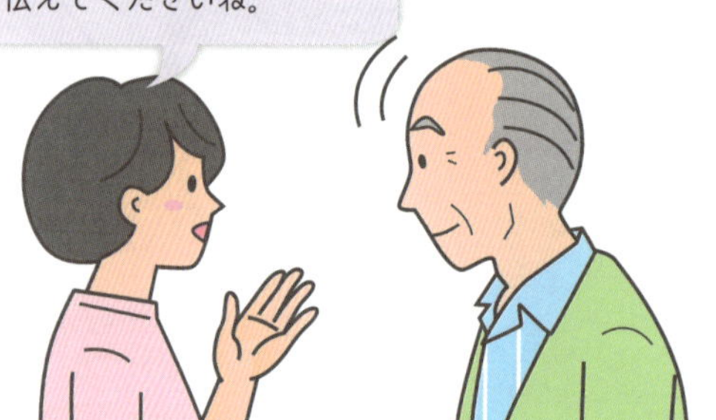

7 心理的支援を行いましょう。
むくみは、身体的苦痛だけでなく、心理的・精神的苦痛をもたらします。ネガティブな感情は、人間関係や社会生活に支障をきたし、患者さんの生活の質が低下します。
医療者は、患者さんの苦痛を理解・共感し、チームで患者さんを支えることが大切です。

静脈炎

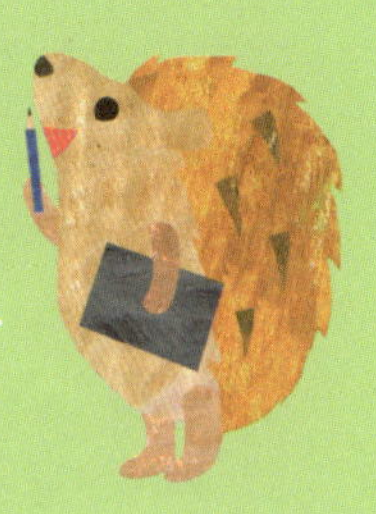

静脈炎とは、抗がん剤の投与によって静脈に起こる炎症のことで、痛みや違和感などによって QOL の低下を招くこともあります。

静脈炎とは

抗がん剤を投与することで、静脈に起こる炎症のこと

抗がん剤投与時に血管外漏出と同様に注意しなければならないことの１つに「静脈炎」があります。静脈炎から血管外漏出となる可能性もありますし、痛みや違和感により QOL の低下を招く可能性もあります。

静脈炎のメカニズム

薬剤による血管への刺激によって起こる

抗がん剤にはさまざまな種類がありますが、その中で抗がん剤と血管内の pH の違いが大きいものは、静脈炎の原因となります。

血液中の pH は 7.4 程度で弱アルカリ性のため、薬剤の pH が酸性またはアルカリ性側に傾くときに静脈炎を引き起こすことになります。また、薬剤の浸透性・刺激によって血管内皮細胞が傷つくことも一因となります。

投与速度、血管内での薬剤の停滞などによっても静脈炎を引き起こすため、点滴投与中の観察や滴下管理は重要となります。

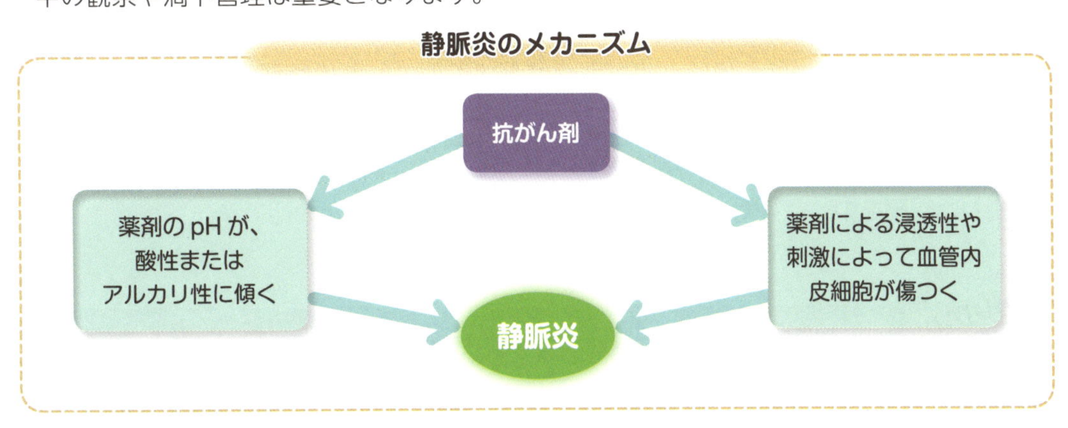

静脈炎による症状

疼痛（とうつう）、発赤（ほっせき）、硬結（こうけつ）、腫脹（しゅちょう）、血管に沿った色素沈着など

点滴投与中に疼痛、発赤、硬結、腫脹、血管に沿った色素沈着などの症状が出現したときは静脈炎を疑います。血管外漏出との大きな違いは、逆血があり、滴下もスムーズであることです。疼痛（とうつう）や硬結（こうけつ）の症状は患者さんが自宅に帰ってから起きる可能性もあるため、帰宅したときに穿刺（せんし）部位周囲に変化があったり、日常生活に支障が出たり、違和感が継続する場合は病院へ連絡をするよう指導します。

静脈炎を起こしやすい薬剤

静脈炎を起こしやすい抗がん剤の種類には次のようなものがある

静脈炎を起こしやすい抗がん剤

分類	一般名（商品名）
抗生物質	エピルビシン（ファルモルビシン®）
	ドキソルビシン（アドリアシン®）
天然物由来抗がん剤	ビノレルビン（ナベルビン®）
代謝拮抗剤	ゲムシタビン（ジェムザール®）
アルキル化剤	ダカルバジン（ダカルバジン）
	ベンダムスチン（トレアキシン®）
白金製剤	オキサリプラチン（エルプラット®）
	シスプラチン（ランダ®、アイエーコール®）

継続看護に向けて

看護師による継続的な観察と、患者さんへのセルフケア指導

点滴投与中に静脈炎が出現した際には、記録にしっかりと残し、継続的に観察していく必要があります。発赤（ほっせき）や腫脹（しゅちょう）があった場合はサイズを記載し、可能であれば写真を撮りカルテに残しましょう。発赤や腫脹・疼痛の状況によっては主治医や皮膚科医に診察を依頼し、薬剤の処方を検討してもらう必要があります。

また、患者さん自身も症状の悪化があった場合には、受診の必要があることを伝え、継続した観察を中心としたセルフケアができるような関わりが大切です。

column 静脈炎とよく似たフレア反応

局所の疼痛を伴わないアレルギー反応で、血管に沿って紅斑（こうはん）や線状の蕁麻疹（じんましん）などがみられる現象をいいます。腫脹などを伴わず、通常30分以内には消失するといわれています。

看護 ～声かけ／質問方法～

点滴中の痛みや違和感の軽減に向けて

1 穿刺部位を温めることで血管を広げ、薬剤の刺激を減らします。

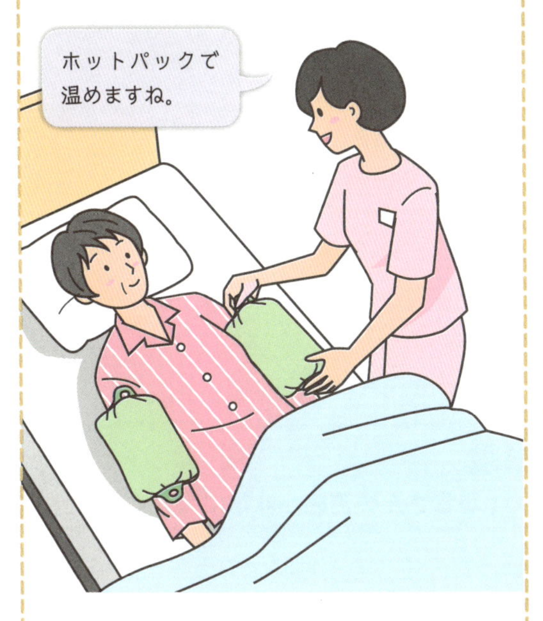

2 穿刺部位は、できるだけ血流のよい太い静脈を選んで、血管確保します。

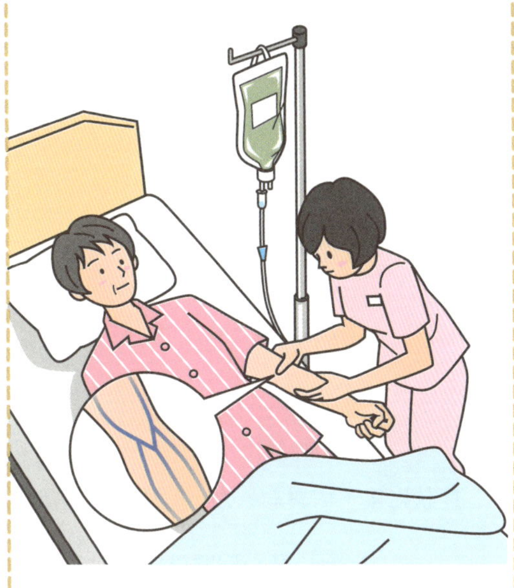

3 投与時間延長や希釈量の増加を検討します。投与時間の延長や希釈量の増加により、苦痛が軽減できることがあります。主治医や薬剤師に相談してみましょう。

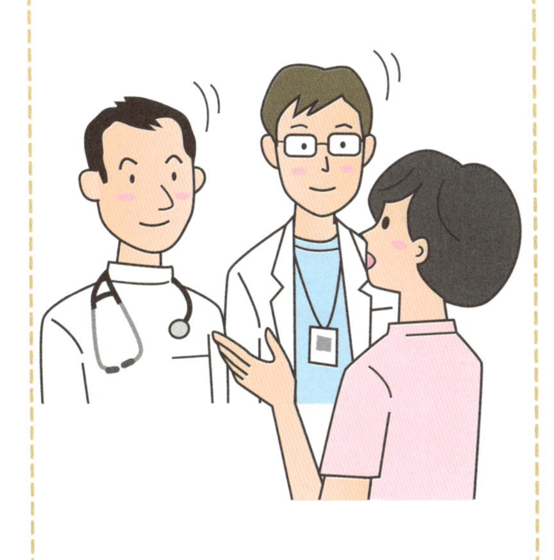

4 抗がん剤のダカルバジンはミキシング直後から、光や熱で分解された物質によって血管痛を起こします。薬剤を光にあてないようにする、投与時間を徹底するなどの工夫が必要です。

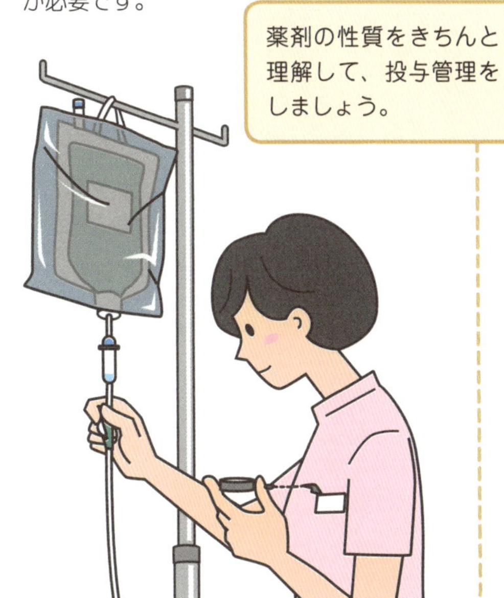

抗がん剤投与中や投与直後に緊急対応を必要とする症状

抗がん剤投与中や、投与した直後の急性期に起こりやすい、早急な対応を必要とする症状がいくつかあります。

緊急対応が必要な症状

アレルギー／過敏症、インフュージョン・リアクション、血管外漏出

　抗がん剤投与中や投与直後の急性期に起こりやすく、早急な対応を必要とする症状として、アレルギー／過敏症（➔p231）とインフュージョン・リアクション（➔p237）、血管外漏出（➔p251）があります。

発現頻度

症状によって異なるが、短時間で重篤になり、患者さんの苦痛が非常に大きくなる

　これらの発現頻度や程度は異なりますが、いったん生じると短時間のうちに重篤になり、患者さんの苦痛は非常に大きいものになります。

　そのため、患者さんの苦痛や不安が強いとされる化学療法の投与中から、投与直後に起こる急性の副作用とその対策を理解して、安全・安心・安楽ながん化学療法看護を提供することが重要で、それを管理することが私たち看護師の重要な役割となります。

抗がん剤投与中から投与直後の看護ケアポイント

- 取り扱う抗がん剤の特徴と患者さんの病態を把握して、予防処置を確実に行い、予測的に観察する
- 症状の発現予防と早期発見のための患者教育を治療前から行い、協力を得る
- 症状の出現に備えた準備と体制を整備する

安全・安心・安楽ながん化学療法看護を提供することが重要です。

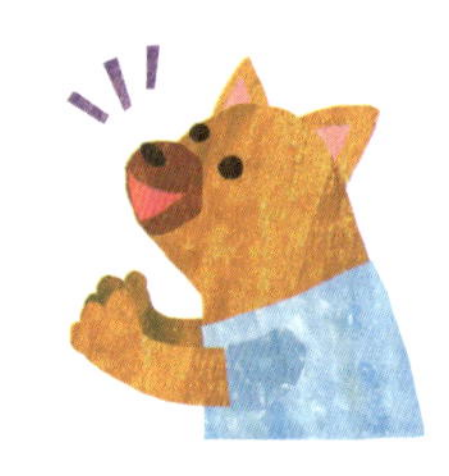

抗がん剤投与中や投与直後に緊急対応を必要とする症状

アレルギー／過敏症

アレルギー／過敏症とは

異物に対する生体防御反応のこと

アレルギー／過敏症とは、異物に対する生体防御システムが過剰に、あるいは不当に反応することで生じる症状の総称です。すべての抗がん剤で起こり得るとされています。

アナフィラキシー

過敏症のなかでも、原因薬剤の投与から5～10分以内に起こる比較的急性期の全身性反応を「アナフィラキシー」といいます。さらに、この全身反応が進行して末梢(まっしょう)循環不全にいたった危険な状態を「アナフィラキシーショック」と呼んでいます。

がん化学療法における過敏症は、それほど高頻度ではありませんが、重篤な場合は急激な血圧低下を伴う危険な状態「アナフィラキシーショック」にいたる恐れがあるので注意が必要です。

過敏症に注意を要する抗がん剤

ランク	抗がん剤名
Aランク（要注意）	L-アスパラキナーゼ、パクリタキセル、ブレオマイシン、メトトレキサート、エトポシド
Bランク（注意）	シタラビン、エノシタビン、カルボプラチン、ゲムシタビン、ドセタキセル、シスプラチン、ネダプラチン、オキサリプラチン
Cランク（やや注意）	ドキソルビシン、シクロフォスファミド、メルファラン、フルオロウラシル、ダウノルビシン、ミトキサントロン、ダカルバジン

田村和夫編：がん治療副作用対策マニュアル改訂第2版、南江堂、東京、2009、91より

アレルギー／過敏症の発症時期

早期に発現するものと数日後に発現するものがある

アレルギー／過敏症の発症時期は、薬剤の投与開始後、早期に発現するものと、24時間から数日後に現れるものがあります（下表）。

薬剤別のアレルギー／過敏症の好発時期

一般名（商品名）	発症時期
パクリタキセル （タキソール®、パクリタキセル）	●初回投与時 ●急速静脈内投与時 ●高用量で投与する ＊多くが投与開始後10分以内に発現
ドセタキセル （タキソテール®）	●初回投与時
カルボプラチン （パラプラチン®、カルボプラチン）	●初回投与時 ●急速静脈内投与時 ●高用量で投与するとき ＊多くが投与開始後数分以内に発現
オキサリプラチン （エルプラット®）	●複数回投与時（8クール以降） ●白金化合物過敏症の既応がある場合 ＊投与開始後数分から投与時間中の発現が多い
シタラビン （キロサイド®、スタラシド®）	●長期間使用したとき ＊投与数時間後に発現することが多い

アレルギー／過敏症のメカニズム

抗原・抗体反応が引き金となっている

過敏症発現のメカニズムの全容は明らかになっていませんが、免疫反応である抗原・抗体反応が引き金となっていると考えられています。

アレルギー／過敏症の前駆症状

ショック症状を起こす前に前駆症状がある

血圧低下や呼吸困難などのショック症状を起こす前に、「潮紅（ちょうこう）」「掻痒（そうよう）感」などの前駆症状があります。

また、過敏症とは一見関係がなさそうにみえる「鼻閉（びへい）感」「便意」も前駆症状の1つとしてあります。

過敏症の前駆症状

過敏症の前駆症状としては、掻痒感、冷汗、動悸、悪心・嘔吐、潮紅、熱感、鼻閉感、くしゃみ、口唇や末梢のしびれ、腹痛、便意、蕁麻疹、咳、呼吸困難感、めまい、尿意があります。

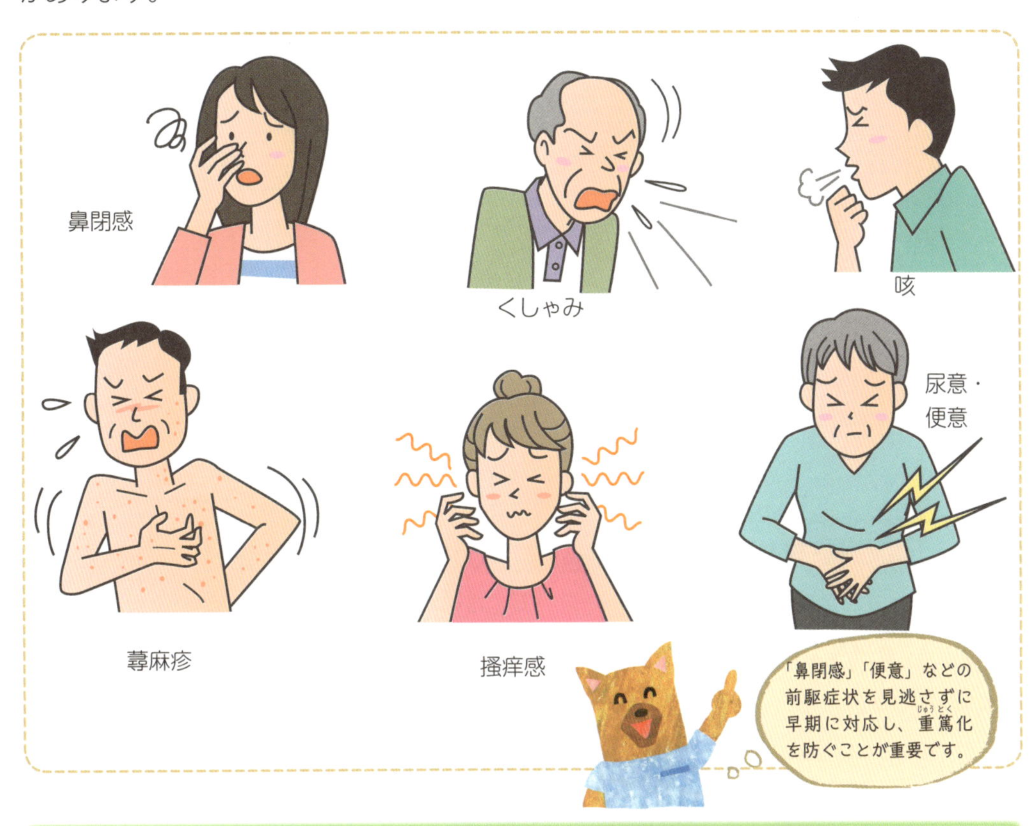

アレルギー／過敏症の重症度の評価表

重症度は、次の表をもとに判断する

重症度の評価（アレルギー／過敏症）

重症度	評価
1	一過性の潮紅または皮疹；38 度未満の薬剤熱；治療を要しない
2	治療または点滴の中断が必要。ただし、症状に対する治療には速やかに反応する；24 時間以内の予防的投与を要する
3	遷延；一度改善しても再発する；続発症（腎障害や肺浸潤など）により入院を要する
4	生命を脅かす；緊急処置を要する
5	死亡

重症度の評価（アナフィラキシー）

重症度	評価
1	―
2	―
3	蕁麻疹の有無によらず症状のある気管支痙攣；非経口的治療を要する；アレルギーによる浮腫／血管性浮腫；血圧低下
4	生命を脅かす；緊急処置を要する
5	死亡

（CTCAE　ver4.0　AE Term Definition 日本語版）

アレルギー／過敏症の症状への備え

次にあげる５点について、普段から備えておく

❶アレルギー／過敏症出現リスクのアセスメント

事前に、アレルギー／過敏症の既応と、抗がん剤治療歴を把握するよう心がけましょう。その際には、アレルギー／過敏症を起こしやすい抗がん剤（➔p231）にはどのようなものがあるかを、知っておくことが不可欠です。

❷症状に対応する薬剤と物品の準備

いつでも酸素や吸引が使えるように、物品を備えておきましょう。

同じように救急薬品、救急物品もすぐに使えるように点検し、備えておきましょう。

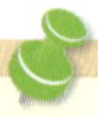

アレルギー／過敏症に備えた救急薬品、救急物品

- **救急物品**

  挿管セット、気管切開セット、バイトブロック、アンビューバッグ

- **救急薬品**

  エピネフリン、コルチコステロイド薬、ドパミン、アトロピン、リドカイン、輸液製剤

- **その他物品**

  血圧計、心電図モニター、点滴セット、酸素セット、吸引セット

❸連絡体制の把握

患者さんの状態に変化があったときに、速やかに報告・連絡・相談ができる体制が必

要です。施設のルールとして、医師やほかの医療スタッフとの緊急連絡方法の取り決めや、対応の取り決めを確認しておくことが重要になります。

❹治療前の患者教育

第一発見者は患者さん自身のことが多いです。そのため、アレルギー／過敏症の前駆症状（➔p232-233）を具体的に知らせておき、それらに気づいた場合は速やかに知らせるよう患者さんに伝え、異常の早期発見に努めます。

❺投与開始直後は患者さんに付き添う

患者さんが報告する間もないほどに症状が急速に進行する場合があります。そのため、抗がん剤投与開始後５～10分は患者さんのそばを離れず、付き添うようにしましょう。

緊急連絡方法や対応の取り決めを、施設のルールとして確認しておくことが重要です。

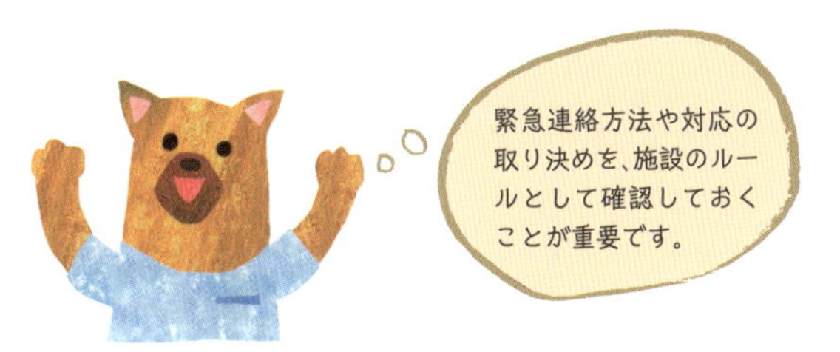

アレルギー／過敏症の予防法

症状の出現を予防する

アレルギー／過敏症出現の予防として、次のようなことに気をつけておきましょう。

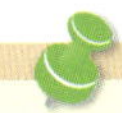

症状出現の予防法

- 医師が処方した前投薬（抗ヒスタミン剤、ステロイド剤）がある場合には、忘れず与薬します（服薬の確認も行います）。
- 医師が指示した投与時間どおりに与薬しましょう。

column 抗ヒスタミン剤とは

抗ヒスタミン剤は、アレルギーに関わるヒスタミンの作用を抑制する薬剤です。

ヒスタミンは、肥満細胞や好塩基球に貯蔵されていて、抗原抗体反応や抗アレルギー反応があったとき、薬物の侵入時に遊離されます。

このヒスタミンが、ヒスタミンの受容体と結合すると、毛細血管の透過性が亢進され血症反応が起こり、気管支や腸平滑筋が収縮します。

抗ヒスタミン剤とは、ヒスタミンがヒスタミン受容体と反応するのを妨害して、アレルギー反応を抑えようとするものです。

症状が現れたときの対処とケア

❶ すぐに点滴を止める。

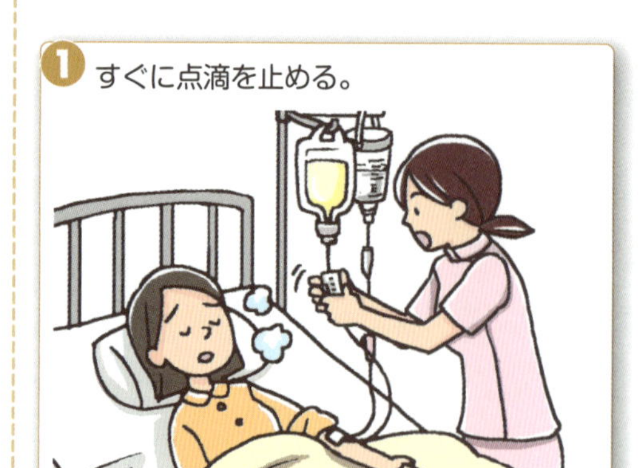

❷ 発見者は患者さんのそばを離れず、周囲の医療スタッフに応援を呼ぶ。

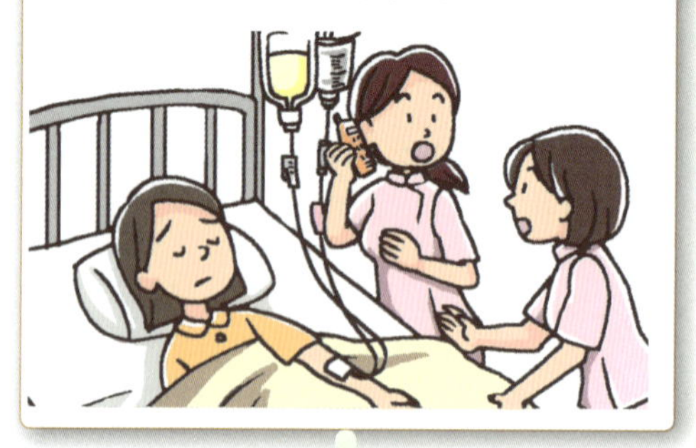

❸ バイタルサインの測定、パルスオキシメーター、心電図モニターを装着し、患者さんの状態を医師に報告する。

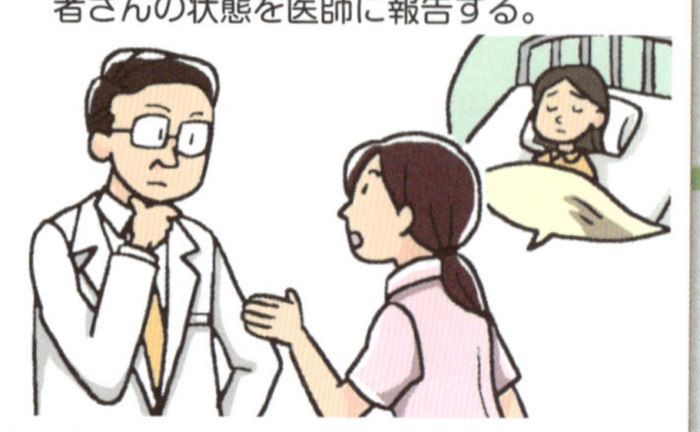

❹ 輸液ルートや留置針の中のアレルギーの原因薬剤の除去のために、留置針を残して、輸液ルートを交換。留置針内の薬剤も吸引して除去する。

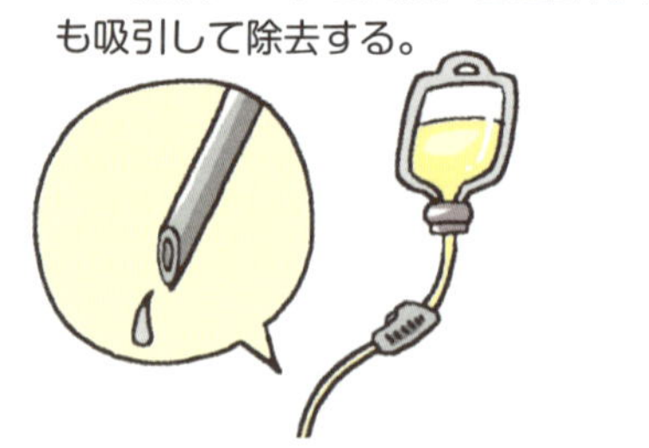

❺ 医師の指示により、対症療法を行う。

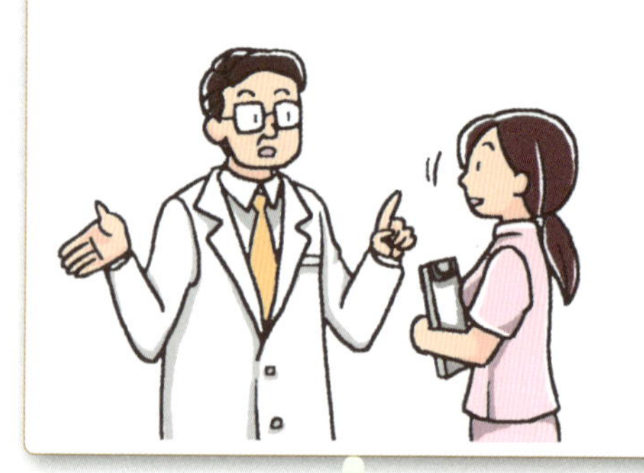

❻ 抗がん剤治療の継続、または治療が中断せざるを得ないことによって不安を抱える患者さんもいることから、心理的な支援を行う。

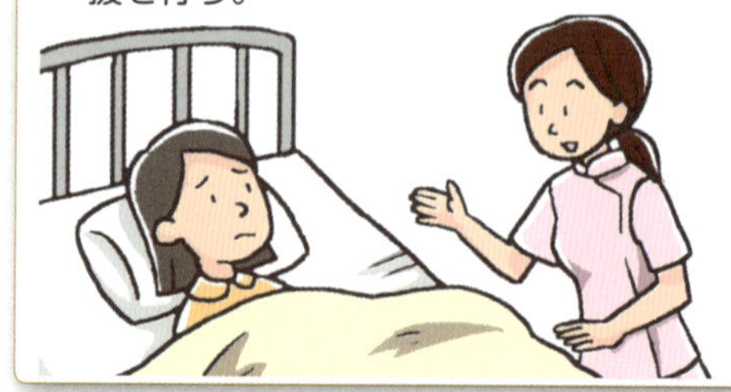

抗がん剤投与中や投与直後に緊急対応を必要とする症状

インフュージョン・リアクション

インフュージョン・リアクションとは

分子標的治療薬の投与中、または投与開始後24時間以内に現れる副作用症状

インフュージョン・リアクションとは、分子標的治療薬の投与中または、投与開始後24時間以内に現れる副作用症状の総称です。

インフュージョン・リアクションの程度

どの分子標的治療薬でも起こす可能性がある

アレルギー／過敏症と同様に、どの分子標的治療薬でも起こす可能性があり、薬剤ごとに症状の現れ方に特徴があります。

インフュージョン・リアクションの発生機序

発生機序は明確にされていないが、I型アレルギー反応とは異なると考えられている

インフュージョン・リアクションの発生機序は、明確にされていませんが、多くの過敏症で認められているI型アレルギー反応とは異なると考えられています。

原因を明らかにするための研究も進められており、インフュージョン・リアクションの発生機序の1つとして、サイトカイン値に注目した研究があります。サイトカインによって一過性の発症やアレルギー反応を引き起こすのではないかとも推測されています。

インフュージョン・リアクションを起こしやすい抗がん剤（薬剤別症状の現れ方）

薬剤名	特　徴
トラスツズマブ（ハーセプチン®）	初回投与時に出現しやすい
	初回投与時に約40%の患者さんに出現しやすく、2回目以降の出現頻度は低くなる
	重篤（じゅうとく）な症状は0.3%に出現。肺転移や循環器疾患などで、安静時呼吸困難のある患者さんに出現しやすい

リツキシマブ（リツキサン®）	初回投与時に出現しやすい
	投与開始後30分～2時間以内に出現しやすい
	急速静脈内投与で起こりやすい。また、注入速度をあげた直後の発現が多い
	腫瘍（しゅよう）量の多い患者さん、脾腫（ひしゅ）を伴う患者さん、心機能障害・肺機能障害を有する患者さんに出現しやすい
	分子標的薬を投与するごとに前投薬が必要である
セツキシマブ（アービタックス®）	初回投与時に出現しやすく、投与後60分以内に出現しやすい
	急速静脈内投与で起こりやすい
	分子標的薬を投与するごとに前投薬が必要である

症状と症状への備え、症状の予防法、症状が現れたときの対処とケアは、アレルギー／過敏症に準じます。

症状への備え

次にあげる5点について、普段から備えておく

❶インフュージョン・リアクション出現リスクのアセスメント

事前に、インフュージョン・リアクションの既応（きおう）と抗がん剤治療歴を把握するよう心がけましょう。

その際には、インフュージョン・リアクションを起こしやすい抗がん剤（➔p237）とはどのようなものがあるかを知っておくことが不可欠です。

❷症状に対応する薬剤と物品の準備

いつでも酸素や吸引が使えるように備えておきましょう。

また、すぐに救急薬品、救急物品が使えるように点検し備えておきましょう。

インフュージョン・リアクションに備えた救急薬品、救急物品

●**救急物品**

挿管セット、気管切開セット、バイトブロック、アンビューバッグ

●**救急薬品**

エピネフリン、コルチコステロイド薬、ドパミン、アトロピン、リドカイン、輸液製剤

●**その他物品**

血圧計、心電図モニター、点滴セット、酸素セット、吸引セット

❸連絡体制の把握

患者さんの状態に変化があったときに、速やかに報告・連絡・相談ができる体制が必要です。施設のルールとして、医師やほかの医療スタッフとの緊急連絡方法や、対応の取り決めを確認しておくことが重要になります。

❹治療前の患者教育

第一発見者は患者さん自身のことが多いです。そのため、アレルギー／過敏症の前駆症状 (➔p232-233) を具体的に知らせておき、それらに気づいた場合は速やかに知らせるよう患者さんに伝え、異常の早期発見に努めます。

❺投与開始直後は患者さんに付き添う

患者さんが報告する間もないほどに症状が急速に進行する場合がありますので、投与開始直後は、患者さんのそばで付き添いましょう。

抗がん剤投与開始後5～10分は患者さんのそばを離れず、付き添うようにしましょう。

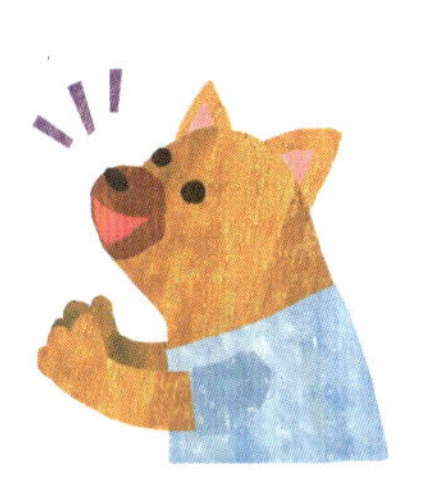

インフュージョン・リアクションの症状の予防法

医師の指示を遵守した薬剤管理を行う

インフュージョン・リアクションの症状の予防としては、医師の指示に従った薬剤管理を行うことが大切です。

症状出現の予防法

- 医師が処方した前投薬（抗ヒスタミン剤、ステロイド剤）がある場合には、忘れず与薬します（服薬の確認も行います）。
- 医師が指示した投与時間どおりに与薬しましょう。

インフュージョン・リアクションを起こした後

薬剤の再投与は、インフュージョン・リアクションの程度によって異なる

インフュージョン・リアクションを起こした後の薬剤の再投与については、インフュージョン・リアクションの程度によって異なり、重篤（じゅうとく）な症状が出現した患者さんへの再投与を行うか否かを判断する基準は、まだ確立していません。

リツキシマブ 症状が完全に消失してから輸液速度を遅くし再開する。

トラスツズマブ 多くの場合が、軽～中等症であるため2回目以降は出現がない。

セツキシマブ／ベバシズマブ 基準が確立していない。

投与終了後に緊急対応を必要とする症状

抗がん剤投与を終了し、しばらくたってから起こる深刻な副作用用に、激しい嘔吐（おうと）・下痢（げり）、消化管出血や発熱性好中球減少症などがあり、緊急な対応が必要です。

投与終了後に緊急対応が必要な症状

発熱性好中球減少症、激しい嘔吐・下痢、消化管出血がある

抗がん剤投与終了後しばらく経ってから起こり、生命を脅かす可能性がある副作用として、発熱性好中球減少症、激しい嘔吐・下痢や消化管出血などがあります。

また、緊急対応が必要なことの１つにCVポートとインフューザーポンプのトラブル対処があります。患者さんとその家族が、薬剤が確実に投与されるよう適切な機器の管理方法を知り、異常には速やかに対処できるように事前の教育・指導が重要です。

ここでは、激しい嘔吐（➔p133-p151）や、下痢（➔p174-p179）、消化管出血について簡単に述べます。また、発熱性好中球減少症について詳しく述べます。

ケアのポイント

- 投与終了後に緊急対応を必要とする症状へのケアのポイントは、異常があったら、患者さん自身が緊急性を判断して受診できるように、一人一人にあった方法で情報を提示していくことです。

患者さんとその家族に対する事前の教育や指導は、とても重要です。

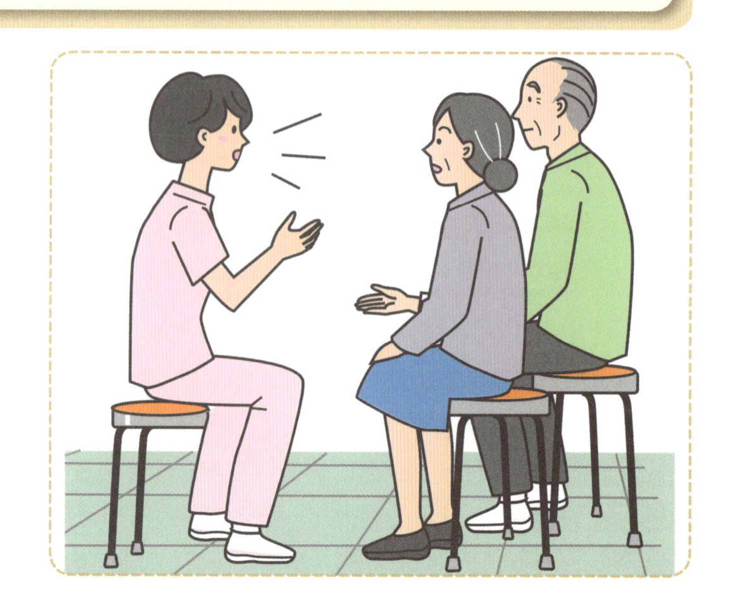

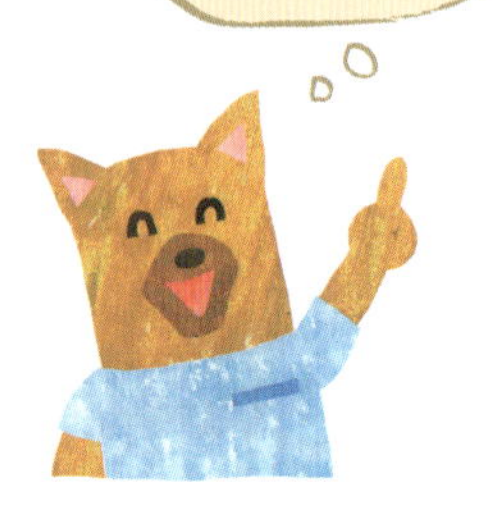

投与終了後に緊急対応を必要とする症状

激しい嘔吐・下痢、消化管出血

緊急対応が必要とされる消化器症状

消化器症状の中には抗がん剤以外の原因があるため患者さんが速やかに対応できるよう説明する

抗がん剤治療中の消化器症状には、抗がん剤以外の要因も考えられ、予防策を講じても症状が抑えられない場合には、別の原因検索の必要性があります。

進行した消化器がんや腹膜播種（ふくまくはしゅ）、腹腔内転移を伴う病態では、悪心（おしん）・嘔吐、便秘が生じたりします。なかには、下痢が先行する腸閉塞（ちょうへいそく）、消化管出血、消化管穿孔（せんこう）などの緊急を要する症状もあるため、速やかに受診する必要性があります。そのため、看護師は、患者さんが受診の必要な症状を知り、継続的に観察を行えるようにあらかじめ説明をしておくことが重要です。

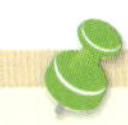

患者さんに知っておいてほしいこと

- 普段の摂取食事量と内容、飲水量の把握
- 刺激物を避けた食事を行う必要性
- 体重の変化
- 排尿・排便間隔、色、性状、出血が考えられるときの便の性状
- 排ガスの有無
- 処方された薬（制吐剤、止痢剤（しりざい）、緩下剤（かんげざい））の飲み方と効果

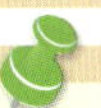

受診が必要と考えられる場合

- 制吐剤を飲んでも効果がない
- 3～4日以上、嘔気・嘔吐が続き、症状が改善しない
- 止痢剤を内服しても下痢が続き、通常時よりも回数が多い
- 下痢の回数よりも、明らかに尿量（回数）が減っている
- 下痢とともに発熱を伴う
- 緩下剤を内服しても2日以上排便がなく、腹痛や残便感がある
- 常に腹部が張った不快感があり、食欲が低下している
- 便の性状の変化
- 24時間、飲水、経口摂取ができない
- 糖尿病の既往

投与終了後に緊急対応を必要とする症状

発熱性好中球減少症

発熱性好中球減少症とは

1回の検温で38℃以上、または1時間以上持続する37.5℃以上の発熱

発熱性好中球減少症とは、好中球が500/μL未満の場合、または1,000/μL未満で500/μL未満に減少することが予測される場合に、1回の検温で38℃以上の発熱、または37.5℃以上の発熱が1時間以上持続することです。

発熱性好中球減少症の発症時期

好中球が減少する10日目から治療終了後28日くらいまで

抗がん剤投与後は、白血球が急激に減少して10日目ごろには500/μL以下になります。この時期は好中球がゼロとなり、感染や発熱のトラブルが非常に多くなります。

抗がん剤の投与日数と白血球数の変化

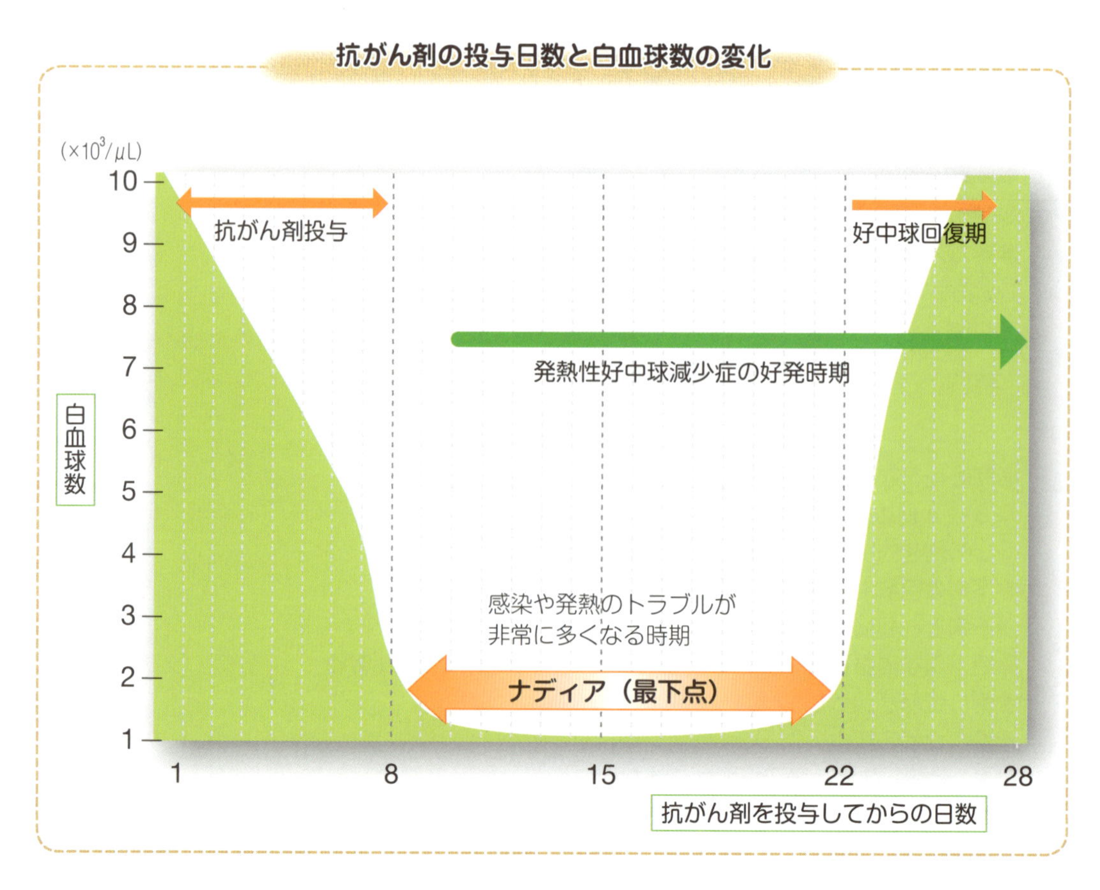

抗がん剤投与終了後 21 ～ 28 日目以降になると、正常な好中球も作られるようになりますが、好中球が少なくなる 10 日目から、正常な好中球が作られるまでの治療終了後 28 日くらいまでが、発熱性好中球減少症の好発時期となります。

発熱性好中球減少症のメカニズム

好中球は、感染防御を司（つかさど）っているため、減少すると感染しやすくなる

抗がん剤は、成熟した血球にはあまり影響を与えませんが、がん細胞と同様に細胞分裂が早い骨髄（こつずい）の幹細胞の分裂・分化を阻害するため、血球産生能力が低下して正常な好中球が減少します。

好中球は次のようなしくみで、感染防御を司どっているため、好中球減少によって生体は感染しやすい状態になります。

好中球が十分にあるときの感染防御

❶遊走（ゆうそう）：細菌が体内に侵入すると、血管内で待機していた好中球は血管外に出て感染巣に集まる。

❷貪食（どんしょく）：好中球は細菌と接触して、細胞内に細菌をとりこむ。

❸消化：好中球に取り囲まれた細菌は、酵素などの働きによって殺菌される。

好中球の働き

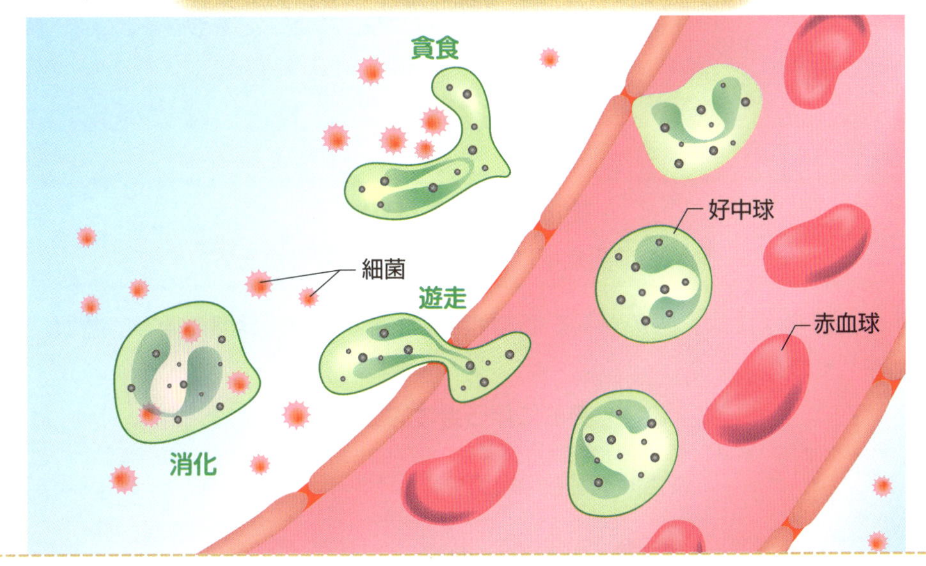

好中球の減少があるとき

細菌など外因性発熱物質 → 血管内に入る → 遊走・貪食・消化ができない → 内因性発熱物質の生成（インターロイキン 1、インターロイン 6、など）→ 視床下部の体温調節中枢を刺激（プロスタグランジン E 2）→ 発熱 → 日常生活行動の低下

感染症の症状

- 体液・電解質の不均衡、脱水
- 不穏、意識障害、心機能低下、ショック
- 熱性痙攣（けいれん）の反復・重積、意識障害、せん妄（もう）
- 急激な解熱による血圧低下、ショック
- 解熱剤・抗生物質の副作用（アナフィラキシーショック、胃腸粘膜・腎障害）
- 発熱による強い不安、恐怖

発熱性好中球減少症の評価

毒性の判定は、次の表をもとに行う

発熱性好中球減少症の毒性判定

グレード	評価
1	—
2	—
3	あり
4	生命を脅かす；緊急処置を要する
5	死亡

発熱の前駆症状

発熱の前駆症状には、次のようなものがある

発熱の前駆症状には、悪寒（おかん）やふるえ、関節痛などがあり、発熱に伴って循環、呼吸、代謝も著しく変化します。

発熱に伴う身体的変化

循環系	心拍数、脈拍数の増加
	心悸亢進、血流速度の増加
	末梢（まっしょう）血管抵抗は低下し、血圧低下（悪寒時は一時的に上昇）、その刺激で呼吸数は増加
呼吸系	代謝の亢進により CO_2、呼吸性アルカローシスの傾向をきたす

代謝	体温の1℃上昇により、基礎代謝は13%増加
	細胞内代謝の亢進から細胞内の浸透圧が上昇し、細胞外から細胞内へ水が移行する
	血液内の水分が減るため、電解質の濃度は高まり、血液は濃縮して脱水にいたる
消化器系	消化酵素の減少から消化機能の低下、食欲減退
	舌の乾燥、厚い舌苔(ぜったい)ができる
尿	脱水による尿量減少
	熱性蛋白(たんぱく)尿として、軽度の蛋白尿がみられることがある
中枢神経系	中枢神経機能障害（頭重感、頭痛、めまい、悪心(おしん)・嘔吐(おうと)、精神作業能力低下など）。小児では、熱性痙攣(けいれん)が起こる

症状への備え

患者家族への指導は、異常への早期対処のために非常に重要

事前に、抗がん剤治療終了後にどのような身体症状が出現しやすいか、患者さんや家族に向けた情報提供が重要になります。「このような症状が出たら、医療者に相談する」という疾患や、治療に応じた取り決めをしておくことは異常への早期対処が可能となるため、非常に重要です。

特に、38℃以上の発熱がみられた場合には、感染症を合併している可能性が高く、重篤(じゅうとく)化する恐れが非常に高くなります。早急な対応が必要な場合があるので、患者さん自身が受診のタイミングを判断できるよう指導することが大事です。

症状の予防法

感染症は予防することが重要

外出後の手洗いや、うがいをこまめに行ったり、人混みを避け、外出時はマスクをつけるなど、感染症の予防が重要となります。

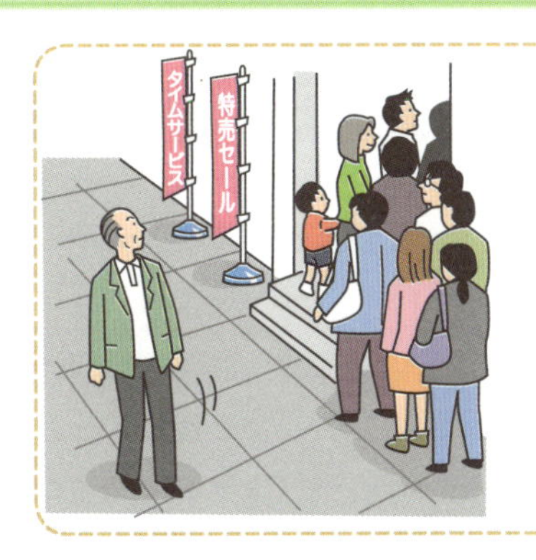

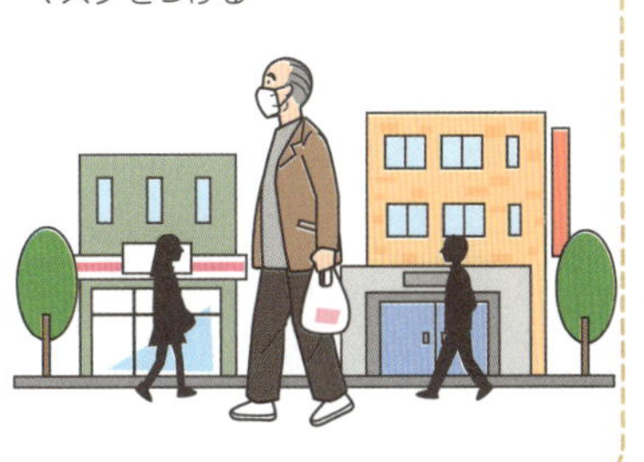

人混みは避け、外出するときはマスクをつける

症状が生じたときの対処とケア

38℃以上の発熱がみられた（あった）場合は、24時間以内に受診する

外来で抗がん剤治療を行う患者さんが多いことから、患者さんとその家族が適切な対応ができるよう医療者は情報を提供し、サポート体制を整えていく必要があります。

外来通院中の患者さんで、化学療法後に38℃以上の発熱があったという連絡があった場合には、24時間以内に受診するようすすめています。その場合、発熱をしていても、食事がとれて全身状態が良好なときは、経口の広域スペクトラム抗菌薬が処方され、患者さんはいったん帰宅して、後日に再受診となる場合もあります。

日本においても2012年、発熱性好中球減少症に対して、エビデンスに基づいた医療が行われるように、日本臨床腫瘍学会が診療ガイドラインを作りました。そのことで、より多くの患者さんが質の高い医療を受けられるようになることを目指しています。

緊急入院が必要なことも

全身症状が不良の場合は緊急入院が必要

食事がとれなかったり、下痢が続いている、敗血症性ショックの兆候があるなど、全身状態が不良な場合には緊急入院が必要となります。

入院後は、緊急血液検査やX線検査などを行い、抗生物質点滴治療や呼吸管理（酸素療法）、循環管理（輸液や輸血）の対症療法が行われることになります。

したがって、看護師は十分な観察と合わせて、医師が指示した治療が速やかに開始できるように病床を準備し、検査科など他部門への連絡と調整を行う必要があります。

入院後は、ほかの部
門への連絡や調整が
大切です。

column

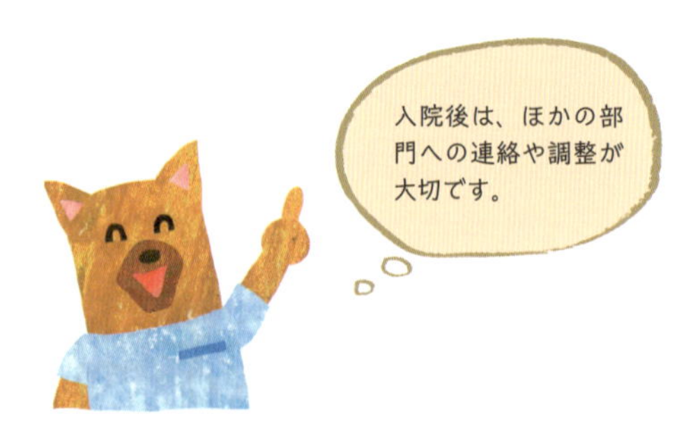

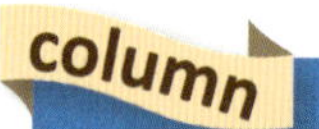

敗血症性ショック

敗血症性ショックは、敗血症によって生じる循環動態の不安定と、細胞代謝の変化として出現します。

症状は、しばしば悪寒、戦慄とともに始まり、発熱、低血圧、乏尿、および錯乱を含み、肺、腎臓、肝臓など多くの臓器が急性不全を起こすことを特徴とします。

CV ポートとインフューザーポンプの注意点

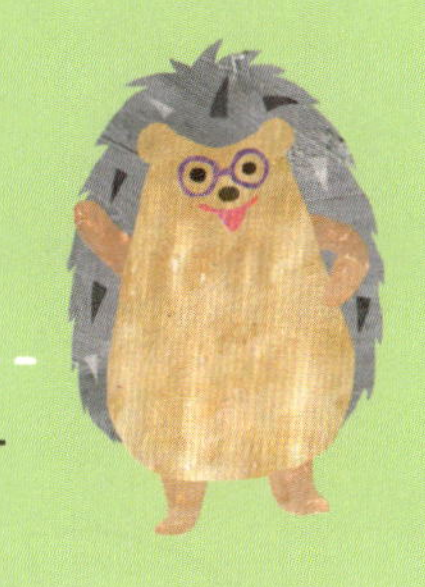

自宅で CV ポートとインフューザーポンプを管理する際には、ルートを引っ張らない、ルートを折り曲げないなどの注意が必要です。

CV ポートとインフューザーポンプとは

薬剤を注入するためのカテーテルと、携帯型ディスポーザブル注入ポンプ

CV ポート

薬剤を中心静脈へ運ぶための中心静脈カテーテルの一種で、皮膚の下に埋め込んで使用します。

インフューザーポンプ

携帯型ディスポーザブル注入ポンプのことです。合成ゴムからなるバルーンリザーバーと流速をコントロールするガラス製流量制御管からなっています。

バルーンリザーバーの中に薬剤を充填すると、一定の速度でバルーンが収縮されるように設計されているので、薬剤が微量持続注入されます。

インフューザーポンプの管理

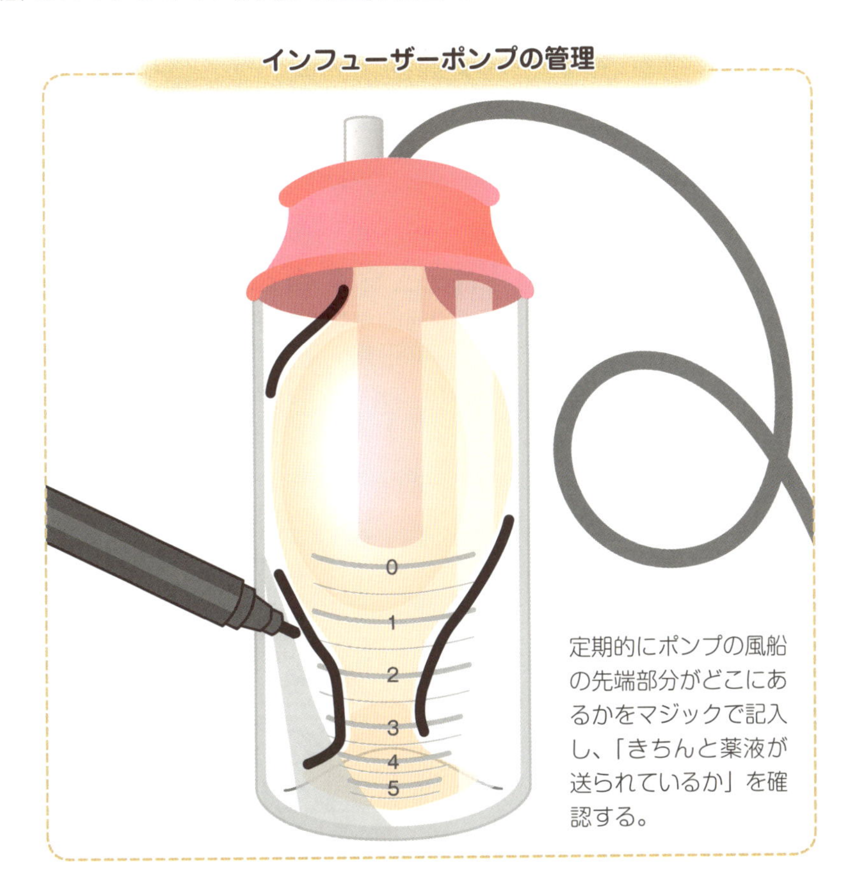

定期的にポンプの風船の先端部分がどこにあるかをマジックで記入し、「きちんと薬液が送られているか」を確認する。

注入中に注意すること

ルートを引っ張らない／ルートを折り曲げない

CV ポートの針の刺入部分の痛みや出血がないかを確認する。

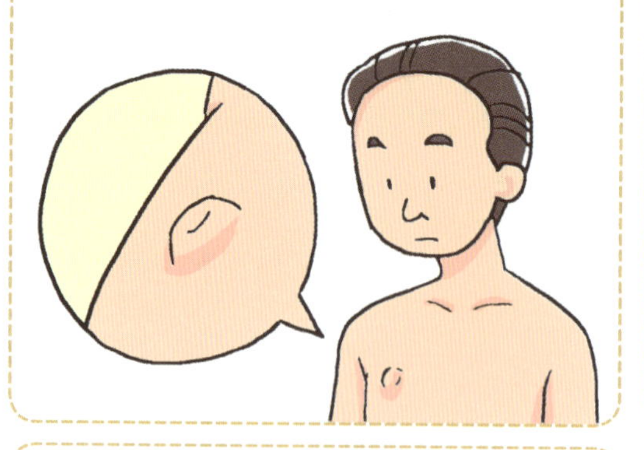

ポンプの持ち運びは、専用の袋に入れて、首から下げるなどしてポンプを高いところから落としたり、強い衝撃を与えないようにする。

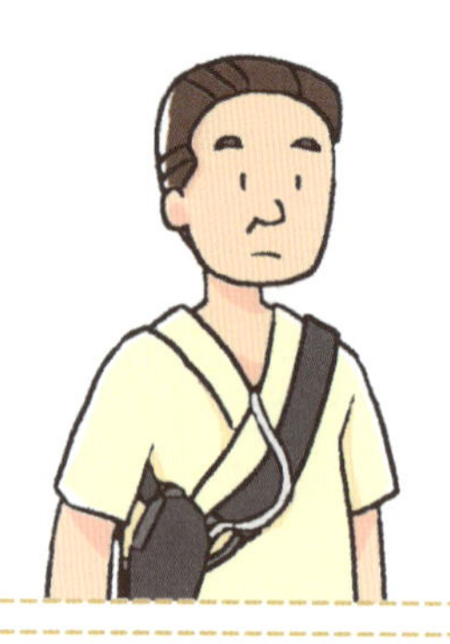

温度によって速度が大きく影響されるので、ポンプの流量制御部は皮膚に密着させておく。

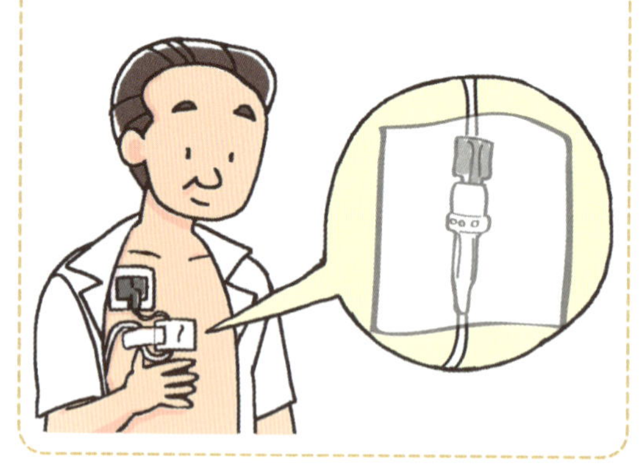

針部分のテープがきちんと固定されているか、接続がはずれていないか、確認する。

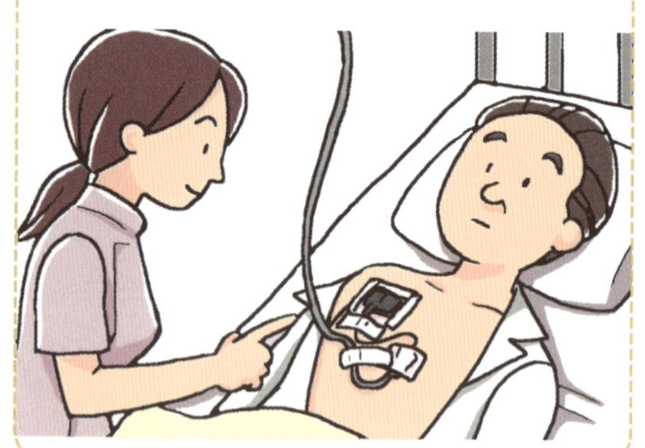

注入終了後に注意すること

抜針後の皮膚に痛みや発赤（ほっせき）がないか確認する

抜針は、石けんを用いて十分に手を洗ってから行う。

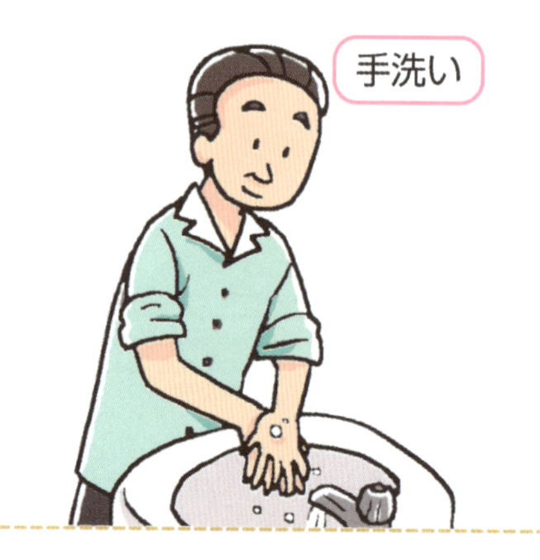

患者さんがはじめて自己抜針する場合は、看護師は付き添って励ましながら手技を確認する。

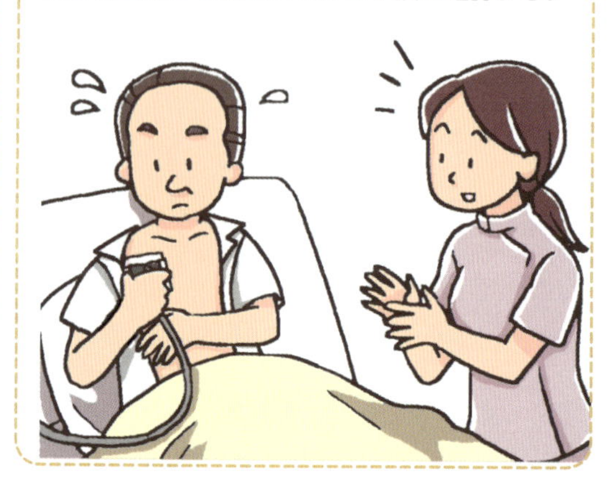

抜針後の針や器具は、針刺しの危険がないように針が貫通しない固い容器に入れて、医療廃棄物としてかかりつけの病院・施設にて破棄する。
[例] 牛乳パックなど

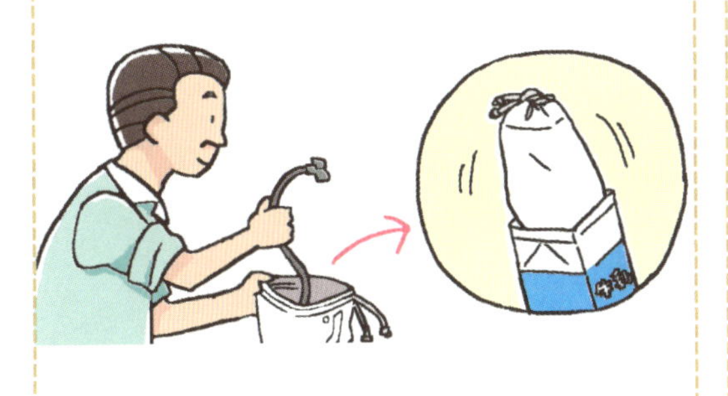

抜針後の皮膚に痛みや発赤がないことを確認して、入浴する。

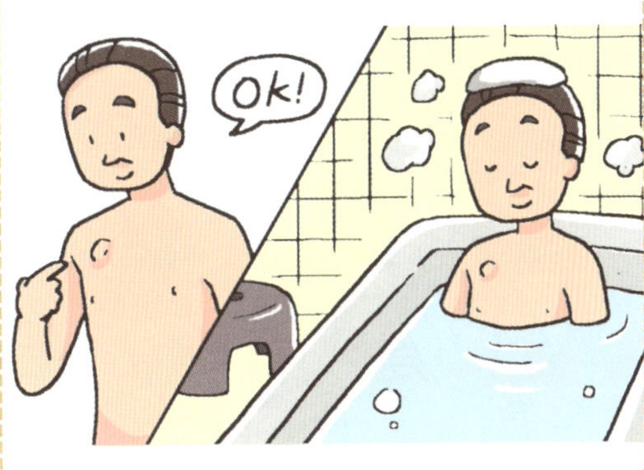

緊急連絡が必要な場合

次のような場合は、早急に病院へ連絡するよう指導する

目盛りの量が変わらない、いつもより減る量(注入速度)が遅い場合。

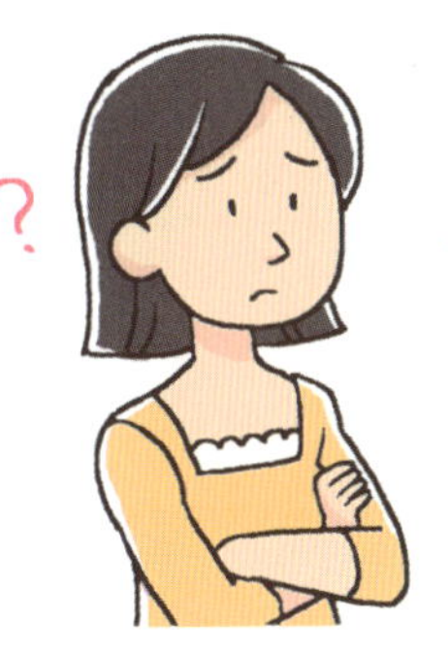

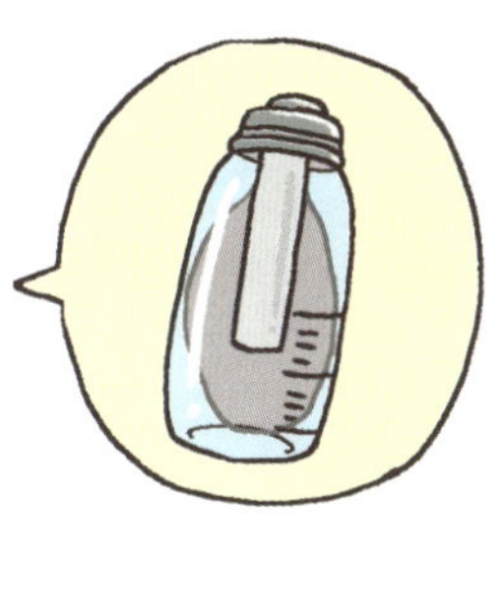

ルートが閉じていないか、折れ曲がっていないかを確認し、それでも目盛りの量が変わらなかったら連絡をする。

注入中にCVポート留置側の腕や頸部に急速なむくみ、痛みがみられる場合。

カテーテル留置血管の血栓形成や閉塞、あるいはカテーテル断裂に伴うカテーテル塞栓が考えられる。

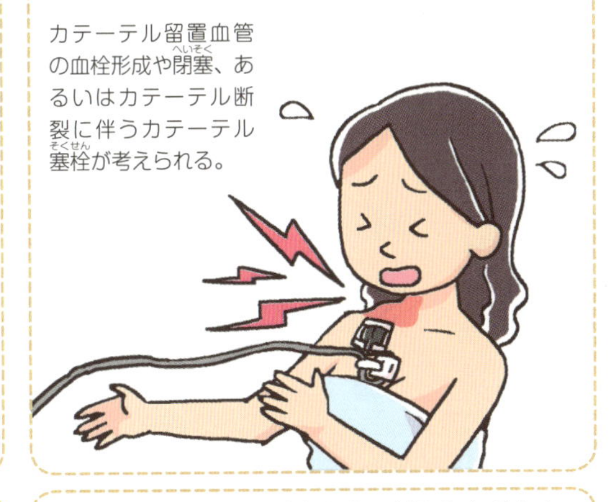

薬液が皮下から漏れ出してきた場合。

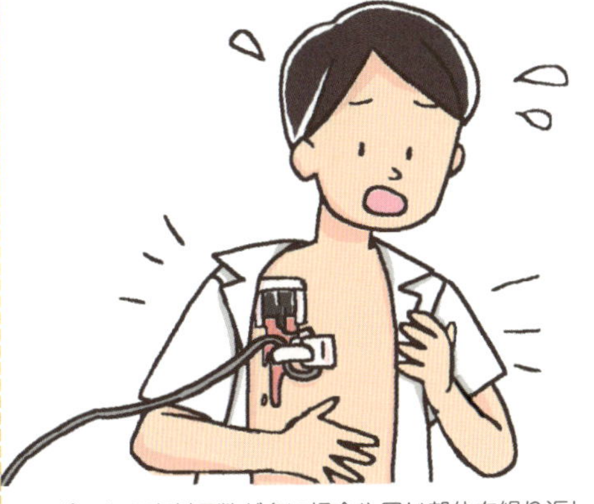

ポートの穿刺回数が多い場合や同じ部位を繰り返し穿刺した場合には、穿刺針から薬液が脇漏れする。

針の刺入部周辺に発赤や痛みがみられるとき。

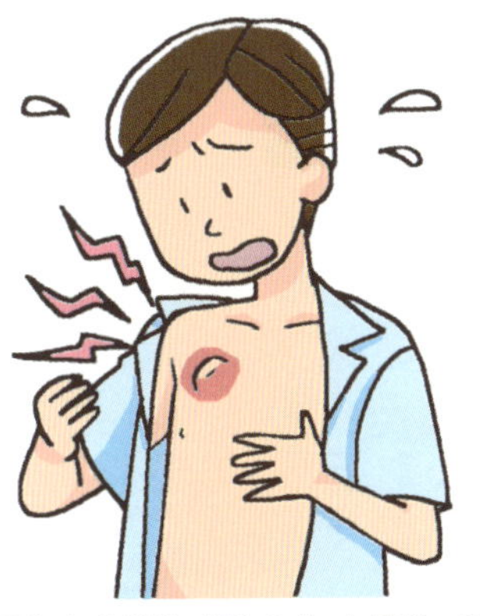

ポートを覆う皮膚が薄い場合のポート露出、皮下ポケットの感染が疑われる。

ルートが切れてしまった場合。

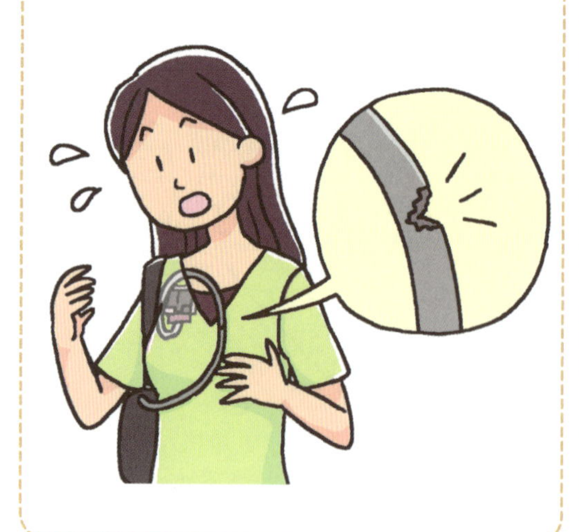

接続部から液が漏れている場合。

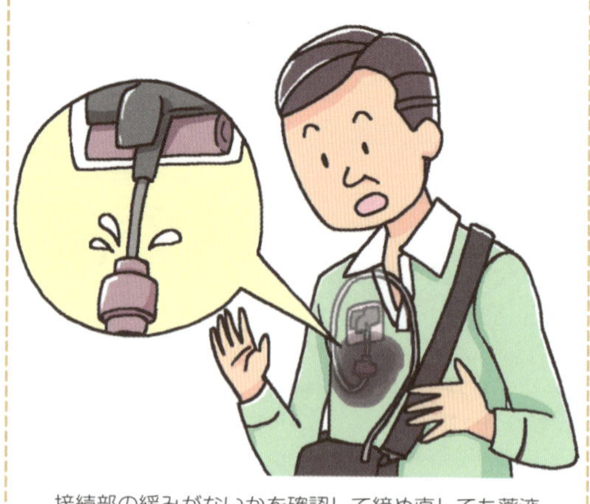

接続部の緩みがないかを確認して締め直しても薬液が漏れる場合は、器具の破損が考えらる。

薬液が入っているポンプを破損した場合。

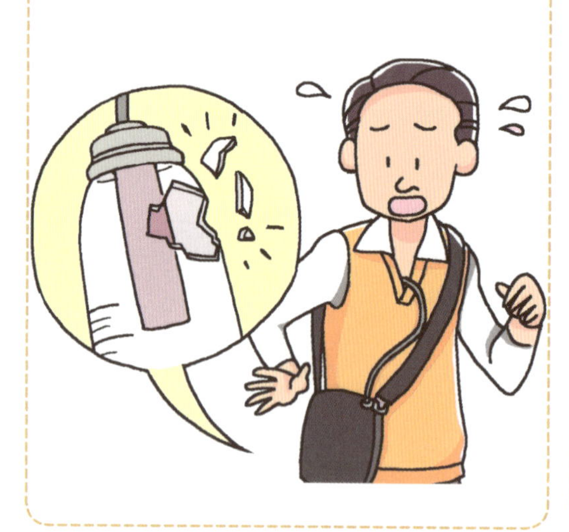

ルートを引っ張って、針が抜けかかった場合。

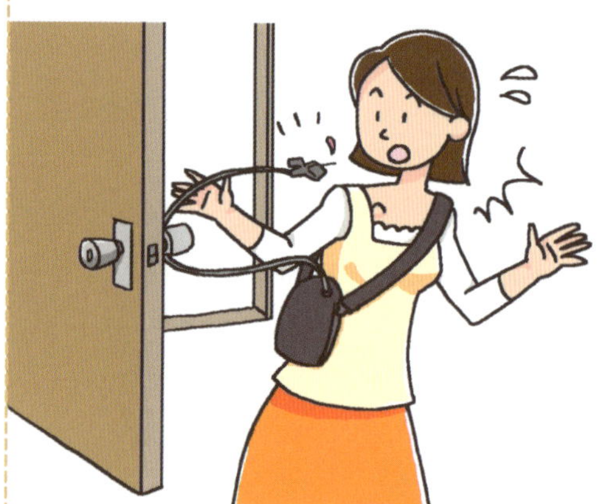

クレンメを閉じ、針を完全に抜く。刺入部を消毒して、残りの薬剤は針を通さない容器(缶など)に入れ、速やかに病院に連絡する。

針が抜けない場合。

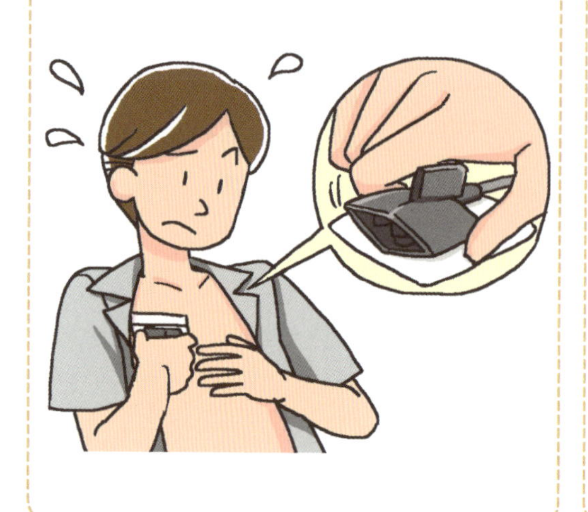

抜針後に出血が止まらない場合。

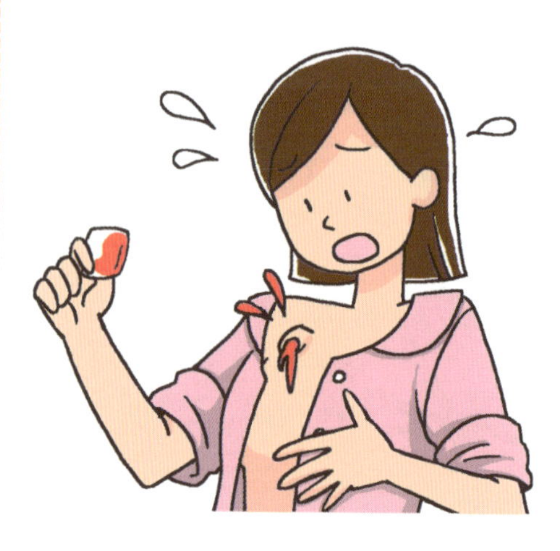

抗がん剤の血管外漏出

血管外漏出（Extravasation=EV）とは、日本がん看護学会による「外来がん化学療法看護ガイドライン」によると、抗がん剤が血管外へ浸潤あるいは血管外へ漏れ出ることと定義されています。

抗がん剤の血管外漏出とは

点滴中に抗がん剤が血管外に漏れてしまうこと

抗がん剤の種類によっては血管外に漏れ出てしまうことで周囲組織に炎症を起こし、場合によっては水泡形成や壊死を起こしてしまうこともあります。その場合患者さんにとって苦痛と不安をもたらすだけでなく、治療の中断や中止につながることもあり、著しいQOLの低下を招きます。抗がん剤の投与管理を行う看護師は、薬剤の知識や静脈穿刺の確保、抗がん剤の投与管理に必要な知識と技術をもち、EVの予防と早期発見・対処のために患者さんと一緒に観察を行っていくことが重要となります。

血管外漏出のリスク

血管外漏出のリスクには、患者さんの身体的条件、使用する抗がん剤の種類、医療機器や穿刺技術によるものなどがあげられます。

血管外漏出が起こりやすい身体的条件

全身状態からの起こりやすい条件と、静脈の状態・穿刺の部位からくる条件がある

血管外漏出が起こりやすい条件として「全身状態からの起こりやすい条件」と、抗がん剤投与に使用する「静脈の状態・穿刺部位からくる条件」があります。抗がん剤治療を受ける患者さんの全身状態を把握し、事前に十分アセスメントを行う必要性があります。

全身状態からの起こりやすい条件

- 高齢者（血管の硬化や血流量の低下）
- 脱水・栄養不良、四肢のむくみ
- 肥満
- 糖尿病、レイノー症候群
- 上大静脈症候群、リンパ浮腫リンパ郭清術後の患側
- 広汎な皮膚疾患
- 出血傾向、凝固異常
- 放射線照射や、繰り返しての抗がん剤治療
- 末梢神経障害
- コミュニケーションや認知力の低下

静脈の状態・穿刺部位からくる条件

- 細く弾力のない血管
- 蛇行している血管
- むくんでよく観察ができない血管
- 繰り返し点滴、抗がん剤投与をしている血管
- 抗がん剤投与前の採血時に使用した、あるいは穿刺した血管
- 創傷瘢痕がある
- 手背、手関節、前肘窩など可動、屈曲する部位にある血管

穿刺に向かない部位

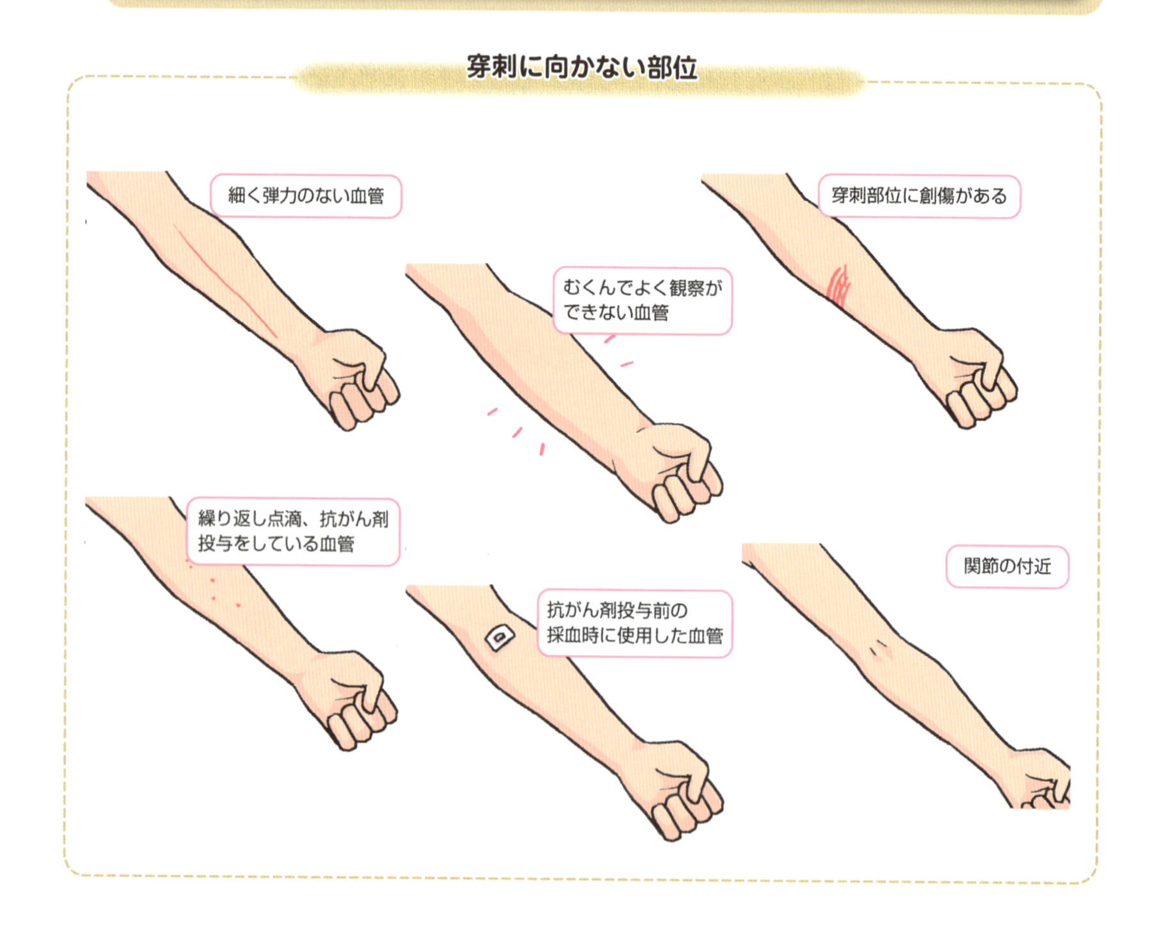

血管外漏出時のリスク

抗がん剤の種類によってリスクも変わる

　抗がん剤の中には、例え少量であっても血管外漏出があった場合、難治性皮膚炎、潰瘍、壊死を起こす可能性がある壊死起因性抗がん剤（ビシカント薬剤：vesicants drug）と、漏れた量によっては壊死起因性抗がん剤と同様な症状を起こす炎症性抗がん

剤（イリタント薬剤：irritants drug)、潰瘍や炎症を起こす可能性が低い非壊死性抗がん剤 (ノンビシカント薬剤：nonvesicants drug) があります。また、壊死起因性抗がん剤にはDNA 結合型と非 DNA 結合型の薬剤の 2 つがあり、DNA 結合型の薬剤が漏れた場合、周囲組織細胞の DNA と結合して細胞損傷が起き、損傷した細胞から再び薬剤が周りの細胞へ放出されると考えられていることから、損傷範囲が広範囲となる可能性があります。そのため、投与時にはよりいっそう、慎重な観察が必要となります。

起壊死性抗がん剤と炎症性抗がん剤

起壊死性抗がん剤	DNA 結合型	マイトマイシン
		アクチノマイシン D
		ドキソルビシン
		エピルビシン
		ダウルノピシン
		イダルビシン
		アムルビシン
	非 DNA 結合型	ビンクリスチン
		ビノレルビン
		ビンプラスチン
		ビンデシン
		パクリタキセル
		ドセタキセル
炎症性抗がん剤		シスプラチン
		カルボプラチン
		オキサリプラチン
		シクロホスファミド
		イホスファミド
		ダカルバジン
		ベンダムスチン
		フルオロウラシル
		ゲムシタビン
		ペメトレキセド
		ペプシド
		イリノテカン

抗がん剤投与前の患者指導

抗がん剤の血管外漏出（ろうしゅつ）を食い止めるには、患者さんへの指導も重要

抗がん剤漏出が起きた場合、直ちに、それ以上の漏出を食い止めることがまず大切になります。そのためには、看護師による観察も大事ですが、患者さんへの指導も重要となります。抗がん剤投与中の注意と、患者さんがどんなときに看護師に相談すればよいかを伝えておくことも予防策の１つです。

患者指導のポイント

抗がん剤投与中の注意

- 穿刺（せんし）部の安静を保つ

すぐに相談すべきこと

- 点滴を固定するテープが浮いているとき
- 穿刺部が痛む、腫脹（しゅちょう）感があるとき
- 点滴の滴下速度が変わった、または止まったとき

異常があったら、すぐに受診するように患者さんに伝えましょう。

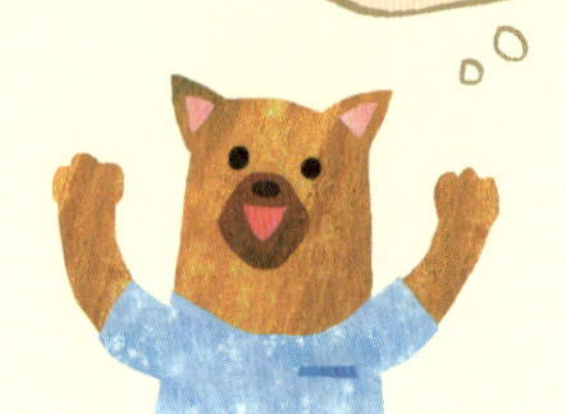

また、起壊死（えし）性抗がん剤、炎症性抗がん剤を投与した場合、点滴当日は何もなくても、しばらくしてから、穿刺した部位が痛む、腫（は）れるということもあります。そこで、点滴終了後もよく自己観察し、異常があれば、すぐに受診することを伝えることも大切です。

血管外漏出の予防策と早期発見

血管外漏出による障害を防止するためにも重要

血管外漏出による障害を食い止めるためには、医療者側の穿刺技術と、投与中の管理観察を慎重に行うことが重要です。

未熟な技術や医療器具による血管外漏出リスク

- 点滴ルートの固定の甘さ
- 静脈穿刺時に血管を探る
- 同一血管からの刺し直し
- 24 時間以上使用している血管ルートからの投与
- 壊死起因性抗がん剤、炎症性抗がん剤の輸液ポンプ使用

穿刺部位の固定は、引っ張られた場合にもすぐには点滴針が抜けないよう、緩みや浮きがないように、固定を工夫することが重要です。また投与前には血液の逆流があるかを必ず確認します。

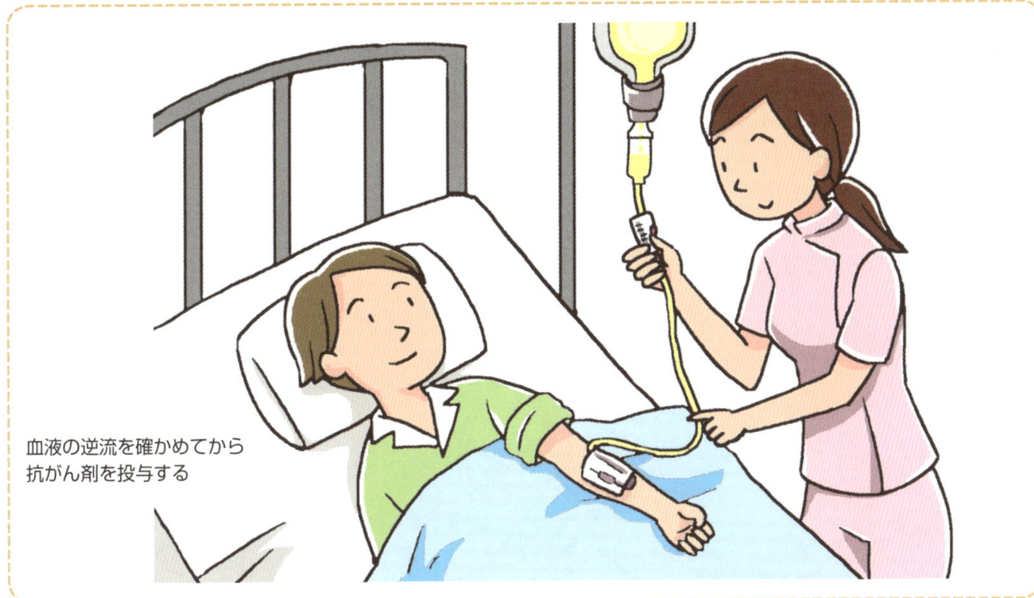

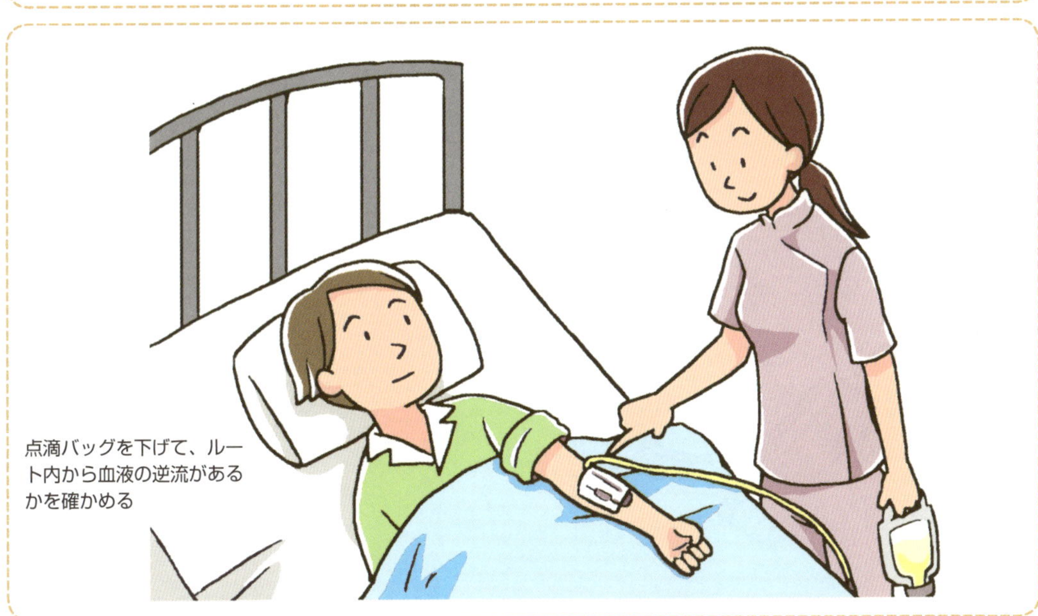

点滴の固定方法のポイント

- 観察しやすいように、透明フィルムが貼られているか
- 固定テープに緩みや浮きがないか
- 引っ張られた場合でもすぐには針が抜けない工夫があるか（ループを作って固定）
- 洋服の袖口にテープや点滴ルートが引っかかっていないか
- 患者さんにあった補助テープの種類を使用しているか

血管外漏出の可能性が考えられる兆候があれば、すぐに投与を中止し医師への報告が必要です。

血管外漏出と疑われる症状

次のような症状が現れているときは、血管外漏出を疑う

抗がん剤を投与中に、次のような症状が現れたときは、血管外漏出を疑うようにしましょう。

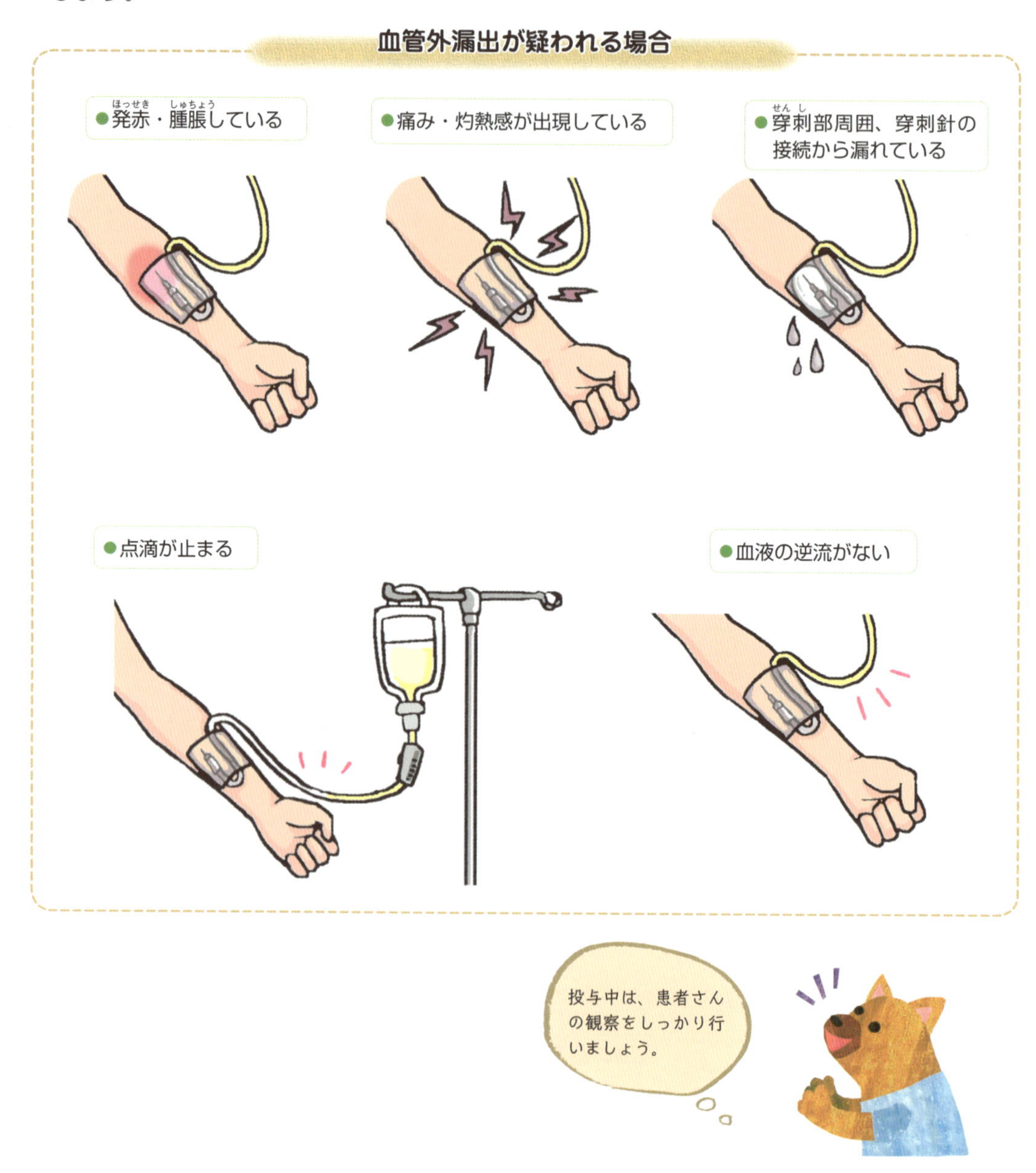

血管外漏出時の対応

すぐに点滴を止めて、漏出を最小限に食い止める

血管外漏出が疑われた場合は、緊急性が非常に高くなります。すぐに点滴を止めて抗がん剤の漏出を最小限に食い止めることが重要です。

抗がん剤投与をすぐに中止する。

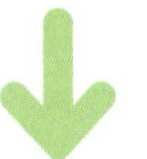

できるだけ、ピストンで漏れた抗がん剤を回収し、針を抜く。

医師に報告をする。

血管外漏出の可能性が疑われるときは、すぐに投与を中止し、速やかに医師に報告しましょう。

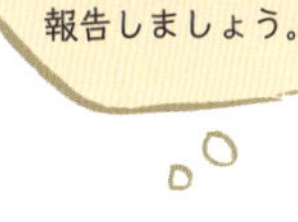

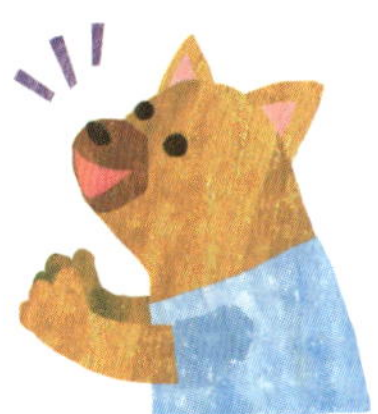

継続した観察ができるよう、次のような内容を観察し記録をする。

血管外漏出時のチェックポイント

- 発見時間
- 漏出した薬剤名
- 吸引回収の有無
- 穿刺部位、穿刺時の状況（穿刺回数）
- 出現している症状と程度（痛み、腫脹（しゅちょう）、灼熱感（しゃくねつ）、発赤（ほっせき）の有無）
- 投与管理方法（輸液ポンプ使用の有無、使用したデバイス、投与速度）
- 行った処置の内容の記録
- 患者さんへの説明、症状悪化時の受診方法の説明

血管外漏出後の処置

長期に観察を行う必要がある

副腎ステロイド薬の局注や軟膏処方などが血管外漏出後の処置として行われる場合があります。しかし、それらは、必ずしも絶対有効な処置として確立されたものではありません。また、アントラサイクリン系抗腫瘍（しゅよう）薬の血管外漏出時にデクスラゾキサン（サビーン®）の投与も承認されていますが、使用には嘔気（おうき）や白血球減少などの副作用もあり、慎重な判断と患者さんへの十分な説明のもとに使用されなければなりません。

冷罨法（れいあんぽう）や温罨法も同様に有効な場合とかえって悪化してしまう場合があり、そのためどのような処置を行ったとしても長期にその後の観察を行うことが必要です。

血管外漏出後の精神的な支援

患者さんの苦痛と不安を軽減するためにも精神的な支援は重要

血管外漏出が起こると、患者さんの精神的な苦痛と不安は大きくなります。継続的な観察を行い、いつでも受診ができることを伝え、処置のしかた、経過の説明を行うなど、血管外漏出部位の対処だけでなく、患者さんへの精神的な支援も重要となります。

PAR4　参考文献・引用文献

1）佐々木常雄：がん化学療法ベスト・プラクティス、照林社、2008.
2）高木永子：看護過程に沿った対症看護　病態生理と看護のポイント第4版、学研、2010
3）山口建：がん患者さんと家族のための抗がん剤　放射線治療と食事のくふう、女子栄養大学出版部、2009
4）川地香奈子：骨髄抑制：濱口恵子・山本清美編：がん化学療法ケアガイド　がん化学療法の副作用とケア、中山書店、2007
5）高木永子：看護過程に沿った対症看護　病態生理と看護のポイント第4版、学研、2010
6）濱口恵子・山本清美：がん化学療法ケアガイド　治療開始前から始めるアセスメントとセルフケア支援、中山書店、2007.12
7）佐藤温ほか：新しい有害反応対策　過敏症．がんと化学療法 30（6）、2003、793－800
8）田村和夫編：がん治療副作用対策マニュアル改訂第2版、南江堂、東京、2009、91
9）Winkler U, et al：Cytokinerelease syndrome in patients with B-cell chronic lymphocytic leukemia and high lymphocyte counts after treatment with an antibody (rituximab, IDEC-C2B8). Blood 94:2217～24. 1999
10）有害事象共通用語規準v4.0日本語訳JCOG版（略称：CTCAEv4.0－JCOG）
11）日本癌治療学会編：制吐薬適正使用ガイドライン第1版、金原出版、2010
12）長場直子、本村茂樹編：がん化学療法の理解とケア、学研、2005
13）国立がんセンター中央病院看護部　丸口ミサヱ、浅沼智恵、森文子編：がん化学療法看護　スキルアップテキスト、南江堂、2009
14）西條長宏編：がん看護BOOKS　がん化学療法看護、南江堂、2008
15）飯野京子、森文子編：安全確実安楽ながん化学療法ナーシングマニュアル、医学書院、2009
16）宮崎和子監修：がん看護・緩和ケア、中央法規、2010
17）荒井保明・森田荘二郎、竹内義人、稲葉吉隆、新槇剛　編：中心静脈ポートの使い方
18）国立がん研究センター内科レジデント編：がん診療レジデントマニュアル第5版、医学書院、2010
19）Martha Polovich／原著編集　Julie M. White／原著編集　Linda O. Kelleher／原著編集　佐藤禮子／監訳　日本がん看護学会翻訳ワーキンググループ／訳：がん化学療法・バイオセラピー　看護実践ガイドライン、医学書院、2009
20）聖路加看護大学外来がん化学療法看護ワーキンググループ編：外来がん化学療法看護ガイドライン　1抗がん剤の血管外漏出の予防・早期発見・対処、金原出版、2009
21）植村歩果：EGFR阻害薬に伴う皮膚症状の予防と看護、がん看護　16巻1号（2011Jan/Feb）、南江堂
22）辻　大樹ほか：薬局　がん薬物療法を支える　適切な支持療法薬の選択により患者のQOLを高める、南山堂、2010
23）倉辻羊子：がん患者の消化器症状マネジメント（Vol.13 No.2）　嘔気・嘔吐の薬物療法：制吐薬の薬理作用と特徴、南江堂、2008
24）橋本堅治、勝俣範之：がん患者の消化器症状マネジメント（Vol.13 No.2）　抗がん剤治療に伴う消化器症状の特徴と問題点、南江堂、2008
25）米本加奈子：外来看護　2011　4・5月号　血管痛・静脈炎の原因と対応・血管外漏出との判別、日総研、2011
26）師井洋一：外来癌化学療法　2011年2月号（Vol.2 No.1）副作用対策のコツとピットフォール　血管外漏出、メディカルレビュー社、2011
27）小野寺綾子、陣田泰子監修　新看護観察のキーポイントシリーズ　成人内科Ⅲ、中央法規、2011
28）坪井香：がん看護・緩和ケア、血液のがん、中央法規、2010
29）坪井香：新看護観察のキーポイントシリーズ　成人内科Ⅲ、血液・造血器疾患をもつ患者の看護、中央法規、2011
30）癌治治療学会：制吐薬適正使用ガイドライン2015 10月［第2版］、金原出版
31）島田知子：悪心・嘔吐、プロフェッショナルがんナーシング 2015　VOL5　No.4
32）下川元継：日本におけるがん化学療法に伴う悪心・嘔吐の予防的制吐療法に関する研究紹介、医学のあゆみ 2015 VOL254　No9
33）松浦一生ほか：副腎皮質ステロイドホルモンのコンセンサスとコントラバーシー がん化学療法による悪心・嘔吐　薬局 2015　VOL66　N0.5
34）足利幸乃：がん化学療法による悪心マネジメントにおけるアプレピタントとホスアプレピタントの位置づけを看護の視点から考える、がん看護19巻3号、2014Mar/Apr
35）足利幸乃：看護の視点からみる「制吐薬適正使用ガイドライン2015年10月第2版」のポイントと患者向け察しの在り方への考察、がん看護21巻3号、2016Mar/Apr
36）辻村秀樹ら：がん患者の栄養管理　化学療法時の食欲低下対策　癌と化学療法　第44巻　第10号　2014年10月
37）佐藤由美ほか：がん化学療法時における食事の工夫　臨床栄養VOL125NO.I　2014.7
38）伊藤善規編：エビデンスに基づくがん化学療法制吐対策　国際ガイドラインとの比較を交えた岐阜大学病院の取り組み、医薬ジャーナル社
39）プロフェッショナルがんナーシング　2017 vol.7 no.6(562)
40）岡元るみ子・佐々木常雄：改訂版がん化学療法副作用対策ハンドブック、羊土社、2016年
41）リンパ浮腫の治療とケア第2版 小川佳宏，佐藤佳代子　医学書院 2010年
42）増島麻里子：病棟・外来から始めるリンパ浮腫予防指導、医学書院、2012年
43）近藤敬子、山本香奈恵、松尾里香、佐藤佳代子：新装版はじめの一歩！ナースができるベッドサイドのリンパ浮腫ケア、日本看護協会出版会、2016年

PART 5

診療報酬・社会資源

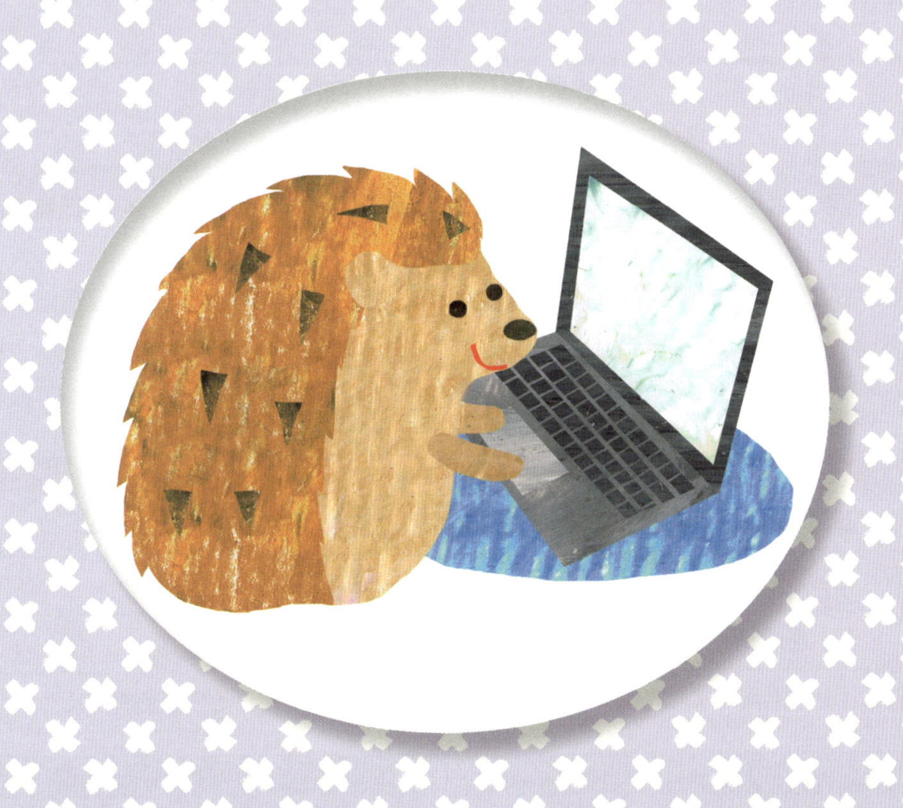

がんの治療体制

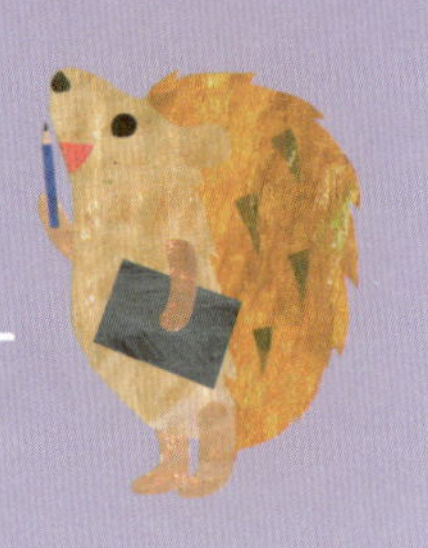

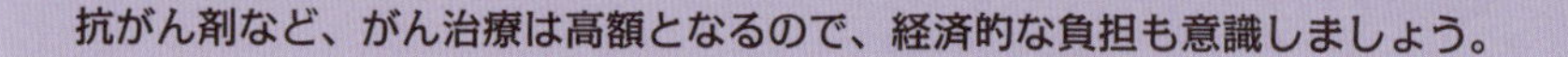

抗がん剤など、がん治療は高額となるので、経済的な負担も意識しましょう。

医療保険制度とは

日本の医療保険は、「国民皆保険制度」

日本国民は憲法25条によって、「だれもが健康で文化的な最低限度の生活を営む権利」を保障されています。このため、日本は世界でも誇れる「国民皆保険制度」になっています。

皆保険とは、加入者が収入に応じて保険料を出し合い、そこから医療費を支出するしくみのことをいいます。

日本ではすべての人が加入することになっています。生活保護を受けていない人、および外国人登録を行っていて日本に1年以上滞在する人についても、何らかの健康保険に加入することになっています。

医療保険制度の種類

「医療保険」「退職者医療」「老人医療」の3種類がある

医療保険制度は、職域・地域、年齢（高齢・老齢）に応じて「**医療保険**」「**退職者医療**」「**老人医療**」の3つに分類されています。

医療保険は「職域保険」と「地域保険」とに大きく分けられ、保険の種類によって、自己負担の金額が異なります。

カルテの表紙などに健康保険の種類が記載されていますので、確認しましょう。

職域保険	
政府管掌健康保険	大企業で働く従業員と扶養家族
組合管掌健康保険	中小企業などの従業員と扶養家族
船員保険	船員とその扶養家族
各種共済保険	公務員や私学の教職員などとその扶養家族

地域保険	
国民健康保険	職域保険に加入していない人

退職者医療	
国民健康保険	厚生年金保険などに一定期間加入し、 老齢年金給付を受けている75歳未満などの人

老人医療	
老人保険	医療保険制度の加入者（被保険者・被扶養者）

医療保険制度は、医療費の増加に伴い、年々変化しています。そのつど、厚生労働省のホームページなどで確認しましょう。

＊厚生労働省ホームーページ：
http://www.mhlw.go.jp/seisakunitsuite/bunya/kenkou_iryou/iryouhoken/

保険点数とは

「保険点数」とは「診療報酬点数」のことで、医療行為の値段のこと

実施された医療サービスには保険点数が定められており、**1点につき10円**で計算されています。

サラリーマンの場合、**合計金額（保険点数×10円）**のうちの3割が患者さんの自己負担で、残りの7割は患者さんが加入している健康保険組合から支払われます。

患者負担額の計算式

点数×負担割合＝負担金徴収額（10円未満は四捨五入）

医療費の自己負担割合

病院で支払う医療費の自己負担割合は、年齢によって下記のように変わります。

医療費については、各施設の医事経営課で相談にのってもらえます。

義務教育就学前 (6歳に達する日以降の最初の3月31日まで)	2割負担
小学校入学以後70歳未満	3割負担
70歳以上75歳未満：一般	1割負担
75歳以上：一定額以上の所得者	3割負担

5 診療報酬・社会資源 がんの治療体制

がんに関する診療報酬

診療報酬は、政策の流れに関係していますので、社会の動向に意識を向けるとより理解できるでしょう。

2018 年 9 月現在

診療報酬の改定っていつ行われるの？

基本的に２年に一度、物価や人件費などの動向の変化に伴い、診療報酬の改定を行っている

最近では、2018 年に診療報酬改定が行われました。その中でがんの治療体制や連携に関する評価について紹介します。

特に、2018 年度の改定は、団塊の世代がすべて 75 歳以上の高齢者となる 2025 年に向けた筋道を示す、実質的に最後の診療報酬と介護報酬の同時改定です。今回の改定では、医療機能の分化・強化、連携や医療と介護の役割分担と切れ目のない連携が重要視されています。

改訂項目一覧（2018 年）

●がん診療連携拠点病院加算 ……………………………… 500 点

［要件］キャンサーボードを設置していること。キャンサーボードに看護師や薬剤師などの関係職種が関与していること。

外来化学療法加算 A

❶ 15 歳以上 ……………………………… 600 点

❷ 15 歳未満 ……………………………… 820 点

外来化学療法加算 B

❸ 15 歳以上 ……………………………… 450 点

❹ 15 歳未満 ……………………………… 670 点

●放射線治療病室管理加算 ……………………………… 2500 点

キャンサーボード

手術、放射線療法および化学療法に携われる専門的な知識、および技能を有する医師、その他の専門医師、医療スタッフなどが参集し、がん患者の症状、状態、治療方針などを意見交換･共有･検討･確認などするためのカンファレンスのことをいいます。

●がん患者指導管理料

イ　医師が看護師と共同して診療方針等について話し合い、その内容を文書等により提供した場合 …… 500点

ロ　医師又は看護師が心理的不安を軽減するための面接を行った場合 …… 200点

ハ　医師又は薬剤師が抗悪性腫瘍（しゅよう）剤の投薬又は注射の必要性について文書により説明を行った場合 …… 200点

●緩和ケア診療加算 …… 390点

●がん性疼痛（とうつう）緩和指導管理料 …… 200点

●がん患者リハビリテーション料 …… 205点/単位

＊2010年から加わった項目です。今後は、がんに対するリハビリテーションが活発になると思われます。また、理学療法士、作業療法士、言語療法士の中から2人を配置することや、100m² 以上のリハビリテーション室と必要な機器があることなど、複数の要件があります。

●リンパ浮腫（ふしゅ）指導管理料 …… 100点（外来への拡大あり）

●がん治療連携計画策定料（計画策定病院） …… 750点

＊がんの診療連携拠点病院などが、がんと診断された患者さんに対して、がんの地域連携クリニカルパスにより運用した場合に算定します。

●がん治療連携指導料（連携医療機関） …… 300点　情報提供時

＊連携医療機関は、がんの地域連携クリニカルパスに基づく診療を行い、計画策定病院に対し、患者さんの診療情報を提供した場合に算定します。

基本的には2年に1度の改定なので、次の診療報酬改定は、2020年になります。

加算がどのような分野に付くのかが、今後の日本の動向を示していますので、改訂した年には、変更内容を確認してみましょう。

がん患者リハビリテーション

まずは対象となる患者さんに、がんの種類やがんに対して行う治療、およびそれに伴って発生する副作用、または障害などについて十分な配慮を行います。そのうえで、がんやがんの治療により生じた疼痛（とうつう）、筋力低下、障害などに対して、二次的障害を予防し、運動器の低下や生活機能の低下を予防・改善することを目的として、種々の運動療法、実用歩行訓練、日常生活活動訓練などを行うことをいいます。

地域連携クリニカルパス

すべての医療機関が、患者さんの診療計画や検査結果、治療結果などの情報を共有して診療を継続するためのツールで、患者さんも安心して医療を受けることができるものです。
例えば、脳梗塞（こうそく）などを発症した際は、急性期病院から回復期病院を経て、早期に自宅に帰れるような診療計画を作成します。

抗がん剤治療の入院費用

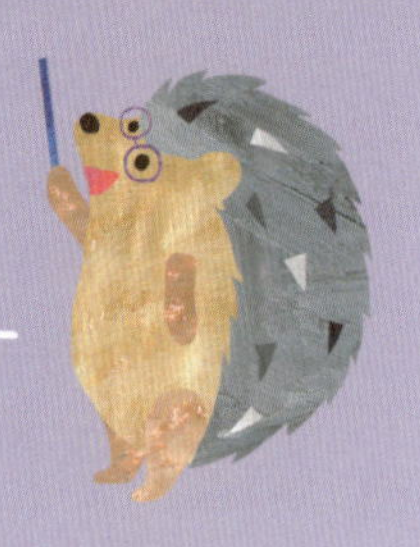

診療報酬の請求方法は、出来高とDPCの2種類があります。

出来高とDPC

2種類の診療報酬請求の方法があり、病院によっても異なる

レセプト：診療報酬請求書の明細書

出来高 細分化された医療行為ごとに点数を設定し、合算する方法。

DPC 入院患者の治療に要した診療報酬が、疾病(しっぺい)に定まった額で支払われる方式。平均入院日数を超えると減額されるため、入院期間の調整が必要です。

[事例Aさんの場合／61歳、女性]
病名：子宮頸(けい)がん　　入院期間：7日間
治療：化学療法（イホマイド+アクプラ）

出来高の場合

＊医学管理料（指導料等）
・薬剤指導管理料　380点
・悪性腫瘍(しゅよう)特異物質治療管理料　400点
＊投薬料（入院処方、退院時処方）　1,283点
＊注射料（化学療法薬剤）　11,674点
＊診断／検査料
810点
＊入院料（加算等含む）
13,466点

合計請求額
28,013点（280,130円）
食事代　18回分　11,870円

自己負担額3割
84,040円+8,280円

計　92,320円

DPCの場合

＊DPCに必要な条件で評価
病名・入院期間・治療内容などに自施設の医療機関別係数を入れ込み請求額を算出する
30,632点
＊医学管理料（指導料等）
・薬剤指導管理料　380点
・悪性腫瘍特異物質治療管理料　400点
＊退院時投薬　98点
＊無菌製剤処理料　900点（180点×5日）
※その他（療養環境加算、入退院支援加算1等）
775点

合計請求額
33,185点（331,850円）
食事代　18回分　11,870円

自己負担額3割
99,550円+8,280円

計　107,830円

この事例では、出来高のほうが値段が安くなりましたが、患者さん自身が出来高かDPCかを選ぶことはできません。診療報酬で決まっているためです。

この事例とは反対に、出来高のほうが高くなる場合もあります。病院経営上、DPCの請求額以上の値段になった場合は、病院がその分を負担することになってしまいます。

CT、MRIなど高額の検査は、できるだけ外来で行うのが一般的です。

また、クリニカルパスを導入して、時間や治療の無駄を省き、患者さんにもわかりやすい安心した入院生活が送れるようにすることが必要です。

抗がん剤や検査のコスト

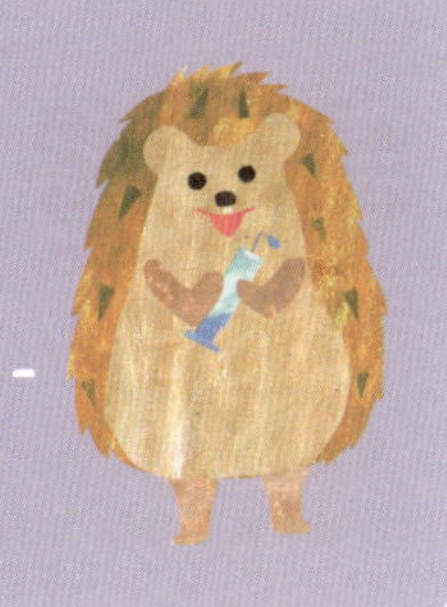

主な抗がん剤でかかるコストは次のようになります。

主なコスト例

注射の価格			
	先発薬	後発薬	差額
タキソール 30mg	7,310円	5,391円	-1,919円
タキソール 100mg	22,071円	15,534円	-6,537円
パラプチン 150mg	11,756円	7,786円	-3,970円
パラプチン 450mg	29,483円	19,316円	-10,167円

検査代金	
心電図	1,300円
胸部単純撮影	2,870円
血液検査	3,260円
(末血・生化学I 10項目 採血料・判断料)	
CT単純 64例以上	11,200円+ 診断料など6,300円
MRI単純 1.5テスラ	14,500円+ 診断料など6,300円

分子標的治療薬	
注射	価格
ハーセプチン注150mg	57,289円
ハーセプチン注60mg	24,469円
リツキサン注50mg	213,815円
リツキサン注10mg	43,641円
アバスチン注100mg	41,738円
アバスチン注400mg	158,942円

分子標的治療薬	
内服	価格
イレッサ錠250mg	6,712円
タルセバ錠25mg	1,978円
タルセバ錠100mg	7,272円
タルセバ錠150mg	10,642円
グリベック錠100mg	2,465円
ネクサバール錠200mg	4,677円

column 抗がん剤を選ぶポイントは？

最近は、分子標的薬も治療に多く使われています。

治療を選ぶといっても高額な薬剤が多いため、薬剤の価格も情報として患者さんや家族に提供する必要があります。そのためにも、医療者は薬剤価格を知っておくことが大切です。

また、医療費のことは、自施設の医事経営課に相談にのってもらうとよいでしょう。

高額療養費制度

高額療養費制度とは、医療機関や薬局の窓口で支払った額が同月で上限額を超えた場合に、その超えた金額を支給する制度です。

社会資源

化学療法を行う患者さんの経済的、社会的支援を支える

化学療法を行う患者さんにとって、治療費がどのくらいかかるかというのは大きな問題です。

そこで、高額になる治療費を助成する制度があります。身体的、精神的なケアと同時に、経済的、社会的な支援も重要です。ここでは、その支えとなる社会資源を取り上げました。詳しい制度の内容や申請方法については、病院にいるメディカルソーシャルワーカーや役所の担当課に確認してみましょう。

治療費を助成する高額療養費制度

高額に支払った医療費が、手続きをすることで戻ってくる

私たちは、医療保険に加入し、保険証を使うことによって、一部負担金を支払うだけで治療を受けることができます。

しかし、難易度の高い手術を受けたり、長期にわたって治療が継続したりすると、治療費が高額になり、支払いが困難になることがあります。

このようなとき、高額療養費制度を利用することで、高額に支払った医療費が戻ってきます。ただし制度の利用には手続きが必要で、払い戻されるまでに２～３か月程度かかります。払い戻しがされるまでの間の２～３か月の支払いができない人のためには、事前に手続きをすることで、自己負担限度額だけを医療機関の会計窓口で支払うしくみもあります。

詳しくは「入院する場合で医療費が高額になる場合」「外来で医療費が高額になる場合」（➔p268）を参照してください。

高額療養費制度の対象者

健康保険証を持っていて、医療費の合計が自己負担限度額を超えた場合

健康保険証を持っている人（ただし、保険料の未納があると利用できない場合もある）で、同月に同じ医療機関で支払った医療費の合計が、自己負担限度額を超えた場合です。

高額療養費を算定する際のひと月の自己負担限度額は、次の表のとおりです。所得に応じて、「**上位所得者**」「**一般所得者**」「**低所得者**」の３段階に分かれています。

自己負担限度額（70歳未満の方）

2018年７月現在

所得者種類	所得目安	月単位の上限額	多数該当
上位所得者 自己負担３割	標準報酬額月額 83万円以上	252,600円＋（医療費ー842,000円）×１％	140,100円
	標準上位所得者額月額 53～83万円	167,400円＋（医療費ー558,000円）×１％	93,000円
一般所得者 自己負担３割	標準報酬額月額 28万～53万円	80,100円＋（医療費ー267,000円）×１％	44,400円
	標準報酬額月額 28万円以下	57,600円	44,400円
低所得者 自己負担３割	住民税非課税世帯	35,400円	24,600円

厚生労働省ホームページより一部変更して引用
http://www.mhlw.go.jp/bunya/iryouhoken/iryouhoken13/dl/100714a.pdf

＊自己負担限度額は、保険組合によって異なる場合があるので、加入する健康保険組合、市区町村などにお尋ねください。

自己負担限度額（70歳以上の方）

2018年７月現在

所得者種類	所得目安	月単位の上限額	
		外来（個人ごと）	入院（世帯ごと）
現役並み所得者 自己負担３割	年収約370万円以上	57,600円	80,100円＋（医療費ー267,000円）×１％
一般所得者 自己負担１～２割	年収156～370万円	14,000円 （年間上限14.4万円）	57,600円
低所得者 自己負担１～２割	Ⅱ（住民税非課税、年金収入80,～160万円）	8,000円	24,600円
	Ⅰ（住民税非課税、年金収入80万円以下）		15,000円

厚生労働省ホームページより一部変更して引用
http://www.mhlw.go.jp/bunya/iryouhoken/iryouhoken13/dl/100714a.pdf

＊（　）内の金額は、過去12か月以内に４回以上高額療養費の支給があった場合の４回目以降の自己負担限度額

入院する場合で医療費が高額になる場合

「限度額適用認定証」を用意して先に医療機関に提示することで、支払いを自己負担限度ですませられる

入院、外来であらかじめ医療費が高額になることが予測される場合には「**限度額適用認定証**」を取得しましょう。「限度額適用認定証」を医療機関に提示することで窓口での支払いを自己負担限度額ですますことができます。

限度額認定証の申請方法

70 歳未満の方は、自分の加入する保険組合で交付を受けましょう。申請方法は加入する保険組合によって異なります。健康保険証に保険組合が記載されていますので、そちらで確認してください。

70 歳以上の方は申請の必要はありませんが、住民税非課税の方は対象となるため保険組合に確認して交付を受けましょう。

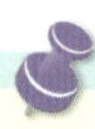

高額療養費制度を利用する際の注意事項

- 高額療養費の対象となる負担額は、健康保険の範囲内、つまり、療養の給付、家族療養費などです。
- 保険給付以外の費用（先進医療、差額ベッド、食事代）などは対象外となります。
- 申請期限は診療月の翌月の初日から 2 年となります。
- 同じ世帯で、直近 12 か月間に高額療養費の支給回数が 4 回以上となったときを多数該当といい、4 回目から自己負担限度額は自動的に軽減されます。

外来で医療費が高額になる場合

通院でも自己負担限度額を超えていれば制度を利用できる

患者さんの中には、入院をしないと「高額療養費」制度を利用することができないと思っている人も少なくありません。

医療費が高額になるときは、限度額認定証を申請していると安心です。

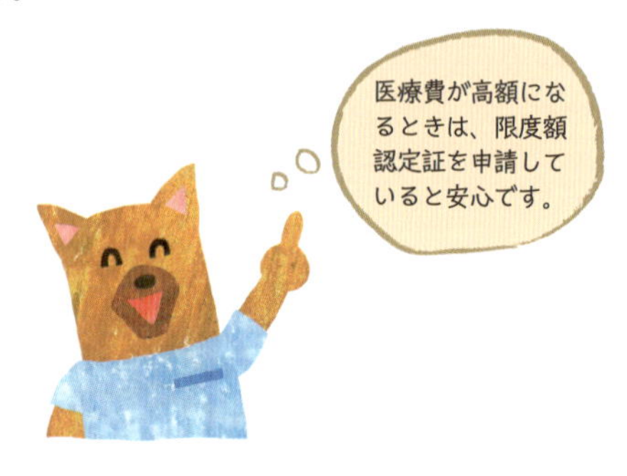

しかし、高額療養費制度は、通院する場合でも自己負担限度額を超えていれば払い戻しを受けることができます。必要な手続きを、加入している保険組合に確認をしてもらいましょう。

外来でも限度額認定証の利用は可能です。外来で医療費が高額になりそうな場合は、申請をしてもらいましょう。

医療費と介護サービス費が高額になった場合

医療保険と介護保険の両方の合算で、「高額介護合算療養費」として払い戻される

高額介護合算療養費

これまで自己負担限度額が高額になった場合、医療保険では「高額療養費」として、介護保険では「高額介護サービス費」として、限度額を超えた分がまったく別々に払い戻されていました。

2008年4月からは、両方の自己負担限度額を合計した額が年額で一定額を超えた場合、超えた分が「高額介護合算療養費」として払い戻されることになりました。

対象者

毎年8月から1年間に支払った「介護保険」と「医療保険」の自己負担額を超えた世帯（高額療養費、高額介護サービス費を控除して計算を行う）。

申請方法

申請方法は、保険者それぞれ異なるため確認が必要です。医療費、介護サービス費の領収書が必要な場合があります。

column　限度額認定証の手続きをしたことで入院費を心配せずに治療にのぞめた

悪性リンパ腫（しゅ）の治療のため、入院することになったAさん（50歳、男性）の例です。

医師から「高額の抗がん剤を使います」といわれ、入院の費用を心配していました。しかし、限度額認定証の手続きを行ったことで、入院費用の予測がつき、安心して治療にのぞむことができました。

治療費の不安の多い患者さんには、受ける治療内容だけでなく、社会的バックアップの情報を提供するのも看護師の仕事です。

医療費控除

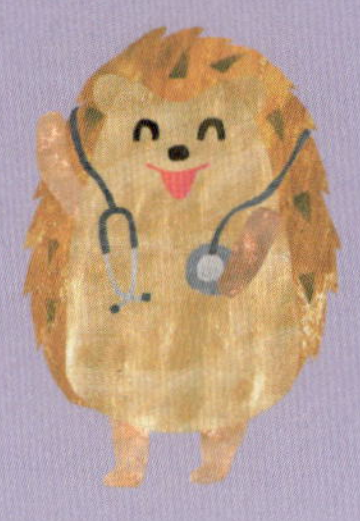

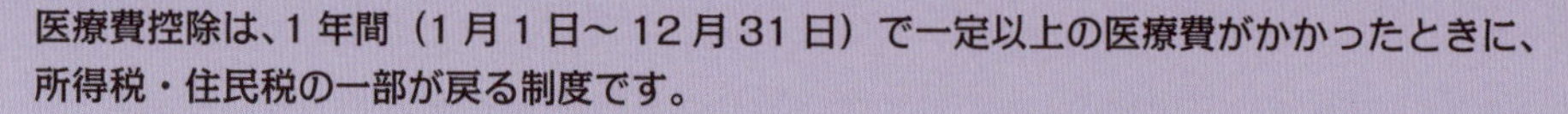

医療費控除は、1 年間（1 月 1 日～ 12 月 31 日）で一定以上の医療費がかかったときに、所得税・住民税の一部が戻る制度です。

医療費控除とは

1 年間で一定以上の医療費がかかった場合に、所得税・住民税の一部が戻る制度

医療費控除で戻る額は、医療費自己負担額の 10%が目安です。これは、税金の状況によって異なる場合があります。

対象者

生計を同じにする親族が、前年（1 月 1 日～ 12 月 31 日）に支払った医療費自己負担額の総額が、10 万円を超えた場合。

申請期間

所得税の確定申告期間は、毎年 2 月 16 日から 3 月 15 日の 1 か月と決まっています。ただし、還付申告（医療費控除を含む）については、年が変われぱいつでもできることになっています。また、5 年前までさかのぼって申告できます。

申請方法

確定申告書、源泉徴収票（給与所得のある方）、領収書を持って管轄の税務署にて申告を行います。

対象となるもの

- 医師、歯科医師による診療費、治療費
- 通院のための交通費、入院中の部屋代や食事代、医療費器具の購入代やレンタル料で通常必要なもの

＊その他にも対象となるもの、ならないものがあります。管轄の税務署が窓口になります。

生計を同じにする親族

ひとつ屋根の下に住んでいる家族をさすことが多いです。共働き夫婦で、別々に税金を支払っていても、夫婦いずれかにまとめて申告できます。

通院のための交通費

電車、バスなどの公共交通機関が対象になります。タクシー、マイカーのガソリン代は対象外です。

傷病手当金

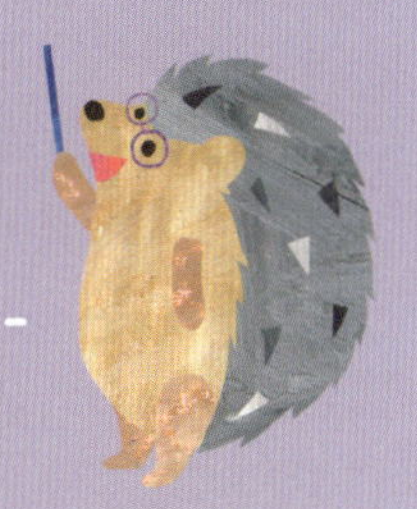

健康保険の被保険者には、病気やケガのために働けなくなったときの保障として「傷病手当金」の給付があります。

傷病手当金とは

病気やケガで働けなくなったときの保障

病気やケガにより会社に行けないことで、給料の支払いがないときには、この傷病手当金が役立ちます。

対象者

以下にあげる5つの条件を満たしていることが条件となります。

❶業務外の疾病または負傷による療養中であること。
仕事中や通勤途上の理由の場合は、労災保険給付の対象になります。

❷仕事につけないこと。

❸ 4日以上、仕事を休むこと。
傷病手当金は、仕事を休んだ日から3日間の「待機期間」のあと4日目から支給されます。この待機期間は、休んだ日が3日間続いていることをいいます。したがって2日休んで1日出勤し、また1日休んだというときは、休みが続いていないため待機とは認められません。

待機期間の「待機3日間」の考え方

1	2	3	4	5	6	7
8	9	10	11	12	13	14
15	16	17	18	19	20	21
22	23	24	25	26	27	28
29	30	31			=休み	

待機期間とは認められない

1	2	3	4	5	6	7
8 ★	9 ★	10 ★	11	12	13	14
15	16	17	18	19	20	21
22	23	24	25	26	27	28
29	30	31			=休み	

待機期間完成（休の4日目から支給）
＊8～9日が3日連続で休みで待機期間完成。
12日から傷病手当金が支給される。

1	2	3	4	5	6	7
8	9	10	11 ★	12 ★	13 ★	14
15	16	17	18	19	20	21
22	23	24	25	26	27	28
29	30	31			=休み	

待機期間完成（休の4日目から支給）
＊11～13日が3日連続で休みなので待機期間完成。
14日から傷病手当金が支給される。

❹給料の支払いがないこと。

傷病手当金は、給料などの支払いがあるときは支給されません。ですから、有給休暇を使って休んでいる間は支給されません。ただし、給料が支払われていても、その額が傷病手当金の額よりも少ないときは、その差額分が傷病手当金として支給されます。

❺社会保険に加入していること。

国民健康保険には、傷病手当金の制度がありません。そのため、病気のために仕事を休んでも傷病手当金は支給されません。

傷病手当て金の支給期間

傷病手当金を受給できる期間は、同一の病気やケガについて、治療を受け始めてから１年６か月間です。

これは、１年６か月分（支給の実日数）もらえるということではなく、支給を受け始めてから１年６か月経てば、その間の出勤・欠勤日数に関係なく、その病気やケガについての傷病手当金は打ち切りになるということです。

傷病手当て金の金額

傷病手当金の額は、１日につき、標準報酬日額の３分の２相当額です。

column　会社で手続きした傷病手当金のおかげで治療を継続できた

社会保険に加入しているＢさん（45歳、男性）の例です。

大腸がんの抗がん剤治療で会社を休まなければならず、生活費の心配をしていました。

そこで、メディカルソーシャルワーカーから、傷病手当金の説明を聞いて、会社で手続きを行いました。収入は減りましたが、一定の収入を確保することができ、抗がん剤治療を継続することができました。

こうした点からも看護師は、日ごろからソーシャルワーカーとの連携をとるように心がけましょう。

介護保険制度

介護が必要になったときに利用することができる制度です。

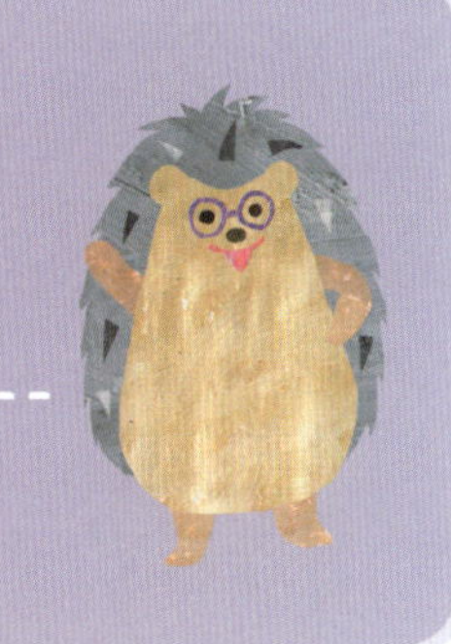

介護保険制度とは

介護が必要になったときに介護サービスを利用できる

介護保険制度とは、介護が必要になったときに、介護サービスを利用することができる制度です。介護保険の被保険者は、65 歳以上の第 1 号被保険者と、40 歳以上 65 歳未満の医療保険加入者の第 2 被保険者となっています。

対象者

第 1 号被保険者：原因を問わず介護が必要な状態になれば給付の対象となります。
第 2 被保険者：「特定疾病」が原因で要介護状態になれば、給付の対象となります。

特定疾病	
筋萎縮性側索硬化症（ALS）	後縦靭帯骨化症
初老期における認知症（アルツハイマー、血管性認知症、レビー小体など）	多系統萎縮症（線条体黒質変性症、シャイ・ドレーガー症候群、オリーブ橋小脳萎縮症）
骨折を伴う骨粗鬆症	脊髄小脳変性症
脊柱管狭窄症	早老症（ウェルナー症候群など）
糖尿病神経障害、糖尿病腎症、糖尿病網膜症	進行性核上性麻痺、大脳皮質基底核変性症およびパーキンソン病
脳血管疾患（脳出血、脳梗塞など）	閉塞性動脈硬化症
両側の膝関節または股関節に著しい変形を伴う変形性関節症	慢性閉塞性肺疾患（肺気腫、慢性気管支炎、気管支喘息、びまん性汎細気管支炎など）
関節リウマチ	末期がん

介護が必要になったとき

＊食事、排泄、入浴、移動などに介助が必要。
＊身の回りのことを手伝ってくれる人がいないなど。

申請方法

介護保険サービスを受けるには、本人または家族が市町村に対して認定申請を行い、要介護認定を受ける必要があります。
介護保険の申請は、市役所もしくは区役所の介護保険課または、担当区の地域包括支援センターで行うことができます。
申請後、要介護認定の判定が必要となり、判定員が調査を行います。その次に、主治医の意見書と認定調査の結果を参考に判定を行います。その結果、要介護認定の区分が決定します。
第２被保険者は、「特定疾病」が原因で要介護状態になれば、給付の対象となります。

サービス内容

介護保険で利用できるサービスは、大きく分けて訪問系サービス、通所系サービス、短期滞在型サービス、施設サービス、地域密着型サービスの５つです。
要介護度（要支援１～２、要介護１～５）によって受けられるサービスの内容が制限されます。サービス利用料は、１割の自己負担（65歳以上で所得のある方は２割負担）です。ケアマネージャーが、利用者本人や家族からニーズを聞き取り、給付費内でケアプランを作成します。ケアマネージャーとは、ケアプランを作成する職種を指します。

2018年７月現在

介護保険で受けられる主なサービス（要介護１～５の人対象）

在宅サービス		
居宅サービス	訪問介護	ホームヘルパーが家庭を訪問し、身体介護や家事の援助を行います。
	訪問看護	看護師が医師の訪問看護指示書のもと家庭を訪問し、療養上の看護を行います。
	訪問入浴	浴槽を積んだ入浴車で家庭を訪問し、入浴の介護を行います。
	訪問リハビリテーション	理学療法士などが家庭を訪問し、リハビリテーションを行います。
通所サービス	通所介護（デイサービス）	日帰り介護施設で入浴や、食事のサービス、レクリエーションなどで機能訓練を行います。
	通所リハビリテーション（デイケア）	日帰り介護施設で、食事のサービスやリハビリテーションを行います。

短期滞在型サービス	短期入所生活介護（ショートステイ）	短期入所施設、特別養護老人ホーム等に短期入所し、入浴、排泄、食事等の日常生活の世話や機能訓練を受けることができます。
その他	福祉用具貸与	車いす、歩行補助杖などを１割負担で貸してくれます。
	住宅改修費支給	手すりの取り付けなど１人１住宅につき支給限度額 20 万円で、そのうち１割が利用者負担となります。

施設サービス	
介護老人福祉施設	常時介護を必要とし、自宅で生活することが困難な寝たきりや認知症の方に対して介護を行います。
介護老人保健施設	症状が安定した状態にあり、リハビリテーションや介護が必要な方に対し、機能訓練や日常生活への支援を行います。
介護療養型医療施設	長期にわたって療養が必要な方に対し、医学的管理のもとで医療を行います。 ＊平成 30 年度末に廃止方向となり、介護医療病院へ移行予定

地域密着型サービス	
看護小規模多機能型居宅介護	「通い」が中心ですが「訪問」「泊まり」を随時組み合わせたサービスの提供を行います。
認知症対応型共同生活介護（グループホーム）	認知症の高齢者が、スタッフの介護のもと少人数で共同生活を行います。
定期巡回・随時対応型訪問介護看護	訪問介護や訪問看護を定期巡回、または必要なときに受けるサービス。

column 抗がん剤治療でつらくなってきた家事を介護サービスで

化学療法中のＣさん（82 歳、女性）の例です。

一人暮らしですが、抗がん剤治療によって体力が低下し、家事を行うことがつらくなってきました。そこで、役所で介護保険を申請し、訪問介護のサービスを使うことにしたのです。介護保険を利用するにあたっては、本人がどういった点で困っているのかをきちんとアセスメントし、サービスにつなげていくことが大切になります。早めの対応が、患者さんにとっても医療側にとっても重要です。

その他の制度

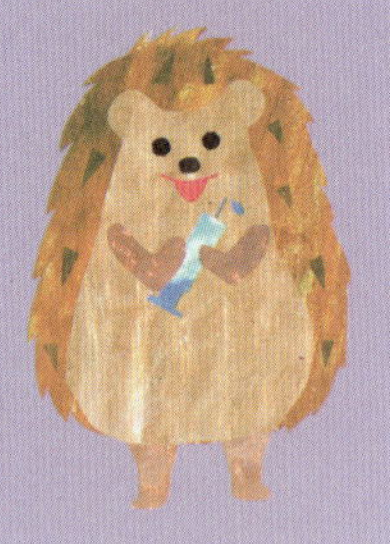

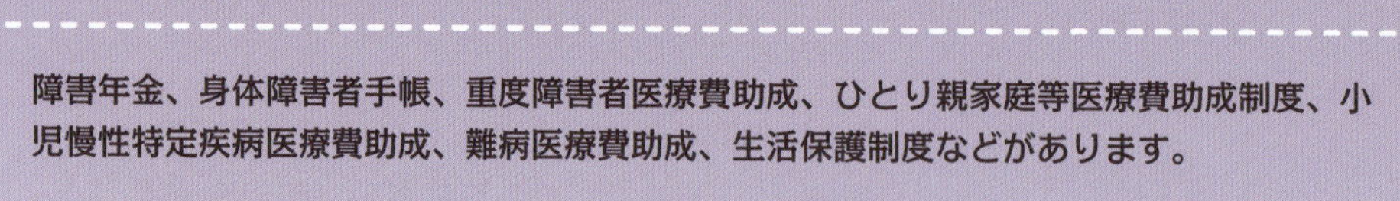

障害年金、身体障害者手帳、重度障害者医療費助成、ひとり親家庭等医療費助成制度、小児慢性特定疾病医療費助成、難病医療費助成、生活保護制度などがあります。

障害年金（障害基礎年金、障害厚生年金、障害共済年金）

病気などで重度の障害が残った65歳未満の人に、年金を支給する制度

日常生活で介助が不可欠だったり、生活や仕事に著しい制限を受ける状態になった場合に受給できることがあります。

対象者

65歳未満で年金の加入中に障害を負っていること、保険料納付期間を一定期間納めていることなどの要件を満たしている人が対象となります。

担当窓口

障害基礎年金：市区町村役場の国民年金課。
障害厚生年金：現住所を管轄する年金事務所。

身体障害者手帳

身体障害者福祉法に定める程度の障害が残った場合に、申請できる

病気やケガなどにより、身体障害者福祉法に定める程度の障害が残り、日常生活が著しく制限を受ける場合になったときは、申請することができます。

手帳を取得することで、医療費の助成や公共交通機関の運賃の補助などの援助があります。手帳所持者に適用される事業や制度は多種多様であり、市町村によって名称や内容が異なり、障害の種類や程度に応じて適用も異なります。担当窓口に問い合わせるよう伝えましょう。

受けられるサービス	
重度心身障害者医療費助成	補装具の公布と修理
住宅改造費の助成	公共交通機関運賃の割引など

対象者

身体障害者手帳程度等級表に該当し、身体に永続する障害が残る人（18歳未満も含む）が対象となります。

担当窓口

居住地の市町村障害担当課、または福祉事務所。
＊必要書類（申請書や指定医師の診断書など）を提出し、申請を行う必要があります。

重度障害者医療費助成

重度障害者の医療費の一部負担金を助成する制度

重度障害者の医療費の一部負担金は原則無料となっていますが、市町村によっては、発生することがあります。

対象者

各都道府県や市町村によって、利用できる人の範囲は異なります。対象者には「医療証」が発行され、保健診療による医療費の一部負担金が助成されます（ただし、入院の差額ベッド代や食事代などは対象外）。また、自立支援医療などの公費負担がある場合は、そちらが優先となります。

担当窓口

居住地の市町村障害担当課、または福祉事務所。

ひとり親家庭等医療費助成制度

ひとりで子育てを行っている世帯の医療費を助成する制度

保険診療による医療費の一部負担金が助成されます。入院の差額ベッド代、食事代などの保険外費用は助成対象外となります。

窓口での一部負担金は原則無料ですが、市町村によっては発生する場合があります。また、制度の利用には所得制限（児童扶養基準）を設けている市町村がほとんどです。

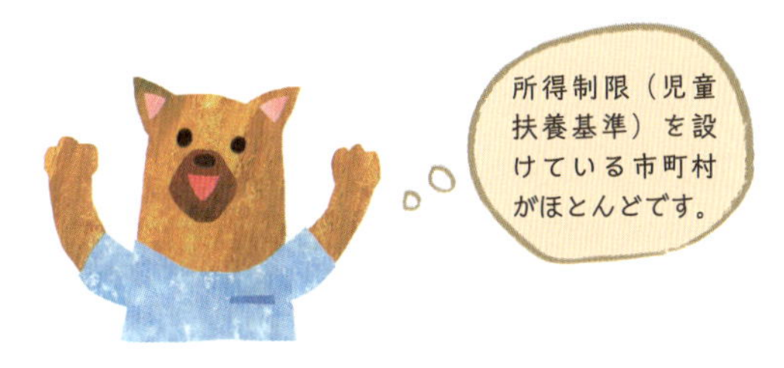

対象者

ひとり親家庭の父母などと、扶養されている児童で満18歳の年度末までの人（児童が一定の障害がある又は定時制高校等に在学している場合は20歳未満まで）が対象となります。収入が一定以上ある世帯には発行されない場合もあります。

担当窓口

市町村のこども家庭課など。

＊申請が必要です。市町村によっては、該当世帯に案内が届く場合もあります。

小児慢性特定疾病医療費助成

患者家庭の医療費負担の軽減と、対象疾患の治療法の研究に役立てるための事業

がんを含む慢性疾患にかかっている子どもの治療にかかった費用を、公費負担で行うことで、患者さん家庭の医療費負担の軽減と、対象疾患の治療法の研究に役立てるための事業となっています。

対象者

18歳未満の児童が対象となる疾患で治療を受け、認定を受けたとき。20歳まで延長できます（18歳以上での新規申請はできません）。

対象となる疾患

悪性新生物、白血病、慢性腎疾患、慢性呼吸器疾患、慢性心疾患、内分泌疾患、膠原（こうげん）病、糖尿病、先天性代謝異常などが対象となります。

担当窓口

居住地の保健所。

＊申請が必要です。医療費負担の軽減については、診断日や入院日からではなく、申請日から適用されるので申請は早急に行ってください。

難病医療費助成

原因不明の特定疾患対象者の医療費を軽減する制度

原因が不明で治療方法が確立されていない難病のうち、特定疾患対象患者の医療費を公費で負担することにより、軽減する制度です。診断日や入院日ではなく、申請日から適用されるので申請は早めにしてください。

対象者

特定疾患に指定されている 331 疾患の病名で治療を受けている人。

担当窓口

居住地の保健所。

＊申請が必要です。医療費負担の軽減は、診断日や入院日からではなく、申請日から適用されるので申請は早急に行ってください。

生活保護制度

生活に困窮しているすべての国民に対して、最低限の生活を保障する制度

生活保護は、生活に困窮しているすべての国民に対して、状況と程度に応じた必要な保護を行い、健康で文化的な最低限度の生活を保障する制度です。

病気で仕事ができない、収入が乏しいといった理由で生活が苦しい場合、あらゆる手段を尽くしても最低限度の生活が維持できないときにはじめて適用されます。

対象者

国民であれば、受給要件を満たせばだれでも利用する権利があります（外国人の場合は、有効な外国人登録証明書が必要です。オーバーステイの場合は利用できません）。

生活費に困り、生活していくことが困難な人、入院費や医療費の支払いが困難な人が対象となり、福祉事務所のケースワーカーが資産状況など調査し、受給の可否が決定します。

担当窓口

居住地の福祉事務所に相談してみましょう。市町村によっては、生活保護課や保健福祉センターで相談を受け付けている場合もあります。

＊保護を受けるには、申請が必要です。

入院中の場合は、
病院か福祉事務所
に連絡することも
できます。

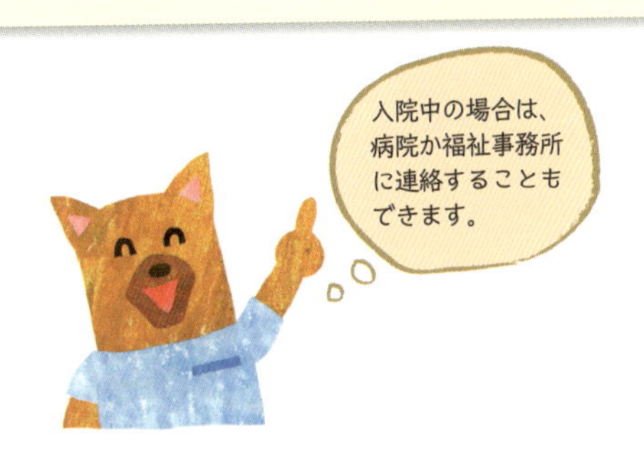

難病の患者に対する医療等に関する法律第５条第１項に規定する指定難病

＊１～110は平成27年１月から、111～306は同年７月から、307～330は平成29年４月から、331は平成30年４月から医療費助成を開始。

番号	病名
1	球脊髄性筋萎縮症
2	筋萎縮性側索硬化症
3	脊髄性筋萎縮症
4	原発性側索硬化症
5	進行性核上性麻痺
6	パーキンソン病
7	大脳皮質基底核変性症
8	ハンチントン病
9	神経有棘赤血球症
10	シャルコー・マリー・トゥース病
11	重症筋無力症
12	先天性筋無力症候群
13	多発性硬化症／視神経脊髄炎
14	慢性炎症性脱髄性多発神経炎／多巣性運動ニューロパチー
15	封入体筋炎
16	クロウ・深瀬症候群
17	多系統萎縮症
18	脊髄小脳変性症（多系統萎縮症を除く）
19	ライソゾーム病
20	副腎白質ジストロフィー
21	ミトコンドリア病
22	もやもや病
23	プリオン病
24	亜急性硬化性全脳炎
25	進行性多巣性白質脳症
26	HTLV-1関連脊髄症
27	特発性基底核石灰化症
28	全身性アミロイドーシス
29	ウルリッヒ病
30	遠位型ミオパチー
31	ベスレムミオパチー
32	自己貪食空胞性ミオパチー
33	シュワルツ・ヤンペル症候群
34	神経線維腫症
35	天疱瘡
36	表皮水疱症
37	膿疱性乾癬（汎発型）
38	スティーヴンス・ジョンソン症候群
39	中毒性表皮壊死症
40	高安動脈炎
41	巨細胞性動脈炎
42	結節性多発動脈炎
43	顕微鏡的多発血管炎
44	多発血管炎性肉芽腫症

番号	病名
45	好酸球性多発血管炎性肉芽腫症
46	悪性関節リウマチ
47	バージャー病
48	原発性抗リン脂質抗体症候群
49	全身性エリテマトーデス
50	皮膚筋炎／多発性筋炎
51	全身性強皮症
52	混合性結合組織病
53	シェーグレン症候群
54	成人スチル病
55	再発性多発軟骨炎
56	ベーチェット病
57	特発性拡張型心筋症
58	肥大型心筋症
59	拘束型心筋症
60	再生不良性貧血
61	自己免疫性溶血性貧血
62	発作性夜間ヘモグロビン尿症
63	特発性血小板減少性紫斑病
64	血栓性血小板減少性紫斑病
65	原発性免疫不全症候群
66	IgA腎症
67	多発性嚢胞腎
68	黄色靱帯骨化症
69	後縦靱帯骨化症
70	広範脊柱管狭窄症
71	特発性大腿骨頭壊死症
72	下垂体性ADH分泌異常症
73	下垂体性TSH分泌亢進症
74	下垂体性PRL分泌亢進症
75	クッシング病
76	下垂体性ゴナドトロピン分泌亢進症
77	下垂体性成長ホルモン分泌亢進症
78	下垂体前葉機能低下症
79	家族性高コレステロール血症（ホモ接合体）
80	甲状腺ホルモン不応症
81	先天性副腎皮質酵素欠損症
82	先天性副腎低形成症
83	アジソン病
84	サルコイドーシス
85	特発性間質性肺炎
86	肺動脈性肺高血圧症
87	肺静脈閉塞症／肺毛細血管腫症
88	慢性血栓塞栓性肺高血圧症
89	リンパ脈管筋腫症

番号	病名
90	網膜色素変性症
91	バッド・キアリ症候群
92	特発性門脈圧亢進症
93	原発性胆汁性胆管炎
94	原発性硬化性胆管炎
95	自己免疫性肝炎
96	クローン病
97	潰瘍性大腸炎
98	好酸球性消化管疾患
99	慢性特発性偽性腸閉塞症
100	巨大膀胱短小結腸腸管蠕動不全症
101	腸管神経節細胞僅少症
102	ルビンシュタイン・テイビ症候群
103	CFC症候群
104	コステロ症候群
105	チャージ症候群
106	クリオピリン関連周期熱症候群
107	若年性特発性関節炎
108	TNF受容体関連周期性症候群
109	非典型溶血性尿毒症症候群
110	ブラウ症候群
111	先天性ミオパチー
112	マリネスコ・シェーグレン症候群
113	筋ジストロフィー
114	非ジストロフィー性ミオトニー症候群
115	遺伝性周期性四肢麻痺
116	アトピー性脊髄炎
117	脊髄空洞症
118	脊髄髄膜瘤
119	アイザックス症候群
120	遺伝性ジストニア
121	神経フェリチン症
122	脳表ヘモジデリン沈着症
123	禿頭と変形性脊椎症を伴う常染色体劣性白質脳症
124	皮質下梗塞と白質脳症を伴う常染色体優性脳動脈症
125	神経軸索スフェロイド形成を伴う遺伝性びまん性白質脳症
126	ペリー症候群
127	前頭側頭葉変性症
128	ビッカースタッフ脳幹脳炎
129	痙攣重積型（二相性）急性脳症
130	先天性無痛無汗症
131	アレキサンダー病
132	先天性核上性球麻痺
133	メビウス症候群

番号	病名
134	中隔視神経形成異常症/ドモルシア症候群
135	アイカルディ症候群
136	片側巨脳症
137	限局性皮質異形成
138	神経細胞移動異常症
139	先天性大脳白質形成不全症
140	ドラベ症候群
141	海馬硬化を伴う内側側頭葉てんかん
142	ミオクロニー欠神てんかん
143	ミオクロニー脱力発作を伴うてんかん
144	レノックス・ガストー症候群
145	ウエスト症候群
146	大田原症候群
147	早期ミオクロニー脳症
148	遊走性焦点発作を伴う乳児てんかん
149	片側痙攣・片麻痺・てんかん症候群
150	環状20番染色体症候群
151	ラスムッセン脳炎
152	ＰＣＤＨ19関連症候群
153	難治頻回部分発作重積型急性脳炎
154	徐波睡眠期持続性棘徐波を示すてんかん性脳症
155	ランドウ・クレフナー症候群
156	レット症候群
157	スタージ・ウェーバー症候群
158	結節性硬化症
159	色素性乾皮症
160	先天性魚鱗癬
161	家族性良性慢性天疱瘡
162	類天疱瘡（後天性表皮水疱症を含む。）
163	特発性後天性全身性無汗症
164	眼皮膚白皮症
165	肥厚性皮膚骨膜症
166	弾性線維性仮性黄色腫
167	マルファン症候群
168	エーラス・ダンロス症候群
169	メンケス病
170	オクシピタル・ホーン症候群
171	ウィルソン病
172	低ホスファターゼ症
173	VATER症候群
174	那須・ハコラ病
175	ウィーバー症候群
176	コフィン・ローリー症候群
177	ジュベール症候群関連疾患
178	モワット・ウィルソン症候群
179	ウィリアムズ症候群

番号	病名
180	ＡＴＲ－Ｘ症候群
181	クルーゾン症候群
182	アペール症候群
183	ファイファー症候群
184	アントレー・ビクスラー症候群
185	コフィン・シリス症候群
186	ロスムンド・トムソン症候群
187	歌舞伎症候群
188	多脾症候群
189	無脾症候群
190	鰓耳腎症候群
191	ウェルナー症候群
192	コケイン症候群
193	プラダー・ウィリ症候群
194	ソトス症候群
195	ヌーナン症候群
196	ヤング・シンプソン症候群
197	１p36欠失症候群
198	４p欠失症候群
199	５p欠失症候群
200	第14番染色体父親性ダイソミー症候群
201	アンジェルマン症候群
202	スミス・マギニス症候群
203	22q11.2欠失症候群
204	エマヌエル症候群
205	脆弱Ｘ症候群関連疾患
206	脆弱Ｘ症候群
207	総動脈幹遺残症
208	修正大血管転位症
209	完全大血管転位症
210	単心室症
211	左心低形成症候群
212	三尖弁閉鎖症
213	心室中隔欠損を伴わない肺動脈閉鎖症
214	心室中隔欠損を伴う肺動脈閉鎖症
215	ファロー四徴症
216	両大血管右室起始症
217	エプスタイン病
218	アルポート症候群
219	ギャロウェイ・モワト症候群
220	急速進行性糸球体腎炎
221	抗糸球体基底膜腎炎
222	一次性ネフローゼ症候群
223	一次性膜性増殖性糸球体腎炎
224	紫斑病性腎炎
225	先天性腎性尿崩症
226	間質性膀胱炎（ハンナ型）
227	オスラー病
228	閉塞性細気管支炎
229	肺胞蛋白症（自己免疫性又は先天性）
230	肺胞低換気症候群
231	α1－アンチトリプシン欠乏症
232	カーニー複合
233	ウォルフラム症候群
234	ペルオキシソーム病（副腎白質ジストロフィーを除く。）
235	副甲状腺機能低下症
236	偽性副甲状腺機能低下症
237	副腎皮質刺激ホルモン不応症
238	ビタミンＤ抵抗性くる病/骨軟化症
239	ビタミンＤ依存性くる病/骨軟化症
240	フェニルケトン尿症
241	高チロシン血症1型
242	高チロシン血症2型
243	高チロシン血症3型
244	メープルシロップ尿症
245	プロピオン酸血症
246	メチルマロン酸血症
247	イソ吉草酸血症
248	グルコーストランスポーター1欠損症
249	グルタル酸血症1型
250	グルタル酸血症2型
251	尿素サイクル異常症
252	リジン尿性蛋白不耐症
253	先天性葉酸吸収不全
254	ポルフィリン症
255	複合カルボキシラーゼ欠損症
256	筋型糖原病
257	肝型糖原病
258	ガラクトース－１－リン酸ウリジルトランスフェラーゼ欠損症
259	レシチンコレステロールアシルトランスフェラーゼ欠損症
260	シトステロール血症
261	タンジール病
262	原発性高カイロミクロン血症
263	脳腱黄色腫症
264	無βリポタンパク血症
265	脂肪萎縮症
266	家族性地中海熱
267	高ＩｇＤ症候群
268	中條・西村症候群
269	化膿性無菌性関節炎・壊疽性膿皮症・アクネ症候群

番号	病名
270	慢性再発性多発性骨髄炎
271	強直性脊椎炎
272	進行性骨化性線維異形成症
273	肋骨異常を伴う先天性側弯症
274	骨形成不全症
275	タナトフォリック骨異形成症
276	軟骨無形成症
277	リンパ管腫症/ゴーハム病
278	巨大リンパ管奇形（頚部顔面病変）
279	巨大静脈奇形（頚部口腔咽頭びまん性病変）
280	巨大動静脈奇形（頚部顔面又は四肢病変）
281	クリッペル・トレノネー・ウェーバー症候群
282	先天性赤血球形成異常性貧血
283	後天性赤芽球癆
284	ダイアモンド・ブラックファン貧血
285	ファンコニ貧血
286	遺伝性鉄芽球性貧血
287	エプスタイン症候群
288	自己免疫性後天性凝固因子欠乏症
289	クロンカイト・カナダ症候群
290	非特異性多発性小腸潰瘍症
291	ヒルシュスプルング病（全結腸型又は小腸型）
292	総排泄腔外反症
293	総排泄腔遺残
294	先天性横隔膜ヘルニア
295	乳幼児肝巨大血管腫
296	胆道閉鎖症
297	アラジール症候群
298	遺伝性膵炎
299	嚢胞性線維症
300	ＩｇＧ４関連疾患
301	黄斑ジストロフィー

番号	病名
302	レーベル遺伝性視神経症
303	アッシャー症候群
304	若年発症型両側性感音難聴
305	遅発性内リンパ水腫
306	好酸球性副鼻腔炎
307	カナバン病
308	進行性白質脳症
309	進行性ミオクローヌスてんかん
310	先天異常症候群
311	先天性三尖弁狭窄症
312	先天性僧帽弁狭窄症
313	先天性肺静脈狭窄症
314	左肺動脈右肺動脈起始症
315	ネイルパテラ症候群（爪膝蓋骨症候群）／ＬＭＸ１Ｂ関連腎症
316	カルニチン回路異常症
317	三頭酵素欠損症
318	シトリン欠損症
319	セピアプテリン還元酵素（ＳＲ）欠損症
320	先天性グリコシルホスファチジルイノシトール（GPI）欠損症
321	非ケトーシス型高グリシン血症
322	β−ケトチオラーゼ欠損症
323	芳香族L−アミノ酸脱炭酸酵素欠損症
324	メチルグルタコン酸尿症
325	遺伝性自己炎症疾患
326	大理石骨病
327	特発性血栓症（遺伝性血栓性素因によるものに限る。）
328	前眼部形成異常
329	無虹彩症
330	先天性気管狭窄症／先天性声門下狭窄症
331	特発性多中心性キャッスルマン病

PART5　参考文献・引用文献

1)「医療保険のことがなんでもわかる本」井戸美枝　日本実業出版社　2008.9.1
2)「医療福祉総合ガイドブック 2010 年度版」村上須賀子　佐々木哲二郎　NPO 法人日本医療ソーシャルワーク研究会　2010.4.1
3)「がんよろず相談Ｑ＆Ａ　第１集　医療費・経済・就労編」がんの社会学に関する合同研究班　2006.3
4)「看護師・看護学生のためのなぜ？どうして？社会福祉・地域医療のはなし<法律・制度>」岡庭豊　株式会社メディックメディア　1997.9.20
5)「医療福祉総合ガイドブック 2017 年度版」村上須賀子　佐々木哲二郎　NPO 法人日本医療ソーシャルワーク研究会　医学書院　2017.4.1
6)「患者必携がんになったら手にとるガイド　普及新版」国立がん研究センターがん対策情報センター　株式会社　学研メディカル秀潤社　2013.9
7) 厚生労働省ホームページ　高額療養費制度を利用される皆様へ　http://www.mhlw.go.jp/bunya/iryouhoken/iryouhoken13/100714.html　2010. 3. 21 現在
8) 難病情報センターホームページ　http://www.nanbyou.or.jp/top.html　2010. 3. 21 現在
9) 国税庁ホームページ　http://www.nta.go.jp/index.htm　2010. 3. 21 現在
10) 厚生労働省ホームページ　高額療養費制度を利用される皆様へ　htt://www.mhlw.o.·/buna/irvouhoken/irvouhoken13/100714.html　2018.4.1 現在
11) 難病情報センターホームページ　http://www.nanbvou.or.ip/　2018.4.1 現在
12) 国税庁ホームページ http://www.nta.go.jp/　2018.4.1 現在

さくいん

●監修者

坪井正博（つぼい　まさひろ）

1961 年岡山県生まれ。1987 年東京医科大学を卒業。

役職：国立がん研究センター東病院・呼吸器外科科長。

病院：東京医大病院、国立がんセンター中央病院等で研修を積んだ後、東京医大病院に戻って肺がんの外科治療、薬物療法に従事。その後 2008 年に神奈川県立がんセンター呼吸器外科の勤務を経て、2012 年 4 月より現職。

患者さん本位の診療を続けるかたわら、術後補助療法を中心に多くの臨床試験、治療開発に関わっている。

医学博士

日本外科学会専門医・指導医

日本呼吸器外科学会専門医・指導医

日本がん治療認定医機構暫定教育医・認定医

［担当］ Part1 「がん医療の動向」
「チーム医療」
「外来での抗がん剤治療」
「化学療法におけるそれぞれの役割」
「外来化学療法におけるリスク管理」

●編著者

渡邉眞理（わたなべ　まり）

湘南医療大学保健医療学部看護学科教授

2003 年　がん看護専門看護師

日本がん看護学会理事

［担当］ Part1「がんサバイバーシップ」
「AYA 世代のがん」
「高齢がん患者」

坪井　香（つぼい　かおり）

神奈川県立こども医療センター看護局副看護局長

2008 年　がん看護専門看護師

［担当］ Part3「肝臓がん」

［担当］ Part4「皮膚障害」
「抗がん剤投与中や投与直後に緊急対応を必要とする症状」
「アレルギー / 過敏症」
「インフュージョン・リアクション」
「治療終了後に緊急対応を必要とする症状」
「発熱性好中球減少症」

●執筆者

赤岩妙子（あかいわ　たえこ）
神奈川県立がんセンター看護師
【担当】Part4「むくみ」

菊池まどか（きくち　まどか）
神奈川県立がんセンター医療相談支援室医療ソーシャルワーカー
【担当】Part5「高額療養費制度」
「医療費控除」
「傷病手当金」
「介護保険制度」
「その他の制度」

小森明奈（こもり　あきな）
神奈川県立がんセンター看護師
【担当】Part4「脱毛」
「末梢神経障害」
「倦怠感」
「肝障害」
「腎障害」

櫻井　学（さくらい　まなぶ）
現在、神奈川県立がんセンターで、腫瘍内科病棟および外来化学療法室専任薬剤師として薬剤管理指導業務に従事している。
神奈川県立がんセンター主査薬剤師
日本医療薬学会がん指導薬剤師
日本病院薬剤師会がん専門薬剤師
【担当】Prat2「がんの薬物療法」

佐久間ゆみ（さくま　ゆみ）
神奈川県立循環器呼吸器病センター看護師
がん化学療法看護認定看護師
【担当】Part3「大腸がん」
「胃がん」

柴内　美沙江（しばうち　みさえ）
神奈川県立がんセンター医事課　主任主事
【担当】Part5「がんの治療体制」
「がんに関する診療報酬」
「抗がん剤治療の入院費用」
「抗がん剤や検査のコスト」

下原口文枝（しもはらぐち　ふみえ）
神奈川県立循環器呼吸器病センター看護科長
【担当】Part5「がんの治療体制」
「がんに関する診療報酬」
「抗がん剤治療の入院費用」
「抗がん剤や検査のコスト」

末竹亜紀（すえたけ　あき）
神奈川県立がんセンター看護師
【担当】Part4「静脈炎」

瀬畑善子（せばた　よしこ）
神奈川県立がんセンター主任看護師
乳がん看護認定看護師
【担当】Part3「乳がん」

野村久祥（のむら　ひさなが）
国立研究開発法人　国立がん研究センター東病院薬剤部
日本医療薬学会認定 認定薬剤師
がん指導薬剤師／がん専門薬剤師
日本病院薬剤師会認定　がん薬物療法認定薬剤師
【担当】Part1「抗がん剤曝露」
「抗がん剤曝露の予防について」

村田美梨（むらた　みな）
神奈川県立がんセンター主任看護師
【担当】Part3「肺がん」
【担当】Part4「抗がん剤の副作用（有害反応）対策」
「悪心・嘔吐」
「骨髄抑制①、骨髄抑制②、骨髄抑制③」
「便秘」
「下痢」
「口内炎」

吉田久美子（よしだ　くみこ）
大和市立病院看護師
がん化学療法看護認定看護師
【担当】Part4「悪心・嘔吐」
「激しい嘔吐·下痢、消化管出血」
「抗がん剤の血管外漏出」

吉田善子（よしだ　よしこ）
元神奈川県立がんセンター主任看護師
【担当】Part3「肝臓がん」

●写真撮影　杉本剛志
●イラスト　おおしだいちこ
児玉智則
酒井由香里
佐藤加奈子
高木一夫
●編集協力　オフィスミィ
●編集担当　遠藤やよい（ナツメ出版企画株式会社）

本書に関するお問い合わせは、書名・発行日・該当ページを明記の上、下記のいずれかの方法にてお送りください。電話でのお問い合わせはお受けしておりません。
・ナツメ社 web サイトの問い合わせフォーム
https://www.natsume.co.jp/contact
・FAX（03-3291-1305）
・郵送（下記、ナツメ出版企画株式会社宛て）
なお、回答までに日にちをいただく場合があります。正誤のお問い合わせ以外の書籍内容に関する解説・個別の相談は行っておりません。あらかじめご了承ください。

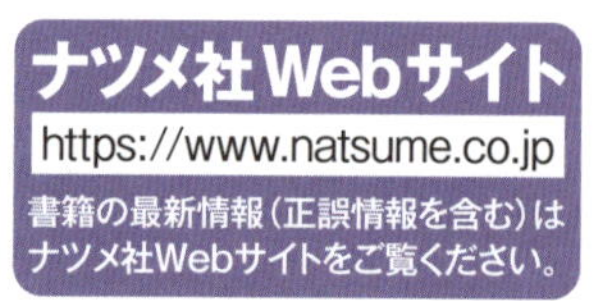

ナースのための　やさしくわかるがん化学療法のケア　第2版

2018年12月 3日　初版発行
2023年 8月10日　第2版第5刷発行

監修者　坪井正博
編著者　渡邉眞理
坪井　香
発行者　田村正隆

©Tsuboi Masahiro,2018
©Watanabe Mari,2018
©Tsuboi Kaori,2018

発行所　株式会社ナツメ社
東京都千代田区神田神保町 1-52　ナツメ社ビル 1F　（〒101-0051）
電話　03（3291）1257（代表）　FAX　03（3291）5761
振替　00130-1-58661
制　作　ナツメ出版企画株式会社
東京都千代田区神田神保町 1-52　ナツメ社ビル 3F　（〒101-0051）
電話　03（3295）3921（代表）
印刷所　ラン印刷社

ISBN978-4-8163-6556-0　Printed in Japan
〈定価はカバーに表示してあります〉〈落丁・乱丁本はお取り替えします〉

※本書の一部または全部を著作権法で定められている範囲を超え、ナツメ出版企画株式会社に無断で複写、複製、転載、データファイル化することを禁じます。